KATALOG

DER

ALLGEMEINEN DEUTSCHEN AUSSTELLUNG

FÜR

HYGIENE UND RETTUNGSWESEN

1882/83.

Officieller Katalog

für die

Allgemeine Deutsche Ausstellung

auf dem Gebiete der

HYGIENE

und des

RETTUNGSWESENS.

BERLIN 1882/83.

Springer-Verlag Berlin Heidelberg GmbH

Der Allein-Verkauf des officiellen Kataloges, des officiellen Führers und des Verzeichnisses zur Bibliothek auf dem Ausstellungsterrain ist der **Stuhr**'schen **Buchhandlung** in **Berlin** übertragen.

Der Ausschuss.

ISBN 978-3-662-23226-2   ISBN 978-3-662-25241-3 (eBook)
DOI 10.1007/978-3-662-25241-3

Softcover reprint of the hardcover 1st edition 1982

Vorwort.

Als die von dem Ausschuss der Hygiene-Ausstellung eingesetzte Redaktionscommission am 10. Mai vorigen Jahres den soeben fertig gestellten officiellen Katalog für die allgemeine deutsche Ausstellung auf dem Gebiete der Hygiene (Gesundheitspflege und Gesundheitstechnik) und des Rettungswesens, Berlin 1882, den Besuchern zur Disposition stellen konnte, hatte ein freundliches Geschick ihr gewährt, über die Entwickelung des Unternehmens und die Aussichten desselben nur Günstiges berichten zu können. Der Erfolg des Unternehmens erwies sich, so heisst es in der damaligen Einleitung, von dem Augenblick an als ein durchaus gesicherter, da

Ihre Majestät die Kaiserin Königin Augusta

Allergnädigst geruhten,

das Protectorat über die Ausstellung

huldvollst zu übernehmen und gleichzeitig

Seine Kaiserliche Hoheit den Kronprinzen

ersucht hatten, Allerhöchst Ihre Vertretung da, wo eine solche ausnahmsweise erforderlich oder durch die Umstände geboten erscheine, übernehmen zu wollen.

Der hochherzige Entschluss Ihrer Majestät der Kaiserin Königin und Seiner Kaiserlich Königlichen Hoheit des Kronprinzen hatte reiche Früchte getragen.

Die Unterstützung aller Behörden des deutschen Reiches und seiner Einzelstaaten, die thatkräftige Sympathie der weitesten Volkskreise, die aufopfernde Energie Aller, die an der Organisation und Fertigstellung des Werkes betheiligt waren, hatte die Innehaltung des zur Eröffnung bestimmten Tages ermöglicht und die Ausstellung selbst zu einer so reichhaltigen gemacht, dass ohne Ueberhebung prophezeiht werden konnte, es werde durch sie noch mehr als durch die ihr zum Muster dienende Brüsseler eine neue Periode der Gesundheitspflege und des Rettungswesens beginnen.

Statt dessen war der 12. Mai 1882, an welchem die Arbeit von mehr als einem Jahre in kaum einer Viertelstunde zerstört und zu Asche verwandelt wurde, allerdings ein Tag von Epoche machender Bedeutung in der Geschichte der Ausstellungsbauten überhaupt, aber die Hoffnung selbst, welche man dieser nationalen Unternehmung so freudig entgegengebracht hatte, schien zu Grabe getragen. „Man war sich zwar auch früher wohl bewusst“, schreibt der leitende Baumeister, Herr Baurath Kyllmann, „dass die hölzernen Ausstellungsbauten eine grosse Gefahr in sich bergen, sowohl für die ausgestellten Güter, als auch für das Leben des Publicums, welches dieselben besucht; indessen glaubte man zu der Annahme berechtigt zu sein, dass eine besondere Aufmerksamkeit und gesteigerte Sicherheitsmassregeln geeignet seien, diese Gefahr fern zu halten. Die wiederholten günstigen Erfahrungen, welche bei den in rascher Folge sich drängenden Provinzial-Ausstellungen in Deutschland in dieser Beziehung gemacht worden waren, schienen die obigen Annahmen zu bestätigen, und nicht einmal die kleineren Brandunglücke, welche thatsächlich stattgefunden haben, vermochten diese Ansicht zu erschüttern. Erst die gewaltige Katastrophe vom 12. Mai 1882 veranlasste einen vollständigen Bruch mit der bisher befolgten Ueberlieferung und Uebung. Eine Gebäudegruppe von über 11 000 qm bebauter Fläche war mit ihrem gesammten Inhalte in der unglaublich kurzen Zeit von dreiviertel Stunden ein Raub der Flammen geworden, und die brennenden Theile und Funken hatten noch weitere grosse Gefahren für die Stadt befürchten lassen, trotzdem der Brand unter den verhältnissmässig günstigsten Umständen für eine mögliche Unterdrückung stattfand. Denn er brach bei Tage aus, die Feuerwache war zur Stelle, die Beamten der Ausstellung, mehrere Tausend Arbeiter waren zur Verfügung, um sofort jede gewünschte Hülfe zu leisten: aber die rasende Schnelligkeit, mit welcher die Flammen, auch der Windrichtung entgegen, sofort über das ganze Gebäude sich verbreiteten, spottete jeder menschlichen Kraftanstrengung. Die Vernichtung des Hygiene-Ausstellungs-Gebäudes machte es nunmehr jedem Techniker klar, dass in der Zukunft eine Verantwortung für Leben und Gesundheit des die Ausstellung besuchenden Publicums und für die Sicherheit ausgestellter Gegenstände nur bei massiv ausgeführten Gebäude-Constructionen übernommen werden könnte. War man früher aus finanziellen Gründen vor dem Gedanken zurückgeschreckt, für vorübergehende Zwecke massive Bauten auszuführen, so lag jetzt die Nothwendigkeit so dringend vor, dass die finanziellen Rücksichten nicht mehr die vorwiegenden sein konnten."

Durch die Gnade Sr. Majestät des Kaisers und durch die Munificenz der Stadt Berlin, sowie durch die überaus ergiebigen Einzeichnungen zum Garantiefonds, sah sich das Central-Comité der allgemeinen deutschen Ausstellung auf dem Gebiete der Hygiene und des Rettungswesens in den Stand gesetzt, sogleich nach den ersten Reorganisations-Arbeiten auf Grundlage des von seiner Baucommission aufgestellten Entwurfes eine beschränkte Concurrenz für ein massives Ausstellungsgebäude, hauptsächlich in Eisenconstruction, ausschreiben zu können.

Man hatte sich an ca. 20 Firmen Deutschlands gewandt. Das Ergebniss dieser Concurrenz waren sechs Arbeiten, von welchen sich fünf dem in der Programmskizze enthaltenen System durchgehender Hallenbauten anschlossen, während das sechste, von den Ingenieuren Dr. Pröll & Scharowsky in Dresden entworfen, eine von jenen abweichende Anordnung selbständig nebeneinander gesetzter Einzelsysteme befolgte. Dieser Entwurf wurde von dem Ausstellungs-Ausschuss der Ausführung zu Grunde gelegt und in constructiver Beziehung von dem Ingenieur Scharowsky, nach der künstlerischen und architektonischen Seite von den Architekten Kyllmann & Heyden weiter durchgearbeitet.

Die Ausführung des Baues übernahmen gemeinschaftlich die Ingenieure Pröll und Scharowsky und A. Druckenmüller in Berlin, so zwar, dass das Gebäude Eigenthum der Generalunternehmer bleibt und der Ausschuss der Hygiene-Ausstellung denselben nur eine Miethe für die Benutzung während des Jahres 1883 bezahlt. Die Lieferung der Eisenconstruction wurde von den Unternehmern an folgende Firmen vergeben: Pfeiffer u. Druckenmüller in Berlin, Eisenwerk Lauchhammer in Lauchhammer, Harzer Actiengesellschaft, vormals

Thelen & Weydemeyer in Nordhausen, Beuchelt & Co. in Grünberg in Schlesien, Sudenburger Brückenbauanstalt in Sudenburg - Magdeburg und H. Gossen in Berlin. Die Lieferung der Maurerarbeiten übernahm die Firma R. Schneider und die der Zimmerarbeiten Zimmermeister E. Winkelmann, beide in Berlin.

Das Grundstück, auf welchem die Hygiene-Ausstellung abgehalten wird, ist, wie bekannt, dem Staate gehörig und dem Ausstellungs-Comité nur für die Dauer des Jahres 1883 überwiesen. Es liegt also die Möglichkeit vor, dass die Gebäude am Schlusse des Jahres wieder abgebrochen und anderweitig verwerthet werden. Sollte dies der Fall sein, so erleichtert dies das gewählte System und hierin ist wohl auch ein Grund mit zu suchen, warum unter den vorgelegten Entwürfen grade diesem eigenartigen Entwurf der Vorzug gegeben worden ist.

Die Ausführung der Arbeiten wurde so beschleunigt, dass die Eröffnung der Ausstellung auf den 1. Mai dieses Jahres festgesetzt werden konnte. Das Gebäude bedeckt eine Fläche von 11 500 qm und ist den Einzelsystemen ein Maass von 19 m zu Grunde gelegt. An die 25 Systeme der quadratförmigen Gruppe schliessen sich in der Hauptaxe drei weitere Systeme und zwei polygonale Hallen. Letztere umschliessen zwei grössere, zu Restaurationszwecken bestimmte Höfe, während sich in den mittleren Systemen vier kleinere Höfe einbauen, welche zur Schaffung von seitlichem Licht und für die Zwecke der Wasserableitung angeordnet sind. Die äussere, massiv in Rohbau ausgeführte, von Portal- und Fensterbauten durchbrochene Umfassungsmauer ist 4 m und die darüber befindliche Fensterwand 5,7 m hoch. Ausser dieser directen seitlichen Beleuchtung erhält jedes System noch hohes Oberlicht durch die 2 m hohen senkrechten Wände des oberen Aufsatzes. Das Mittelsystem der Hauptfront ist als Kuppelbau mit besonders vorgezogenem Hauptportal ausgebildet.

Die Grösse des Ausstellungsterrains beträgt 75 500 qm oder rund 30 Morgen. Einzelbauten nehmen ein 3600 qm, die Restaurationshallen 3200, die Eisenbahnhalle 1500 qm.

Das grosse Eingangsportal des Hauptgebäudes ist durch eine Kolossal - Gruppe, Bildhauer A d o l f B r ü t t, geschmückt.

In der Mitte der grossen Kuppel wird die von dem Bildhauer Herrn B r e u e r geschaffene Büste der erhabenen Protectorin ihre Aufstellung finden. Dieselbe krönt ein schlankes, viereckiges Postament, zu dessen Füssen eine halbnackte, weibliche Idealgestalt sitzt, das lächelnde Antlitz dem Beschauer entgegengewandt, mit dem rechten Arm das Sachsen - Weimar'sche, mit dem linken das Deutsche Reichswappen umschlingend. Das Postament selbst wird belebt durch Genien, die es mit Rosenketten und Draperien umwinden.

Velarien, von P r o f e s s o r P r e l l e r in Dresden gemalt, bilden den Hintergrund, von dem sich die Büste Ihrer Majestät der Kaiserin abhebt. Sie repräsentiren im eigentlichen Sinne die ideale Seite der Ausstellung, die Wohlthätigkeit verkörpert durch die heilige Elisabeth, die Barmherzigkeit symbolisch dargestellt in der Legende vom barmherzigen Samariter, während die Dankopfer der Genesenen im Tempel des Aeskulap zu Epidauros in ergreifender Weise sprechend, keines Kommentars bedürfen.

In dem letzten Pavillon des Haupt - Ausstellungsgebäudes endlich befindet sich das Rundgemälde, welches in diesem Jahre an die Stelle von Ch. Wilberg's zerstörtem Meisterwerke getreten ist. Dasselbe ist nach den Plänen des Baurath Kyllmann von Professor A. Hertel ausgeführt. Gastein, das durch seine heilkräftigen Quellen, wie durch den Zauber seiner Naturschönheit gleich bewährt, wiederzugeben, war die dem Künstler gewordene, von ihm meisterhaft gelöste Aufgabe.

War somit die erste Bedingung einer Wiederherstellung des Unternehmens in vorzüglicher Weise erfüllt, so ist andererseits die Organisation desselben nach allen Richtungen hin erweitert und fest begründet worden.

Schon im August 1882 konnte der Ausschuss in seinem damals veröffentlichten neuen Programm mit voller Zuversicht in die Zukunft blicken und darauf hinweisen, dass mit den Beschlüssen des Central-Comité's am 7. Juli eine neue Periode für die Ausstellung begonnen habe. Der Ausschuss trat in dieselbe mit dem vollen Vertrauen ein, dass es gelingen werde, das Unternehmen in seiner äusseren Gestaltung wie vor Allem bezüglich seines inneren Werthes noch vollständiger und besser zu gestalten, als es bei dem zerstörten der Fall sein konnte. Er war in der Lage, neben den Beschlüssen des Central-Comité's für das ihm unverändert dargebotene Vertrauen seinen Dank auszusprechen, aber auch auf die Kundgebungen aus allen Kreisen Deutschlands und Oesterreich-Ungarns und des Auslandes hinzuweisen, welche die Wiederherstellung des Unternehmens vollständig sicherten. Dazu kam noch, dass ein grosser Theil der für die Ausstellung des Jahres 1882 bestimmten Objecte gerettet und wieder zur Verfügung gestellt waren und sowohl Seitens der Staats- und Communal-Behörden, als auch vieler privaten Aussteller das Zerstörte, soweit wie irgend möglich, von Neuem in's Leben gerufen ist. Zu den erfreulichsten Zeichen der dem wiedererstehenden Unternehmen entgegengebrachten Sympathie gehörte es, dass

Seine Kaiserliche und Königliche Hoheit Erzherzog Rudolf,

der Erbe des Oesterreichisch-Ungarischen Kaiserhauses, Huldvollst geruhten, das Protectorat über die Ausstellung desselben zu übernehmen,

für welche die Kommissare der Regierungen, Statthalterei-Rath Ritter Dr. v. Karajan und Professor Dr. A. v. Rozsahegyi, sowohl in ihrer Heimath, wie in Berlin mit unermüdlichem Eifer thätig waren.

Dem deutschen Fischerei-Verein war durch

Seine Majestät den König von Sachsen

gelegentlich der internationalen Fischerei-Ausstellung ein silberner Ehrenpreis für die beste Arbeit über Verunreinigung der Gewässer und deren Abhülfe zur Verfügung gestellt, der damals unvergeben blieb. Dieser hervorragende Verein hat seiner Sympathie für die Ausstellung dadurch Zeugniss gegeben, dass er dem Ausschuss diesen Ehrenpreis für Zwecke der Ausstellung zur Verfügung stellte, und Seine Majestät der König von Sachsen haben dieses von dem Ausschuss freudig angenommene Anerbieten des deutschen Fischerei-Vereins zu genehmigen geruht.

Ein Vergleich des Kataloges mit dem vorjährigen ergiebt, dass die Ausstellung jetzt an innerer Reichhaltigkeit bedeutend gewonnen hat, und die neue Anordnung der

Gruppen wird, mehr noch als es im vorigen Jahre möglich war, ein vollständiges Bild der auf dem Gebiet der öffentlichen Gesundheitspflege und Gesundheitstechnik, sowie des Rettungswesens zur Zeit vorhandenen Errungenschaften geben. Der Katalog ist diesmal Seitens des Ausschusses selbst hergestellt worden und wurde den Unterzeichneten die Aufsicht über denselben anvertraut. Die mit der umfangreichen Arbeit beauftragten Beamten der Ausstellung: der Geschäftsführer, Herr Kennauer, sowie Herr Secretär Erb haben ihre Aufgabe in einer durchaus befriedigenden Weise gelöst, so dass der Katalog rechtzeitig ausgegeben werden kann. Der Verlag ist in Händen der Herren Theodor Fischer, Berlin und Kassel, und Julius Springer, Berlin, ebenso der Druck in denen der bewährten Firma Gebr. Gotthelft in Kassel verblieben. Verleger und Drucker haben auch in diesem Jahre Alles aufgeboten, um ihrerseits das rechtzeitige Erscheinen des Katalogs zu ermöglichen. Ein besonderer Bibliothekskatalog wird von den Herren Stabsarzt Villaret und Verlagsbuchhändler Enslin bearbeitet.

Indem wir den Besuchern der Ausstellung den Katalog überreichen, wiederholen wir die im Vorjahre gestellte Bitte, uns von etwaigen Irrthümern, sowie von den hoffentlich wenig zahlreichen Lücken bald möglichst Kenntniss zu geben, damit für die weiteren Auflagen des Kataloges eine Berichtigung stattfinden kann. Möge derselbe es verstanden haben, in durchaus objectiver und knapper Form in der Ausstellung zu orientiren und ein bleibendes Erinnerungszeichen an dieselbe zu sein.

P. Boerner.   R. Henneberg.

Inhaltsverzeichniss.

Aus den Bestimmungen für die Aussteller.

(Festgestellt in der Ausschusssitzung am 19. Juli 1882.)

§ 4.

Jeder Aussteller, welcher Platzmiethe zahlt, ist für seine Person (Ausstellungsfirmen für die Inhaber der Firma), oder für einen namhaft zu machenden Vertreter während der Dauer der Ausstellung zu freiem Eintritt in dieselbe berechtigt. Bei Collectivausstellungen behält sich der Ausschuss die Zahl der zu gewährenden Freikarten vor.

Bezüglich des freien Eintritts ständiger Vertreter und der bei Aufstellung von Ausstellungs-Objecten beschäftigten Arbeiter, Wärter oder Maschinisten werden nähere Bestimmungen noch getroffen werden, zu deren Beobachtung die gedachten Personen wie die Aussteller alsdann verpflichtet sind.

§ 5.

Die Dauer der Ausstellung ist vorläufig auf die Zeit von Anfang Mai bis Mitte Oktober 1883 in Aussicht genommen.

§ 9.

Ueber die Modalitäten der Einsendung, des Rücktransports, der Spedition u. s. w. der Ausstellungsobjecte behält sich der Ausschuss weitere Bestimmungen vor, an welche die Aussteller gebunden sind.

§ 10.

Vor Schluss der Ausstellung darf ohne Zustimmung des Ausschusses kein Ausstellungsgegenstand entfernt werden. Die Rückgabe der Gegenstände erfolgt gegen Herausgabe der Einlieferungsbescheinigung und Erstattung sämmtlicher vom Aussteller zu tragenden rückständigen Kosten.

§ 11.

Mit Genehmigung des Ausschusses kann die Erlaubniss zu einem fortlaufenden Verkauf von Gegenständen gegeben werden, und ist dafür ein Pausch-Quantum als Licenzgebühr zu zahlen. Derartig verkaufte Gegenstände sind sofort durch andere zu ersetzen. Nähere Bestimmungen behält sich der Ausschuss vor.

§ 12.

Die reinen Ueberschüsse, welche die Ausstellung gewähren sollte, deren Vorhandensein und Höhe festzustellen ausschliesslich dem Ausschuss vorbehalten bleibt, sollen eventuell an die Aussteller im Verhältniss der gezahlten Platzmiethe und bis zur Höhe derselben zur Vertheilung gelangen.

Ueber die Verwendung solcher Ueberschüsse, welche nach Rückerstattung der Platzmiethen noch bleiben sollten, entscheidet das Central-Comité.

§ 13.

Anordnungen zu einer Aufsicht über die ausgestellten Gegenstände wird der Ausschuss treffen, eine Gewähr für Verlust oder Beschädigung übernimmt er jedoch nicht.

Der Ausschuss wird für die Versicherung der einzusendenden Objecte gegen Feuersgefahr auf besonderen Antrag und auf Kosten der Aussteller Sorge tragen.

§ 14.

Aenderungen dieser Bestimmungen bleiben dem Ausschuss vorbehalten; dieselben sollen soweit wie möglich den Ausstellern durch Circular mitgetheilt werden, sind jedoch auch ohne dies für die Aussteller rechtsverbindlich, sobald sie in dem „deutschen Reichs- und preussischen Staatsanzeiger“, in der „Wiener Zeitung“ und dem K. ung. Amtsblatt „Budapesti Közlöny“ veröffentlicht worden sind.

§ 15.

Der Auschuss entscheidet endgültig über alle sich aus den Bestimmungen etwa ergebenden Zweifel und Anstände, sowie über Beschwerden und Anträge der Aussteller.

Platz-Ordnung.

§ 1.

Die Ausstellungsgebäude sind täglich von 8 Uhr Morgens bis 6 Uhr Abends, die Garten-Anlagen und die in denselben sich befindenden Restaurationslocale in der Regel von 8 Uhr Morgens bis 11 Uhr Abends für das Publikum geöffnet.

§ 2.

Der Eintritt ist nur gegen Lösung einer Tageskarte oder gegen Vorzeigung der persönlichen Dauerkarte gestattet. Die für den Besuch der Ausstellung und der Abendconcerte zu zahlenden Beträge sind dem Publikum durch Anschlag an den Eingängen der Ausstellung bekannt gemacht.

§ 3.

Ausstellern ist der Zutritt auf ihre Karte von 8 Uhr Morgens ab gestattet, event. auch früher gegen eine Tags vorher im Bureau zu entnehmende Karte.

§ 4.

Die Dauerkarten haben nur Gültigkeit, wenn sie mit der eigenhändigen Unterschrift des resp. Inhabers versehen sind; dieselben dürfen anderen Personen zur Benutzung nicht überlassen werden. Jedes Ausschussmitglied, sowie die Beamten der Ausstellung haben das Recht, die Inhaber solcher Karten zur vergleichenden Unterschrift in ein ausgelegtes Buch zu veranlassen, widrigenfalls der sich Weigernde von dem Ausstellungsplatze verwiesen werden kann. Wer mit einer nicht für seine Person ausgestellten Karte betroffen wird, hat den zehnfachen Tagespreis nachzuzahlen und ausserdem der gesetzlichen Bestrafung gewärtig zu sein. Die Karte wird sofort eingezogen.

§ 5.

Gegenmarken zum Wiedereintritt in die Ausstellung werden nicht ausgegeben. Wer ohne gültiges Billet innerhalb der

Ausstellung betroffen wird, hat den zehnfachen Tagespreis nachzuzahlen.

§ 6.

Arbeiter- und Kellner-Karten werden durch den Controleur beim Eintritt gegen Einhändigung einer Marke abgenommen und beim Austritt gegen Rücklieferung der Marke wieder zurückgegeben. Diese Marke hat der Betreffende während seiner Anwesenheit auf dem Ausstellungsterrain bei sich zu führen.

§ 7.

Kinder unter 12 Jahren dürfen nur unter der unmittelbaren Aufsicht Erwachsener, welche die Verantwortung für dieselben, insbesondere für jeden von denselben verursachten oder ihnen zugestossenen Schaden übernehmen, die Ausstellung betreten. Kinderwagen dürfen in die Ausstellung nicht hereingebracht werden. Das Mitbringen von Hunden in die Ausstellung ist untersagt.

§ 8.

Personen, welche an sichtlichen, Abscheu erregenden Gebrechen oder Krankheiten leiden oder welche sonst Anstoss zu erregen geeignet sind, kann der Eintritt in die Ausstellung versagt werden, auch kann die Entfernung solcher Personen nach erfolgtem Eintritt herbeigeführt werden.

§ 9.

Die genaueste Befolgung der vom Ausschuss durch Anschlag bekannt gegebenen Vorschriften zur Vermeidung von Feuersgefahr wird jedem auf dem Ausstellungsterrain Anwesenden zur Pflicht gemacht.

§ 10.

Das Rauchen, auch das sichtbare Tragen nicht brennender Pfeifen und Cigarren etc. in den Ausstellungsgebäuden ist streng verboten.

§ 11.

Beim Betreten des Ausstellungsplatzes sind Handtaschen, Körbe, Packete etc. etc. in den Garderoben, welche sich in der Nähe der Haupteingänge befinden, abzugeben. Wer innerhalb der Ausstellung im Besitze solcher Gegenstände betroffen wird, kann zur Abgabe derselben angehalten werden; wer dieselbe verweigert, hat die Verweisung aus der Ausstellung zu gewärtigen. Eine Gebühr für das Aufbewahren dieser Gegenstände wird nicht erhoben.

§ 12.

Gefundene Sachen werden bis zum Schluss der Ausstellung in dem Bureau derselben aufbewahrt und falls nicht bis dahin der Eigenthümer sich gemeldet und legitimirt hat, öffentlich aufgeboten.

§ 13.

Die Anlagen des Gartens sind dem besonderen Schutze des Publikums empfohlen.

Die Reinigung der Gebäude und Anlagen geschieht in den Stunden von 6 bis 10 Uhr Morgens.

§ 14.

Das Einbringen von Gegenständen aller Art in die Ausstellung geschieht ausschliesslich durch den Eingang in der Invalidenstrasse und muss in den Frühstunden bis längstens 10 Uhr Morgens erfolgt sein.

§ 15.

Das Reinigen der Gegenstände seitens der Aussteller hat täglich zwischen 8 und 10 Uhr Vormittags zu erfolgen. Auf Wunsch der Aussteller wird dasselbe vom Ausschuss durch die hierfür angestellten Beamten gegen Entrichtung eines besonderen Entgelts, jedoch ohne Gewährleistung besorgt.

§ 16.

Die ausgestellten Gegenstände dürfen vor völligem Schluss der Ausstellung nicht entfernt oder umgetauscht werden. Ausnahmen hiervon bedürfen der schriftlichen Genehmigung des Ausschusses.

§ 17.

Verkauf, sowie das kostenlose Vertheilen von Gegenständen jeder Art, einschliesslich der Drucksachen, bedarf der besonderen Genehmigung des Ausschusses.

§ 18.

Alle Gegenstände, welche aus der Ausstellung herausgebracht werden, müssen mit einem Passirvermerk versehen

sein, welcher an den Verkaufsstellen und von dem Gruppen-
aufseher ausgegeben werden wird.

§ 19.

Das Abzeichnen, Modelliren, Nachbilden etc. der ausgestellten Gegenstände ist ohne Erlaubniss des betreffenden Ausstellers verboten. Giebt hierzu ein Aussteller die Erlaubniss,
so bedarf es noch der Genehmigung des die Aufsicht führenden
Mitgliedes des Ausschusses, welches ausserdem die Zeit für das
Abzeichnen etc. zu bestimmen hat. Das unbefugte Berühren
und Anfassen der ausgestellten Gegenstände ist streng verboten. Jeder hierdurch enstandene Schaden ist von dem
Uebertreter vorstehenden Verbots sofort zu ersetzen. Geschäfts-
empfehlungskarten, Preisverzeichnisse etc. dürfen nur in einzelnen Exemplaren mitgenommen werden.

§ 20.

Wer eine der vorstehenden Platz-Ordnungsbestimmungen
übertritt und nicht befolgt, kann seitens des Ausschusses
oder der Ausstellungsbeamten, abgesehen von den gesetzlichen Strafen, zum Verlassen des Ausstellungsplatzes veranlasst werden.

§ 21.

Die Preise der Speisen und Getränke, welche innerhalb
der Ausstellung verabreicht werden, sind vom Ausschuss ge-
nehmigt; der Tarif, welcher an geeigneter Stelle sichtbar an-
geschlagen ist, muss ausserdem auf Verlangen noch besonders
vorgezeigt werden.

§ 22.

Während der Besuchszeit wird die Aufsicht auf dem
Ausstellungsplatz ausser durch die Polizei durch angestellte
Aufseher ausgeübt, welche Letztere durch ihre Uniform
kenntlich sind.

§ 23.

Der Ordnungs- und Sicherheitsdienst während der Nacht
wird durch besonders angestellte Wächter geübt, welche durch.
Wächter-Controluhren controlirt werden.

§ 24.

Den **Aufsehern, Portiers, Controleuren** etc. etc. ist bescheidenes, freundliches Benehmen gegen Jedermann zur Pflicht gemacht, und sind dieselben gehalten, bereitwilligst jede gewünschte Auskunft zu ertheilen. Ihre Obliegenheiten sind durch besondere Instructionen festgestellt, und müssen ihre Anordnungen unbedingt befolgt werden. Beschwerden über dieselben können in ein im Bureau ausliegendes Beschwerdebuch eingetragen werden, worauf die Untersuchung resp. Bestrafung des Schuldigen von Seiten des Ausschusses veranlasst wird.

§ 25.

Die specielle Aufsicht über die Aufseher steht in erster Linie dem durch Abzeichen kenntlich gemachten Oberaufseher zu. Die Befolgung vorstehender Platzordnung überwacht das die Aufsicht führende Mitglied des Ausschusses. An dasselbe sind alle Beschwerden zu richten.

§ 26.

Aenderungen und Ergänzungen dieser Platzordnung behält sich der Ausschuss vor.

Der Ausschuss.

Bekanntmachung.

In dem mit den Feuer-Versicherungs-Gesellschaften geschlossenen Vertrage ist folgende Bestimmung enthalten:

„Der Ausschuss übernimmt die Verpflichtung, Folgendes anzuordnen:

1) Die gesetzlichen feuerpolizeilichen Vorschriften in Bezug auf Anlage und Benutzung von Heizungen, Feuerungen, Dampfkesseln, Locomobilen und Beleuchtung müssen streng beobachtet und fortdauernd innegehalten werden.

2) Der Heizungsdienst ist bestimmten zuverlässigen Personen auf Grund bestimmter Instruction anzuvertrauen.

3) Die Schlacken und die Asche aus den Feuerungen sind vom Ausstellungsterrain täglich abzufahren und vor ihrer Abfuhr aus den betreffenden Localen sorgfältig zu löschen.

4) Ueber, auf, neben den Dampfkesseln darf irgend welche Trocknerei oder Lagerung brennbarer Gegenstände nicht stattfinden.

5) Die elektrischen Lichter sind in Glasglocken einzuschliessen oder mit Tellern zu versehen, welche das Herabfallen von Funken verhindern; die Leitungsdrähte sind, um etwa in der Nähe befindliche leicht feuerfangende Gegenstände nicht zu entzünden, gut zu isoliren und es müssen die erwähnten Apparate, sowie die Lichterzeugungsmaschinen, während sie arbeiten, unter fortgesetzter Aufsicht sich befinden.

6) Die übrigen Beleuchtungsflammen sind überall in sichernder Entfernung von hölzernen Gebäudetheilen und anderen entzündbaren Gegenständen anzubringen; solche müssen, wenn sie weniger als 1 m über und weniger als 30 cm seitlich von den Flammen entfernt sind, gegen diese durch Eisenblechbeschlag von mindestens 30 cm im Durchmesser geschützt werden; dieser Blechschutz darf nicht unmittelbar an den zu schützenden Gegenstand festgeheftet werden, sondern muss etwa 1 cm abstehen. An Stelle des Blechbeschlages genügt oberhalb der Flammen auch ein starker Blechschirm, welcher den betreffenden Gegenstand in gleicher Breite schützt.

7) Offenes Licht zum Umherleuchten ist in den Ausstellungsräumen nicht gestattet; es dürfen dazu nur gut verschlossene, durch starke Drähte gegen Zerbrechen geschützte, mit Rüböl gespeiste Laternen verwendet werden. Die Laternen müssen ausserhalb der Hauptausstellungsgebäude angezündet werden und ist überhaupt jede Verwendung von Zündhölzern, Spiritus-, Benzin- u. dergl. Lampen in dem Hauptausstellungsgebäude verboten.

8) Sollten in dem Haupt-Ausstellungsgebäude Arbeiten erforderlich werden, welche Anordnungen nothwendig machen, die den vorstehenden Bestimmungen widersprechen, so muss dem Ausschuss hiervon Anzeige gemacht werden und wird dieser über die Zulässigkeit dieser Arbeiten entscheiden. Es hat bei Genehmigung durch den Ausschuss alsdann grösste Vorsicht obzuwalten und muss für specielle zuverlässige Aufsicht Sorge getragen werden.

9) Die Verwendung von Petroleum-Lampen ist nicht gestattet.

10) Der Betrieb von Gasmaschinen ist auch im Hauptausstellungsgebäude gestattet, doch dürfen deren Flammen nur vermittelst Wagnerscher Anzündelaternen angezündet werden. Die Benutzung anderer Lampen und der Gebrauch von Zündhölzern ist ausgeschlossen.

11) Die zum Reinigen und Putzen der Maschinen, Utensilien etc. dienenden Lappen, Watte, Heede u. dergl. Materialien sind an ungefährlichen Orten, in lediglich zu diesem Zwecke bestimmten eisernen verschlossenen Behältnissen aufzubewahren. Nach Abnutzung des Putzmaterials ist dasselbe aus den Ausstellungslocalen zu entfernen und in besondere sicher entfernt gelegene Gruben zu bringen oder auf sonstige gefahrlose Weise zu beseitigen.

12) Abfälle leicht entzündbarer Art, wie Hobel- und Sägespähne, Papierspähne, Faserstoffe u. dergl., sind täglich aus den Ausstellungsräumen zu entfernen und entweder sogleich zu verbrennen, oder an Orten aufzubewahren, wo sie Gegenstände nicht gefährden können.

13) Die Packmaterialien incl. Stroh, Heu, Heede, Papierspähne u. dgl. müssen nach dem Auspacken schnellmöglichst aus den Ausstellungs-Gebäuden entfernt und in Bögen der Stadtbahn oder ausserhalb des Ausstellungsterrains in noch anzugebenden Räumen untergebracht werden.

14) Das Rauchen in den Ausstellungsräumen ist verboten; nur in den Restaurationsräumen, in den Bureaux und im Freien auf dem Ausstellungsplatze ist dasselbe gestattet."

Indem wir vorstehende Anordnungen den Ausstellern, den Angestellten, den Handwerkern und deren Gehülfen, überhaupt Jedermann zur strengsten Befolgung vorschreiben, heben wir noch insbesondere hervor:

„Das Rauchen im Innern der Ausstellungs-Räume ist verboten."

Der Ausschuss

der allgemeinen deutschen Ausstellung auf dem Gebiete der Hygiene und des Fellengswesens

Berlin 1882/88.

Vorstand, Ausschuss und Central-Comité.

Vorstand.

Hobrecht, Wirkl. Geheimer Rath, Staatsminister a. D., Excellenz, **Gr.** Lichterfelde, I. Vorsitzender.
Rietschel, H., Civil-Ingenieur, Berlin, II. Vorsitzender.
Roth, Generalarzt I. Classe, Professor Dr., Dresden, III. Vorsitzender.
Henneberg. R., Ingenieur und Fabrikbesitzer, Berlin, I. Schriftführer.
Boerner, P., Ober-Stabsarzt a. D., Dr., Berlin, II. Schriftführer.
Weigert, S., Königl. Commerzienrath, Berlin, Schatzmeister.

Ausschuss.

Hobrecht, Wirkl. Geheimer Rath, Staatsminister a. D., Excellenz, Gr. Lichterfelde, I. Vorsitzender.
Rietschel, H., Civil-Ingenieur, Berlin W., Maassenstr. 9, II. Vorsitzender.
Roth, Generalarzt I. Classe, Professor Dr., Dresden, III. Vorsitzender·
Boerner, P., Ober-Stabsarzt a. D. Dr., Berlin W., Burggrafenstr. 8., II. Schriftführer.
Doerffel, P., Fabrikbesitzer, Hofoptiker, Berlin NW., U. d. Linden. 46.
Gottheiner, Stadtbauinspector, Berlin W., Genthinerstr. 13.
Gurlt, Prof. Dr., Berlin SW., Bernburgerstr. 15/16.
Hass, Königl. Regierungsrath a. D. und Stadtverordneter, Berlin W., Jägerstr. 68.
Henneberg, R., Ingenieur und Fabrikbesitzer, Berlin SW., Lichterfelderstr. 27, I. Schriftführer.
Herzberg, A., Ingenieur, Berlin SW., Pionierstr. 9.
Kyllmann, Königl. Baurath, Berlin W., Vossstr. 32. Vorsitzender der Bau-Kommission.
Löwe, A., Stadtrath, Berlin W., Victoriastr. 13.
Marc, W., Fabrikbesitzer, Berlin W., Westend.
Marggraff, Stadtrath, Gr. Lichterfelde und Berlin C., Rosenthalerstrasse 47.
Opitz, Generalarzt II. Cl., Dr., Königsberg i/Pr.
Stumpf, G., Civil-Ingenieur, Berlin SW., Ritterstr. 61.
Thiel, Geheimer Regierungsrath Dr., Berlin W., Landgrafenstr. 1.
Weigert, S., Königl. Commerzienrath, Berlin W., Potsdamerstr. 39. Vorsitzender der Finanz-Commission, Schatzmeister.
v. Weltzien, Regierungs-Baumeister, Berlin W., Lützowplatz 11.
Windler, H., Königl. Hoflieferant, Berlin NW., Dorotheenstr. 3.
Witte, Major a. D., Königl. Brand-Director, Berlin SW., Lindenstrasse 41.
Wolffhügel, Kaiserl. Regierungsrath, Dr., Berlin NW., Charitést. 5.

Central-Comité.

v. Adelson, H., Berlin SW., Charlottenstr. 18.
Aird, Alexander, Fabrikbesitzer, Berlin SO., Köpnickerstr. 124.
Alpert, Geheimer Rechnungsrath, Berlin SW., Grossbeerenstr. 75.
Baginsky, Dr. med., Dozent a. d. Kgl. Universität, Berlin NW.,
    Mittelstr. 7.
Bardeleben, Geh. Ober-Med.-Rath, Prof. und Generalarzt à la suite,
    Dr., Berlin W., Bellevuestr. 5a.
Bartels, Königl. Eisenbahn-Bauinspector, Berlin SW., Wilhelmstr. 22.
Baumeister, Professor, Karlsruhe i. Baden.
Bauer, Max, Dr., Rittergutsbesitzer, Berlin SW., Tempelhoferufer 22.
Becker, Oberbürgermeister, Dr., Köln a. Rh.
v. Bergmann, Geh. Med.-Rath, Professor und Generalarzt I. Cl.
    à la suite, Berlin W., Kronprinzenufer 11.
Berthold, Stadt- und Kreis-Schul-Inspector, Dr., Berlin SO., Engel-
    ufer 2c.
Bertram, Stadtschulrath, Professor Dr., Berlin W., Kurfürstenstr. 14.
Beyer, Geheimer Ober-Regierungs-Rath, vortragender Rath im land-
    wirthschaftlichen Ministerium, Berlin W., Derfflinger-
    strasse 22.
Beyer, Regierungs- und Medizinal-Rath, Dr., Düsseldorf.
Biermer, Geheimer Medizinalrath, Professor Dr., Breslau.
Billroth, Hofrath, Professor Dr., Wien.
Birch-Hirschfeld, Medizinal-Rath, Professor Dr., Dresden.
Bischoff, Dr., Berlin N., Saarbrückerstr. 13.
Blankenstein, Stadtbaurath, Berlin C., Rathhaus.
Blenck, Geh. Reg.-Rath, Berlin SW., Hagelsbergerstr. 50.
Blumenthal, Dr., Berlin W., Behrenstr. 32.
Bockendahl, Regierungs- uud Medizinalrath, Professor Dr., Kiel.
Boeckmann, Königl. Baurath, Berlin NW., Pariserplatz 6a.
Böhm, Professor, Dr., Director des K. K. Rudolph-Spitals.   Wien.
Börner, P., Oberstabsarzt a. D., Dr., Berlin W., Burggrafenst. 8,
    Zweiter Schriftführer.
Böthke, Königl. Baurath, Berlin W., Bülowstr. 74.
Boetticher, Bürgermeister, Magdeburg.
v. Boetticher, Geh. Ober-Reg.-Rath, Berlin W., Wilhelmstrasse 73.
Bohm, Schulvorsteher, Stadtverordneter, Berlin NW., Louisenstr. 10.
Bohtz, Geheimer Regierungsrath, Berlin W., Schöneberger Ufer 41.
Brandt, Maschinerie-Inspector, Berliu W., Mauerstr. 68.
Braumüller, Berg- und Hütten-Ingenieur, Dr., Berlin SW., Gross-
    beerenstr. 40.

v. Bremen, Consul, Kiel.
Brinkmann, Sanitätsrath Dr., Berlin W., Sigismundstr. 2.
Brix, Wirklicher Admiralitätsrath, Berlin SW., Königgrätzerstr. 49.
Bürkli-Ziegler, Ingenieur, Zürich.
Büsing, Ingenieur, Redacteur der Deutschen Bauzeitung, Berlin SW.
    Bahnhofstr. 4.
v. Bunsen, Georg, Reichstagsabgeordneter, Dr., Berlin W., Maien-
    strasse 1.
Castell, Graf zu, Königl. Oberhofmeister, München.
Coler, Generalarzt I. Cl. im Kriegsministerium, Dr., Berlin W., Sigis-
    mundstrasse 3.
v. Csatári, Ludwig, Dr., Bevollmächtigter des k. ung. Ministeriums
    für Handel und Gewerbe, Budapest.
Dietrich, G., Geheimer Commerzienrath, Berlin N., Oranienburger-
    strasse 15.
Dittmann, Director der Grossen Berliner Pferde-Eisenbahn-Act.-
    Ges., Berlin W., Frobenstr. 13.
Doerffel, P., Hofoptiker, Fabrikbesitzer, Berlin NW., Unter den
    Linden 46, Mitglied des Ausschusses.
Dohrn, Heinrich, Dr., Stettin.
Drechsel, Carl, Graf, Königl. Kammerherr etc., München.
Dreitzel, Stadtverordneter, Berlin SW., Belle-Allianceplatz 13.
Duncker, Geh. Reg.-Rath, Bürgermeister, Berlin C., Rathhaus.
Ehrhardt, Ministerialrath, München.
Elster, Sigmar, Fabrikbesitzer, Berlin NO., Neue Königstr. 67/68.
Endell, Königl. Reg.- u. Baurath, Berlin W., Köthenerstrasse 39.
Engel, Geheimer Ober-Regierungs-Rath, Berlin.
Enslin, Otto, Verlagsbuchhändler, Berlin NW., In den Zelten 18a.
v. Erhardt, Erster rechtskundiger Bürgermeister, Dr., München.
Esmarch, Geheimer Medizinalrath, Generalarzt I. Cl., Prof. Dr., Kiel.
v. Etzel, General der Infanterie z. D., Excellenz, Berlin W., Matthäi-
    kirchstr. 27.
Eulenberg, Geh. Ober-Medizinalrath und vortragender Rath, Commissar
    des Königl. preuss. Cultusministeriums, Dr., Berlin SW.
    Tempelhofer Ufer 3a.
Euler, C., Professor Dr., Berlin N., Oranienburgerstr. 60/63.
Euler, Director, Kaiserslautern.
Ewald, Professor Dr. med., Berlin W., Königgrätzerstr. 125.
v. Fichte, Generalarzt I. Cl., Generalstabsarzt des Württemb. Armee-
    Corps, Dr., Stuttgart.
Finkelnburg, Kaiserl. Geh. Regierungs-Rath a. D., Prof Dr., Bonn.
Fischer, A., Director der städt. Gasanstalt, Berlin O., Stralauerplatz.
Fischer, H., Professor am Polytechnikum, Hannover.
Fischer, Carl, Verlagsbuchhändler, Cassel u. Berlin NW., Dorotheenst. 8.
Fleck, Hofrath, Professor Dr., Dresden.
Flügge, Privatdozent, Dr., Göttingen.
v. Fodor, Professor Dr., Budapest.
v. Forckenbeck, Oberbürgermeister Dr., Berlin W., Vossstr. 15.
Francke, Regierungs-Assessor, Berlin SW., Hallesches Ufer 11.

Fränkel, B., Dr., San.-Rath, Privatdozent, Berlin SW., Neust.
Kirchstrasse 12.
Frerichs, Wirkl. Geh. Ober-Med.-Rath, Prof. Dr., Berlin NW.,
Bismarckstr. 4.
Friedensburg, Oberbürgermeister, Breslau.
Friedrich, Generalarzt Dr., München.
v. Frisch, Generalstabsarzt, Dr., Wien.
Fritzsch, Architekt, Redacteur der Deutschen Bauzeitung, Berlin
SW., Bahnhofstr. 4.
Frühling, Stadtbaurath, Königsberg i. Pr.
Fuess, Mechaniker und Fabrikbesitzer, Berlin SW., Alte Jacob-
strasse 109.
Gaehde, Otto, Oberstabsarzt I. Kl. u. Garnisonarzt, Dr., Magdeburg.
Gill, Henry, Director der städtischen Wasserwerke, Berlin W.,
Corneliusstr. 10,
Goeppert, Geheimer Medizinalrath, Professor Dr., Breslau.
Goettisheim, Staatsschreiber, Dr., Basel.
Goltdammer, Sanitätsrath Dr., Dirig. Arzt in Bethanien, Berlin W.,
Königgrätzerstr. 22.
Goltz, Geheimer Ober-Regierungs-Rath, Commissar des Königlich
Preussischen Ministeriums der öffentlichen Arbeiten,
Berlin W., Derfflingerstr. 22.
Gottheiner, Stadtbauinspector, Berlin W., Genthinerstrasse 13, Mitglied
des Ausschusses.
Graf, Ed., Sanitätsrath Dr., Elberfeld.
Graffunder, Capitän a. D., Berlin SW., Friedrichstr. 201.
Green, W. Henry L., Civil-Ingenieur, Berlin SW., Grossbeerenstr. 4.
Greiff, Ministerial-Director, Wirklicher Geheimer Ober-Regierungs-
Rath, Berlin W., Genthinerstr. 13.
Greiner, Civil-Ingenieur, Berlin SW., Grossbeerenstr. 27a.
Grosser, Julius, Redacteur, Berlin W., Hohenzollernstr. 7.
Grove, David, Fabrikbesitzer, Berlin SW., Friedrichstr. 24.
Gscheidlen, Professor Dr., Breslau.
Günther, O., Geheimer Medizinalrath, Dr., Dresden.
Gurlt, Professor Dr., Berlin SW., Bernburgerstr. 15/16, Mitglied des
Ausschusses.
Guttmann, S., Dr., Berlin W., Potsdamerstr. 131.
Guttstadt, Dr. med., Privatdocent, Berlin SW., Ritterstr. 78.
Hass, Regierungsrath a. D., Stadtverordneter, Berlin W., Jägerstr.
68, Mitglied des Ausschusses.
Hasslacher, Bergrath, Berlin W., Wilhelmstr. 89.
Hauchecorne, W., Geh. Berg-Rath, Director der Königl. geolog.
Landes-Anstalt und Berg-Akademie, Berlin N., In-
validenstr. 46.
Hausburg, Oeconomie-Rath, Director des städtischen Central-Vieh-
hofs, Berlin O., Central-Viehhof.
Henneberg, R., Ingenieur und Fabrikbesitzer, Berlin SW., Lichter-
felderstr. 27. Erster Schriftführer.
Hennicke, Regierungs-Baumeister, Berlin W., Rauchstr. 19.

Henoch, Geheimer Baurath, Gotha.
Hentig, Rechtsanwalt und Notar, Berlin SW., Friedrichstr. 62.
Herse Bürgermeister, Posen.
Herzberg, A., Ingenieur, Berlin W., Pionierstr. 9, Mitglied des Aus-
      schusses.
Heyden, Königl. Baurath, Berlin W., Am Karlsbad 26a.
Hirsch, Geh. Med.-Rrath, Prof. Dr., Berlin W., Potsdamerstr. 113.
Hirschmann Ad., Fabrikant, Berlin SW., Besselstr. 2.
Hirt, Professor Dr., Breslau.
Hobrecht, A., Wirklicher Geheimer Rath, Staatsminister a. D., Ex-
      cellenz, **Gr.** Lichterfelde, I. Vorsitzender.
Hobrecht, J., Königl. Baurath, Berlin W., Rauchstr. 27.
Höhn, Königl. Polizei-Hauptmann, Berlin W., Königin-Augustastr. 42.
Hofman, A. W., Geh. Reg.-Rath, Prof. Dr., Berlin NW., Dorotheenstr. 10.
Hofmann, Franz, Professor Dr., Leipzig.
v. Holleben, Geheimer Ober-Justizrath, Senats-Präsident, Berlin, W.,
      Landgrafenstrasse 5.
Hopf, Regierungs-Assessor Dr., Berlin W., Lützowstr. 2.
Hoppe-Seyler, Professor Dr., Strassburg i/E.
Horstmann, Privatdozent, Dr. med., Berlin W., Potsdamerstr. 6.
v. d. Hude, Kgl. Reg.-Baumeister, Berlin W., Markgrafenstr. 32.
Hüllmann, Sanitätsrath Dr., Halle a/S..
Jacobi, J., Privatdocent und Physikus, Dr., Breslau.
Jung, Ober-Inspector, Vorsitzender des Bayrischen Feuerwehr-Aus-
      schusses, München.

Kärnbach, Sanitätsrath Dr., Berlin NW., Königsplatz 5.
Kalischer, Dr. med., Berlin, SO., Schmidstr. 5.
Kalle, F., Reichstagsabgeordneter, Biebrich.
Kapp, Fr., Dr. jur., Berlin W., v. d. Heydtstr. 11.
v. Karajan, K. K. Statthalterei-Rath, Dr., Wien.
Keferstein, Carl, Berlin SW., Lindenstr. 3.
v. Kehler, Geh. Ober-Reg.-Rath, Berlin W., Derfflingerstr. 10.
Kersandt, Geh. Ober-Med.-Rath Dr., Berlin SW., Tempelhofer Ufer 31.
v. Kerschensteiner, Ober-Medicinal-Rath Dr., München.
Kind, Geheimer Ober-Regierungs-Rath, Berlin W., Motzstr. 88.
Knauff, M., Ingenieur, Berlin C., Kurzestr. 17.
v. dem Knesebeck, Bodo, Baron. Rittmeister, Cabinets-Secretair
      Ihrer Majestät der Kaiserin, Berlin W., Oberwall-
      strasse. 1/2.

Koschel, Comm. Kreisthierarzt, Gleiwitz.
Krameyer, Kgl. Brandmeister, Berlin, Lindenstr. 41.
Kraus, Medizinalrath, Dr., Hamburg.
Krüger, Fr., Hanseat. Minister-Resident, Dr., Berlin W., Pots-
      damerstr. 22.

Kuhn, F. O., Architect, Berlin W., Corneliusstr. 1.
Kühnemann, Fritz, Königl. Commerzienrath, Berlin N., Gartenstr. 21.
Küster, Sanitätsrath, dirigirender Arzt des Augusta-Hospitales,
      Professor Dr., Berlin SW., Hollmannstr. 26.

Kyllmann, Königl. Baurath, Berlin W., Vossstr. 32, Mitglied des
    Ausschusses.
v. Lancizolle, Kgl. Reg.-Baumeister, Berlin W., Linkstrasse 6.
v. Langenbeck, Wirklicher Geheimer Rath, Professor Dr., Excellenz,
    Wiesbaden.
Lassar, O., Privatdocent, Dr., Berlin NW., Karlstr. 18a.
v. Lauer, Generalstabsarzt d. Armee, Wirkl. Geh. Ober-Med.-Rath,
    Prof. Dr., Excellenz, Berlin W., Markgrafenstr. 53.54.
Lebrun, Theater-Director, Berlin O., Holzmarktstr. 65.
Lent, E., Sanitätsrath Dr., Cöln a Rh.
Lent, Ober-Ingenieur, Berlin SW., Markgrafenstr. 94.
v. Leuk, Generalstabsarzt der Bayerischen Armee, Dr., München.
Leyden, Geh. Med.-Rath, Prof Dr., Berlin W., Thiergartenstr. 14.
Liebreich, O., Professor Dr., Charlottenburg-Westend.
Liman, Geh. Med.-Rath, Prof. Dr., Berlin SW., Königgrätzerstr. 46a.
Lippl, Oscar, Dr., Generaldirections-Rath, München.
Löwe, Stadtrath, Berlin W., Victoriastr. 13, Mitglied des Ausschusses.
Loewenherz, Regierungsrath Dr., Berlin SO., Schmidstr. 29.
Loewenberg, Geheimer Regierungs-Rath, Berlin W., Lützow-Ufer 22.
Lorent sen., Dr. med., Bremen.
Madai, von, Königl. Polizeipräsident, Wirkl. Geh. Ober-Regier.-Rath,
    Berlin C., Molkenmarkt.
Mächtig, Städtischer Gartendirector, Berlin W., Humboldthain.
Märklin, Geh. Sanitätsrath Dr., Wiesbaden.
Marc, Walter, Fabrikbesitzer, Berlin W., Westend, Mitglied des
    Ausschusses.
Marcard, Wirkl. Geheimer Ober-Regierungs-Rath, Ministerial-Director,
    Berlin W., Kurfürstenstr. 55.
Marggraff, Stadtrath, Gr.-Lichterfelde, Mitglied des Ausschusses.
Mehlhausen, Geh. Ober-Med.-Rath, Director der Kgl. Charité,
    Generalarzt I. Kl., Dr., Berlin NW., Unterbaumstr. 7.
Meier, H. H., Consul, Bremen.
Mettenheimer, Geheimer Medizinalrath Dr., Schwerin i. M.
Meyer, Franz Andreas, Ober-Ingenieur, Hamburg.
Möller, Professor der Kgl. Thierarzneischule, Berlin NW., Louisen-
    strasse 56.
v. Mundy, Baron Dr., Wien.
Müller, Alex., Professor Dr., Berlin SO., Elisabeth-Ufer 27.
Neuhaus, Director der Hamburger Eisenbahn, Berlin N., Invaliden-
    strasse 52.
Neumayer, Geheimer Admiralitätsrath, Director der Seewarte, Dr.,
    Hamburg.
Noeldechen, Stadtrath, Berlin N., Oranienburgerstr. 56 a.
Oberbeck, Geheimer Ober-Baurath, Berlin W., Lützowstr. 46.
Opitz, Generalarzt II. Kl., Königsberg i. P. Mitglied des Ausschusses.
Orth, A., Königl. Baurath, Berlin W., Wilhelmstr. 43.
Orth, Professor Dr., Berlin W., Wilhelmstr. 43.
Paul, Städtischer Ober-Ingenieur, Wien.
Persius, Königl. Hof-Baurath, Berlin NW., Georgenstr. 40.

v. Pettenkofer, Geheimer Rath, Professor Dr., München.
Pfeiffer, H., Ober-Medizinal-Rath Dr., Darmstadt.
Pfeiffer, L., Geh. Medizinalrath Dr., Weimar.
Pintsch, Königl. Commerzienrath, Berlin O., Andreasstr. 73.
Pistor, Dr., Reg.- und Med.-Rath, Berlin W., Grossbeerenstr. 13.
Pochhammer, von, Major, Königl. Steuerrath, Berlin C., Am neuen
    Packhof.
Poleck, Professor Dr., Breslau.
Pommer-Esche, von, Geheimer Ober-Finanz-Rath, Berlin W., Hohen-
    zollernstr. 16.
Port, Oberstabsarzt Dr., München.
Pütsch. A., Civil-Ingenieur, Berlin SW., Oranienstr. 127.
Reichel, Königl. Gewerberath, Dozent an der technischen Hoch-
    schule, Aachen.
Reinhard, Präsident des Landes-Medizinal-Collegiums, Geheimrath
    Dr., Dreden.
Riege, Ingenieur, Berlin W., Leipzigerstr. 134.
Rietschel, H., Civil-Ingenieur, Berlin W., Maassenstr. 9, II. Vor-
    sitzender.
R esel, O., Kreiswundarzt Dr., Halle a. S.
Roloff, Geheimer Medizinalrath, Professor, Director der Thierarznei-
    schule, Dr., Berlin NW., Louisenstr. 56.
Rospatt, Stadtbaurath, Berlin W., Lützowstr. 1.
Roth, Generalarzt I. Klasse, Professor Dr., Dresden, III. Vorsitzender.
v. Rozsáhegyi, Dr., Professor an der Universität in Klausenburg,
    z. Z. Berlin NW., Schlegelstr. 6.

Salbach, Königl. Baurath, Dresden.
Schacht, Apotheker Dr., Berlin NW., Friedrichstr. 153.
Schmieden, Königl. Baurath, Berlin W., Lützowplatz 10.
Schotte, Geheimer Rechnungs-Rath, Berlin SW., Grossbeerenstr. 27 a.
Schubert, Subdirector des Friedr.-Wilh.-Instituts, General-Arzt I. Kl.,
    Dr., Berlin NW., Friedrichstr. 140.

Schülke, Stadtbaumeister, Duisburg.
Schütz, Professor Dr., Berlin NW., Louisenstr. 56.
Schulz, Leo, Sanitätsrath, Dr., Magdeburg.
Schuster, Königl. Intendantur- und Baurath, Hannover.
Schwatlo, Reg.- u. Baurath, Prof., Berlin W., Potsdamerstr. 134.
Schwechten, Regierungs-Baumeister, Berlin W., Lützowstr. 68.
Selke, Oberbürgermeister, Königsberg i. P.
Sehl, Kaiserl. Reg.-Rath, Prof. Dr., Berlin NW., Karlstrasse 14.
Serlo, Ministerial-Director, Oberberghauptmann, Berlin SW., Wil-
    helmstr. 89.

Siemens, Werner, Geh. Reg.-Rath Dr., Berlin SW., Markgrafenstr. 94.
Siegel, Alb., Dr. med., Stuttgart.
Skrzeczka, Vortragender Rath im Ministerium für geistliche Ange-
    legenheiten und Geheimer Medizinalrath, Professor Dr.,
    Berlin SW., Schönebergerstr. 16.
Sonderegger, Dr. med., St. Gallen.

Spieker, Geh. Regierungsrath, bautechnischer vortragender Rath im Ministerium für geistliche Angelegenheiten, Berlin W., Kurfürstenstr. 139.

Spiess, Sanitätsrath Dr., Frankfurt a. M.

Springer, Julius, Verlagsbuchhändler, Berlin N., Monbijouplatz 3.

Starcke, Oberstabsarzt I. Kl., Dr., Berlin NW., Louisenstr. 18.

Starke, Geh. Ober-Justiz-Rath, Berlin SW., Wilhelmstr. 19.

v. Steininger, Freiherr, Militär-Bevollmächtiger bei der k. k. österreichischen Botschaft, Berlin W., Pariserplatz.

Strassmann, Stadtverordneten-Vorsteher, Dr. med., Berlin O., Wallnertheaterstr. 39.

Streckert, Geh. Ober-Reg.-Rath, Berlin W., Genthinerstr. 21.

Streichert, Regierungs-Baumeister, Berlin SW., Möckernstr. 145.

Struck, Geheimer Ober-Regierungsrath, Director des Kaiserl. Gesundheits-Amts, Dr., Berlin NW., Louisenstr. 57.

v. Stülpnagel, Königl. Gewerberath, Major a. D., Berlin C., Poststrasse 16.

Stumpf, G., Civil-Ingenieur, Berlin SW., Ritterstr. 61, Mitglied des Ausschusses.

Sulzer-Steiner, Fabrikant (Firma Gebr. Sulzer), Winterthur.

Techow, Regierungsrath, Berlin N., Eichendorffstr. 20.

Thiel, Geheimer Regierungsrath Dr., Berlin W., Landgrafenstr. 1, Mitglied des Ausschusses.

Thörner, Dr., Marine-Stabsarzt.

v. Tiedemann, Königl. Landbauinspector, Halle a. S.

Uffelmann, Professor Dr., Rostock.

Uhl, R., Ingenieur, Berlin SW., Hallesche Strasse 28.

Varrentrapp, Geh. Sanitätsrath Dr., Frankfurt a. M.

Veitmeyer, Civil-Ingenieur, Berlin SW., Alte Jacobstr. 126.

Villaret, Stabsarzt Dr. Berlin SW., Planufer 15.

Virchow, R., Geh. Med.-Rath, Prof. Dr., Berlin W., Schellingstr. 10.

Vogeler, Rich., Schulvorsteher, Berlin S., Louisenufer 29.

Wasserfuhr, Ministerialrath, Dr., Strassburg i. E.

Weber, Minist.-Rath, Vorsitzender der Minist.-Abtheilung für öffentliche Gesundheitspflege, Darmstadt.

Wedding, Geheimer Bergrath Dr., Berlin SW., Wilhelmstr, 89.

Weigert, Königl. Commerzienrath, Berlin W., Potsdamerstr. 39, Schatzmeister des Ausschusses.

Weigert, Max, Dr., Berlin C., Friedrichsgracht 57.

v. Weltzien, Regierungs-Baumeister, Berlin W., Lützowplatz 11. Mitglied des Ausschusses.

Wenzel, Generalarzt der Marine, Dr., Berlin W., Schellingstr. 13.

Wernich, Privatdocent und Physikus, Dr., Berlin SW., Köthenstrasse 4.

Wiebe, Geheimer Ober-Baurath a. D., Berlin W., Landgrafenstr. 2.

Wiederhold, Ed., Dr., Cassel.

Wieck, Baumeister, Berlin NW., Thurmstr. 1.

Wilke, Stadt-Ingenieur, Berlin C., Rathhaus.

Winckel, Geheimer Medizinalrath, Professor Dr., Dresden.
Windler, Hof-Instrumentenmacher, Berlin NW., Dorotheenstr. 3, Mitglied des Ausschusses.
v. Winter, Geheimer Regierungsrath, Oberbürgermeister, Danzig.
Witte, Major a. D., Königl. Brand-Director, Berlin SW., Lindenstr. 41, Mitglied des Ausschusses.
Witte, Reichstagsabgeordneter, Senator Dr., Rostock.
Wittelshöfer sen., Dr. med., Wien.
Wittmaack, Custos des Museums d. Kgl. landwirthschaftl. Hochschule, Professor Dr., Berlin N., Invalidenstr. 52.
Wolff, Königl. Gewerberath Dr., Düs ldorf.
Wolff, Jul., Privatdocent Dr., Berlin W. Dorotheenstr. 52.
Wolffhügel, Reg.-Rath, Mitglied d Kaiserl. Gesundheitsamtes, Privatdocent Dr., Berli NW., Charitéstr. 5, Mitglied des Ausschusses.
Wolpert, Professor Dr., Kaiserslautei
v. Wurmb, Regierungspräsident, Wie aden.
Zenetti, Stadtbaurath, München.
Ziegler, Dr., Oberfeldarzt der Schweizerischen Armee, Bern.

Gruppen - Vorstände.

—

Abtheilung I.

Vorstand: Königl. Reg.-R. Dr. **Wolffhügel,** Charitéstr. 5.

Gruppe 1. Forschung und Unterricht in Gesundheitslehre und Gesundheitstechnik, Untersuchung und Beobachtung im Dienste der Gesundheitspflege und des Rettungswesens.

> Reg.-Rath Dr. **Wolffhügel,** Charitéstr. 5. Vorsitzender.
> Dr. **Bischoff,** Saarbrückerstr. 13.
> Mechaniker und Fabrikbesitzer **Fuess,** Alte Jacobstrasse 109.
> Reg.-Rath Dr. **Löwenherz,** Schmidstr. 29.
> Prof. Dr. **Orth,** Wilhelmstr. 43.
> Reg.-Rath Dr. **Sell,** Karlstr. 14.

Gruppe 2. Ernährung und Diätetik. Lebensmittel und Kost.

> Oekonomie-Rath **Hausburg,** Central-Viehhof. Vorsitzender.
> Professor Dr. **Ewald,** Königgrätzerstr. 125.
> Reg.-Baumeister **Hennicke,** Rauchstr. 19.
>   „   v. d. **Hude,** Markgrafenstr. 32.
> Prof. Dr. **O. Liebreich,** Margarethenstr. 2.
> Prof. Dr. **A. Müller,** Elisabeth-Ufer 27.
> Baurath **A. Orth,** Wilhelmstr. 43.

Gruppe 3. Pflege der Mutter und des Neugeborenen. Sorge in der Familie für das körperliche und geistige Gedeihen der Kinder.

Gruppe 4. Erziehung zur Arbeit.

Gruppe 5. Unterricht und Schule.

Gruppe 6. Uebung des Körpers.

> Privatdocent Dr. **Baginsky,** Mittelstr. 7. Vorsitzender.

Schulinspector Dr. **Berthold,** Engelufer 2a.
Stadtschulrath Prof. Dr. **Bertram,** Kurfürstenstr. 14.
Schulvorsteher **Bohm,** Louisenstr. 10.
Geh. Reg.-Rath **Bohtz,** Schöneberger Ufer 41.
Geh. Med.-Rath Prof. Dr. **Liman,** Königgrätzstr. 46a.
Geh. Reg.-Rath **Löwenberg,** Lützower Ufer 22.
Reg.-Rath **Techow,** Eichendorffstr. 20.
Schulvorsteher **Vogeler.** Louisenufer 29.
Stadtingenieur **Wilke,** Rathhaus.

Lesezimmer (Bibliothek).

Stabsarzt Dr. **Villaret,** Planufer 15, Vorsitzender
Ingenieur Redacteur **Büsing,** Bahnhofstr. 4.
Verlagsbuchhändler **O. Enslin,** In den Zelten 18a.
Architect Redacteur **Fritsch,** Bahnhofstr. 4.
Docent Dr. **Guttstadt,** Ritterstr. 78.
Geh. Med. - Rath Prof. Dr. **Hirsch,** Potsdamer-
strasse 113.

Abtheilung II.

Vorstand: Reg.-Baumeister **von Weltzien,** Lützowplatz 11.

Gruppe 7. Bekleidung und Hautpflege. Bade- und
Wasch-Anstalten.

Gruppe 8. Humanitäre Anstalten. Armenpflege.

Gruppe 9. Straf- und Besserungs-Anstalten.

Privatdocent Dr. **O. Lassar,** Karlstr. 18a, Vor-
sitzender.
Dr. **Blumenthal,** Behrenstr. 32.
Oberstabsarzt Dr. **Starcke,** Louisenstr. 18.
Dr. **Max Weigert,** Friedrichsgracht 57.
Privatdocent Dr. **J. Wolff,** Dorotheenstr. 52.

Gruppe 10. Wohnung.
Gruppe 11. Oeffentliche Gebäude.

Architect **R. O. Kuhn,** Corneliusstr. 1, Vorsitzender.
Baurath **Boeckmann,** Pariser Platz 6a.
Privatdocent Dr. **Wernich,** Köthenerstr. 68.
Reg.-Baumeister **Schwechten,** Lützowstr. 4.
Baumeister **Wieck,** Thurmstr. 1.

Gruppe 12. Kranken- und Pflege-Anstalten.

Reg.-Baumeister **von Weltzien,** Lützowplatz 11.
Vorsitzender.
San.-Rath Professor Dr. **Küster,** Hollmannstr. 26.
Geh. Med.-Rath Prof. Dr. **Virchow,** Schellingstr. 10

Abtheilung III.

Vorstand: Professor Dr. **Gurlt**, Bernburgerstr. 15/16.

Gruppe 13. Gesundheitspflege im Allgemeinen.

Gruppe 14. Volkskrankheiten.

Gruppe 15. Erste Hülfe bei Kranken, Verunglückten, Verletzten.

San.-Rath Dr. **Goltdammer**, Königgrätzerstr. 22. Vorsitzender.
Docent Dr. **Guttstadt**, Ritterstr. 78.
Priv.-Docent und Bez.-Physikus Dr. **Wernich**.

Gruppe 16. Krankenpflege.

Priv.-Docent Dr. **Horstmann**, Potsdamerstr. 6, Vorsitzender.
Dr. **Kalischer**, Schmidstr. 5.
Apotheker Dr. **Schacht**, Friedrichstr. 153.
Hof-Instrumentenmacher **Windler**, Dorotheenstr. 3. Köthenerstr. 4.

Gruppe 17. Militär- und Marine-Sanitätswesen.

Prof. Dr. **Gurlt**, Bernburgerstr. 15/16, Vorsitzender.
Rittergutsbesitzer Dr. **M. Bauer**, Tempelhofer-Ufer 22.
Geh. Ober-Reg.-Rath **von Bötticher**, Wilhelmstrasse 73.
San.-Rath Dr. **Brinkmann**, Sigismundstr. 2.
Reg.-Rath **Hass**, Jägerstr. 68.
Geh. Ob.-Justiz-Rath u. Senatspräsident **v. Holleben**, Landgrafenstr. 5.
Generalarzt Dr. **Wenzel**, Schellingstr. 13.

Gruppe 18. Leichenwesen.

Wie bei Gruppe 16.

Gruppe 19. Veterinärwesen.

Professor **Möller**, Louisenstr. 56, Vorsitzender.
Geh. Med.-Rath Prof. Dr. **Roloff**, Louisenstr. 56.

Abtheilung IV.

Vorstand: Ingenieur **A. Herzberg**, Pionierstr. 9.

Gruppe 20. Grund und Boden und Atmosphäre.

Stadtbaurath **Rospatt**, Lützowstr. 1, Vorsitzender.
Stadtbauinspector **Gottheiner**, Genthinerstr. 13.

Gruppe 21. Wasserversorgung.

Gruppe 22. Beseitigung der Abwasser, Fäkalien und Abfälle.

Gruppe 23. Beleuchtung.

Director **A. Fischer**, Stralauerplatz 29/35, Vorsitzender.
Fabrikbesitzer **A. Aird**, Köpnickerstr. 124.
Fabrikbesitzer **S. Elster**, Neue Königstr. 67/68.
Director **H. Gill**, Corneliusstr. 10.
Baurath **J. Hobrecht**, Rauchstr. 27.
Reg.-Baumeister **von Lancizolle**, Linkstr. 6.

Gruppe 24. Heizung und Lüftung.

Ingenieur **R. Uhl**, Halleschestr. 28, Vorsitzender.
Fabrikbesitzer **D. Grove**, Friedrichstr. 24.
Ingenieur **Riege**, Leipzigerstr. 134.

Abtheilung V.

Vorstand: Geh. Rath Dr. **Thiel**, Landgrafenstr. 1.

Gruppe 25. Gewerbe und Industrie.

Civil-Ingenieur **A. Pütsch**, Oranienstr. 127, Vorsitzender.
Berg- und Hütteningenieur Dr. **Braumüller**, Grossbeerenstr. 40.
Bergrath **Hasslacher**, Wilhelmstr. 89.
C. Keferstein, Lindenstr. 3.
Gewerberath Major **von Stülpnagel**, Poststr. 16.
Geh. Bergrath Dr. **Wedding**, Wilhelmstr. 89.

Gruppe 26. Berg- und Hüttenwesen.

Ministerial-Director, Oberberghauptmann **Serlo**, Wilhelmstr. 89, Vorsitzender.
Bergrath **Hasslacher**, Wilhelmstr. 89.
Geh. Bergrath **Hauchecorne**, Invalidenstr. 46.
Geh. Bergrath Dr. **Wedding**, Wilhelmstr. 89.

Gruppe 27. Land- und Forstwirthschaft.

Geh. Reg.-Rath Dr. **Thiel**, Landgrafenstr. 1, Vorsitzender.
Geh. Rechnungs-Rath **Schotte**, Grossbeerenstr. 27a.

Gruppe 28.   Verkehr zu Lande.

Gruppe 29.   Verkehr auf dem Wasser.

Eisenbahnbauinspector **Bartels**, Wilhelmstr. 22.
Vorsitzender.
Wirklicher Admiralitätsrath **Brix**, Königgrätzer-
strasse 49.
Director **Dittmann**, Frobenstr. 13.
Capitän a. D. **Graffunder**, Friedrichstr. 201.
Ober-Ingenieur **Lent**, Markgrafenstr. 94.
Director **Neuhaus**, Invalidenstr. 52.
Geh. Ober-Reg.-Rath **Streckert**, Genthinerstr. 21.

Abtheilung VI.

Vorstand: Kgl. Branddirector Major a. D. **Witte**, Lindenstr. 41.

Gruppe 30.   Abwehr von Feuersgefahr.

Gruppe 31.   Abwehr der Gefahr des Blitzes.

Gruppe 32.   Abwehr von Explosionsgefahr.

Gruppe 33.   Abwehr von Wassersnoth.

Gruppe 34.   Versicherungswesen.

Kgl. Branddirector Major a. D. **Witte**, Lindenstr. 41.
Vorsitzender
Civil-Ingenieur **Greiner**, Grossbeerenstr. 27a.

Die Seitens des Ausschusses aufgeführten Bauten und technischen Anlagen.

Die Gesammtdisposition, die Pläne und die Ausführung der Anlagen und Bauten sind von der Bau-Commission entworfen und geleitet, bestehend aus den Herren:

Kyllmann, Kgl. Baurath, Berlin W., Vossstr. 32. Vorsitzender.

R. Henneberg, Ingenieur und Fabrikbesitzer, Berlin SW., Lichterfelderstr. 27.

A Herzberg, Ingenieur, Berlin SW., Pionierstrasse 9.

von Weltzien, Reg.-Baumeister, Berlin W., Lützowplatz 11.

Das Bau- und Installations-Bureau bestand aus den Herren:

Radke, Reg.-Bauführer, Berlin.

Jäger, Architect, Berlin.

Lorenz, Architect, Berlin.

De la Croix, Ingenieur, Berlin.

Die künstlerische Leitung der Arbeiten an dem Gebäude für Haus- und Wirthschafts-Einrichtungen hatte übernommen Herr

F. O. Kuhn, Architect, Lehrer an der Kgl. Kunstakademie und am Kunstgewerbemuseum, Berlin W., Corneliusstr. 1.

Die Bauführung Herr

Gräbner, Architect, Berlin.

An der künstlerischen Ausschmückung der Bauten sind betheiligt gewesen:

Professor A. Hertel, Landschaftsmaler, Berlin W., Hohenzollernstr. 21.

Ausführung der Panoramabilder von Gastein.

F. Fischer-Cörlin, Maler, Berlin SW., Wartenburgstr. 30.

Professor Preller, Dresden, Blochmannstr. 4.

Ausführung der Velarien in der Kuppel.

C. Herter, Bildhauer, Berlin W., Leipzigerstrasse 134.

Ausführung der Quellnymphe von Gastein.

A. Brütt, Bildhauer, Berlin NW., Händelstr. 8.

Ausführung der Gruppe auf dem Hauptportal.

P. Breuer, Bildhauer, Berlin N., Pappelallee.

Ausführung der Büste Ihrer Majestät der Kaiserin.

Professor W. Wolff, Bildhauer, Berlin W., Schellingstr. 15.

Gruppe der Bernhardinerhunde.

Die Construction des Hauptgebäudes ist entworfen von den Herren Dr. Pröll & Scharowsky, Civil-Ingenieure in Dresden. Die specielle Bearbeitung geschah unter Leitung des Herrn Ingenieur C. Scharowsky mit den Beamten der Firma, den Herren Ingenieur F. Schumacher, P. Ranft, Fleck, Strathmann und Architect A. Müller.

Die **Ausführung des Hauptgebäudes** wurde den Herren Dr. Pröll & Scharowsky, Dresden, und

A. Druckenmüller, Berlin,

in Generalentreprise übertragen.

Dieselben beschäftigten bei der Ausführung des Gebäudes folgende Firmen;

Für die Maurerarbeiten:

R. Schneider, Berlin W., Kurfürstenstrasse 55, Unternehmer für Wasser- und Eisenbahnbauten aller Art, insbesondere für den Bau und Betrieb von Secundärbahnen.

Für die Eisenarbeiten:

Pfeiffer & Druckenmüller, Berlin SW., Schöneberger-strasse 15, Fabrik für Trägerwellblech, Bau-Construc-tionen, Theatervorhänge, Gasometerdächer aus Wellblech.
Ausgeführt: Die gesammte Wellblecheindeckung und die schmiedeeisernen Säulen.

Lauchhammer, vormals Gräflich Einsiedel'sche Werke in Lauchhammer. Hüttenwerk für Eisenconstruction, Maschinenbau, Eisen- und Bronzegiesserei.
Ausgeführt: Die 11 östlichen Pavillons.

Harzer Actien-Gesellschaft für Eisenbahnbedarf, Hartguss und Brückenbau, vormals Thelen und Weyde-meyer, Nordhausen a. Harz.
Ausgeführt: Die 12 westlichen Pavillons.

Beuchelt & Comp., Grünberg i. Schlesien, Fabrik für Brückenbau und Eisenconstructionen.
Ausgeführt: Die Eisenconstruction zu den vier inneren Höfen und den polygonalen Hallen.

Sudenburger Brückenbau-Anstalt, Kesselschmiede- und Eisenconstructions-Werkstätte in Sudenburg-Magde-burg.
Ausgeführt: Die Kuppel.

H. Gossen, Berlin SW., Alte Jakobstrasse 1 c, Maschinen-bau-Anstalt. Specialität: Eisen- und Blechconstruction.
Ausgeführt: Die Thüren in den Portalen und die Fenster über denselben.

Jul. Müller in Fürstenwalde. Eisengieserei und Maschinen-fabrik.
Ausgeführt: Die schmiedeeisernen Fenster in der Um-fassungswand.

Für die Blitzableiteranlage:

H. Ulfert, Berlin N.. Schönhauser-Allee 122/123.

Für die Zimmerabeiten:

C. Winkelmann, Zimmermeister, Berlin NO. Georgen-kirchstrasse 15.

Für die Klempnerarbeiten:

Fr. Peters, Klempnermeister, Berlin W., Köthenerstr. 22.

Für die Glaserarbeiten:

O. Schelsky, Glasermeister, Berlin N., Gartenstr. 187.

F. W. Casper, Glasermeister, Berlin N., Liesenstr. 12a.

Für die Anstreicherarbeiten:

Axt, Malermeister in Meissen a. Elbe.

Die Ausführung des **Gesammt-Röhrennetzes der Gasleitung** erfolgte durch die

Direction des städtischen Erleuchtungswesens,

des **Gesammt-Röhrennetzes der Wasserleitung** durch die

Direction der städtischen Wasserwerke.

———

Die **Arbeiten am Bergwerk** sind auf Veranlassung des Königlichen Ministeriums der öffentlichen Arbeiten ausgeführt unter specieller Leitung des Herrn Bergrath Hasslacher, Berlin.

———

Die **Gartenanlagen** sind nach den Bestimmungen der städtischen Parkdeputation, bestehend aus den Herren

Löwe, Stadtrath, Vorsitzender,
Diersch, Stadtverordneter.
Augustin, Bürgerdeputirter,

ausgeführt von den Herren

Mächtig, Städtischer Gartendirector, Berlin,
Hampel, Obergärtner, Berlin.

———

Weiter waren mit Ausführung von Bauten auf dem Ausstellungsterrain betraut:

Hensel & Müller u. Höder, Zimmermeister, Halle a. S.: die generellen Zimmerarbeiten, die beiden Hauptrestaurants, die beiden Musikpavillons, die Eisenbahnhalle, das Taucherbassin etc.

Geerdtz, Zimmermeister, Berlin SO., Elisabethufer 27.

J. Krengel, Maurermeister, Berlin SW., Kreuzbergstr. 9. Von vorstehend Genannten sind gemeinschaftlich ausgeführt: Diverse Maurer- und Zimmerarbeiten, das Kesselhaus, das Bergwerk, das Gebäude für Haus- und Wirthschafts-Einrichtungen etc.

E. Puls, Bauschlosserei, Werkstatt für Eisen-Construction und Fabrik schmiedeeiserner Gitter und Ornamente, Berlin SW., Tempelhofer Ufer 6. Decorative Schlosserarbeiten an den inneren Restaurants.

W. Fitzner, Laurahütte, Taucherbassin, Fahnenstangen aus Schmiedeeisen.

W. Thies, Cementwaarenfabrik, Berlin W., Bellevuestr. 19. Cementfussboden am Haupt-Eingang.

C. Rabitz, Maurermeister und Fabrikant, Berlin NW., Scharnhorststr. 7. Feuersicherer Putz im Gebäude für Haus- und Wirthschafts-Einrichtungen und im Restaurant.

Johannes Jeserich, Asphaltfabrik, Berlin SO., Wassergasse 18a. Dachpappen.

H. Simon & Co., Geschäft für Bauausführungen, Berlin N., Heidestr. 55/57.

Posnansky & Strelitz, Berlin. Isolirung der sämmtlichen im Terrain liegenden Dampfrohrleitungen.

Alex. Aird, Hoflieferant, Berlin SO., Köpnickerstr. 124. Gesammtes Entwässerungsrohrnetz.

David Grove, Berlin SW., Friedrichstr. 24. Gesammtes Dampfleitungs-Rohrnetz.

Siemens & Halske, Berlin SW., Markgrafenstr. 94, Beleuchtung des Ausstellungsplatzes vor dem Hauptportal mit elektrischem Bogenlicht und des Bergwerks mit Glühlicht.

Maschinenfabrik Cyclop, Mehlis & Behrens, Berlin N., Pankstr. 14, 15. Betriebsmaschine für die Siemens u. Halske'sche Beleuchtung.

Gebr. Naglo, Berlin SO., Waldemarstr. 44. Elektrische Glühlichtbeleuchtung des Gebäudes für Haus- und Wirthschaftseinrichtungen.

Dessau-Cottbuser Maschinenfabrik, Filiale Cottbus. Betriebsmaschine für Gebr. Naglo.

Actiengesellschaft für Fabrikation von Bronzewaaren & Zinkguss, vormals J. C. Spinn & Sohn, Berlin S., Beleuchtungskörper für die Anlage der Gebr. Naglo.

Edison's elektrisches Beleuchtungs-System. „Deutsche Edison-Gesellschaft für angewandte Elektricität". Berlin W., Wilhelmstr. 70 b. Glühlichtbeleuchtung im grossen Restaurant.

Schäfer & Hauschner, Berlin SW., Friedrichstr. 233. Beleuchtungskörper für Edison's Beleuchtung.

L. Löwe & Co., Commanditgesellschaft auf Actien, Berlin SW., Hollmannstr. 32. Betriebsmaschine für Vorige.

Friedr. Siemens & Co., Berlin SW., Neuenburgerstr. 24. Beleuchtung des Terrains um den Teich herum mit Regenerativ-Brennern.

Rietschel & Henneberg, Berlin. Ventilation der Restauration am Teich.

Huldschinsky Söhne in Gleiwitz, Vertreter C. Th. Speyerer & Co., Berlin SW., Friedrichstr. 24. Betriebsdampfkessel.

Wagner & Co., Cöthen. Desgl.

Zeyer & Drechsler, Bildhauer- und Stuckgeschäft, Berlin SW., Trebbinerstr. 9. Stuckarbeiten.

O. Fischer, Hoftapezier und Decorateur, Berlin W., Mauerstrasse 71. Decorationen.

C. Trost, Berlin, Dresdenerstrasse 81. Ausstellungstische.

IV*

Hoffmann, Grottenbauer, Charlottenburg, Kirchplatz. Cascaden am Haupteingang.

C. Wimmel & Co., Steinmetzgeschäft, Berlin NW., Lehrterstrasse 18. Die beiden Löwen am Haupt-Eingang.

Ernst March Söhne, Thonwaarenfabrik, Charlottenburg, Sophienstr. 1. Statuen im Garten.

F. Richter, Decorations- und Stubenmaler. Berlin SW., Hedemannstr. 12.

Rassmussen, Decorations-, Stuben- und Schildermaler, Berlin SO., Waldemarstr. 37.

Budde & Göhde, Berlin S., Oranienstr. 56. Closet-Einrichtungen.

C. Plack, Berlin N., Gr. Hamburgerstr. 3. Closet-Einrichtungen.

———

Der gesammte **Restaurationsbetrieb** für die Ausstellung erfolgt durch Herrn

M. Bauer, Besitzer des Café Bauer, Berlin, U. d. Linden.

Derselbe hat die Lieferung der Weine den Firmen:

Gebr. Habel, kgl. Hoflieferanteu, Berlin,

Mundt & Co., Berlin,

A. Wilhelmj, Hoflieferant, Hattenheim.

Gebr. Stein, Düsseldorf,

Robert Schlumberger, Vöslau und Berlin.

Franz A. Jálics & Co., Budapest.

und die Lieferung des Bieres den Brauereien:

Berliner Brauereigesellschaft „Tivoli",

Actien-Gesellschaft Schlossbrauerei, Schöneberg und

C. Habel's Brauerei, Tempelhoferberg 8,

übertragen.

———

Ausserdem ist in den Stadtbahnbögen 31/32 ein Weissbier-Ausschank errichtet; Pächter desselben ist Herr Restaurateur A. Meyer, Lehrterstr. 11.

Abtheilung I.

Gruppe I.

Forschung und Unterricht in Gesundheitslehre und Gesundheitstechnik, Untersuchung und Beobachtung im Dienste der Gesundheitspflege und des Rettungswesens*).

a) Gebäude und bauliche Einrichtungen.

Pläne, Zeichnungen und Modelle von hygienischen Laboratorien und deren Einrichtung, von gesundheitstechnischen Versuchsstationen, Lebensmittel-Untersuchungsstellen, meteorologischen Stationen u. dergl.

---

1 **Hygienisches Institut der Königlichen Universität (Dr. M. von Pettenkofer, Geh. Rath und Prof.),** *München.* (144)
Zeichnungen und Beschreibung des hygienischen Instituts der Königlichen Universität in München.

2 **Magdeburger Zeitung, A. & R. Faber'sche Buchdruckerei,** *Magdeburg.* (503)
Modell, Zeichnungen und Karten der Wetterwarte der Magdeburger Zeitung, tägliche Wetterkarten, Prognosen etc. (Meteor. Pav.)

b) Technische Ausrüstung.

Laboratoriumsgeräthe allgemeiner Art (Waagen, Stative, Platin-, Glas- und Porzellangeschirre, Trockenschränke,

---

*) Nähere Auskunft über die im Gruppen-Verzeichniss genannten Werke und anderen Drucksachen gibt das Special-Verzeichniss der Bibliothek.

Brutöfen, Wasserbäder). — Apparate und Instrumente für die Ergründung der Ursachen von Krankheiten und Unfällen und der Mittel zu deren Verhütung. — Geräthe zur Beobachtung oder Untersuchnng von Luft, Licht, Wärme, Wasser. Boden, Ernährung, Nahrungs- und Genussmitteln, Kleidungsstoffen, Baumaterialien, sowie zur Prüfung von Einrichtungen für Ventilation, Heizung und Beleuchtung, von Wohnungen u. dergl. — Apparate, Instrumente, Präparate u. dergl. zur Demonstration beim hygienischen und gesundheitstechnischen Unterricht.

Pavillon des Kaiserlichen Gesundheits-Amtes:

3 **Gesundheits-Amt, Kaiserliches,** *Berlin NW.*, Louisenstrasse 57. (154)

 I. Laboratorium zu Untersuchungen von Nahrungs- und Genussmitteln und Gebrauchsgegenständen.

 II. Laboratorium zu Untersuchungen über Infectionskrankheiten und Desinfection.

Beide Laboratorien mit vollständiger Ausrüstung für die bezeichneten Arbeitsgebiete.

Kartographische Gegenstände und Drucksachen.

Die Mobiliargegenstände und Apparate zur Einrichtung und Ausrüstung der Laboratorien sind von folgenden Firmen bezogen:

Für Laboratorium I.

a) **Apel, W.,** *Göttingen.*
Laktobutyrometer.

b) **Bauermeister, E.,** *Berlin NW.*, Georgenstr. 35/36.
Glas- und Porzellangeräthe und Apparate.

c) ***Fuess, R.,** vorm. **J. G. Greiner jr. & Geissler,** Fabrik meteorologischer, mineralogischer und physikalischer Instrumente, *Berlin SW.*, Alte Jacobstrasse 108.
Barometer.

d) ***Geissler Sohn, Ch. F.,** *Berlin NW.*, Louisenstr. 53.
Thermometer und Aräometer.

e) ***Greiner, Johannes,** *München.*
Soxhlet'sche Apparate zur Bestimmung des Fettes in der Milch, und andere Glasapparate.

f) **Kussin G.,** Tischlermeister, *Berlin N.*, Chaussestr. 24.
Tischlerarbeiten.

g) ***Luhme & Co., J. F.,** Inh. **Dr. Herm. Rohrbeck,**
Berlin NW., Friedrichstr. 100.
Glas- und Porzellansachen.

h) ***Muencke, Dr. Rob.,** *Berlin NW.*, Louisenstr. 58.
Verschiedene Geräthschaften, wie Wasserbäder, Filtrir-
gestelle, Gasometer, Wassergebläse, Trockenkasten, Stative,
Brenner etc.

i) **Pensky, Berthold,** *Berlin SW.*, Wilhelmstr. 122.
In der Kaiserl. Normalaichungs-Commission verbesserter
Abel'scher Petroleumprüfer.

k) ***Recknagel, Prof. Dr.,** *Kaiserslautern.*
Lactodensimeter aus Hartgummi.

l) ***Roth & Comp., Dr. C.,** *Berlin NW.*, Scharnhorststr. 7.
Reagentien und Sammlung chemischer Präparate.
(S. Ins. Seite 264h.)

m) ***Schmidt und Haensch,** *Berlin S.*, Stallschreiberstrasse 4.
Polarisationsapparate, Spektroskope, Colorimeter, Mikro-
skop.

n) ***Sy und Wagner,** vorm. **G. Hossauer** Hofgoldschmiede,
Berlin W., Kronenstr. 28.
Platin und Silbergeräthe.

o) **Westphal, G.,** mechanisches Institut, *Celle*.
Waagen und Gewichte.

Für Laboratorium II.

a) ***Geissler Sohn, Ch. F.,** *Berlin NW.*, Louisenstrasse 53.
Thermometer und Barometer.

b) **Katsch, Herm.,** *München*, Bayerstr. 28.
Mikrotom.

c) ***König, G.,** *Berlin NW.*, Dorotheenstr. 35.
Objectträger, Deckgläser, Farbstoffe.

d) **Kussin G.,** Tischlermeister, *Berlin N.*, Chausseestr. 24.
Tischlerarbeiten.

e) ***Luhme & Comp., J. F.** Inh. **Dr. Herm. Rohrbeck,**
Berlin NW., Friedrichstr. 100.
Glas- und Porzellansachen (Standflaschen, Exsiccatoren,
Glaskolben, Trichter, Porzellanschalen etc.).

f) **Müller, Florenz,** *Berlin W.*, Kronenstr. 71.
Graduirte Gefässe (Cylinder, Kolben, Pipetten).

g) ***Muencke, Dr. Rob.,** *Berlin NW.*, Louisenstr. 58.
Verschiedene Geräthschaften (Wasserbäder, Filtrirgestelle,
Gasometer, Wassergebläse, Trockenkasten mit Regulator,
Stative, Brenner, Gläser für Luftuntersuchung etc.).

h) ***Norddeutsche Eiswerke**, Actien-Gesellschaft, *Berlin C.*,
   Seydelstr. 32.
   Eisschrank.

i) **Pfeil**, Mechaniker des physiologischen Instituts, *Berlin*
   NW. Dorotheenstr. 35.
   Brenner mit Sicherheitsvorrichtung zum d'Arsonval'schen
   Thermostaten.

k) ***Roth & Comp., Dr. Carl**, *Berlin NW.*, Scharnhorststr. 7.
   Chemikalien. **(S. Ins. Seite 8.)**

l) **Rundorff sen., G.**, Klempnermeister, *Berlin NW.*, Louisenstrasse 47.
   Blechgefässe zum Sterilisiren.

m) **Schippang & Comp. J. F.**, *Berlin S.*, Prinzenstr. 24.
   Photographische Einrichtung.

n) **Wiesnegg, V.**, *Paris*, Rue Gay-Lussac 64.
   Thermostat nach d'Arsonval (grand modèle) und Gas-
   druckregulator nach Moitessier.

o) ***Windler, H.**, Hof-Instrumentenmacher, *Berlin NW.*, Dorotheenstrasse 3.
   Instrumente (Messer, Scheeren, Pincetten, Injectionsspritzen)

p) **Zeiss, Carl**, Optisches Institut, *Jena.*
   Mikroskope und mikrophotographischer Apparat.

Ausstellungsgebäude und meteorologischer Pavillon *).

4 **Bendl, Joseph**, *Kaufbeuren* in Bayern. (155)
  Galvanische Kohlen.

5 **Bohne, Otto**, *Berlin S.*, Prinzenstr. 90.
  Aneroid-Barometer verbesserten Systems. (Meteor.
  Pav.)

6 **Bonsack, A.**, *Berlin SO.*, Engelufer 17. (131)
  Apparate zur Prüfung der Festigkeit von Webe-
  stoffen und zur Messung der Durchbiegung
  eiserner Brücken.

---

*) Der meteorologische Pavillon ist entworfen von Herrn
Architekt Oswald Kuhn, (Lehrer an der Königl. Kunstakademie
und am Kunstgewerbemuseum) und ausgestellt von der Dampf-
tischlerei Mowitz & Co. in Rathenow.
Wenn die Angabe „Meteor. Pav." fehlt, befinden sich die betreffenden Objecte im Ausstellungsgebäude.

7 **Braun, Dr. O.,** *Berlin SW,* Enkeplatz 1. (134)
Apparate zur Untersuchung von Luft, Petroleum, Butter und Milch.

8 **Dannhäuser, F. W.,** *Berlin SW.,* Zimmerstrasse 95. (132)
Dr. O. Lassar's Mikroskopir-Lampen (auch für Krankenzimmer benutzbar). **(S. Ins. Seite 172.)**

9 ***Dörffel, P.,** Hofoptiker, *Berlin NW.,* Unter den Linden 46. (123a)
Registrirendes Aneroid-Barometer (Aneroid-Barograph) und registrirendes Metall-Thermometer. (Meteor. Pav.)

10 **Heele, Hans,** *Berlin O.,* Grüner Weg 36. (125)
Grosses Kymographion, Spektrophotometer. Spektrometer. Spektralapparate. Polarisationsapparat für Harn.

11 ***Ernecke, F.,** Mechaniker, *Berlin SW.,* Wilhelmstrasse 6. (118a)
Metall-Spiral-Hygroskop (Mithoff's Patent 16568), brauchbar als Witterungsanzeiger, sowie als selbstthätiger Regulator der Luftfeuchtigkeit bei Centralheizanlagen. Hygroskop nach August. (Meteor. Pav.)

12 **Fodor, Josef von, Prof. Dr.,** *Budapest.* (147)
a) Luftaspirations-Apparat. b) Apparat zur Bestimmung der Kohlensäure in der Luft. c) Apparat zur Bestimmung der Quantität des Kohlenoxyds in der Luft, desgleichen im Blute. d) Modell zur Demonstration verschiedener Heizungs- und Ventilations-Systeme. e) Apparat zur schnellen und annähernden Bestimmung der Temperatur geheizter Ofenflächen sowie der Feuergase. f) Apparate zur Demonstration der Bindekraft des Bodens für organische Stoffe, g) des Einflusses der Bodenventilation auf Fäulniss und Oxydation, h) des Einflusses der Uebersättigung des Bodens mit Abfallstoffen auf die Zersetzung,

sowie i) des Einflusses der reinigenden Kraft des Bodens mit Rücksicht auf Kanalisation. k) Im Freien aufstellbarer Kasten für hygienische Luft- und Bodenuntersuchungen.

Hygienische Werke, Kartogramme über die Verbreituug der Infectionskrankheiten und über die Grundwasserverhältnisse zu Budapest.

13 **Fuess, R.,** vorm. J. G. Greiner jr. & Geissler, *Berlin SW.*, Alte Jacobstr. 108. (901)
a) Baro-Thermograph und b) Ombrograph (beide nach Sprung-Fuess). c) Gefässheberbarometer. d) Fortin - Barometer für Reisezwecke. e) Stationsbarometer. f) Thermometer für meteorologische Beobachtungen. g) Regenmesser. h) Diverse Anemometer für Ventilationszwecke und meteorologische Beobachtungen. i) Hygrometer. k) Registrirender Pegel. (Meteor. Pav.)

14 **Geissler, Ch. F., Sohn,** *Berlin NW.*, Louisenstr. 53. (143)
Glas-Präcisions-Apparate und Instrumente für Physik, Chemie und Meteorologie. Thermometer für ärztliche und physiologische Zwecke. Apparate für die Massanalyse. Geissler'sche Quecksilber-Luftpumpe, mit Einrichtung für die Blutgas-Analyse, nach Pflüger resp. Pokrowski.

15 **Greiner, Johannes.** Fabrik für Präcisions - Glasinstrumente, *München.* (905)
Instrumente für meteorologische Beobachtungen, wie Barometer, Thermometer, Psychrometer etc. Thermometer für Bodentemperatur-Bestimmungen. Apparate und Instrumente zur Untersuchung von Nahrungs- und Genussmitteln, wie Milch, Bier, Wein etc. (Meteor. Pav.)

16 **Hanzulovics, Ludwig,** *Nagy-Bánya*, Ungarn. (128)
Spritzflaschen zur Analyse.

17 **Hartnack, Dr. E., Prof.,** *Potsdam.* (152)
Mikroskope.

18 **Heintz, Constantin**, *Stützerbach* i. Thrgn., Vertreter
G. A. W. Uhlmann, *Berlin SW.*, Berg-
mannstr. 107. (151)
a) Hypsometer nach Regnault. b) Hygrometer
nach Daniell. c) Psychrometer nach August.
d) Thermometrographen nach Six. e) Diverse
chemische Apparate.

19 **Hugershoff, Franz**, Mechaniker u. Optiker, *Leipzig*,
Schillerstr. 3. (117)
a) Extractions- und Schlemm-Apparate. b) Apparat
zur Gasanalyse. c) Azotometer nach Knop.
d) Siebsätze zur Bodenanalyse. e) Kartoffel-
prüfer nach Stohmann. f) Ofen nach Hempel.
g) Diverse chemische und physikalische Apparate.

20 **Krieger, Dr.**, Kaiserlicher Sanitätsrath, *Strassburg*
i. E. (135)
Instrumente zur Bestimmung der Wärmeleitungs-
und Wärmestrahlungsfähigkeit der Kleidungs-
stoffe. Hygienische Werke des Ausstellers.

21 **Krüss, A.**, *Hamburg*, Adolphsbrücke 7. (121)
a) Universal-Spektral-Apparat (D. R. P. 17 092),
für qualit. und quant. Analyse. b) Kleiner Spek-
tral-Apparat für qualit. Analyse. c) Spektroskope nach Browning und d) nach Vogel.
e) Apparate zum Nachweis von Kohlenoxyd,
f) Colorimeter und g) Gewürzextractions-Apparat
nach C. H. Wolff. h) Eierprober nach Krüss.

22 **Landwirthschaftliche Hochschule, physikalisches Ka-
binet (Prof. Dr. Börnstein).**
Selbstregistrirendes Anemometer. (Meteor. Pav.)

23 **Leitz, Ernst**, Optisches Institut, *Wetzlar*. (136)
Mikroskope mit Neben-Apparaten.

24 **Liebermann, Prof. Dr. Leo**, Chef der chem. Staats-
Versuchsstation, *Budapest*. (148)
Apparat zur Bestimmung des Entflammungs-
punktes von Petroleum.

25 *Luhme & Co., J. F., Inhaber **Dr. Herm. Rohrbeck,** *Berlin NW.,* Friedrichstr. 100. (904a)
Chemische Apparate für Laboratorien.

26 *Mecklenburgisches Local-Comité, im Auftrage von **Prof. Matthiesen,** *Rostock.* (1145)
Hygrometer.

27 Muencke, Dr. Rob., *Berlin NW.,* Louisenstr. 58. (141)
Apparate zur Untersuchung von Luft, Leuchtgas, Rauchgasen, Milch etc., sowie zur volumetrischen Bestimmung des Stickstoffs und der Kohlensäure. Utensilien und Apparate neuester Construction zur Ausstattung eines hygienischen Laboratoriums.

28 Pharmaceutisches Institut der Universität (Prof. Dr. Th. Poleck) *Breslau.* (1097)
Apparat zur quantitativen Bestimmung des Gesammtschwefelgehalts im rohen und gereinigten Leuchtgase, insbesondere zur Bestimmung jenes Schwefels, welcher nicht als Schwefelwasserstoff, sondern als Schwefelkohlenstoff, Sulfophenol, Phenylsulfocyanat etc. im Leuchtgas enthalten ist, nebst Zeichnung.

29 Physiologisches Institut der Königlichen Universität, Director: **Prof. Dr. E. du Bois-Reymond,** *Berlin NW.,* Dorotheenstr. 35. (138)
a) Vollständiges Schlitteninductorium zu physiolog. und therapeut. Zwecken in der vom Pariser electrischen Congress angenommenen Ausführung nach Prof. E. du Bois-Reymond (ausgeführt vom Mechaniker Krüger in Berlin). b) Mikroskopisch-photographischer Apparat nach Prof. G. Fritsch, besonders geeignet für starke Vergrösserungen, wie sie zur Beobachtung von Bacterien nothwendig sind (ausgeführt von Seibert & Krafft in Wetzlar), und c) mikroskopisches Präparatorium nach demselben (ausgeführt vom Mechaniker des Instituts H. Pfeil).

d) Poroskop von Prof. A. Christiani (ausgeführt
von H. Pfeil), e) Hilfsapparate zur Mikroskopie
(ausgeführt von dem Pförtner des Instituts
G. König), f) Capillar-Electrometer nach Prof.
A. Christiani (ausgeführt von H. Pfeil).

30 **Polack, Georg,** *Berlin SW.* Königgrätzerstrasse
107. (805)
Thermometer und Barometer. (Meteor. Pavillon.)

31 ***Porzellan-Manufactur, Königliche Direction,** *Berlin
NW.*, im Thiergarten, Verkaufslokal: W.,
Friedrichstr. 194. (129a)
Laboratoriums-technische Geräthe verschiedenster
Art.

32 **Recknagel, Dr. Georg,** Professor und Rector der Kgl.
Industrieschule, *Kaiserslautern.* (145)
a) Differenzial-Manometer zur Messung der
kleinen Druckunterschiede, durch welche die
Luftströmungen in Gebäuden und im Erdboden
verursacht werden. b) Statisches Taschen-Anemo-
meter zur Messung der Geschwindigkeit gleich
gerichteter Luftströme von 0 bis 4 m. c) Taschen-
Anemometer mit Uhr und selbstthätiger Arre-
tirung. d) Galvanisch-registrirendes Anemometer zur Messung der mittleren Geschwindigkeit von Luftströmen constanter Richtung. e)
Galvanisch registrirendes Anemometer zur
Messung der mittleren Geschwindigkeit von
Luftströmen veränderlicher Richtung (Anemometer der Deutschen Polar-Expedition). f) Ver-
gleichender Registrir-Apparat zu letzteren zwei
Anemometern. g) Thermotelegraph, um dem
Heizer die Temperatur entlegener Räume zu
signalisiren. h) Hydrotelegraph zur Meldung
des Feuchtigkeitszustandes entlegener Räume.
i) Lactodensimeter zur Marktcontrole der Milch.
k) Apparat zur Demonstration des in einem
Zimmer durch Temperaturdifferenz hervorge-
brachten Luftwechsels und seiner Gesetze.

33   **Reichert, C.,** *Wien VIII.*. Bennogasse 26.   (142)
Mikroskope.   Präcisionsinstrumente.

34   **Rózsahegyi, Aladár von, Prof. Dr.,** *Klausenburg.* (883)
Kartogramme über die Schwankungen des Standes
und der Zusammensetzung des Grundwassers in
einem Budapester Friedhofe und dessen Umgebung.

35   ***Roth & Co., Dr. Carl,** Inhaber **Dr. Carl Roth** und
Dr. Alfred Parrisius, *Berlin NW.*, Scharnhorst-
strasse 7.
Chemikalien für Untersuchungen auf allen Gebieten der hygienischen Forschung, sanitäts-
polizeilichen Controle und forensischen Praxis,
insbesondere reine Reagentien „sowie fertige
Lösungen für die Massanalyse und Präparate
für mikrochemische und namentlich mykologische
Arbeiten.   **(S. Ins. Seite 264 h.)**

36   **Schieck, F. W.,** Optisches Institut, *Berlin SW.*.
Halleschestr. 14. (124)   **(S. Ins. Seite 66.)**
Achromatische Mikroskope, Lupen und Ob-
jective verschiedener Art, Mikroskopische
Nebenapparate. Embryograph nach Prof. His.

37   **Schmidt & Haensch, Fr.,** *Berlin S.*, Stallschreiberstrasse 4. (133)
I. Saccharimeter u. Polaristrobometer: a) Soleil-
sches System 200 mm, Halbschatten-System
200 mm und ein dergl. Patent 11 226 eigener
Construction; b) Hoppe-Seyler'scher Apparat
Farbensystem und ein dergl. Schattensystem
eigener Construction für die Harn-Analyse;
c) ein grösserer und ein kleinerer Halb-
schatten - Polarisations - Apparat, System
Laurent. für Laboratorien.
II. Spektral-Apparate: a) Für die Untersuchung
der Farbenblindheit nach v. Helmholtz,
Donders und eigener Construction; b) für
Laboratorien nach Glan zur photo-

metrischen Bestimmung der Absorptions-Spektren; c) für forensische Zwecke.

III. Mikroskope.

IV. a) Stammer's Colorimeter; b) Abbe'scher Refractometer für die Untersuchung der Reinheit der Flüssigkeiten.

38 **Schober, Julius,** *Berlin SO.*, Adalbertstr. 44. (149)
Einrichtungsgegenstände für chemische Laboratorien.

39 **Schreiber, Dr. Paul,** Director des Königl. sächs. meteorologischen Instituts, *Chemnitz.* (120)
Modell zu einem neuen meteorologischen Universal-Registrirapparat und bezügliche Schriften. Schieferkarte von Europa zum Gebrauch beim Studium der tabellarischen Wetterberichte nebst Brochüre. Graphische Darstellung des Klimas von Leipzig. Meteorologische Werke des Ausstellers. (Meteor. Pavillon).

40 **Schubert, Franz,** *Meran* in Tyrol. (146)
Hygrometer. (Meteor. Pavillon.)

41 *****Sy & Wagner,** Hof-Goldschmiede, *Berlin W.*, Kronenstr. 28. (126)
Geräthe aus Platina, Feinsilber, Platinaplattirung und Feinsilberplattirung zu chemischen Zwecken.

42 **Thate, Paul,** Mechaniker und Optiker, *Berlin NW.*, Louisenstr. 59. (137)
Mikroskope und deren Nebenapparate.

43 **Verbeek & Peckholdt, A.,** Mechanisches Institut, *Dresden.* (116)
Analytische Waagen mit constanter Empfindlichkeit, nebst Gewichten.

44 Wanke, G., *Osnabrück.* (903)
Signalisirendes Registrirbarometer, nach Dr. Friedrich C. G. Müller. Analyse Waage. (Ersteres im meteor. Pav.)

45 Westphal, Georg, *Celle*, Provinz Hannover. (153)
Analysen-Waagen und Gewichte.

Siehe ferner No. 69, 143, 144, 209, 237, 238, 548, 563, 606, 607, 782, 800, 838, 886, 976, 997, 1219, 1302. 1303, 13691, 1373 bis 1378, 1383.

c. Literarische Arbeiten, Drucksachen, Zeichnungen, graphische Darstellungen, Modelle u. dergl.

46 Königer, Michael, Hilfsarbeiter im städt.-statistischen Bureau, *München.* (150)
Gyps-Reliefs, darstellend die Oberfläche des Münchener Stadtgebietes und der Gestaltung der wasserundurchlässigen Schicht, kartographische Darstellungen über Boden- und Grundwasser-Verhältnisse zu München und deren epidemiologischen Beziehungen. Drucksachen.

Siehe ferner No. 1272, 1369n, 1374, 1381, 1383, 1389, 1413, 1422 und Special-Verzeichniss der Bibliothek.

Gruppe 2.

Ernährung und Diätetik, Lebensmittel und Kost.

a) Zufuhr von Lebensmitteln nach den Verbrauchsorten.

Vorrichtungen für den Transport zu Wasser und zu Land
von Vieh, Geflügel, Fischen, Fleisch und anderen Victualien. —
Anlage und Einrichtung von Märkten, Markthallen und anderen
Verkaufsstellen. — Anlage und Einrichtung von Viehhöfen und
Schlachthäusern. — Mittel und Vorkehrungen zum Schutze
der Lebensmittel vor Verderben. — Marktpolizeiliche Ueberwachung des Verkehrs mit Lebensmitteln. Verfahren der
ersten Controlle.

---

47 ***Kühlstein, Ed.**, Hof-Wagenbau-Anstalt, *Berlin W.*,
Behrenstrasse 38. (211a)
Fleischtransportwagen. (Stadtb.-B. Nr. 12.)

48 ***Mecklenburgisches Local-Comité**, *Rostock*, für **Capitain
Bade** in Wendorf. (1146)
Fischtransportgefässe für lebende Seefische.
Fischconserven.

49 **Meyer, J. G. E.**, *Hamburg*, Alte Rabenstrasse 12
(200)
Fleischtransportwagen mit Eiskühlvorrichtung.

50 **Provinzial-Meierei C. Bolle**, *Berlin W.*, Lützow-Ufer
31. (164) **(S. Ins. Seite 4.)**
Milchtransportkannen.

51 **Saxonia**, Eisenwerke und Eisenbahnbedarffabrik,
Radeberg, Sachsen. (167)
Eisenbahnwagen mit Eiskühlung und Luftcir-
culation, zum Transport von Nahrungsmitteln.
(In der Eisenbahnhalle.)

---

52 **Bochum**, Magistrat. (249)
Zeichnungen und Beschreibung der städtischen
Schlachthofanlage.

53 ***Frey, Rud.**, Architect und Bauunternehmer, *Wien I.*, Schwarzenbergstr. 8. (291a)
Modell, Pläne und Beschreibung des Central-Viehhofs in Wien.

54 **Hecht, Theodor,** Architect, *Hannover*, Höltystr. 12. (180)
Pläne, Zeichnungen und Beschreibung des Central-Viehhofes in Hannover.

55 **Hennicke & Goos,** Civil-Ingenieure, *Hamburg*, Bohnenstrasse 4. (210)
Zeichnungen der J. D. Koopmann'schen Export-Schlachterei zu Hamburg und der daselbst in Betrieb befindlichen Bell Coleman'schen Kaltluftmaschinen.

56 **Lauban**, Magistrat, vertreten durch Stadtbaurath Abel. (273)
Zeichnungen des Schlachthofes in Lauban.

---

57 **Gaedicke & Co.** (Inh. W. Meienburg), *Berlin.* Krausenstr. 29. (160)
Conservirungssalz, Hefenmehl, Backpulver, Essigessenz.

58 **Jannasch, sen., Hugo,** *Bernburg*, Anhalt. (203)
Conservesalz und damit dargestellte Präparate.

59 **Oppermann, Dr. H.,** Chemische Fabrik, *Bernburg.* (171)
Erhaltungs-Pulver und Erhaltungs-Salz nebst Gewürz-, Bouillon-, Braten-, Wurstsalzen, Conserveäther.

60 **Seidel, Paul,** *Berlin O.*, Gr. Frankfurterstr. 6. (276)
Apparate zur Untersuchung von Eiern. (Im Stadtb.-B. No. 12.)

b) Nahrungs- und Genussmittel.

Milchwirthschaft und Milchkuranstalten. — Conserven und
deren Herstellungsverfahren, Nutzbarmachung von empfehlens-
werthen, bisher wenig beachteten Nahrungs- und Genussmitteln.
Verproviantirung für Schiffe, Festungen, Feldarmeen, Touristen
u. dgl. — Beschaffung einer guten und billigen Kost in
Volksküchen, Kranken-, Irren-, und Siechenanstalten, Waisenhäusern, Militärküchen, Gefangenenanstalten u. dgl. — Verfahren
und Vorrichtungen, welche die übliche Zubereitung der Speisen
und Getränke vervollkommnen. — Gebrauchsgegenstände zum
Herstellen, Aufbewahren und Verpacken von Nahrungs- und
Genussmitteln. — Kücheneinrichtungsgegenstände, Ess- und
Trinkgeschirre, welche Verbesserungen im Interesse des Gesund-
heitsschutzes zeigen. — Trinkhallen, Theeküchen u. dgl.,
insofern sie Neuerungen von sanitärem Interesse darbieten. —
Getränke.

---

62 **Blumenthal, Dr. Moritz,** *Berlin* N. Zehdenickerstr. 2.
(166)
Naturlab, Lab-Essenz, Pepsin-Präparate. Conservesalz, Chinawein.

63 ***Cohen, L.,** Civil-Ingenieur, *Berlin* W., Friedrich-
Wilhelmstr. 3. (209a)
Fahrbare Trinkhalle mit Milchausschank. (Im
Freien.)

64 **Dürkoop, Joh.,** Hoflieferant, *Braunschweig.* (248)
Patent Butter- und Butterknet-Maschinen. Milch-
kühlapparate. Molkereigeräthe und Geschirre
mit giftfreier Emaille. Zeichnungen.

65 **Frankfurter Milchkur-Anstalt,** *Frankfurt a. Main,*
Schwarzburgstr. 2. (227)
Pläne der Anstalt.

66 Giessmannsdorfer Presshefen-, Stärke- und Käse-Fabrik J. Mahlich, *Giessmannsdorf*, Reg.-Bez. Oppeln. (221)
Milchzucker.

67 Hartmann's, Dr., Milchwirthschaft, *Berlin N.*, Invalidenstr. 115. (222)
Säuglingsmilch, Futtermittel, Analysen.

68 Holländer Milchhalle des Dominium Trebnitz. F. Buchholz. *Berlin SW.*, Solmsstr. 9. (225)
Kuhmilch. (Pavillon im Freien.)

69 Kuhne, C., *Berlin O.*, Frankfurter-Allee 124. (332)
Diverse Röhren-Milchkühler. Complete Meierei-Einrichtung. Milchwirthschaftliche Geräthe von verzinntem Eisenblech. Sicherheits-Milchkannen. Doppelwandige Milch- und Rahmstände. Buttermaschinen. Milch-Untersuchungs-Instrumente etc. (Im Stadtb. B. 12.)

70 Ländliche Fortbildungsschule für Mädchen, (Frau Bertha Buschmann,) *St. Vith*, Rheinpr. (328)
Milchkühlapparat, Thermometer. Literatur.

71 Molkerei-Genossenschaften *Christburg* und *Czerwinsk*. i. Westpreussen, Kempe und v. Kries. (278)
Wandtafel über den Nährwerth von Magerkäse.

72 Ney'sche Milchkur-Anstalt und **Wandelheimer Milchkur-Salon,** *München*, Sonnenstr. 6. (280)
Kindermilch, Milchkoch- und Mess-Apparate. Pläne und Beschreibung der Anstalt. Brochüren. Futterproben.

73 Richter, Pr.-Lieut. a. D., *Falkenberg* bei Grünau. (223)
Kuhmilch. Ehrendiplom.

74 **Rössler, A.,** Fabrik für Kupfer- und Messingwaaren, *Berlin N.,* Brunnenstr. 41. (274)
Milchkühl-Apparate.

75 **Stuttgarter Milchkur-Anstalt** (C. F. Grub,) *Stuttgart.* (226)
Pläne und Beschreibung der Anstalt.

76 **Verein Berliner Molkereibesiter,** *Berlin NW.,* Moabit, Thurmstr. 63. (251)
Milchproben, Futterproben, Pläne. (Im Stadtb. B. 12).

77 **Zschieschner, Wilh.,** *Berlin S.,* Sebastianstr. 5. (179)
Buttermaschine D. R. P. 9145. (Im Stadtb. B. 12)

---

78 **American-Swiss Milk Product Co., limit.,** *New-York,* New-Curch-Str. 92. (Vertreter E l. S c h w a b e, Berlin S., Brandenburgstr. 45. (279)
Dr. N. G e r b e r's präservirte cond. Milchproducte. Literatur.

79 **Arpadi, L.,** Ungarweinhandlung, *Berlin NW.,* Friedrichstrasse 102. (272)
Gulyas Conserven und andere ungarische Nahrungsmittel.

80 **Breul & Co.,** *Berlin SW.,* Zimmerstr. 89. (197)
Olivenöl für Nahrungs- und Heilzwecke.

81 **Carne pura, Collectiv-Ausstellung der —,** arrangirt durch Dr. C. A. M e i n e r t. (250). Pavillons im Freien.
An derselben sind betheiligt:
A c t.- G e s. C a r n e p u r a, Patentfleischpulverfabrik in Bremen. Filialen: Patentfleischpulverfabrik Buenos Aires (Südamerika), Conservenfabrik *Berlin O.,* Küstrinerplatz 9.
Militärküche, Zubereitung und Gratisvertheilung von div. Carne pura-Nahrungsmitteln. Rohmaterialien.

Baaser & Co., Kalk bei Köln- a./R. Kartoffel-Schälmaschinen.

*J. & C. Blooker, Amsterdam. Cacao, Cacaobutter, Chocolade etc.

(S. Ins. zweite Umschlagseite.)

Fleitmann & Witte, Iserlohn. Nickel-plattirte Koch- und Küchengeschirre.

*Hildesheimer Sparherd - Fabrik, A. Senking, Hildesheim. Complet eingerichtete Militärküche.

Dr. Paul Jeserich, Dr. C. A. Meinert, u. C. Gierlings, Berlin. Indiabutter und Pflanzenfett als Speisefett.

F. Krietsch, Hoflieferant, Wurzen in Sachsen. Bisquits und andere Backwaaren.

Franz Eduard Lax & Co., Minden in Westf., und Dr. C. A. Meinert, Berlin. Vegetabilisch-mineralisch in 8 Tagen gegerbtes Leder.

Emil Leinert, Dresden. Maschinen zur Fleischerei.

Dr. C. A. Meinert, Berlin, Corneliusstr. 8. Fliegende Volksküche, bez. Arbeiter- u. Noth-standsküche. Küchentisch für Militär- und Anstaltsküchen. Patentmalzbrod. Literatur aus dem Gebiete der Ernährungslehre und Ernäh-rungspraxis (siehe Bibliothek-Verzeichniss).

An der Einrichtung, Ausstattung etc. sind be-theiligt:

Bauer & Co., London, Union court Membres. Elektrische Beleuchtung.

Hermann Gerson, Hoflieferant, Berlin, Werder'scher Markt. Portieren und Gardinen für die Bibliothek.

Emil Hildebrand Nachfolger, Berlin. Tapeten, Cocosdecken, Plafond.

Frl. Schlieder, Berlin, Bendlerstr., Glasfenster nach Albert Dürer.

Schmidt & Hirt, Berlin, Leipzigerstr. Kunstgewerbliche Gegenstände.

Paul Suess, St. Paulin bei Trier. Schieferbedachung der Pav. der Carne pura.

Ferd. Vogts & Co., Hoflieferant, Berlin, Französische Strasse. Meublement des Bibliothek- und Lesezimmers.

Westphal & Ganter, Berlin. Fenster und Oberlicht in Mosaik-Verglasung nebst vier Glasfenstern.

82 Dennerlein & Co., O., *Berlin-Charlottenburg.* (191) Gemüse-, Fleisch- u. Suppen-Conserven, Früchte, Gelées, Pickles etc. Specialität: Praeserven für Massenverpflegung (für Militär, Marine, Anstalten, Armenküchen, Lazarethe etc.).

84 Gey, Aug., (Inhaber F. G. Hentschel), *Zschopau* i./S. (215) **(S. Ins. Seite 82.)** Getrocknete Pilze, eingekochtes Obst, Fruchtsäfte.

85 Gleichmann, A., *Hamburg*, Gr. Burstah 21. (192) Rind- und Hammelfleisch in Hartbouillon, in Blechdosen als Militär- und Schiffsproviant. Australischer Fleisch-Extract der Sydney Meat Preserving Company, limit., Corned Beef.

86 Lejeune, Louis, Berliner Erbswurst- und Conserven- fabrik, *Berlin N.*, Brunnenstr. 128. (284) Conserven.

87 Liebigs Extract of Meat Company, limit., *London*, Correspondent und Vertreter J. C. F. Schwartze, Hoflieferant, Berlin W., Leip- zigerstrasse 112. (54b) **(S. Ins. Seite 10.)** Fleisch-Extract nach J. von Liebig.

88 Martini, A., Wurstfabrikant, *Kiel*, Markt 5. (199) Wurst, Schinken, Zungen, Rind- und Schweine- fleisch etc., gesalzen und conservirt.

89 Nägeli, Dr. W., Conservenfabrik, *München.* (263) Conservirte Milch als Schiffsproviant und als Nahrung für Neugeborene. Conservirte Butter, Gemüse, Früchte etc. Fruchtsyrup.

90 **Pearson & Co., William,** *Hamburg.* (187)
Kemmerich's Fleisch - Extract, Fleischmehl,
Zungen, präservirtes Fleisch. **(S. Inserat Seite 240/1.)**

91 **Reinhardt, C.,** vorm. F. W. Charrier, Inhab. Heinr.
Plötz, *Berlin W.,* Behrenstr. 28. (182)
Conserven und eingekochte Früchte. Leube-
Rosenthal'sche Fleischsolution. Brochüre.
(S. Ins. Seite 208'9.)

92 **Scherf, Ed.,** *Wendisch-Buchholz.* (181)
Conservirte Milch.

93 **Scherff, Ludw.,** *Berlin SO.,* Wrangelstr. 126. (185)
Conserven, condensirte und Naturmilch.

94 **Schörke & Co., A.,** *Görlitz.* (204)
Erbswurst. Hülsenfruchtpräserven.
(S. Ins. Seite 179.)

---

95 **Bensdorp & Co.,** *Amsterdam,* Vertreter R. Völcker,
Berlin NO., Neue Königstr. (271)
Chocoladen und Cacaopräparate.

96 **Blooker, J. & C.,** *Amsterdam,* Vertreter Wilh. Ludw.
Schmidt, Berlin N., Fennstr. 14. (243)
Chocoladen und Cacaos. **(S. Ins. zweite Umschlagseite.)**

97 **Jordan & Timaeus,** *Dresden* und *Bodenbach.* (253)
(S. Ins. Seite 23.)
Chocoladen. Entölter Cacao und Cacaobutter.

98 **Knigge, H.,** *Herford.* (202)
Chocoladen und Cacaopräparate.

99 **Starker & Pobuda,** Hoflieferanten, *Stuttgart.* (1226)
Chocoladen und Cacaos. Baron Liebig's Malto-
Leguminosen-Präparate. (Pav. im Freien.)

100 ***Stollwerck, Gebrüder,** Hoflieferanten, *Köln* a. Rh. (173)
Chocoladen und Cacaos. **(S. Ins. Seite 64.)**

101 **Verband Deutscher Chocolade-Fabrikanten.** Collectiv-
Ausstellung von Mitgliedern. Bevollmächtigte:
Werckmeister & Retzdorf, *Berlin*.
(Pav. im Freien.)
An derselben sind betheiligt:
C. L. Friederichs, Rostock.
Hartwig & Vogel, Dresden.
Joh. Gottl. Hauswaldt, Neust.-Magdeburg.
Lobeck & Co., Dresden-Löbtau. (S. Ins. Seite 111.)
Peikert & Co., Wernigerode.
Oswald Püschel, Wernigerode.
Otto Rüger, Dresden-Lockwitzgrund.
(S. Inserat Seite 236.)
Sprengel & Co., Hannover.
Franz Sobtzick, Ratibor.
Starker & Pobuda, Stuttgart.
Gebr. Stollwerck, Köln a. Rh.
(S. Ins. Seite 64.)
Werckmeister & Retzdorf, Berlin.
(S. Ins. Seite 125.)
Wittekop & Co., Braunschweig.
Chocolade und Cacaofabrikate, Zuckerwaaren,
Cakaos.

---

102 **Haarmann & Reimer,** *Holzminden* a. d. W. (275)
Vanillin und Vanillenzucker.

103 **Indisch-Chinesisches Theehaus**, Julius Löwenstein,
Berlin W., Französischestr. 33d. (198)
Div. Theearten. Utensilien zur Bereitung des
Thees. Brochüre. (Pav. im Freien.)

104 **Rex, J. L.,** Inhaber J. L. Rex und Albert Paul,
Berlin W., Jägerstr. 49/50. (151)
Chinesischer Thee. Vanille.

---

105 **Behr, Gebrüder,** *Coethen*, Anhalt. (258)
Kaffee-Surrogate. Modell eines patentirten
Schnellkühlapparats für Röstproducte verschiedener Art, mittelst Dampfes getrieben. (Pav.
im Freien.)

106 *****Mecklenburgisches Local-Comité** für **Hundt & Brandt,** *Rostock.* (906)
Kaffee-Surrogate.

107 Riedinger, L. A., *Augsburg.* (206).
Gepresste Kaffeetafeln, Patent A. v. Hofmann.

---

108 Direction der Dauermehlmühle, *Jätzdorf* bei Ohlau.
(186)
Darstellung der Mehlbereitung in ihren verschiedenen Stadien. Producte der Müllerei.
Modell des Etablissements mit besonderer Rücksicht auf sanitäre Einrichtungen. Brochüre.

109 Facompré, Friedr. (Inhaber Albert Facompré), *Nienburg* a. d. W. (232)
Bisquits.

110 Gericke, Rud., *Potsdam.* (216)
Potsdamer Zwieback. **(S. Inserat Seite 251.)**

111 Hauser & Co., (Inhaber P. & H. Bauriedel) *Nürnberg,* hintere Fischergasse. (159)
Eiernudeln, Eiergerste u. andere Teigfabrikate.

112 Hundhausen, Dr. Johannes (Firma R. Hundhausen), *Hamm* in Westf. (193)
Weizenpuder. **(S. Ins. Seite 118.)**

113 Reichel, Desca (Inhaber Paul Schultze), Hofbäcker, *Berlin C.,* Grünstr. 23. (234)
Weizenschrotbrod. Orangenmarmelade.

114 Remy & Co., E., *Louvain* in Belgien u. *Heerdt* bei Neuss (Vertreter Louis Pulvermacher, Berlin O., Wallnertheaterstr. 32. (184)
Reisfabrikate als Genussmittel.

115 Söckeland & Söhne, E., *Berlin-Moabit NW.* (161)
Pumpernickel und Schrotbrod. **(S. Ins. Seite 190.)**

116 Weiss, Theodor (vorm. J. F. Schauss), Hofbäcker,
   Berlin W., Jägerstr. 39. (281) (**S. Ins. Seite 106.**)
   Zwieback, Bisquits, Chocolade, Mandelbrod,
   Fruchtsyrupe, Pastillen etc.

---

117 Borchert & Brendicke, *Berlin C.*, Spandauerstrasse
   71. (1229)
   Honig.

118 Schulz, Otto, & H. Gühler, Bienenwirthschaft, *Buckow*,
   Reg.-Bez. Frankfurt o. O. (1230)
   Honig.

---

119 Elb, Max, Essigessenz-Fabrik. *Dresden.* (162)
   Essig-Essenzen, concentr. Citronensaft etc.

120 *Hartmann & Hauers, Hannover.* (156a)
   Essigsäure zur Speisenbereitung.

121 Hengstenberg, Rich., *Esslingen* a./Neckar. (212)
   Weinessig, Essiggurken. Essigbereitung nach
   dem Staffel-Essigbilder-System.

122 Sammet, Theob., *Marktsteft* a. Main. (158)
   Weinessig und Frankenweine.

---

123 Hausfrauen-Verein, Berliner (Vorsitzende: Frau Lina
   Morgenstern). *Berlin.* (293a)
   Kochschule mit vollständiger Einrichtung, verbunden mit Lebensmittel-Ausstellung. (Pavillon
   im Freien.)

124 *Rietschel & Henneberg, Berlin.* Filialen Dresden u.
   Köln a./Rh. Kurz, Rietschel & Henneberg,
   Wien. (433)
   Eine Kochküche f. 500—600 Menagetheilnehmer
   im Betriebe nach Becker. (D. R.-P. 21270.
   K. K. österr.-ung. Privil. No. 34571. 49208,)

zur Beschaffung einer guten und billigen Kost in Volksküchen, Kranken-, Irren- und Siechen- anstalten, Waisenhäusern, Militärküchen, Ge- fangenenanstalten, auf Auswandererschiffen u. dgl. Besondere Broschüre ist in der Ausstellung käuflich. (Im Freien.)

125 **Verein der Berliner Volksküchen von 1866** (Vorstand Frau L. Morgenstern und Gerichtsdirector a. D. Beisert). (293b)
Berliner Volksküche mit vollständiger Ein- richtung im Betriebe. (Im Freien.)

---

126 ***Alisch & Co.,** *Berlin C.* Alexanderstr. 34. (214a)
Bierzapfvorrichtung mittelst eines automatischen Luftdruckerzeugers ohne Luftpumpe und Wasser- leitung. Bierzapfhähne.

127 **Behrend, J.,** *Leipzig - Lindenau*, An d. Luppe 16. (178)
Teigknetmaschine. (Im Freien.) **(S. Ins. Seite 141.)**

128 ***Dickertmann, Gebrüder,** *Bielefeld.* (289a)
Patent-Kochapparat, Conservengefässe.

129 **Jung, Nachf., A.** (Inh. Aug. Schindler), Hofbäcker- meister, *Berlin NW.,* Unter den Linden 48. (1134)
Im Betriebe befindliche Bäckerei mit Unterzug- Backofen, durch Gasmotor betrieben. Siehe Nr. 136 (Im Fr.)

130 ***Mücke, J.,** *Breslau,* Friedrichstr. 49. (288a)
Patent-Bierschank-Apparat.

131 ***Polster, Aurel,** *Dresden,* Seidnitzerstr. 19. (264a)
Reinigungsapparate für Bierdruckleitungen. Kühl- schrank.

132 **Riemann, Aug.,** *Berlin W*, Wilhelmstr. 48.
Modell eines Backofens für Conditoren und eines Baumtorten-Backapparats mit Gasheizung.

133 Rocher, Emil, Schlossermstr., *Berlin NO.,* Frieden-
strasse 48. (270)
Käsemühle. (Im Stadtb.-B. Nr. 12.)

134 Schmidt, Ferd., *Berlin N.,* Elsasserstr. 14a. (196)
Hylophilos - Pfropfmaschine. D. R. P. 3614,
Sicherheitsheber, D. R. P. 14008, Sicherheits-
ausgiesser, D. R. P. 5910. (Im Stadtb.-B. 12)

135 Weissenborn, C., *Berlin S.,* Moritzstr. 1. (252)
Bierdruckapparat ohne Luftzuführung, D. R.
P. 10829.

136 Werner & Pfleiderer, *Cannstadt.* (265)
(S. Ins. Seite 142, 147, 153, 157.)
Universalteigknet- und Mischmaschine. (Im
Betriebe bei der Schindler'schen Bäckerei.
S. Nr. 129.)

---

137 Beck, Franz Josef, Ingenieur, *Berlin SW.,* Markgrafenstr. 7. (168)
Erfrischungs- und Provianttornister zur Frisch-
erhaltung von Speisen und Getränken im Sommer,
beziehentlich Warmhaltung derselben im Winter.
Zusammenlegbarer Kochapparat.

138 Berliner Blech - Emballage - Fabrik Gerson (Inhaber
L. Goldstücker), *Berlin N.,* Chausseestr. 113.
(163)
Blech-Emballagen zur Verpackung von Nahrungsmitteln.

139 *Dieterich, Eugen, Papier- und chem. Fabrik, *Helfenberg* bei Dresden (Inh. Schnorr v. Carolsfeld
und Eugen Dieterich). (189a)
Wurstdärme aus Pergamentpapier. Erbswürste.

140 *Mecklenburgisches Local-Comité, *Rostock,* für **C.
Mowitz** in Doberan. (906)
Conservebüchsen und Conserven.

141 *Reimann, Aug., *Berlin SW.,* Feilnerstr. 5 u. 5a (292a)
Eisschränke. (Im Stadtb.-B. No. 12.)
(S. Ins. Seite 109.)

142 **Zimmermann, M'.**, Spenglermeister, *Augsburg*. Alte
Gasse. (277)
Eisschrank für Lazarethbedürfnisse. (Im Stadtb.B.
No. 12.)

---

143 ***Brandes, Herm.**, *Hamburg*, Alterwall 18. (101b)
Kücheneinrichtungs-Gegenstände. Teigknetmaschine. Butter - und Milchprüfer etc.

144 **Bretzel, Anton**, *Berlin C.*, NeueFriedrichstr. 101. (242)
Sicherheitsausgiesser und Heber, Sparschäl-
messer, Mikroskope, Eier - und Milchprüfer.

145 **Kayser & Co., F. W.**, Hoflieferanten, *Berlin SW.*,
Zimmerstr. 84. (262)
Kochmaschinen.

146 **Körner, Heinr.**, *Berlin S.*, Alte Jacobstr. 60. (172)
Kochgeschirre aus vernickeltem Stahlblech.

147 **Moersch, A.**, Kunstgiesserei, *Berlin N.*, Stral-
sunderstr. 20. (169)
Gusseiserne Spirituslampen (Im Stadt.-B. 12).

148 ***Pellikan, C., Otto**, *Wien* II., Praterstr. 78. (294a)
Patent Koch- und Dünstmaschine. Patent-Putz-
und Polir-Apparat.

149 **Ravené Söhne, Jakob**, *Berlin C.*, Stralauerstrasse
No. 28. u. 29. (261)   **(S. Ins. Seite 8.)**
Ess- und Trinkgeschirre von emaillirtem Eisen-
blech. Wasserfilter.

150 **Voss, A.**, *Sarstedt*. (240)
Militair-Menageherd. (Im Stadtb.-B. No. 12.)

151 ***Wickel, Herm.**, Rentier, *Fulda*. (115b)
Kochöfen für Arbeiterfamilien und bürgerliche
Haushaltungen, sowie Modell eines Kochherds,
zu Koch - und Beheizungszwecken gleichzeitig
dienend, Kochgerüche und Dämpfe beseitigend.

---

152 Gesellschaft der Berliner Trinkhallen, *Berlin S.,*
Stallschreiberstrasse 23a. (256)
Selters- und Sodawasser. (Trinkhalle im Freien.)

153 Schönwald, Ferd., *Breslau,* Neue Taschenstr. 16. (205)
Mineralwasser. Mineralwasser-Apparat mit Dampf-
betrieb und Fruchteismaschine in Thätigkeit.
Fruchtsäfte. (Auch Pavillon im Freien.)

154 Struve & Soltmann, Dr., *Berlin SW.,* Hollmannstr. 25.
(841)
Künstlich·bereitete Mineralwasser. (Im Freien.)

---

155 Deutscher Handels-Verein in Berlin, Actien-Ges.,
Berlin W., Vossstrasse 30. (1210)
Kleinasiatische Weine.

156 Dummcke, Ed., *Berlin C.,* Schlossfreiheit 5. (213)
Deutsche Schaumweine. (Im Stadtb.-B. No. 12.)

157 Eggebrecht, Paul, (Vertreter von H. & C. Balaresque
in Bordeaux), *Berlin N.,* Friedrichstr. 130.
(236)
Bordeaux-, spanische und portugiesische Weine.

158 Fränkel, D., *Berlin W.,* Jägerstr. 22. (229)
Ungarweine für Kranke, Reconvalescenten etc.
(S. Ins. Seite 100.)

159 Goldenring, Leopold, *Posen.* (233)
Medicinal-Ungarweine.

160 Maurer, Rudolf & Johann, *Kaschau* (Oberungarn).
(269)
Ungarweine. **(S. Ins. Seite 146.)**

161 Nier, Oswald, Aux Caves de France, *Berlin C.,*
Wallstr. 25. (245)
Ungegypste französische Naturweine.

162 Obbarius, Albert, *Berlin N.,* Pankstr. 48. (235)
(S. Ins. Seite 88.)
Spanische (Alicante-) Weine.

163 **Raffo & Co.**, Società enologica italiana, *Berlin W.*,
Kl. Mauerstr. 67. (285)
Italienische Weine und Liqueure. (Im Stadtb.-B.
No. 12.) **(S. Ins. Seite 173.)**

164 **Rothkugel,** *Berlin N.*, Oranienburgerstr. 65. Ver-
treter der Paarl Wine & Brandy Company,
Paarl und Capstadt. (1235) **(S. Ins. Seite 285.)**
Capweine.

165 **Schlumberger, R.,** *Berlin W.*, Unter den Linden 34.
(260)
Oesterreichische und ungarische Weine. Ansicht
von Goldeck.

166 **Siebenlist, Knothe & Co.,** *Berlin* und *London.* (231)
(S. Ins. Seite 66.)
Cap- und Oberungar Weine. (Pav. im Freien.)

167 **Treutlein, P. M.,** *Würzburg* in Bayern. (250)
Frankenweine aus diesem und dem vorigen
Jahrhundert.

168 **Wilhelmj, A.,** *Hattenheim* i. Rheingau. (218)
Rheinweine verschiedenster Jahrgänge.

---

169 ***Haeusler, C. S.** (Inh. B. Seydel), Hirschberg i. Schl.,
Vertr. E. Miersch), *Berlin SW.*, Wilhelm-
strasse 122. (287a)
Apfelweine, Apfelwein-Champagner. Frucht-
Säfte und -Syrupe. **(S. Ins. Seite 185.)**

170 **Petsch sen., J. C. W.,** *Berlin SW.*, Puttkamerstr. 10.
(244)
Apfel-Wein, -Champagner und -Essig. Limonade.
Brochüre. (Pav. im Freien.)

---

171 **Baehnisch, C.,** Grätzer Dampf-Bierbrauerei, *Grätz*
i. Posen und *Berlin N.*, Brunnenstr. 21. (230)
(S. Ins. Seite 35.)
Grätzer Gesundheitsbier.

172   **Berliner Brauerei-Gesellschaft Tivoli,** *Berlin SW.* (237)
Lager- und Exportbiere.

173   **Heyden & Kutzner,** *Berlin NO.*, Wassmannstr. 25, 26.
(238)   **(S. Inserat Seite 284.)**
Biere der verschiedensten Brauereien des In-
und Auslandes. Specialität: englisches, ameri-
kanisches und Grätzer Bier. (Im Stadtb.-B. 12.)

174   **Hollack, Gebrüder,** Biergeschäft, *Dresden.* (217)
Gesundheits-Malzextract Bier.   Malzpräparate.
                        (S. Ins. Seite 196.)

175   **Woykowsky, Bronislaw,** *Berlin N.,* Swinemünderstr. 19.
(268)
Malzbier, Malzextract, Pastillen, Morsellen.

---

176   **Arp, Ernst L.,** *Kiel.*   (239)
Pepsin-Magenbitter.

177   **Gilka, J. A.,** Hoflieferant, *Berlin SW.*, Schützenstr. 9.
(246)
Höchstrectificirter Spiritus.   Fruchtsäfte.

178   **Kadach, Jul.,** *Berlin SW.*, Belle-Alliancestr. 76. (219)
Magen-Weinliqueure.   Brochüre.
                        (S. Ins. Seite 147.)

179   **Linde & Rathe,** *Berlin NO.*, Neue Königstr. 38. (220)
Fruchtsäfte und Liqueure. (Im Stadtb.-B. 12.)

c) Diätetische Mittel.

180   ***Emmerich, L.,** *Berlin*, Teltowerstr. 51.   (194a)
Pepsin- und Fruchtpastillen.   Chinawein.

181   **Hartenstein & Co.,** *Chemnitz* in Sachsen.   (241)
Leguminosen- und Cerealienpräparate.

182   **Koch & Co., M.,** *Stuttgart* (Vertreter Emil Karig,
Berlin W., Friedrichstr. 196.) (282)
Malzextracte, schwach und stark gehopft, mit
Eisen, Kalk und Chinin.   **(S. Inserat Seite 228.)**

183 Knorr, C. H., *Heilbronn.* (266)
Leguminosen- und Cerealienmehle für Kinder,
Reconvalescenten etc. Specialität: Hafermehl
und Hafergrütze. (S. Ins. Seite 181.)

184 Liebe, J. Paul, *Dresden* (283)
Liebe-Liebig's Nahrungsmittel in löslicher Form
(Extract der J. v. Liebig'schen Suppe für Säug-
linge), Leguminose in löslicher Form, Legumi-
nosen-Chocoladen. Cacao, Pflanzeneiweissmehl-
Extract, Diastase-Extract, Verdauungsextract für
stärkemehlhaltige Speisen und für Pflanzen und
Fleischkost, Malzextract mit Chinin, Eisen, Leberthran, Pepsin etc. Pepsinwein etc.

185 Loeflund, Ed., *Stuttgart.* (195) (S. Ins. Seite 29.)
Concentrirte Malz-Extracte. Bonbons.

186 *Mecklenburgisches Local-Comité, *Rostock* (906) für
Dr. Brunnengräber in Rostock.
Malzpräparate.

187 *Dasselbe für **Dr. F. Witte,** *Rostock.*
Pepsin-Präparate.

188 Riewe, Carl, *Bärwalde* i. Pom. (208)
Cerealien und Leguminosenmehle. Specialität:
Hafersuppen- und Erbssuppenmehl. Malzbier.

189 Stütz, Reinhold (Dr. Mirus'sche Hofapotheke), *Jena.*
Vertreter: J. Brandt, Berlin, Königgrätzer-
strasse 131. (190) (S. Ins. Seite 99.)
Leube-Rosenthal'sche Fleischsolution.

190 Wahrburg, Rich., Medicinalassessor (Hueffners Nach-
folger) *Jena,* Vertreter: F. R. C. Schultze,
Berlin NW., Werftstr. 6 f. (1183)
(S. Ins. Seite 55.)
Leube-Rosenthal'sche Fleischsolution.

191 Weibezahn, W. C. H., *Fischbeck,* Kreis Rinteln. (228)
Hafermehl. (S. Ins. Seite 58.

d. Literarische Arbeiten, Drucksachen, Zeichnungen, graphische Darstellungen, Modelle u. dergl.

192 **Ernst & Korn,** *Berlin W.*, Wilhelmstrasse 90. (1121)
Bücher und Schriften eigenen Verlages.

Siehe ferner No. 7, 15, 21, 32, 48, 57, 91, 211, 255.
410 bis 415, 620, 701, 779, 786, 793, 816, 820, 852,
907, 920, 924, 979, 987, 1016, 1225, 1374, 1389, 1390,
1393, 1394, 1397, 1400, 1401, 1402, 1408, 1411, 1414,
1416, 1421 bis 1423, 1425, 1430, 1431 und Special-
Verzeichniss der Bibliothek.

Gruppe 3.

Pflege der Mutter und des Neugeborenen, Sorge in der Familie für das körperliche und geistige Gedeihen der Kinder.

a) Vorrichtungen zur Pflege in Schwangerschaft und Wochenbett.

b) Hauptpflege und Bekleidung des Kindes.

Bett, Wiege, Kinderwagen und andere auf a und b bezügliche Gegenstände,

---

193 ***Fetting Nachfolger, J.** (Inhaber Ernst Kühlstein),
Wagenfabrik, *Berlin*, Linkstr. 10. (313a).
Kinderwagen. (Im Stadtb. B. 23.)

194 **Höfgen, G. E.,** *Dresden-N.*, Königsbrückerstr. 75. (319)
Kinderwagen aus gebogenem Holz und aus
Cellulose. Fahrstuhl.

195 **Lorenz, Frau Dr.,** *Berlin W.*, Potsdamerstr. 43. (315)
Kindertragekorb.

196 ***Lucas, F. A.,** Kinderwagenfabrik, *Dresden.* (317a)
Kinderwagen. (Im Stadtb. B. 23.)

197 ***Mecklenburger Local-Comité** für **Ferd. Schultz Nachfolger,** *Rostock.* (1147)
Kinderwagen und Schlitten, D. R.-P.

198 ***Dasselbe** für **Georg Stender jun.,** *Schwerin.* (1147)
Korb mit Matratze, das Tragen des liegenden
Säuglings ermöglichend.

199 **Nemmert, G.**, *Nürnberg*, Tucherstr. 16. (320)
Kinderwagen.

200 ***Schulz, Carl**, Erste Berliner Eisenmöbel Fabrik,
Berlin, Lindenstr. 105. (323a)
Eiserne Kinderbettstellen mit Sprungfeder-
Matratzen. (S. Ins. Seite 95.)

201 **Schmetzer & Comp., Louis,** *Rothenburg* a. d. T. (1235)
Kinderwagen. Kinderspiele. Zimmer - Turn-
Apparate. Krankenwagen. (Im Stadtb. B.).

202 ***Teuscher Sohn, J. G.,** Hoflieferant, *Berlin*, Friedrichstrasse 193a. (312)
Kinderwagen, Lauf- und Fahrstühle.

203 **Wulff & Moser,** *Berlin NW*, Dorotheenstr. 11. (307)
Gepolsterte Kinderstühle, D. R.-P. 11190.

c) Ernährung der Kinder.

Ersatzmittel für Muttermilch. — Apparate für Verabreichung der Nahrung und zur Beobachtung des Ernährungs-
zustandes u. dergl.

---

204 **Dr. A. Baginsky, Dr. P. Börner** und **Dr. S. Guttmann**
Berlin. (318)
Collectiv-Ausstellung von Kindernahrungsmitteln.
An derselben sind betheiligt:
Alpenmilch - Export - Gesellschaft (erste
Schweizer) Romanshorn. Schweiz.
Dr. F. Frerichs & Co., Leipzig-Reudnitz.
(S. Ins. Seite 59.)
R. Gericke, Potsdam. (S. Inserat Seite 251.)
Hartenstein & Co., Chemnitz.
Hartwig & Vogel, Dresden.
C. H. Knorr, Heilbronn. (S. Ins. Seite 181.)
R. Kufeke, Bergedorf bei Hamburg.
J. Paul Liebe, Dresden.
Ed. Loeflund, Stuttgart. (S. Ins. Seite 29.)
Ed. Münch, Worms.
H. O. Opel, Leipzig. (S. Ins. Seite 85.)
R. H. Paulcke, Leipzig.
L. Scherf, Berlin.

Starcker & Pobuda, Stuttgart.
Gebrüder Thiele, Berlin.   (S. Ins. Seite 204.)
Theodor Timpe, Magdeburg.
Otto Wagner, Stuttgart.   (S. Ins. Seite 78.)

205 **Bernstein & Co., Alex,** Nachf. **E. Bierstedt,** *Berlin W.,*
    Markgrafenstr. 50. (305)
    Kinderwaage.

206 **Bertling & Co., A.,** *Berlin SW.,* Mittenwalderstr. 48.
    (296)
    Milchkoch-Apparat D. R. P. 18318.

207 **Brockhaus, Gustav,** *Unna* i. Westfalen (Vertreter
    Hugo Ecke, Berlin O., Marcusstr. 5.) (1095)
    Kinder-Saugflasche, D. R. S. 6670.

208 **Carlsmühle,** *Weimar.* (321)   (S. Inserat Seite 255.)
    Kindermehl und die zur Herstellung desselben
    erforderlichen Materialien. Aufgeschlossenes Wei-
    zenmehl und Hafermehl als Zusatz zur Säug-
    lingsmilch. Broschüren.

209 *****Cohen, L.,** Civil-Ingenieur, *Berlin W.,* Friedrich-
    Wilhelmstr. 3. (209b)
    Säuglingsmilch. Geräthe zur Erhaltung und
    Untersuchung der Milch.

210 **Frerichs & Co., Dr. F.,** Inhaber **B. Kohlmann,** *Leipzig-*
    Reudnitz. (297)   (S. Ins. Seite 59.)
    Dr. Frerichs Kindermehl.

211 **Münch, Ed.,** Engelapotheke, *Worms a./R.* (298)
    Dr. Biedert's Kindernahrung (Rahm-Conserven).
    Conservirte Milch-Präparate verschiedener Art
    mit Illustrirung der Conservirungs-Principien.
    Schriften.

212 **Nestlé, Henri,** *Vevey* (Schweiz), (Vertreter Th.
    Werder, *Berlin S.,* Luckauerstrasse 3). (309)
    (S. Ins. Seite 64.)
    Nestlé's Kindermehl und condens. Milch.

213 **Opel, H. O.,** *Leipzig,* Bayrischestr. 132. (306)
(S. Ins. Seite 85.)
Kindernährzwieback, Broschüren.

214 ***Riefenstahl, Dr. Th.,** *Driburg,* Kaiser-Wilhelm-Bad,
(Vertreter F. R. C. Schultze, Berlin NW.,
Werftstr. 6 f.) (311a)
Erwärmungsapparate für die Nahrung des Kindes.
Portionsflaschen. Broschüre über künstliche
Ernährung.

215 **Rychner & Schneebeli,** *Affoltern a./A.* bei Zürich,
(Vertreter J. Gädicke & Co., Berlin SW.,
Krausenstr. 39). (314)
Kindermehl.

216 ***Thiele, Gebr.,** *Berlin W.,* Leipzigerstr. 27/28. (301)
Kindermehl, Bisquits, Bisquitmehl. **(S. Ins. Seite 204.)**

217 ***Wagner, Otto,** *Stuttgart,* Reinsburgstr. 86.
(S. Ins. Seite 78.)
Kindermehl.

d) Einrichtung des Kinderzimmers.

Gegenstände die der Unterhaltung, sowie der körperlichen und
geistigen Uebung des Kindes dienen. — Mobiliar für den
Unterricht im Hause und für die Hausaufgaben der Schule.

---

218 **Herrmann, Max,** *Berlin SW.,* Lindenstr. 20. (310)
Stellbare Kinderschreibpulte.

219 **Reichel, Johann,** *Leipzig,* Peterstr. 32. (308)
Kinder-Gehbarrière zur Erleichterung des Gehen-
lernens, zugleich Schutzmittel gegen Beschädigungen beim Fall.

220 ***Simon & Co., H.,** *Berlin NW,* Heidestr. 55/57. (295)
Einsitziges Kinderpult zum Hausgebrauch für
Schularbeiten. **(S. Ins. S. 166.)**

e. Vereinsthätigkeit in Bezug auf Kinderschutz und Pflege der Wöchnerinnen.

221 Berliner Kinderschutz-Verein (Vorstand: van den Wyngaert), *Berlin W.*, Jägerstr. 4, Hof I. (299) Graphische Darstellung der Thätigkeit und Entwickelung des Vereins.

f. Literarische Arbeiten und Drucksachen über Diätetik für Mutter und Kind, Kinderernährung, Erziehung; Zeichnungen, graphische Darstellungen, Modelle u. dgl.

Siehe ferner No. 67, 89, 241, 252, 258, 543, 626, 1381 und Specialverzeichniss der Bibliothek.

Gruppe 4.

Erziehung zur Arbeit.

a) Einrichtung des Kinderspielzimmers nach Fröbel, Georgens u. A.
b) Kinderspiele im Freien.
c) Gegenstände zum Arbeitsunterricht.

Gartenarbeit, Holzarbeit, Buchbinderarbeit u. s. w.

d) Literarische Arbeiten, Drucksachen, Zeichnungen, Modelle u. dergl.

---

222 Bretsch, Hugo, *Berlin W.*, Jägerstr. 4. (325) Spiel-, Lehr- und Beschäftigungsmittel für Kinder (nach Fröbel).

223 v. Dolffs & Helle, *Braunschweig* (Vertreter: F. C. R. Schultze, Berlin NW., Werftstr. 6f). (326) Cricket- und Fussballspiele nebst Anleitung und Spielregeln.

224 Voss, Marie, *Berlin SW.*, Ritterstr. 72. (324) Angefangene Stick-, Strick- und Häkelarbeiten als Kinder-Beschäftigungsmittel.

225 **Werner & Schumann** (Inh.: C. & W. Geist,
P. Viebig), *Berlin SW.*, Kommandantenstr. 87.
(327)
Beschäftigungsmittel und Bilder für den Anschauungs-Unterricht, zum Theil nach Froebel.
Siehe ferner No. 1429, 1431
und Special-Verzeichniss der Bibliothek.

Gruppe 5.

Unterricht und Schule.

a) Gebäude und bauliche Einrichtungen.

Pläne, Zeichnungen und Modelle von Unterrichtsanstalten
(Volks-Schulen und höheren Lehranstalten, Hochschulen —
ausschliesslich Kliniken und Anatomien — Alumnaten, Kadettenhäusern, Seminarien, Taubstummenanstalten, Blindeninstituten,
Idiotenanstalten). — Einrichtungen von Heizung, Lüftung,
Beleuchtung und Abortanlagen.

---

226 **Ministerium für Cultus und Unterricht, Königl. Ungar.,**
Budapest. (359)
Pläne und Beschreibungen der Anlage und Einrichtung von Volks- und Bürgerschulen, Lehrerund Lehrerinnen-Seminarien, Präparandien, Mittelschulen und höheren Lehranstalten mit besonderer Rücksicht auf Heiz-, Ventilations- und
Closetanlagen und Wasserversorgung.

227 **Oberlin-Verein, Central-Vorstand des,** *Nowawes*
bei Potsdam (Oberlinhaus). (360)
Modelle einer Musterkleinkinderschule und einer
Spielhalle mit Einrichtung.

228 ***Poensgen & Co.,** *Düsseldorf.* (53b)
Oefen und Zeichnungen von Centralheizungen
für Schulen.

229 **Reclam, Prof. Dr.,** *Leipzig.* (357)
Modell eines Schulzimmers mit Einrichtung.

230 **Rheinische Provinzial-Blindenanstalt,** durch **Director Mecker,** *Düren.* (372)
Modell, Beschreibung u. Geschichte der Anstalt. Unterrichtsmittel für Blinde.

231 **Roehrig, J.,** *Dresden*, Gr. Brüderstr. 8. (343)
Patent-Vorrichtung, um geöffnete Fenster in jeder Lage festzustellen.

232 ***Simon & Co., H.,** *Berlin NW.*, Haidestr. 55/57.
Schulbaracke mit Muster-Einrichtung nach dem Entwurf des Dr. A. Baginsky. (Im Freien.)
(S. Ins. Seite 166.)

233 **H. Witzel's Institut für geistig zurückgebliebene Kinder,** *Leipzig-Anger.* (504)
Ansicht des Instituts aus der Vogelschau. Bro schüre.

b. Einrichtung des Schulzimmers; Unterrichtsgegenstände.

Subsellien, Katheder, Schultafeln, Schulschränke. — Wandtafeln und Vorlagen; Apparate, Modelle und Sammlungen.

234 **Bischoff, O.,** Berliner Lehrmittel-Anstalt, *Berlin N.*, Oranienburgerstr. 75. (335) (S. Ins. Seite 115.)
Anatomische Modelle und künstliche Pilze (essbare und giftige) von Papiermasse. Optische Instrumente. Elektrische Apparate. Maschinen Modelle. Chemische Geräthschaften u. s. w.

235 **Chun, Carl,** *Berlin W.*, Steglitzerstr. 57. (346)
Schulwandkarten für den ersten geographischen Unterricht.

236 ***Ergmann, H.,** Bürgermstr, Lehrer a. D., *Kotzenau,* Preuss. Schlesien. (363a)
Unterrichts-Maschine. D. R.-P. 15278.

237 ***Ernecke, Ferdinand,** *Berlin SW.*, Wilhelmstr. 6. (118b)
Luftpumpen, Fall- und Elektrisirmaschinen, Hygroskope, construirt von Prof. Dr. Bertram. Maschinen-Modelle und Modell einer elektrischen Eisenbahn. (S. Inserat Seite 172.)

238 **Gebhardt, Paul,** *Berlin S.,* Prinzenstr. 85. (333)
(S. Ins. Seite 74.)
Luftpumpen, Fall-, Rotations- und Elektrisirmaschinen; Apparate für Akustik, Optik, Magne-
tismus, Galvanismus etc.; Modell einer elektrischen Eisenbahn. Apparate und Geräthe
für Schullaboratorien zu chemischen Versuchen.

239 ***Glogowsky & Sohn,** *Berlin SW.,* Platz am Halleschen
Thor 2. (1237)
Typen-Schreibmaschinen v. E. Remington & Sons
in New-York. (S. Ins. Seite 187.)

240 **Haack, Max,** *Leipzig,* Dufourstr. 26. (370)
Mikroskope, Lupen, Instrumente für Schule,
Haus und ärztliche Zwecke.

241 ***Hermann, Aug.,** Gymnasiallehrer, *Braunschweig,*
Campestr. 5. (375a)
Ein Schul-, resp. verstellbares Hausarbeitssub-
sellium, eingerichtet zur Arbeit im Sitzen und
Stehen.

242 **Hipauf, Dr. Herm.,** Kreisschulinspector, *Ostrowo,*
Posen. (338)
Modell-Schulbank eigenen Systems.

243 **Igen, Emil,** (vormals Igen & Schultze), *Berlin N.,*
Wrietzenerstr. 19. (355)
Schul-Wandtafeln.

244 ***Kunze, Ernst,** *Chemnitz* in Sachsen. (337a)
Zweisitzige Schulbänke, System Kunze.

245 ***Kröhl, Adolph,** *Berlin C.,* Probststr. 11. (347a)
Schulwandtafel.

246 **Licht,** Baurath, *Danzig.* - (344)
Zweisitziger Schultisch mit beweglicher Sitz-
platte. Garderoben-Schulschrank, zur Ventilation
eingerichtet.

247 **Lucae, Prof. Dr. A.** (als Vertreter der **Königlichen Universitäts - Ohrenklinik**), *Berlin W.*, Lützowplatz 9. (348)
Zwölf Unterrichtstafeln, das Trommelfell in verschiedenen Krankheitszuständen darstellend.

248 **Mannheimer Eisengiesserei, Carl Elsässer,** *Mannhein* (Vertr. R. Dobrzynski, Berlin W., Linkstr. 30) (341)   (8. Ins. Seite 46.)
Schulbänke mit gusseisernen Gestellen.

249 **Meyer, Prof. Dr. Bruno,** Selbstverlag und photographisches Atelier zur Herstellung von Unterrichtsmaterialien, *Karlsruhe* i. B., Zähringerstrasse 41. (1256)
Glasphotogramme zum Gebrauch im Projections-Apparat. (In einem Fenster.)

250 **Potthoff & Golf,** *Berlin N.*, Schwedterstr. (352a)
Verstellbare Kinderschreibpulte.

251 **Rammé, F.,** Kunstanstalt, *Hamburg*, St. Pauli, Marktstr. 6. (351)
Anatomische Modelle von Theilen des menschlichen Körpers.

252 **Rudolph, G. A.,** Lehrer, *Plauen - Dresden*, Kirchstrasse 5. (362)
Horizontal und vertikal verstellbare Subsellie für Schule und Haus. Massbank und Tabelle über die für verschiedene Altersstufen nöthigen Subsellienmasse. Vorrichtung, um Wandtafeln so aufzuhängen, dass die Tafelebene die Sehachse des Schülers rechtwinkelig schneidet.

253 **Schädel, Alexander,** *Leipzig*, Reichsstr. 10. (340)
Schulbank mit Geradehalter nach Fürst.

254 **Schotte & Co., Ernst,** *Berlin W.*, Potsdamerstr. 41a. (345)
Verschiedene Globen. - Tellurium mit Lunarium.

255 **Schwalb, K.,** Lehrer, *Ober-Rokitai*, Post Hühnerwasser, Böhmen. (365)
Naturgemäss conservirte Schwämme (Pilze).

256 **Simmet, Ludwig,** Schreinermeister, *München*, Neu-
deck 2. (358) **(S. Ins. Seite 115.)**
Zweisitzige Subsellien für Knaben (System Dr.
Buhl und Dr. Linsmeyer). Subsellien für
Mädchen (eigenes System). Thermometer mit
Kästchen, um die Zimmertemperatur vom Schul-
saal und Corridor aus beobachten zu können.
Wandtafeln.

257 **Specht, Wilhelm,** Lehrer, *Rathenow*. (366)
Rechenapparat.

258 **Spohr & Kraemer,** *Frankfurt a./M.-Sachsenhausen,*
Schifferstr. 56 (Vertreter B. Loeb jun.,
Berlin SW., Ritterstrasse 61. (349)
Subsellien für Schulgebrauch und Kinderpult
für's Haus.

259 **Stenographische Gesellschaft nach Stolze,** *Berlin SW.,*
Kommandantenstr. 20 (Vorsitzender: R. Die-
witz, Derfflingerstr. 28. (356)
Stenographische Unterrichts- und Lehrmittel,
Zeitschriften, Schriftproben, Tabellen etc. über
Verbreitung der Stenographie, Uebertragung
auf andere Sprachen, Typen etc.

260 **Trempler, Paul,** *Berlin SO.,* Mariannenstr. 35. (364)
Elektrisir-Apparate, Schultelegraphen und Nebel-
bilder Apparate. Laterna Magica. Galvanische Elemente und Kraftmaschinen. Modell - Dampfmaschinen. Regulator für elektrisches Licht.

261 **Vandenesch, Hub.,** *Eupen,* Reg.-Bez. Aachen. (371)
Dreisitzige Schulbänke mit drehbaren Einzel-
und mit beweglichen Sitzen (System Vandenesch).
D. R.-P.

262 **Vogel, L. G.,** Ingenieur, *Düsseldorf* (Vertreter F. R.
C. Schultze, Berlin NW., Werftstr. 6f.) (339).
Verschiedene Schul-Subsellien.

c) Gebrauchsgegenstände für den Schüler.

Schreib- und Zeichenmaterialien, Schultornister u. dergl.

263 **Heidenreich, G.,** *Sonnenburg*, Reg.-Bez. Frankfurt a. O. (350)
Sicherheits-Reissbrettstifte. **(S. Ins. Seite 168.)**

264 **Reich, A. W. O.,** *Hannover.* (353)
Gummi-Rohrfedern.

265 **Sönneckens Verlag, F.,** *Bonn.* (334)
Schreibstützen zur Verhinderung des gebückten Sitzens, Normalschreibfedern und -Halter. Rundschrift- und Zeichenfedern. Federhalter für verstümmelte Hände und gegen Schreibkrampf.
(S. Ins. Seite 12.)

d) Literarische Arbeiten, Drucksachen, Zeichnungen, graphische Darstellungen u. dergl. in Bezug auf Schulhygiene, wie Entwicklungs-, Erkrankungs- und Sterblichkeitsstatistik, Methodik des Unterrichts, Unterrichtspläne u. s. w., Jugend-Bibliothek.

266 ***Cohn, Prof. Dr. H.,** *Breslau*, Schweidnitzer-Stadtgraben 16b   (368a)
Die Ueberhandnahme der Kurzsichtigkeit in den deutschen Gymnasien. Graphische Darstellung von Prof. Hermann Cohn.

267 **Dürr, Sanitätsrath Dr.,** *Hannover*, Höltystr. 5. (336)
Graphische Darstellung der Refractionsverhältnisse des Lyceum II in Hannover.

Siehe ferner No. 390, 610, 1278, 1369 t, 1393—1395, 1401, 1405—1408, 1410—1413, 1420, 1422, 1423, 1425, 1430, 1431 und Special-Verzeichniss der Bibliothek.

Gruppe 6.

Uebung des Körpers.

a) Gebäude und bauliche Einrichtungen.

Pläne, Zeichnungen und Modelle von Turnhallen, einschliesslich deren Einrichtungen für Heizung, Lüftung und Beleuchtung, ferner von Turnplätzen. — Toiletten- und Abortanlagen.

b) Geräthe zum Turnen; Staublöschvorrichtungen.

c) Literarische Arbeiten, Drucksachen, Zeichnungen, Modelle u. dergl.

---

268 **Buczilowsky, Adolph,** Turngeräthfabrikant, *Berlin W.,* Köthenerstr. 17. (376)
Modell eines Turnsaales und Turnplatzes.

269 ***Hermann, Aug.,** Gymnasiallehrer, *Braunschweig,* Campestr. 5. (375b)
Pläne der Seminar- und einer Bürgerschul-Turnhalle in Braunschweig.

270 **Nycander, Prof.,** *Hannover.* (1096)
Apparat für Heilgymnastik im Hause, nebst Zeichnungen über verschiedene vom Aussteller construirte Apparate.

271 **Zahn, A.,** *Berlin SO.,* Louisen-Ufer 3a. (377)
Complete Turnsaaleinrichtung mit beweglichem und verstellbarem Reck- und Lcitergerüst, verstellbare Geräthe. Modell einer Berliner-Turnhalle und eines Turnplatzes. (Im Stadtb.-B.) Turngeräthe im Freien.

Siehe ferner No. 1369, 1389, 1414, 1420, 1429, 1431 und Special-Verzeichniss der Bibliothek.

Abtheilung II.

Gruppe 7.

Bekleidung und Hautpflege. Bade- und Waschanstalten.

Bekleidungsgegenstände in besonderer Rücksicht auf gesundheitsgemässe Beschaffenheit (Fussbekleidung u. dergl.) — Kleidung und Ausrüstung für bestimmte Berufszwecke (für das Militär, Eisenbahn - Fahrpersonal, Forstleute, Bergleute, Seeleute, Touristen etc.).

Frottir-Apparate, sowie Gebrauchsgegenstände und Instrumente sanitären Charakters für die Toilette. — Oeffentliche und private Wasch- und Trocken-Anstalten, nebst den bezüglichen Maschinen und Apparaten. — Anstalten für Volksbäder mit Dampfbädern etc., Fluss- und Seebadeanstalten.

---

272 **Baer & Co., J.,** *Zofingen*, Schweiz. (18)
Bekleidungsgegenstände hygienischen Charakters von Krepp.

273 **Becker, W.,** Erste deutsche Jagdlederjoppen-Fabrik, *Berlin NO.*, Kleine Frankfurterstr. 1. (108)
Wasch- und Rennthierlederne Beinkleider, wasserdichte, poröse Leder-Regen-Paletots. Do. Jagdlederjoppe mit Katzenfellfutter u. dgl. mit wollenem Futter. Lederjoppen für Officiere. Waschlederne Gesundheitsjacken.

274 ***Borgfeldt, J. F.,** D e u t s c h e K o r k - I n d u s t r i e, *Berlin W.*, Unt. d. Linden 10. (7a)
Kork-Unterlagen für kurze Beine. Kork-Einlege-Sohlen mit und ohne Bezug. Kork - Keile für zu kurze Fussbekleidung. Diverse Gegenstände von Kork.

275 **Brandt von Lindau, Otto**, Oberstlieutenant und Bataillons-Commandeur im 106. Infanterie-Regiment, *Gohlis* bei Leipzig, Böhmestr. 9, II. (48)
Eiserne und hölzerne Schuhmacherleisten aller Grössen; Infanterie-, Schaft- und Schnürstiefel, Strümpfe, Socken, Pantoffel.

276 **Bumcke, Paul,** *Berlin S.,* Dresdenerstr. 42. (64)
Toilette- und Hausseifen.

277 **Calderara & Bankmann,** *Wien VI.,* Gumpendorfer-strasse 62. (95)
Toilette- und medicinische Seifen. Glycerin-Erzeugnisse und Fichtennadel Präparate.

278 **Caspari, Albert,** *Berlin W.,* Französische Str. 14. (30)
Patentirte Seifenblätter. Oblaten.

279 **Cochius & Kühne,** *Berlin SO.,* Reichenbergerstr. 177. (15) **(S. Ins. Seite 82.)**
Kühne's geruchloses Lederfett.

280 **Dähntjer, Carl** (F. Schutz Nachf.), Schuhmacher-meister, *Berlin W.,* Jägerstr. 57. (114)
Schuhwaaren.

281 *****Dotti, Joh. Bapt.,** Inhaber: **Johann Baptist & George Leopold Dotti & Gustav Neander,** *Berlin SO.,* Neanderstr. 4. (72a)
Kopfbedeckungen und Ausrüstungsstücke für Militär.

282 *****Eichler, Carl,** *Fehrbellin.* (110a)
Hängematten und Fussdecken. **(S. Ins. Seite 194.)**

283 **Esser, R.,** *Berlin C.,* Alexanderstr. 62. (105)
Rationelle Fussbekleidung. Modelle resp. Gyps-abgüsse und Schuhwerk für gesunde und kranke Füsse. Conservirungsmittel.

284 **Fabian, Gebr.,** *Bautzen* in Sachsen. (50)
Schafwollene Strumpfwaaren ohne Baumwolle oder Shoddy. Tricotagen, Bekleidungsgegen-stände für Militär, Forstleute, Touristen. Fabri-kation von roher Schafwolle. **(S. Ins. Seite 157.)**

285 **Franz, Frau Therese,** *Berlin SW.,* Charlottenstr. 76.
(45) (S. Inserat Seite 234.)
Corsets, Maskirung hoher Schultern und Hüften
ohne Polster. Geradehalter. Brustträger.

286 **Gewerbliche Fortbildungs- und Fachschule des
Local-Gewerbe-Vereins** zu *Wiesbaden.* Ab-
theilung für das Schuhmacher - Handwerk.
(102)
Eine Sammlung nach der Natur abgeformter
anomaler Füsse in Gyps, danach gefertigter
Leisten und ausgeführter Fussbekleidungen nebst
Zeichnungen und Erläuterungen.

287 **Gillet, Gebr.,** Inhaber **Heinrich Meyer,** *Berlin W.,*
Friedrichstr. 68. (12)
Tricotagen.

288 **Groll, S. C.,** *München.* (94)
Männer-, Damen- und Kinderstiefel. Gypsfüsse
und Modelle. Massapparat. Plattfussmaschine.
Zeichnungen.

289 **Gross, Med.-Rath Dr.,** *Ellwangen,* Württemberg. (29)
Schnürstiefel, Leisten, Schnürstiefel mit Schiene
zur Verhütung des Plattfusses. Schienen zur
Geradestellung verkrümmter Zehen, Gypsabgüsse, Zeichnungen naturgemässer Fussbekleidung und eines ankerförmigen Hakens zum
Aufsuchen und Aufziehen im Wasser versunkener
menschlicher Körper. Zusammenlegbares Steh-
pult. Gedruckte Hefte.

290 **Grünewald, Gebr.,** *Neustadt* a/Haardt. (40)
Schuhe mit Holzsohlen, worunter solche mit
biegbarer Holz- und Ledersohle.

291 **Grünzweig & Schlesinger,** *Berlin SW.,* Wilhelmstr.
122. (3)
Gummirte, wasserdichte Bekleidungsgegenstände.
Regenmäntel mit Ventilation für Officiere,
Beamte, Touristen.

292 **Hager & Co.**, *Berlin NW.*, Friedrichstr. 186. (109)
Westen-Hemden mit wechselbaren Einsätzen.
(Gesetzl. geschützt.)

293 ***Halemeyer, D. R.**, *Potsdam.* (104a)
Regenmäntel und sonstige Bekleidungsgegenstände, porös und wasserdicht, welche die Aus-
dünstung des Körpers nicht hindern, für Civil-
und Militärpersonen. Segeltuch wasserdicht,
verschiedene präparirte Segeltuche, Kranken-
leder. Tränk- und Feuereimer. Modell einer
Matratze. Verband-Jute. Regendecken für
Pferde. Tableaux, Entwürfe, Zeichnungen von
heizbaren und transportablen Lazareth- und
diversen anderen Zelten.

295 **Hess, Julius**, *Berlin S.*, Ritterstr. 20.
Salicyl-Schweisssohlen; Einlegesohlen.

296 **Hoffmann, Heinr.**, *Berlin SW.*, Kommandantenstr.
77—79. (38)
Corsets. **(S. Ins. Seite 170.)**

297 **Hübenett, Aug.**, Leistenschneider, *Breslau*, Graben
Nr. 17. (97)
Collection von Leisten Modellen für kranke Füsse.

298 **Jäger, Gustav**, Professor, Dr., *Stuttgart.* (86)
Die zum System **„Professor Jäger"** gehörenden
Gebrauchsartikel und Untersuchungsmittel, Klei-
derstoffe, fertige Bekleidungsgegenstände, Möbel;
Neuranalisator und Desodorantia. Bücher, Zeit-
schrift. Generalvertr. für Berlin: Bazar Nürn-
berg, Schlossplatz 7/8. Verkaufsstellen in
Berlin: Bazar Nürnberg, Schlossplatz 7/8
und Gustav Steidel, Leipziger Strasse 67.
(S. Ins. Seite 187.)

299 **Jünger & Gebhard**, *Berlin N.*, Kastanien-Allee 32. (9)
Blumenduft-Erzeugnisse, Oele, Zahnmittel, Medicinische Seifen. **(S. Ins. Seite 163.)**

300 **Kallmann, L.**, *Berlin O.*, Langestr. 2. (91)
Vollständige Anzüge und Bekleidungsgegenstände für einzelne Organe aus Katzenfellen gefertigt.

**301 Königl. Preussisches 2tes Hanseatisches Infant.-Reg.
No. 76,** *Hamburg.* (47)
Gypsabgüsse von Füssen. Leisten und Stiefel.

302 Kreyssig & Sohn, M. Ch., *Berlin W.*, Leipzigerstrasse 22. (70)
Seidene Strümpfe mit eingewebten Fäden.

303 Kuhn, Wilh., Schuhmachermstr., *Kreuznach.* (92)
Laschenschuhe und Stiefel diverser Art für nor-
male und abnorme Füsse, besonders für Militär,
Forstbeamte, Landwirthe etc.. Strümpfe.

304 Lairitz, L., & E., Waldwollwaaren-Fabrik, *Remda*
i. Thür., Vertreter Ahrens & Veit, Berlin SO.,
Schmidstr. 9a. (13)
Mustersortiment von Waldwollfabrikaten, als
Flanelle, Unterkleider, Binden, Socken;
Mustersortiment von Waldwoll-, Kiefer- und
Fichtennadel-Präparaten, als Waldwollöl-Extract,
Seife etc. zur Bereitung von Bädern.

305 Leichner, L., *Berlin SW.*, Schützenstr. 31. (11)
(S. Ins. Seite 53.)
Parfümirte Theaterschminken und Puder.

306 Lindner, Theodor, *Berlin C.*, Poststr. 2. (56)
Herren- und Damenwesten, Damen- und Kinder-
röcke, Unterkleider, Gamaschen und Strümpfe.

307 Lisser, Wittwe, H., *Berlin W.*, Jägerstr. 42. (25)
Corsets für Kranke. Geradehalter. Rücken
und Corsets mit und ohne Armstützen. Leibbinde mit und ohne Pelotte.

308 Lösekrug, Carl, Hoflieferant, *Braunschweig.* (100)
Elastisch gestrickte Strümpfe, Socken und
Unterzeuge.

309 Lohse, Gustav, *Berlin W.*, Jägerstr. 45/46 und
SW., Möckernstr. 69. (49)
Parfüms, Toiletten- und medicinische Seifen.

310 **Lubasch, L.,** *Berlin SO.,* Franzstr. 18. (5)
Wasch- und Bade-, Augen- und Wundschwämme.
Darstellung der Schwammfischerei.

311 **Matz, J. C.,** Inhaber **Ernst Nube,** *Berlin C.,* an der
Schleuse 2. (24)
Schlafröcke für Militär-Lazarethe. Steppdecken
mit Eiderdaunen und Baumwollfüllungen.

312 ***Mecklenburgisches Local-Comité** zu *Rostock*; für
das **Füsilier-Regiment No. 90** und Zahlmeister
Meinke, *Rostock.* (1149)
Stiefel nach Dr. v. Meyer.
Buch von Zahlmeister Meinke: Ueber Beklei-
dungswirthschaft bei den Truppentheilen.

313 **Meder & Thiele,** *Berlin W.,* Kronenstr. 36. (66)
Bade- und Frottir-Utensilien.

314 **Meinecke, Louis,** *Berlin SW.,* Markgrafenstr. 22. (1)
Poröse Haartouren. Wachsfiguren.

315 **Meyer jr., Heinrich,** *Berlin SW,* Friedrichstr. 23.
(106)
Kautschuk - Haarbürsten, Haut- und Zahnreinigungsmittel. Parfümerien.

316 **Meyer, Hermann von,** Professor der Anatomie, Dr.,
Fluntern bei *Zürich*, Villa Sonneck, und **Franz
Köhler,** Schuhmachermeister, *Frankfurt* a. M.,
Töngesgasse 50. (32)
Schuhe und Leisten.

317 **Mez & Söhne, Carl,** *Freiburg*, Baden. (110)
Unterkleider von Seide, Chappe-Seide, Baumwolle; Hängematte aus Seide und Hanf, carbo-
lisirte Amputirseide. **(S. Ins. Seite 106.)**

318 **Moldenhauer & Co.,** *Berlin NO.,* Landsbergerstr. 24
und Gollnowstr. 21. (6)
Parfümerien und Toiletteseifen. **(S. Ins. Seite 126.)**

319 **Noack, Ed.,** Inh. **Philipp Leo,** Hoflieferant, *Berlin W.,*
Mohrenstr. 31. (21)
Fussbekleidungen zum Schutz gegen Erkältung
und Frost. Fussbekleidung für Kranke, Eisen-
bahnschaffner, Officiere und Jäger.

320 **Olszewski, Paul,** *Berlin C.,* Neue Friedrichstr. 4.
Chemisch porös präparirte Regenröcke für Civil-
und Militairbeamte, chemisch präparirte Gamaschen; Pferdedecken, Zelte.

321 .***Oppenheimer, Adolph,** *Berlin C.,* Königsgraben 7.
(83a)
Schweissblätter ohne Naht.

322 **Pestel, Bernhard,** Schuhmacher, *Glauchau* i. Sachs.
(88)
Gypsfüsse verschiedener Stärke nebst dazu gehörigen Leisten, Stiefel über Normalleisten;
Normalfuss-Messapparat.

323 **Reiniger, Jacob,** *Stuttgart,* in Gemeinschaft mit **J. Lenz,**
Schuhwaaren-Geschäfte in Stuttgart. (96)
Orthopädische Schuhwaaren, Stützen und Ersatz
für verkürzte, gelähmte, Platt-, Klump-, Pferde-
und Hackenfüsse, nach den vom Medicinal-Rath
Dr. A. Roth erfundenen Modellen. Diverse
rationell angefertigte Stiefel.

324a **Richter, Eduard Emil,** *Dresden,* Altmarkt 24. (17)
Richter's Militair-, Malztennen- und andere
Pantoffel. Lazareth-, Volks- und andere Schuhe.
Berlepsch's Reisepantoffel, sämmtlich mit Jute-
hanfsohlen versehen.

324b **Rumpf, C. C.,** *Basel,* Vertreter M. Stadthagen jr.,
Berlin W., Krausenstr. 10. (4)
Leibwäsche in Krepp.

325 **Sachs, A.,** *Berlin W.,* Leipzigerstr. 36. (43)
Ventilirende Schweissblätter, Bettunterlagen,
Regenröcke, Einlegesohlen. Gummischuhe und
Stiefel. Luftkissen. Schwimm-Westen und -Gürtel.

Gummizahnbürsten. Stahlhaarbürsten. Gummi-wärmflaschen. Clystier-Apparate. Eisbeutel. Priessnitz'sche Gummi-Binden und Umschläge. Gummistrümpfe. Morphiumspritzen. Thür-schliesser, Thür-Buffer. Inhalationsapparate. Hartgummikorke. Trockenraucher. Gummi-sohlen. Sauger. Transportable Badewannen. Gummi-Tischdecken und Läufer.

326 ***Sachs, Gebr.**, *Berlin NW.*, Neustädtische Kirchstr. 1. (23a)
Wasserdichte Stoff-Regenröcke; Regenröcke aus Gummi für Oeconomen, Kutscher, Touristen; Militair-Regenröcke.

327 **Salquin, August**, Infanterie-Major, Bataillonschef, *Bern*, Schweiz. (74) Vertreter Dr. jur. Alfred v. Chaparède, Legations-Rath der Schweiz in Berlin.
Rationelle Fussbekleidung, sowie Leisten, Strümpfe und Halbstrümpfe. Schriften hierüber.

328 **Schafhirt, Carl**, *Zeitz.* (93)
Formen- und Leistenschneiderei. Leisten verschiedener Art, auch für kranke Füsse. Ein Fussdruckapparat.

329 **Schwaan-Franz., Frau**, *Berlin W.*, Mauerstr. 35. (39)
Orthopädische Corsets. Geradehalter.

330 ***Schwartze, J. C. F.**, Hoflieferant, *Berlin W.*, Leipzigerstr. 112. (54a)   (S. Ins. Seite 10.)
Eau de Cologne (eigenes Fabrikat), Räucher- und Desinfectionsmittel.

331 **Selbmann & Stahringer**, *Burgstädt* in Sachsen. (36)
Diverse Gypsfüsse und Dr. Starke's Normal-strümpfe.

332 **Strähl-Siebenmann**, *Zofingen* (Schweiz). (19)
Bekleidungsgegenstände aus Krepp.

333 **Tippmann, Friedrich**, Schuhmacher, *Bayreuth.* (90)
Leisten und Stiefel für Plattfüsse. Schienen-stiefel für Kinder. Modelle, Mass für unge-

wöhnliche Füsse. Gypsguss u. danach gefertigte Leisten nebst Stiefel für verkrüppelte Füsse.

334 **Vötsch, Dr. A.,** Oberamtsarzt, Specialarzt für Fuss-leiden, *Nürtingen* in Württemberg. (34)
Rationelle Leisten und nach diesen gefertigte Stiefel. Bilderatlas zur Lehre von Fussleiden und Fussbekleidungen, Druckschriften.

335 **Wagner, A.,** *Berlin O.,* Wallnertheaterstr. 12. (99)
Schwamm-Einlagen D. R.-P. No. 15 844. Stoffe aus Schwamm-Abfällen. Schweissblätter. Sattel-decken.

336 **Wecker, Ernst,** *Breslau,* Klosterstr. 8. (71)
Desinfections-Carbolhausseife.

337 **Weiss, Mathilde,** *Wien,* Neuer Markt (Mehlmarkt) 2. (103)
Orthopädische Mieder.

338 ***Wickel, Hermann,** Rentier, Präsident des Land-wirthschaftlichen Vereins zu Fulda. (115a)
Regulirbare Ventilation an Kopfbedeckungen, Hüten und Helmen.

---

339 **Barmer Badeanstalt,** *Barmen.* (76)
Zeichnungen, Photographien und Beschreibungen der neu erbauten Bade-Anstalt.

340 **Berger, Richard,** *Berlin SW.,* Besselstr. 3. (44)
Pat. Bade-Apparat mit Heizvorrichtung und Regulirung für verschiedene Wärmegrade zu medicinischen Bädern.

341 ***Brandes, Hermann,** *Hamburg,* Alter Wall 18. (101a)
Badewannen zum Selbstheizen und Oefen dazu.

342 **Consolidirte Alkaliwerke,** Actien - Gesellschaft für Bergbau und chem. Industrie, *Westeregeln,* Prov. Sachsen. (10)

Kali-Rohsalze, Halb- u. Ganz-Fabrikate. Badesalze. Badezimmereinrichtung. Pläne für Badezimmereinrichtung, div. Broschüren. (Im Freien.)

343 **Dohse, Franz,** *Berlin SW.,* Hollmannstr. 23. (37)
Zimmer - Douche - Apparate, Badewannen mit
Oefen. Ein Bade-Pavillon mit completen ver-
schiedenen Badeeinrichtungen. (Im Freien.)

344 **Engeler & Sohn, H. M.,** *Berlin W.,* Behrenstr. 36. (35)
(S. Ins. Seite 81.)
Ein Sortiment von Frottir-Apparaten. a) für den
Trockengebrauch. Hautbürsten, in Holz und Stahl
montirt. b) für den Gebrauch im Bade. Haut-
frottirbürsten in Holz, Wasch- und Badeschwämme.

345 **Eschebach & Haussner,** *Dresden.* (78)
Badewannen, Badeöfen, Doucheapparate, Dampf-
badeschrank.

346 **Esterhazybad,** (Inh. **Karl Eggert & Joh. Presl**),
Wien, Mariahilf, Gumpendorferstr. 59. (59)
Pläne und Zeichnungen des Esterhazybades.

347 **Finder, A.,** *Berlin C.,* Kurzestr. 17. (63)
Waschmaschine.

348 **Gappisch, Friedrich,** *Dresden,* Fischhofplatz 9. (107)
Waschtoilette mit Trittbewegung.

349 **Germania. Maschinenfabrik,** vorm. J. S. Schwalbe
& Sohn, *Chemnitz* i. S. (42) **(S. Ins. Seite 32.)**
Zwillings - Waschmaschine und einfache mit
Bronce- und Holzhämmern, eisernen und hölzernen
Kumpfen. Centrifugal Trockenmaschine. Spül-
maschine mit Holzbottich. Eisernes und hölzernes
Dampfkochfass. Eine Mangel. Bügelmaschine.
Satz Trockencabinen mit Gestelle.

350 **Gräflich zu Solmsisches** Eisenhüttenwerk, *Lorenz-
dorf* bei Bunzlau i. Schl. (2)
Emaillirte gusseiserne Badewannen mit Oefen.
Trittstufen, Grifflehnen und Ueberlauf.

351 **Haag, Johs.**, Maschinen- und Röhrenfabrik, *Augsburg*. (87a)
Eine Bügelmaschine.

352 **Hertzog, Rudolph**, *Berlin*, *C.*, Breitestr. 15. (62)
Lazareth-Schlafdecken, Frottirtücher und Bade-laken in Baumwolle und Leinen. Leinene Ab-reib- (Huck-) Handtücher und Laken. Wollen-Fries für Lazarethe und Russische Bäder.

353 **Holzmann, G.**, *Berlin NO.*, Neue Königstr. 18. (67)
Eine Dampfwaschmaschine.

354 **Jahnel, Franziska**, *Zittau* i. Sachsen.
Waschmaschine.

355 ***Judlin's sche Chem. Wasch - Anstalt F. Gruner**, *Charlottenburg*, Lützow 5. (31a) **(S. Ins. Seite 101-104.)**
Desinfection von Garderobestücken und Zimmer-Einrichtungen. Desinfectionsmaschine in Betrieb; Betten, Möbel etc. für Lazarethe.

356 **Krafft, E.**, *Berlin SO.*, Köpenickerstr. 116. (8)
Badewannen und Oefen. Kupferne Rohrleitung und eiserne Heizkörper.

357 ***Kunze, Ernst**, *Chemnitz* i. S. (20b)
Zeichnungen des Hedwigsbades in Chemnitz.

358 **Lange, Fritz**, *Berlin*, *N.*, Schwedterstr. 252. (1198)
Modellsammlung, repräsentirend die deutsche Wäscherei-Maschinen-Industrie; Wring-, Wasch- und Mangelmaschinen und sonstige Apparate der Wäschereibranche. Literatur. (Im Freien).
(S. Ins. Seite 141.)

359 **Lechler, Reinhold**, Pfarrer, *Rosswälden*, Oberamt Kirchheim, Württemberg. (69)
Volksdouche, d. h. Regenbadeapparat für den unbemittelten Mann im Volke. Blechgeschirr mit Rollseil zum Auf- und Ablassen.

360 **Lieprecht, Leopold,** *Berlin NO.,* Gr. Frankfurterstr.
72/73. (113)
Complete Bade-Einrichtungen mit dazu gehörigen
Wasserleitungs- und Gasleitungs-Gegenständen.

361 **Martin, Emil,** *Duisburg.* (89)
Patent-Waschmaschinen für den Hausgebrauch,
Wäschereien und Färbereien.

362 **Müller, C. Ed.,** Fabrik hauswirthschaftl. Maschinen,
Berlin N., Fennstr. 45/46. (27)
(S. Ins. Seite 106.)
Bettfederreinigungsmaschine, Waschmaschine,
Centrifugaltrockenmaschine, Wringemaschinen,
Drehrollen.

363 **Nitsch, O. R.,** *Berlin SW.,* Bergmannstr. 106. (14)
Wring-, Roll- und Waschmaschinen.

364 ***Noske, R.,** *Hamburg,* Graskeller 6, und *Ottensen,*
Arnoldstr. 26/28. (61a)
Apparate für Badezwecke, sowie für Wasch-
und Trocken-Anstalten; Zeichnungen ausgeführter Badeanstalten. **(S. Inserat Seite 218.)**

365 **Palm, Carl,** *Berlin SW.,* Königgrätzerstr. 101. (55)
Patent-Bolzen-Plätteisen.

366 ***Poensgen & Co.,** *Düsseldorf.* (53a)
Zeichnungen von Bade- und Wasch-Anstalten.

367 **Prasser, A.,** *Berlin C.,* Kaiserstr. 44.
Wäschemangel (Drehrolle), Wasch- und Wring-
maschinen.

368 ***Riemann, Aug.,** *Berlin W.,* Wilhelmstr. 48. (68a)
a) Brauseapparat zum Füllen und Hochziehen
mit Differenzial-Flaschenzug, Spritzwassermantel,
Wasserfang und regulirbares Ventil. b) Einge-
packter Brauseapparat. c) Brausebade-Ein-
richtung an Wasserleitungen, mit Spritzwassermantel und Wasserfang. d) Circulations-Ofen mit
Gasheizung zu Badewannen, mit Benutzung der
Verbrennungsproducte.

369 **Römisches Bad, Dr. Joh. N. v. Heinrich,** *Wien II.*,
Römisches Bad. (112)
Tableau des „Römischen Bades" in Wien.

370 **Runge, G.,** Architect, Bremen.
Pläne der öffentlichen Badeanstalt in Bremen

371 **Scheinert & Nobiling,** *Gotha.* (77)
Selbstthätige Zimmerfontainen. **(S. Ins. Seite 67.)**

372 **Schimmel & Co., Oscar,** Maschinenfabrik, *Chemnitz*
i. S., (Vertreter Hermann Kretschmar, Berlin
NW., Thurmstr. 31). (26)
Transportabler Desinfections - Apparat nebst
Dampfentwickler, und dazu gehöriger Centri-
fugal-Maschine und Spülvorrichtung. Waschmaschinen mit Desinfectionsbetrieb, Mangel-
maschinen. **(S. Ins. Seite 151.)**

373 **Schulz, Emil, & Co.,** *Berlin S.*, Prinzenstr. 18. (80)
Badeöfen, Badewannen und Doucheapparate.

374 **Thaulow, Dr. H. A.,** St. Olafs-Bad, *Norwegen.* Vertreter F. R. C. Schultze, Berlin NW., Werftstrasse 6 f. (22)
a) St. Olafs-Bad und Sanatorium in Norwegen
(vulgo Modums-Bad) Karten, Photographie, Monographie, Broschüren, Badezettel, Präparate etc.
b) Schwefel- und Seebad Sándefiord in Norwegen. Karten, Photographie, Monographie,
Broschüren, Badezettel, Präparate etc.

375 ***Thonwaarenfabrik der Magdeburger Bau- und Creditbank,** vorm. O. Duvigneau & Co., *Magdeburg.*
(79a)
Badewanne von glasirtem Thon.

376 **Verein für öffentliche Bäder,** *Bremen.* (52)
Pläne der öffentlichen Badeanstalt in Bremen,
Jahresberichte, Instructionen der Beamten dieser
Anstalt.

377 **Vincke,** Freiherr **von**, kgl. Bade-Commissarius in
Norderney. (33)
Pläne, Ansichten, Bücher, Schriften, Karten,

sowie Modelle von Badekarren und Strand-
körben.

378 **Volksbad,** (10 Pfennigs-Bad), im Betrieb von **Dr.
Lassar,** *Berlin NW.,* Carlstrasse 18a, mit den
Herren: **Goschenhofer & Roesicke, David
Grove, W. Neumeister, Pfeiffer & Druckenmüller,
Pläger & Co., F. Richter, N. Rosenfeld & Co.,
Baumeister G. Thür,** und **Wittich & Benkendorff,**
Hierselbst.

Verabreichung eines warmen Regenbades im
geschlossenen Raum mit Seife und Handtuch
für 10 Pfennige. (Im Freien.)

379 **Wasch- und Bade-Anstalt J. E. Byörnsen,** *Altona.* (98)
Modell aus Holz, die Durchschnitte der Bade-
Anstalt in Altona darstellend, mit den dazu ge-
hörigen Rissen und Zeichnungen.

380 **Ziegler, Leopold,** *Berlin N.,* Chausseestr. 77. (73)
Centrifugal-Trockenmaschine für Handbetrieb und
eine solche mit Tretwerk.　　**(S. Ins. Seite 200.)**

Siehe ferner Nr. 400, 509, 541, 580, 593, 629, 644,
647, 714, 753, 789, 852, 903, 908, 920, 924, 979, 981,
1090, 1225, 1393, 1397, 1405, 1407, 1417, 1425, 1431
und Special-Verzeichniss der Bibliothek.

Gruppe 8.

Humanitäre Anstalten. Armenpflege.

Findel- und Waisenhäuser. — Krippen und Kinderbewahr-
Anstalten. — Asyle für Obdachlose, Wärmstuben. — Alter-
versorgungs-Anstalten, Invalidenhäuser. — Armenspeise-Anstalten
und Volksküchen.

---

381 **Baruch-Auerbach'sche Waisen-Erziehungs-Anstalten,**
Berlin N., Oranienburgerstr. 38. (509)
Zeichnungen des jüdischen Waisenhauses.

382 **Berliner-Asyl-Verein für Obdachlose,** *Berlin,* Vorst.:
Gustav Thölde, Berlin W., Bülowstr. 3. (505)
Modelle der beiden Asyle für obdachlose Männer,
Frauen und Mädchen. Drucksachen.

383 **Mechanische Weberei** zu *Linden* vor Hannover. (506)
Bauzeichnungen. Abbildungen verschiedener
Räume. Mobilien und Utensilien. Beschrei-
bungen. Mittheilungen über Einrichtung und
Verwaltung einer Kinderpflege-Anstalt.

384 ***Mecklenburgisches Local-Comité,** *Rostock.* für Geh.
Med.-Rath **Dr. Mettenheimer** in Schwerin.
Broschüre über Schweriner Krippe. Aerztlicher
Jahresbericht über das Schweriner Kinder-
krankenhaus.

385 Dasselbe für **Pastor Krabbe,** *Ludwigslust.*
Schrift und Plan über Kinderpflege und Kinderheilanstalt im Soolbad Sülze und Bethesda eben-
daselbst. Zeichnungen und Photographien.

386 ***Rietschel & Henneberg,** *Berlin.* Filialen Dresden und
Köln. Kurz, Rietschel & Henneberg, Wien. (433)
Kochküche nach Becker's Patent im Betriebe;
cfr. No. 124.

387 **Verein von 1830 zur Bespeisung der Dürftigen und
Armen Altona's.** Vorstand: Ferd. Rudolphi
in Altona. (507)
Modell der Dampfküche nebst Inventar. Bau-
zeichnung der Anstalt, Baubeschreibung und
Bau-Contract. Statut, Berichte über Geschichte
und Wirksamkeit des Vereins.
Siehe ferner Nr. 466, 478, 479, 924, 1022, 1389, 1390,
1393, 1400, 1411, 1416, 1431 und Special-Verzeichniss
der Bibliothek.

Gruppe 9.
Straf und Besserungs-Anstalten.
Besserungsanstalten. — Gefängnisse und Zuchthäuser.

---

388 ***Königl. Sächs. Justiz-Ministerium,** *Dresden;* i. A.
Oberlandbaumeister **Adolf Canzler** in Dresden.
(511a)
Zeichnungen der Landgerichts-Gefangenenanstalten

zu Dresden. Ein Heft Text mit Detailangaben.
Zeichnungen der Landgerichts-Gefangenanstalt
zu Chemnitz. Ein Heft Text mit Detailangaben.

389 ***Mix & Genest,** *Berlin S.*, Wasserthorstr. 34. (510a)
Elektrisch-mech. Signal-Einrichtungen verschiedener Systeme und Construction für Gefängnisszellen. Darstellung der Ausführung elektrischer Signal-Einrichtungen in dem grossen Männergefängniss des Criminalgerichtes zu Moabit-Berlin und im Central-Festungs-Gefängniss zu Spandau. Constructionszeichnungen der Signal-Apparate. Correspondenz-Telephon-Station verschiedener Systeme.

Siehe ferner Nr. 429, 903, 924, 1366, 1390, 1393, 1405, 1411 und Spezial-Verzeichniss der Bibliothek.

Gruppe 10.

Wohnung.

Musteranlagen und Einrichtung von Wohnungen aller Gesellschaftsklassen.

Gasthöfe, Logirhäuser und Restaurants. — Kasernen.

---

390 **Albers, H.,** *Hannover*, Schraderstr. 11. (541)
Rollen, Spindeltreppe, Feuerlöschapparat, Schulsubsellien.

391 **Bundermann, H.,** *Berlin S.W.*, Zimmerstr. 33. (531)
Patent-Sopha-Bett.

392 **Cohn, E.,** Fabrik für haus- und landwirthschaftliche Einrichtungen, *Berlin SW.*, Leipzigerstr. 88.
(S. Ins. Seite 131.)
Eine Collection eiserner Garten- und Balconmöbel. (In den Parkanlagen vor dem Hauptgebäude).

393 **Erste Deutsche Patent-Linoleum-Fabrik.** *Berlin W.,* Kaiserhof.
Linoleum Kork-Teppiche.

394 **Gebäude für Haus- und Wirthschafts-Einrichtungen.**
Das Verzeichniss der an dieser im Freien befindlichen Collectiv-Ausstellung betheiligten Aussteller befindet sich hinter der Collectiv-Ausstellung der Staats- und Communalbehörden.

395 ***Halemeyer, D. R.,** *Potsdam.* (104c)
Neu construirte eiserne Gartenzeltbank. (Im Fr.)

396 **Harnisch, Leberecht,** *Berlin S.,* Stallschreiberstr. 9. (558)
Eisspinden; transportable, geruchlose Closets, und Waschmaschinen.

397 **Kamps, Johann,** *Berlin C.,* Sophienstr. 5. (559)
Patent-Spiralfeder-Matratzen.

398 ***Menkel, Friedr. & Co.,** *Barmen.* (572a)
Feiner, verstellbarer, hölzerner Sessel (Kaiserstuhl).
(S. Ins. Seite 177.)

399 **Ruscheweyh & Schmidt, R.,** *Langenöls* (Schl. Geb. Bahn). (580)
Speisetisch ohne Einlegeplatten D. R.-P. Stiefelknecht. **(S. Inserat Seite 237.)**

400 **Schneider, Ludwig,** Klempnermeister, *Berlin S.,* Neue Rossstr. 19/20. (561)
Zimmer-Eisschränke aus Metall. Badewanne und Sitzbadewanne.

401 **Schulz, Carl, Erste Berliner Eisenmöbelfabrik,** *Berlin S.W.,* Lindenstr. 105. (108)
Eiserne Bettstellen mit elastischen Sprungfeder-Matratzen für Gasthäuser. Kasernenbettstellen nach Vorschrift des Königl. Kriegsministeriums für die deutsche Armee. **(S. Ins. Seite 95.)**

402 Seiffert, Karl, *Berlin NO.*, Weinstr. 10.
Eiserne Bettstellen für Krankenhäuser, Lazarethe,
Kasernen, Asyle und für den Hausgebrauch.
Eiserne Weinschränke.

403 Töpfer, A., *Stettin.* (569) (S. Ins. Seite 28.)
Transportable, geruchlose Closets nach Prof.
Müller's, Dr. Schürr's und Oberländer's System.
Bidets.

404 Weigele, Theodor, *Berlin, S.*, Alte Jacobstr. 50.
(586) (S. Ins. Seite 110.)
Eisschränke mit Patent-Filtrir-Vorrichtung. Transportable und geruchslose Closets. Bidets.

---

405 Baatz, August, *Berlin S.*, Brandenburgstr. 60. (528)
(S. Ins. Seite 46.)
Waschtoiletten mit Wasserleitung und Fayence-
Geschirre dazu.

406 Butzke, A., & Co., *Berlin S.*, Brandenburgstr. 20. (539)
Badeeinrichtungs-Gegenstände. Wascheinrich-
tungen, Closets etc.

407 Campe & Co., *Berlin C.*, Seydelstr. 24. (624)
(S. Ins. Seite 128 9.)
Fayence-Artikel zur Wasserleitung, Waschtische
und Becken, Wandbrunnen, Closetbecken,
Nischenbecken, Schiffs- und Eisenbahnaborte,
complete Waschtoiletten und Bidets. Glaswaaren
zur Wasserleitung. Weisse und farbige Crystall-
knöpfe, Douchengläser. Glaswaaren für Gas-
und Petroleum-Beleuchtung, grün- und blauüber-
fangene Schirme, farbige Cylinder, matte Teller,
milchweisse Schirme. Opal überfangene Kugeln
und Schalen, mattirte Kugeln, Plafondschutz-
(Strassburger) Glocken etc. Completes Closet.

408 Marzillier, P., *Berlin N.*, Brunnenstr. 116 (549)
Wringmachinen. (S. Ins. Seite 171.)

409 **Schneevoigt, Julius,** (vorm. **L. Bartels,**) *Berlin SO.,* Oranienstr. 185. (540)
Complete Bade - Einrichtung mit Rohrleitung. Closetanlage, Ausgussvorrichtung etc.

---

410 ***Adler, Marcus,** *Berlin NW.,* Georgenstr. 46a. (529)
Kochmaschinen, Brat und Backöfen, Wärmspinden, Küchengeräthschaften, Abspültische, Ventilations-Zimmeröfen.

411 ***Benver, A.,** Inhaber **Emil Benver,** *Berlin C.,* Wallstrasse 9. (458b) **(S. Ins. Seite 145)**
Eine vollständige Küche.

412 ***Cohn, E.,** Fabrik für hauswirthschaftliche Einrichtung, *Berlin SW.,* Leipzigerstr. 88.
(S. Ins. Seite 131.)
Modellküche, den Erfordernissen der Hygiene entsprechend. Stabfussboden in Asphalt gelegt, aus der Asphaltfabrik von H. Winther in Berlin; die Glaserarbeit aus der Kunstglaserei von A. F. Froelich in Berlin, Architectur nach dem Entwurf des Herrn Architecten Dupré in Berlin.

413 **Demmer, Gebr.,** *Eisenach.* (544)
Restaurationsherde; eiserne Haushaltungsherde; transportabler Wasch-Kochkessel.

414 **Gerlach, Carl,** *Berlin N.,* Templinerstr. 2. (570)
Gas- und Spiritus-Kochapparate für den Hausgebrauch.

415 **Kalkbrenner, E.,** Hoflieferant, *Wiesbaden.* (582)
Grosser Hôtelherd mit Wasserheizung. Diverse Herde. Bratspiess mit Selbstgang. Kaffeeröstmaschine. Bügelöfen. Utensilien.

416 **Liebau, Herm.,** *Magdeburg-Sudenburg.* (547)
Centralheizungs - Apparate, Zimmer - Heizöfen (mittelst Warmwasser). **(S. Ins. Seite 196.)**

417 **Schimpke, Aug., & Sohn,** *Frankfurt* a/O. (566)
Kochanstalt mit Rauchverbrennungs - Apparat.

Altdeutscher Kachelofen mit Schnellheiz- Registern und Ventilations-Einrichtung. Offener Untertheil eines Kachelofens mit Details der Heiz- u. Ventilations-Einrichtung.

---

418 **Hamburg - Berliner Jalousie - Fabrik Heinrich Freese Sohn,** *Berlin SO.*, Wassergasse 10a, *Breslau*, Ring 2, *Leipzig*, Zeitzerstr. 40. (556)
                                       (S. Ins. Seite 130.)
Stellbare Zug-Jalousien. Ventilations-Holzdraht-Rouleaux (Stores), Holzspahn-Tapete.

419 **Kauffmann, Th.,** *Köln* a. Rh., (537)
Zug-Jalousien in verschiedenen Systemen.

420 **Kerkmann, J. & H.,** *Ahlen* i. W, Vert.: A. Stallmann, Berlin S., Sebastianstr. 41. (533)
Verzinnte und emaillirte Haushaltungs-Gegenstände; Küchengeschirre aus Eisenblech.

421 **Kilian, W.,** *Berlin C.*, Sophienstr. 20. (571)·
Thür mit Sicherheitsschloss und Alarm-Vorrichtung gegen Einbruch.

422 **Lanzke, F. & Co.,** *Berlin SO.*, Schmidstr. 3. (24)
Ventilations-Holzjalousien.   **(S. Ins. Seite 169.)**

423 **Lingner, Emil,** *Berlin SW.*, Waterloo-Ufer 6. (577)
Drehbare Fenster-Decoration.

424 **Meyer & Co., E.,** *Berlin N.*, Linienstr. 111. (532)
Ventilationsvorrichtungen, als: Doppelfenster mit Glasjalousie (D. R.-P. 12742) und solche mit Gazerahmen. Kreisbogen-Oberlicht, Schaufenster-Oberlicht zu einer Ladenthür. Diverse Jalousien.

425 ***Nussbeck, W.,** *Berlin C.*, Neuer Markt 8. (557a)
Glas - Luft - Jalousie - Fenster ohne Seitenzug. Fasskühlapparat.   **(S. Inserat Seite 266.)**

426 **Reichnow, Emil,** *Berlin W.*, Gr. Friedrichstr. 56. (553)
Luftzug-Verschluss-Cylinder.

427 **Schütz, August,** *Stralsund.* (565)
Schmiedeeisernes Wohnhaus - Fenster mit auf-
gehendem Pfosten.

428 **Spengler, Franz,** *Berlin SW.*, Wilhelmstr. 22a. (527)
Fenster- und Thürbeschläge. Exact-Fensterver-
schlüsse und solche für Ventilations-Oberlichte.
Exact-Thürbänder. Sicherheitsthürschlösser.
(S. Ins. Seite 158.)

---

429 ***Mix & Genest,** *Berlin S.*, Wasserthorstr. 34. (540b)
Anlagen für elektrische und pneumatische Haus-,
Hôtel- und Gefängniss-Telegraphen. Diebes-
sicherungen, Telephone und Mikrophone. Blitzableiter, Sprachrohre, Kabel- und Telegraphen-
drähte.

430 ***Möller & Blum,** *Berlin SW.*, Zimmerstr. 88. (567a)
(S. Ins. Seite 48.)
Wassermotoren zum Betriebe von Nähmaschinen,
kleinen Ventilations-Einrichtungen etc.

431 **Röschke & Buschkiel,** Telegraphenfabrik, *Zittau*
in Sachsen. (575)
Telephone, elektrische Läutewerke, elektrische
Nummer-Tableaux. Contacte, Apparate und
Utensilien.

432 **Wehr, Georg,** Telegraphen-Bau-Anstalt, *Berlin SW.*,
Alte Jacobstr. 35. (574) **(S. Ins. Seite 119.)**
Elektrische Telegraphen- und Telephon-Apparate.
Maximal- und Minimal-Contact. Feuer-Alarm-
Contact.

---

433 **Lages, H.,** *Zorge* a. Harz. (573)
Laterne mit Erleuchtungs- und Alarm-Apparat.

434 **Lissmann, Th.,** Inh. **Gebr. Flohr,** *Berlin O.*, Gr.
Frankfurterstr. 118a.
Hydraulischer, direct wirkender Aufzug für Per-
sonen oder Lasten.

435 **Schmiedel sen., Ewald,** *Berlin N.*, Lothringerstr. 33.
(583)
Fahrstuhl.

436 **Walter, Karl,** *Berlin W.*, Charlottenstr. 30. (538)
Platina-Feuerzeuge.

437 **Wenig, Wilhelm & Emil,** *Berlin S.*, Dresdenerstr. 90.
(535)
Döbereiner'sche Feuerzeuge.

438 **Witte, F.,** *Berlin SW.*, Neuenburgerstr. 14. (534)
Modelle von Speisen-Aufzügen, für Hand und
hydraulischen Betrieb.

---

439 **Huebner & Co.,** *Dresden*, Dippoldiswaldaer Gasse
7. (551)
Gemauerte Säule, mit patent. Oelanstrichfarben
gestrichen.

440 **Kuntze, Otto, Dr.,** *Leipzig Eutritzsch.* (758a)
Ein Buch: Motivirter Entwurf eines deutschen
Gesundheitsbau-Gesetzes.

441 ***Petruschky, Theodor, Dr.,** *Königsberg* i/Pr. (1092a)
Mauerstücke zur Prüfung einer schnellen Aus-
trocknungs-Methode von Wohngebäuden und
gedruckte Erläuterung.

442 ***Schwatlo,** Regierungs- und Baurath, Professor,
Berlin W., Landgrafenstr. 16, I. (455b)
Transportabler Mauerkasten-Trockenputz auf
feuchtem Mauerwerk D. R.-P. 14828.

443 **Specht & Hutzelrieder, S.,** *Augsburg.* (552)
Musterstück des L. Müller'schen Verfahrens zur
Befestigung von Mörtel auf Holzflächen und
Herstellung von Weissdecken. Holzplatten mit
Thonknöpfen benagelt.

444 **Vilain & Co.,** *Berlin SW.*, Leipzigerstr. 72. (579)
Mykothanaton Mittel gegen Hausschwamm etc.
Antipyrogen, Anstrichmasse gegen Feuersgefahr.
Präparirte Kieselguhr. Füll- und Isolir-Material
zu Eiskeller-Anlagen etc. Mit obigen Stoffen
imprägnirte Hölzer. — Broschüren.

445 **Königl. Sächs. Kriegsministerium,** *Dresden.* (585)

Situationsplan der Militär-Etablissements zu Dresden. Pläne einer Regiments-Kaserne „ „
„ des Lazareths „ „
„ der Jäger Kaserne „ „
1 Modell. Schriften.

Siehe ferner Nr. 325, 445, 525, 585, 601, 735, 816, 947, 948, 1144, 1151, 1223, 1278, 1282, 1297, 1393, 1413, 1415, 1428 und Special-Verzeichniss der Bibliothek.

Gruppe II.

Oeffentliche Gebäude.

Kirchen. — Amts- und Dienstgebäude. — Theater und Concerthäuser.

---

446 ***Ihlee & Horne,** *London E. C.,* Aldermanbury 31. Vertreter: **Georg Polack,** Berlin SW., Anhaltstrasse 8. (628b)

Selbstleuchtende Warnungstafeln für das Innere von Theatern und Concerthäusern.

447 ***Karaján, Dr. Ludwig Ritter von,** K. K. Statthalterei-Rath, *Wien.*

Modell für die Beleuchtung von Treppen und Gängen in Theatern, Concertlocalitäten etc.

449 **Stumpf, G.,** *Berlin SW.,* Ritterstr. 61. (589)

Zweigängige Doppeltreppe, combinirt mit einem hydraulischem Fahrstuhl. Löscheinrichtung für grosse, öffentliche Gebäude. Bühnenventilation mit Berücksichtigung der sich entwickelnden Verbrennungsproducte. Neues System, grosse Gebäude zu heizen und zu ventiliren.

Siehe ferner Nr. 929, 1287, 1289, 1368, 1392. 1393, 1401. 1411, 1426 und Special - Verzeichniss der Bibliothek.

Gruppe 12.

Kranken- und Pflege-Anstalten.

Civil- und Militär-Hospitale, öffentliche und private Kliniken. Entbindungsanstalten, Irrenanstalten, Siechen- und Reconvalescentenhäuser.

---

450 ***Badischer Frauenverein,** *Karlsruhe* in Baden. (620a) Die Krankenanstalten des Grossherzogthums Baden, an denen Wärterinnen des Badischen Frauenvereins die Krankenpflege besorgen.

451 **Berliner Krippenverein** (Dr. Schlötke), *Berlin N.,* Anklamerstr. 121b. (618) Ein Modell des I. Säuglingsasyles (Krippe) in Berlin.

452 **Departemental-Irrenanstalt** zu *Düsseldorf.* (603) Plan der Anstalt.

453 **Diakonissenhaus Bethanien,** *Berlin SO.,* Oberin Louise Kirsch, geb. v. Gerlach. (613) Zeltmodell, Revolver mit Photographien. Bettstelle mit Inhalt und Bettschirm. Closet.

454 ***Direction des Hamburgischen Allgemeinen Krankenhauses** (Directoren G. M. Lundt und Dr. H. J. W. Curschmann), *Hamburg.* (591a) Modell eines Pavillons für chirurgische Kranke.

455 Directionen der vereinigten Bezirks-Irrenanstalten
Stephansfeld bei Brumath (Unter-Elsass). (617)
Ein von Kranken angefertigtes Modell der neuen
Isolirzellen in den Bezirks-Irrenanstalten Stephans-
feld - Hoerdt.

456 Ehrenhaus, N., Hoflieferant, *Berlin*, *W..* Leipzigerstr. 47. (604)
Fussbodenbelag für Krankenhäuser.

457 Haselau, Otto, *Berlin N.*, Chausséestr. 72. (602)
Kranken-Pavillon mit Einrichtung.
(S. Ins. Seite 215.)

458 Hasse, P., Dr., Medicinal-Rath und Director, *Königs-
lutter* (Herzogthum Braunschweig). (592)
Zeichnungen und Erläuterungen über die Heiz-,
Ventilations und Wasser-Anlagen der Herzogl.
Braunschweigischen Heil- und Pflege Anstalt zu
Königslutter.

459 Hesse, C. F., Regierungsbaumeister, *Berlin N..*
Krausnickstr. 2, II. (610)
Zeichnungen des Krankenhauses zu Langensalza
(Weiss'sche Stiftung).

460 Kahlbaum, Karl L., Dr., *Görlitz,* Heil- und
Pflege-Anstalt für Nerven- und Gemüths-
kranke. (601)
Modell (Stereorama) der Anstalt nebst photogr.
Ansichten. Theil eines Modells zu einer
Beruhigungs-Abtheilung. Sicherheitsfenster ohne
Vergitterung, mit Charnierbändern und Ver-
schluss. Sicherheitsthürdrücker, do. -Schloss,
do. Bänke, do. Zuziehhaken und Scheiben etc.
Stellfenster bei der Luftheizung.

461 Kinderheilanstalt zu Dresden, Vorsitzender: Hofrath
Dr. Förster. (599)
Tafeln mit Plänen des Hospitals und des im Bau
begriffenen Diphtheritis- und Scharlachpavillons.

462 **Königliche Charité-Direction,** *Berlin NW.* (619)
Eine vollständig ausgerüstete, hölzerne Isolir-
Baracke für zwei Kranke. (Im Freien.)

463 **Königl. Sächs. Ministerium des Innern** (Oberlandbaumeister Adolph Canzler), *Dresden.* (606a)
Pläne der Barackenbauten in der Landes-Anstalt
zu Zschadrass, desgl. der Irrensichern-Anstalt zu
Hochweitzschen., desgl. der Irrenanstalt Sonnen-
stein bei Pirna.

464 ***Königl. Sächs. Ministerium des Innern** (Oberland-
baumeister Adolph Canzler), *Dresden.* (606b)
Pläne des Königlichen Entbindungs-Instituts zu
Dresden.

465 **Kommunalständischer Verband im Regierungsbezirk
Wiesbaden.** (600)
Zeichnungen und Erläuterungsbericht zur Er-
weiterung der Heil- und Pflegeanstalt *Eichberg*
bei Hattenheim im Rheingau.

466 **Kreis-Armen- und Kranken-Anstalt der Bayerischen
Pfalz,** *Frankenthal,* Pfalz. (598)
Zeichnung und Beschreibung einer im Jahre 1819
ausgeführten Küche nebst Resultaten, Wärme-
Apparat und Eiskasten.

467 **Landes-Director der Provinz Ost-Preussen,** *Königs-
berg* i. Pr. (595)
Zeichnungen und Erläuterungsbericht betr. die
Irrenanstalt zu Allenburg und eine Baracke für
Sieche. (Tapiau.)

468 **Loose, Dr. med. Aug.,** und **Bau-Inspector Rippe,**
Bremen, Schillerstr. 10. (614)
Baupläne und Beschreibung von Contagien-
häusern, d. h. Nebengebäuden von grösseren
Krankenanstalten zur Isolirung contagiöser
Kranken.

469 ***Mix & Genest**, *Berlin S.*, Wasserthorstr. 34.
(510d)
Zeichnungen über Telegr.- und Telephon-Anlagen in der Universitäts- und Frauen-Klinik zu Berlin, und in dem Krankenhause des Kriminalgerichts' zu Berlin-Moabit.

470 **Provinzial-Irren-Anstalt Alt-Scherbitz.** Director Dr.
Paetz, *Alt-Scherbitz* bei Schkeuditz, Provinz Sachsen. (609)
Relief-Modell des ganzen Anstalts- und zugehörigen Guts-Terrains, Papp-Modell der Central-Anstalt und Situations-Plan, Photogr. Ansichten. Grundriss-Skizzen in einer Mappe.

471 **Rheinische Provinzial-Irren-Anstalt,** *Andernach.* (608)
Modell zweier Zellen des Isolirgebäudes.

472 **Rhein-Provinz-Irrenanstalt Grafenberg,** *Grafenberg*
bei Gerresheim. (590)
Modell der Anstalt.

473 **Rheinische Provinzial Irren-Anstalt,** Director Dr.
Ripping, *Düren.* (596)
Gesammtbild der Anstalt. Isolirzimmer mit innerer Einrichtung und Bett für Gelähmte und Krampfkranke.

474 **Rhein.-Westf. Diaconissen-Verein** (Disselhoff), *Kaiserswerth.* (597)
Situationsplan und Vogel-Perspectiv-Bild der verschiedenen Anstalten in Kaiserswerth und anderer zu dieser gehörenden Filialen.

475 **Schlierholz, Joseph von,** Kgl. Württembergischer
Ober-Baurath, *Stuttgart.* (611)
Architectonischer Entwurf eines Irrenhauses für die Universitätsstadt Tübingen, für 300 Kranke, vergrösserungsfähig bis für 500 Kranke. Programm und Project-Beschreibung und Broschüre.

476 **Schmieden, H.,** vorm. **Gropius & Schmieden,** Inhaber
H. Schmieden Kgl. Baurath und **von Weltzien,**
Reg.-Baumeister, *Berlin W.,* Am Carlsbad 12-13.
(593)
Modelle, Zeichnungen und Publikationen aus-
geführter Krankenhäuser und Irren-Anstalten.

477 **Schücking, Dr. med., Adrian,** *Pyrmont.* (612)
Zeichnung resp. Photographien einen sogenannten „aseptischen Raum" darstellend.

478 **Verein für Ferien-Colonien,** *Barmen.* (605)
Bild des dem Verein gehörigen Kurhauses in
Königsborn bei Unna i. W., nebst Beschreibung.

479 **Verein für Kinderheilstätten an den deutschen Seeküsten.** Vorsitzender Geh. Med.-Rath Prof.
Dr. Benecke, *Marburg,* Prov. Hessen-Nassau.
(616)
Die Baupläne für die Vereins-Hospize in Wyck
auf Föhr und auf Norderney.

480 **Verein der Schlesischen Malteser-Ritter zu Breslau,**
Vorsitzender Graf Praschma zu *Falkenberg
O/S.,* Vertreter Baumeister Statz, *Berlin W.,*
Kurfürstendamm 114. (1165)
Bild, darstellend die vorhandenen Krankenhäuser
des Schlesischen Malteser Ordens, sowie ein im
Bau begriffenes Krankenhaus.

481 **Verwaltungsrath der Civil-Hospize zu Strassburg
i. E.;** bezw. der **Reconvalescenten - Anstalt,**
genannt **Hospiz Lovisa.** (607)
Ruprechtsau bei Strassburg i. E. Situationsplan
in drei photogr. Ansichten und Beschreibung
der Localitäten. Hausordnung.

Siehe ferner No. 1278, 1369, 1389, 1391, 1395, 1401,
1405, 1408, 1409, 1411—1413, 1416, 1418, 1420, 1422,
1423, 1426, 1429 und Special - Verzeichniss der
Bibliothek.

Abtheilung III.

Gruppe 13.

Gesundheitspflege im Allgemeinen.

Gesundheitsdienst (Medicinal-, Sanitäts-Polizei). — Oeffentliche
Gesundheitspflege. — Statistik. — Vereinsthätigkeit. — Be-
lehrung und Warnung.

---

482 **Denarowski, Dr. Carl,** k. k. Reg.-Rath u. Landes-
Sanitäts-Referent für die Bukowina in *Czerno-
witz.* (1138)
Sanitätskarte der Bukowina mit Commentar.

483 **Enke, Ferdinand,** *Stuttgart.* (1234)
Medicinische Werke eigenen Verlages.

484 **Hirschwald, Aug.,** Verlagsbuchhandlung, *Berlin
NW.,* Unter den Linden 68. (1232)
Bücher eigenen Verlags über Hygiene im All-
gemeinen, Krankenpflege etc.

485 ***Reclam, Prof. Dr.,** *Leipzig.* (357b)
Bücher und Schriften des Ausstellers.

486 ***Verein für öffentliche Gesundheitspflege im Herzogthum Braunschweig.** (1233a)
Publikationen des Vereins.

Siehe ferner No. 726, 1389, 1411, 1418, 1419 und
Special-Verzeichniss der Bibliothek.

Gruppe 14.

Volkskrankheiten.

Desinfection, Mittel und Vorrichtungen zur Desinfection von Räumen und Gegenständen. — Quarantainen und deren Einrichtungen. Schutzimpfung, Einrichtungen der Impfinstitute u. dergl.

---

487   ***Bacon, J. L.,** *Berlin SO.*, Köpnickerstr. 110. (457b)
Desinfectionsschrank in Verbindung mit einer Heisswasser-Heizung zur gleichzeitigen Erwärmung von Wasser und zur Heizung von Gefängnisszellen oder Krankenstuben (Montags u. Donnerstags im Betriebe). Fahrbarer Desinfections-Apparat. Desinfectionsofen zur Ventilation von Abortgruben. (Im Raume neben dem Kesselhause.)
(S. Ins. Seite 223.)

488   **Brettner, Ernö,** *Nagy Kikinda*, Ungarn.   (873)
Desinfectionspräparate eigener Fabrikation.

489   **Chemische Fabrik auf Actien, vorm. E. Schering,** *Berlin N.*, Fennstr. 11/12. (1082)
(S. Ins. Seite 60, 61.)
Desinfectionsmittel und pharmazeutische Präparate.

490   **Frank, Dr. Adolf,** Chemiker, *Berlin - Charlottenburg,* Leibnizstrasse 80. (872)
Materialien und Apparate zur Desinfection mittelst Brom und festen porösen Massen aus Kieselguhr nach Dr. Frank's Patent. Geformte Kieselguhrmassen für Bauzwecke. (Im Stadtb.-Bog. 23.)

491   ***Fürst, Dr., San.-R.,** Director d. Kinder-Poliklinik u. d. Anstalt f. anim. Impfung, *Leipzig.* (322a)
Pavillon obiger Impfanstalt mit Darstellung des gegenwärtigen Standes der animalen Vaccination, ihrer praktischen Ausführung, der Lymphe-Conservirungsmethoden etc.

492 ***Norddeutsche Torfmoor-Gesellschaft**, *Gifhorn* in
Hannover. (1086a)
Torfmüll zu Desinfectionszwecken.

493 ***Nussbeck, Wilh.**, Klempnermstr.. *Berlin C.*, Neuer
Markt 8. (557b)
Bettfedern-Reinigungsmaschine für Handbetrieb.
D. R.-P. 720.   (S. Inserat Seite 266.)

494 ***Petruschky, Dr. Th.**, *Königsberg* i. P. Hinter Trag-
heim 23b. (1192b)
Modell einer Desinfectionsanstalt.

495 **Pissin, Dr.**, Institut f. animale Vaccination. *Berlin W.*,
Derfflingerstr. 29. (871)
Impftisch mit geimpftem Kalbe. Instrumente
zur Impfung, sowie zur Abnahme der Lymphe
von Kälbern. Lymphproben und Compositions-
Masse zum Verschluss der Lymphröhrchen.
Broschüren und Separatabdrücke.

496 **Pistor, Arwed von**, Reichsritter, *Wien*, Rennweg 3.
(876)
Desinfectionsmittel „A n t i - B a c t e r i a n" und mit
demselben präparirte organische Gegenstände.

497 **Schallehn, Gustav**, *Magdeburg* und *Wien.* (1090)
Kieselguhr-Desinfectoren, D. R.-P. 18049. Dr.
H. Zerener's Antimerulium, D. R.-P. 378.

498 **Staatsimpf-Anstalt Hamburg**, durch Dr. Leonhard
Voigt, Oberimpfarzt, *Hamburg*, Ernst Merck-
strasse 8. (875)
Modelle des Kälberstalles und des Impftisches.
Impfinstrumente.

Siehe ferner No. 12, 355, 372, 636, 723, 767, 950, 979,
1225, 1400, 1411, 1412, 1419, 1428 und Special-Verzeichniss der Bibliothek.

Gruppe 15.

Erste Hülfe bei Kranken, Verunglückten, Verletzten.

Mittel zur Errettung vom Tode durch Ersticken, Ertrinken und Vergiftung. Rettungskästen u. dergl. — Einrichtung von Sanitätswachen und Rettungsstationen; Tragebahren, Tragekörbe, Räderbahren, Transportwagen (für Städte etc.).

---

499 **Actien-Gesellschaft für Wagenbau**, vormals **Jos. Neuss**, *Berlin SW.*, Friedrichstr. 225. (877)
Zweirädrige Krankentransportbahre mit abnehmbarem Untergestell. (Im Stadtb.-Bog. 21.)

500 ***Deutscher Samariter-Verein** durch den Schatzmeister desselben, Consul v. Bremen in Kiel. (1098b)
Samariter-Lehrkisten und -Apotheken. Wandtafeln und sonstige Hülfsmittel zur Förderung der Kenntniss der ersten Hülfeleistungen bei Unglücksfällen bis zur Ankunft des Arztes. (Im Stadtb.-Bog. 19.)

501 **Rathgeber, Jos.**, Waggonfabrik, *München*. (879)
Eisenbahn-Salon-Krankenwagen. (In der Eisenb.-Halle.

502 **Rotter, Dr. Emil**, k. b. Sanitätsoffizier, *Nürnberg*, Vertreter: Speyerer & Co., Berlin W., Leipzigerstrasse 22. (878)
Tabellen und Broschüren über die Behandlung Verunglückter bis zur Ankunft des Arztes. (Im Stadtb.-Bog. 21.)

503 ***Rühlemann, Dr. G.**, Oberstabsarzt, 1. Vorsitzender des Samariter-Vereins in Leipzig, *Gohlis* bei Leipzig. (1081a)
Zusammenlegbare eiserne Tragbahre und Lehrmittel für Samariterschulen. (Im Stadtb.-Bog. 18.)

504 **Wiener freiwillige Rettungsgesellschaft und Jacob Lohner & Co.,** Hof-Wagenfabrikanten, *Wien.* (1112)

3 Krankentransportwagen für Kranke und Verwundete, für mit ansteckenden Krankheiten Behaftete und für Geistesgestörte. Krankentragestuhl, Tragebahre, grosse und kleine Rettungskasten. Bett für Rettungsstationen. Apparatentasche. (Im Stadtb.-Bog. 21.)

Siehe ferner No. 619, 691, 699, 749, 1067, 1113, 1126, 1168, 1258, 1424, 1431 und Special-Verzeichniss der Bibliothek.

Gruppe 16.

Krankenpflege.

a) Organisation.

b) Technische Ausrüstung.

L a g e r u n g s g e g e n s t ä n d e : Krankenbetten mit Ausstattung und Hebevorrichtungen an denselben. — Luft- und Wasserkissen. — Krankenstühle und -Wagen. — Schienen, Schweben, Beinladen u. dergl.

---

505 **Ançion & Schnerzel, F.,** *Berlin W.,* Wilhelmstr. 49. (721)

Krankenwagen, Krankenstühle, Ruhebett.

506 **Ballenberger, J. F.,** Chirurg, *Aschaffenburg.* (804)

Krankenbetten mit Mechanik. Divansessel.

507 **Bazar de voyage von L. Prager,** vorm. **Prinzler,** *Berlin W.,* Unter den Linden 27. (746)

Schlafdecken von sämischem Leder, Lederkissen. Reise-Apotheken, Reisebestecks und Speisekörbe etc. **(S. Ins. Seite 144.)**

508　**Blancke, Heinrich,** *Düsseldorf.* (709)
Bettstelle und Matratze mit Gummi-Bettunterlage
D. R.-P. 17357.

509　***Börner & Co.,** *Berlin SW.,* Pionierstr. 10a. (468d)
Wasserbett mit Ofen für Gas u. Dampf, Patent
Börner & Co., Kippwaschtisch mit eisernem
Untersatz.

510　**Buschberg, O. L.,** *Berlin W.,* Leipzigerstr. 116. (780)
Krankenmatratze mit geruchloser Closet-Vor-
richtung D. R.-P. 17474.

511　**Crotogino, Gebr.,** *Schweidnitz* in Schles. (741)
Patent - Ruhestuhl. Ruhebett mit stellbarer
Patent-Matratze.

512　**Eckermann, Ferdinand,** *Hamburg.* (793)
Patent - Fahrstuhl zum Selbstfahren, Unter-
suchungs- u. Operationsstuhl. Modelle mehrerer
Stühle.

513　**Feise, August,** Tischlermeister, *Hildesheim.* (762)
Krankenbettstelle D. R.-P. 8207.

514　***Fetting, Nachf., J.,** Wagenfabrik, Inhaber **Ernst
Kühlstein,** *Berlin W.,* Linkstr. 10. (313b)
Krankenfahrstuhl. (Im Stadtb.-Bog.)

515　**Fischer, Dr. R. v.,** Primararzt und Operateur,
Triest. (868)
Tragbarer Krankenstuhl mit Extensions-Apparat
zur Behandlung von Unterschenkelbruch.

516　**Friedel, Dr.,** Oberstabs- und Regimentsarzt, *Potsdam.*
(842)
Eisernes Bettgestell mit Vorrichtung zur Kalt-
wasser-Behandlung fiebernder **Kranken.** Thür-
flügel und Fensterrahmen zur permanenten
Ventilation kleiner Räume, ohne Zutritt von Staub.

517　**Grätzer, Salo,** Waldwollen-Fabrik, *Carlsruhe,* Ober-
Schlesien. (777)
Matratzen, Keilkissen, Fusskissen, Steppdecken
mit Waldwolle gefüttert. Waldwoll-Oel, Extract.

518   ***Gretschel & Heinemann,** *Leipzig-Reudnitz.* (201a)
Zusammenlegbarer Krankenfahrstuhl.

519   **Hering, H.,** Tischlermstr., *Berlin NO.,* Friedenstr. 90.
(794)
Modell einer Chaiselongue für ärzliche Zwecke
mit Wasch- und Spülvorrichtung.

520   **Köhler & Co.,** *Heidelberg.* (753)
Schlafsessel mit verstellbarem Tisch. Fahrstühle.
Untersuchungsstuhl zugleich Fauteuil. Hand-
trage- und Hebesitze.

521   **Koppel, Paul,** Fabrik sächsischer Möbel, *Dresden,*
Canalgasse 23b. (813)
Krankenstuhl.

522   ***Krankenhaus, Direction des Hamburger Allgemeinen,**
Hamburg. (591b)
Eiserne Bettstelle für chirurgische Kranke.

523   **Krankenverpflegungs-Anstalt der jüdischen Gemeinde**
zu *Berlin N.,* Auguststr. 14/15. (732)
Modell eines pneumatischen Cabinets.

524   **Kuhtz & Co.,** *Brandenburg* a/Havel. (736)
Krankenfahrstühle. Kinderwagen mit Patent-
federgestell. Personen-Waage.

525   **Lange, Christoph,** Billardfabrik, *Hannover,* Celler-
strasse 18. (837)
Verstellbarer Tisch.

526   ***Lucas, F. A.,** *Dresden,* Königsbrückerstr. 72. (317b)
Krankenfahrstühle mit patentirten Vorrichtungen.
(Im Stadtb.-Bog.)

527   ***Mecklenburger Local-Comité** in **Rostock,** für **Erdmann & Ruperti** in *Wismar.* (1152 u. 1153)
Krankenstuhl.

528   ***Dasselbe** für **Gössel,,** Tischlermeister in *Wismar.*
Patentirter verstellbarer Stuhl.

529   ***Dasselbe** für **H. Seydler,** Civil-Ingenieur, *Güstrow.*
Elastische Bettunterlage als Ersatz der Sprung-
federmatratze.

530 ***Dasselbe** für **Georg Stender** in *Schwerin.*
Chaiselongue zum Krankentransport.

531 ***Dasselbe** für **H. Stender,** Hofkorbmacher in *Schwerin.*
Krankenfahrstuhl.

532 ***Dasselbe** für **Strauss & Co.** in *Rostock.*
Krankenfahrstuhl.

533 **Pestou, L.,** *Berlin W.,* Taubenstr. 17. (790)
Verstellbares Sprungfederkeilkissen.

534 **Pickhardt, Gustav,** *Hagen* i. Westf. (817)
Elastischer Betteinsatz aus Gussstahlschnüren.
Spiraldraht. Fussmatten.

535 **Richter, Gust. Ad.,** *Rixdorf* bei Berlin, Knesebeck-
strasse 26. (838)
Patent-Kranken- und Lesetisch. Lesepult.

536 ***Schlesinger, H.,** *Berlin C.,* Rossstr. 28. (1091)
Patentbett D. R.-P. 1710. Eiserne Bettstellen.
Feldbett. Steckbecken.

537 ***Schulz, Carl,** Firma: **Erste Berliner Eisenmöbel-
Fabrik,** *Berlin SW.,* Lindenstr. 105. (323cd)
Krankenwagen, Krankentisch, Operations- resp.
Untersuchungsstuhl. Eiserne Bettstellen. Muster-
bettstellen der Kgl. preuss. Garnisonlazarethe u.
der Kgl. Frauen-Klinik in Berlin.
(S. Ins. Seite 95.)

538 **Speier, S.,** *Berlin SW.,* Beuthstr. 14. (1009)
Krankenbett mit verstellbarem Kopfkissen und
Closeteinrichtung. Zimmerfahrstuhl. Krankenwagen, zugleich Krankentrage. Krankenwagen
zum Selbstfahren. Zusammenlegbare Krankentrage. Krankentisch. Verstellbares Kopfkissen.
Scheerenbett und -Stuhl. Krankenbett. Untersuchungsstuhl zum Hochkurbeln, zugleich Operationstisch. Verschiedene zusammenlegbare Zelte.
(Eigenes Zelt im Freien.)

539 **Tettweiler, B.,** *Berlin W.,* Königin Augustastr. 19.
(1088)
Krankentransportkorb zum Tragen, Fahren und

als Bett. Patentbett. Kranken-Tragestuhl. Krücken
aus Malaga-Rohr. Arm- und Beinschienen. Patent-
Trockenständer. Lehrmittel für Kindergärten.

541 **Vereinigte Fabriken zur Anfertigung von Sanitäts-
Geräthschaften** vormals **Lipowsky-Fischer (C.
Maquet)**, *Heidelberg.* (854)
Krankensfahrstühle verschiedener Art. Operationstisch und Divan. Untersuchungsstuhl. Dampf-
bade- und Douche-Apparat. Krankenbett. Fahr-
und Ruhebett. Universalstuhl. Krankentrage und
Tragbahre. Augenoperationsstuhl. Gegenstände
für Abortanlagen nach dem Tonnen- und Bassin-
system. **(S. Ins. Seite 86.)**

542 **Walther, Bodo,** *Dresden,* Schäferstr. 27. (831)
Schlaf-Apparat für Kranke, denen das Liegen
nicht möglich ist. D. R.-P. 16599.

543 **Wedel sen., Franz,** *Berlin NO.,* Kleine Frankfurter-
strasse 1. (1084)
Modelle eines Kranken- und eines Leichenkorbes.
Krankenfahrstühle. Kinderwagen. (Im Stadtb.-
Bog.)

544 **Wiese, Theodor,** *Berlin SO.,* Adalberstr. 20. (795)
Krankentisch. D. R.-P. 20046.

Siehe ferner No. 201, 678, 725, 735, 744, 746, 750,
1424, 1431.

Medicinisch-chirurgische Apparate, Instrumente und Bandagen: Badeeinrichtungen (auch für Localbäder), Douche-Apparate, Steckbecken, Wärmapparate, Eiskästen, Eismaschinen, Eiterbecken, Irrigatoren, Wundspritzen, Schwämme, Zerstäubungs-, Inhalations-, pneumatische Apparate, medicinische Thermometer, chirurgische, ophthalmologische, optische Instrumente und Apparate, elektrische, orthopädische Apparate, chirurgische Bandagen, Operationstische und -Stühle, Waagen (für das Körpergewicht), Anwendung der Heil-Gymnastik und Massage.

---

545 **Anton, H. M.,** Inhaber **Carl Köster** und **H. Anton,** *Berlin C.,* Neue Grünstr. 1. (747)
Gegenstände zur Krankenpflege aus Patent- und Hartgummi.

546 **Beely, Dr. F.,** *Berlin W.,* Potsdamerstr. 139. (735)
Orthopädische Apparate.

547 ***Bernstein & Co., Alex.,** Nachf. **E. Bierstedt,** *Berlin W.,* Markgrafenstr. 50. (305)
Waage mit Stellvorrichtung zum Abwägen von Personen in sitzender oder liegender Stellung.

549 **Détert, Rudolph,** Hoflieferant, *Berlin W,* Französischestrasse 53. (785)
Chirurgische Instrumente. Apparate zur Krankenpflege.

550 ***Dörffel, P.,** Hof-Optiker u. Mechaniker, *Berlin NW.,* Unter den Linden 46. (123b)
Ophthalmiatrisches Instrumentarium (vollständig eingerichtete Augenklinik). Ophthalmoskope, Optometer, Perimeter, Apparate und Instrumente zur Untersuchung auf Farben-Blindheit. Emaille-Ersatzaugen. Aerztliche Thermometer etc. Laryngoskope. Kehlkopfspiegel. (Sämmtlich eigener Fabrikation.)

551 **Dopp, Gebrüder,** *Berlin N.,* Eichendorffstr. 20. (802)
Personen Schnell-Waage, System Dopp.

552 **Dunzelt, Hermann,** *Berlin C.*, Scharrnstr. 22. (696)
Gegenstände für chirurgische Zwecke und zur
Krankenpflege aus Gummi.

553 **Elges, Wilhelm,** *Berlin N.*. Linienstr. 112. (751)
Chirurgische Instrumente. Irrigatoren. Pessarien.
Stethoskope, Zerstäubungsapparate, hauptsäch-
lich aus Hartgummi.

554 ***Fürst, Dr. L.,** San.-Rath, Docent an der Universität
in *Leipzig*, Vertreter A. Zyrewitz. Berlin S..
Kommandantenstr. 24. (322b)
Universal-Thermometer.

555 **Galle, Rich.,** Mechaniker. *Berlin S.*. Alte Jacobstr. 94.
(745)
Constante Batterien und Inductions-Apparate.
(S. Ins. Seite 46.)

556 **Gauernack & Reinboth,** Mechaniker, *Dresden,*
Louisenstr. 99. (825)
Inductionsapparate und elektrische Batterien.
Schrank für elektro-therapeutische Zwecke.

557 **Geffers, Carl,** Chirurg. Instrumentenmacher, *Berlin
NW.*, Schiffbauerdamm 2. (715)
Orthopädische Maschinen. Verbandkasten, Ampu-
tations- und Resections-Besteck nach Küster.
Mastbaum-Apparat zum Eingypsen von Rückgrat-
Leidenden. Irrigatoren, Schienen. Chirurgische
Instrumente, Bandagen und Apparate. Sitzwanne.
Verschiedene künstliche Glieder. **(S. Ins. Seite 216.)**

558 **Goldschmidt, S.,** Kgl. Hof-Mechaniker und Bandagist,
Berlin W., Wilhelmstr. 84. (855)
Patent-Bruchbänder. Künstliche Glieder. Kranken-
wagen und -Stühle. Tragbahren. Orthopädische
Apparate. Chirurgische Instrumente.

559 **Haertel, Hermann,** *Breslau*. Weidenstr. 33. (717)
Chirurgische Instrumente. Bruchbänder. Orthopädische Bandagen. Rettungskasten. Galvano-
kaustische Batterien und Instrumente. Constante
und Inductionsapparate. Respiratoren. Künstliche Glieder.

560 **Hebra, Dr. H. Ritter von,** *Wien*. Mariannengasse 10. (789)
  Apparat zum Gebrauche continuirlicher Bäder (Wasserbett), construirt von weiland Hofrath Professor Ferdinand R. von Hebra.

561 **Herms, H. H.,** *Berlin C.*, Joachimstr. 8. (858)
  Wund-, Klystier- und Injectionsspritzen. Magenpumpen. Eiter- und Steckbecken. Wärm-, Zerstäubungs- und Inhalations-Apparate. Hörrohre. Verbandtaschen.

562 **Herrmann, A. C.,** *Berlin NO.*. Elisabethstr. 19. (744)
  Personen-Waage.

563 **Hess, H.,** Hofoptiker, *Berlin S.*, Ritterstr. 104. (748)
  Constante galvanische transportable Apparate. Schlittenapparat nach Prof. Dr. Du Bois-Reymond mit Unterbrecher nach Prof. v. Helmholtz. Rheostaten. Inductions-Apparate. Dr. Fröhlich'sche Elektro-Magnete. Doppel-Flaschen-Element.
               (S. Ins. Seite 74.)

564 **Hirschmann, W. A.,** *Berlin S.*. Kommandantenstr 54. (720)
  Transportable Apparate für constante und Inductions-Ströme. Rheostaten. Messinstrumente zur Verwendung bei der Elektrotherapie.

565 **Jacoby, Siegmund,** *Offenbach* a. M. (718)
  Secirmesser, Chirurgische Instrumente.

566 **Jahnle, E.,** *Berlin SW.*, Besselstr. 14. (722)
  Operations- und Untersuchungstisch nach Dr. Retslag, D. R.-P., desgl. Stuhl nach Jahnle, D. R.-P.

567 **Jehl, C.,** Münsterapotheke, *Strassburg* i. E. (719)
  Dr. Feldbausch's Inspirations-Apparate zum Einathmen flüchtiger Stoffe durch die Nase.

568 **Jochem, G. H.,** *Worms* a. Rh. (730)
  Dr. Biederts pneumatischer Rotationsapparat.

569 **Internationaler Vacuum Eismaschinen-Verein,** *Berlin N.*, Oranienburgerstr. 59. (1250)
  Vacuum Eismaschine zur Production von 200 Kg. Eis pro Stunde. (Im Stadtb.-Bog. 22.)

570 **Kirchner & Comp., Reinh.,** *Roda* b. Ilmenau i. Thüringen. (742)
Optische Instrumente und Apparate. Medicinische Thermometer.

571 **Krauss, E.,** *Berlin S.,* Kommandantenstr. 33. (700)
Orthopädische Maschinen. Chirurgische Instru-
mente. Drahtkörbe. Bandagen. Spritzen und
Douchen. Künstliche Glieder.

572 **Krüger, Rudolph,** *Berlin SW.,* Ritterstr. 57. (756)
Stationäre und transportable Apparate für con-
stanten und Inductionsstrom. Schlittenapparat
nach Prof. Dr. Du Bois-Reymond. Rheostat,
Galvanoskop, galvanische Elemente, Stromgeber.

573 **Kunze, Gustav,** *Berlin NW.,* Charitéstr. 7. (801)
Chirurgische Bandagen und Verbandmaterial.
(S. Ins. Seite 146.)

574 **Leiter, Josef,** *Wien,* Mariannengasse 11. (865)
Wärme-Regulatoren. Irrigations-Apparate. Instrumente und Apparate aus Hartgummi, theils
eigener Construction.

575 **Loewenstein, Louis, H.,** *Berlin N,* Linienstrasse 158.
(853)
Spritzen zu chirurgischen Zwecken. Percussions-
und chirurgische Instrumente.

576 **Loewy, Heinrich,** Hoflieferant, *Berlin NW.,* Dorotheen-
strasse 92. (713)
Patent-Pronations-Bruchband mit federnder Pelotte, Bruchbänder, Leibbinden. Chirurgische
Bandagen. **(S. Ins. Seite 110.)**

577 **Mayerhoff, Franz,** *Berlin N.,* Bergstr. 44. (1134)
Eismühlen zum Zerkleinern von Eis. (Im Stadt-
bahnb.) **(S. Ins. Seite 187.)**

578 **Mechnig, Gebrüder,** *Berlin C.,* Neue Grünstr. 39. (765)
Patent-Inhalations-Apparate. Irrigatoren, Steckbecken, Eiterbecken, Eisbeutel, Luftkissen und
andere Apparate zur Krankenpflege.
(S. Ins. Seite 211.)

579 ***Mecklenburger Lokal-Comité** in *Rostock* für **Erfurt,**
Wasser-Heilanstalt Feldberg. (1152)
Schwitzkasten.

580 ***Dasselbe** für **Müller** in *Schwerin.* (1152)
Stubendampfbad.

581 **Mang, Josef,** ärztlicher Instrumenten-Erzeuger, *Prag.*
(828)
Catheter neuer Construction, Aetzmittelträger
(Porte caustique) von Dr. M e d a l. Ohrenärzt-
liche Instrumente von Dr. C z a r d a. Endoskope
von Prof. L a n o w s k i. Chirurg. Instrumente
von Prof. G u s s e n b a u e r.

582 **Mester, Ed.,** *Berlin NW.,* Friedrichstr. 99. (757)
Optische, mechanische und chirurgische Instrumente für Aerzte.

583 **Meyer, Ludwig,** *Berlin W.,* Potsdamerstr. 9. (771)
Gummi- und Guttapercha-Waaren für hygienische
und chirurgische Zwecke. Apparate zur Krankenpflege.

584 **Müller, C.,** *Berlin C.,* Königstr. 41. (699)·
Chirurgische Patent- und Hartgummi-Artikel.
(S. Ins. Seite 180.)

585 **Nagel, C. E.,** *Berlin SW.,* Alexandrinenstr. 109. (712)
Eisschrank. Geruchloses Zimmercloset.
(S. Ins. Seite 114.)

586 **Neuber, Dr.,** *Kiel,* Muhliusstr. (815)
Operations- und Instrumententisch. Bein- und
Armschienen. Glasschiene mit Verband. Glas-
bougies und -Drains. Verbandgegenstände.
Torsionspincetten.

587 **Norddeutsche Eiswerke, Actien-Gesellschaft,** *Berlin C.,*
Seydelstr. 32. (1227)
Kunsteis (Blöcke von 125 Kg. Schwere), Roheis,
Eisschränke. (Im Pavillon bei Vaas & Litt-
mann s. No. 609.)

588 ***Oppenheimer, Adolph,** *Berlin C,* Königsgraben 7. (83b)
Künstliche Umschläge ohne Naht zu medicinischen
Zwecken D. R.-P. 9016.

589 **Paalzow, Robert,** *Berlin C.,* Alexanderstr. 30. (798)
Orthopädische Apparate englischer Construction.

590 **Poenicke, F. W.,** Bandagist, *Jülich.* (820)
Doppelte und einfache Bruchbänder mit Spiral-
federpelotte. **(S. Ins. Seite 218.)**

591 ***Porzellan-Manufactur, Königliche,** *Berlin,* Direction:
im Thiergarten, Verkaufslokal: Friedrich-
strasse 194. (129)
Porzellangeschirre zu Lazarethausstattungen.

592 **Prümers, Dr. H.,** *Burgsteinfurt,* Westf. (861)
Transportables Dunkelzimmer für ärztliche Untersuchungen bei künstlicher Beleuchtung D. R.-P.
14803.

593 **Quincke, Prof. Dr. H.,** *Kiel.* (834)
Modell einer Badewanne und einer Vorrichtung
für heisse Luftbäder.

594 **Rählmann, Prof. Dr. Ed.,** Director der Universitäts-
Augenklinik zu *Dorpat,* Livland. (1225)
Hyperbolisch geschliffene Brillengläser.

595 **Reiniger, E. M.,** Universitäts-Mechaniker, *Erlangen.*
(792)
Transportable constante Tauchbatterien, Reiniger's communicirende Winkelzellenbatterien
mit constantem Strom, transportable Inductions-
und Taschen-Inductions-Apparate für ärztlichen
Gebrauch. Stromwend- und Rheostat-Elektroden.
Kohlenelektrodenkissen. Neumodificirte Tabletten-
presse nach Prof. Dr. Rosenthal zum Comprimiren
von Medicamenten. **(S. Ins. Seite 87.)**

596 ***Rettig, A.,** Rechtsanwalt, *Saarbrücken.* (1089b)
Verschiedene Tonbringer, paraboloidische Apparate zu akustischem Gebrauche D. R.-P. 14882.

597 **Rheinstädter, Dr. A.,** *Köln* a. Rh. (694)
Apparat zur geburtshülflichen Antisepsis für
Aerzte und Hebammen, mit Beschreibung.

598 **Römpler, Julius,** *Zeulenroda.* (740)
Gummistrümpfe, Leibbinden u. Bandagenbänder.

599 **Rühe, Robert,** *Landsberg* a. W., Vertreter R. Störmer,
Berlin NO., Landsbergerstr. 3. (546)
Mikroskopirlampe.　　　　　　　　　　(S. Ins. Seite 154.)

600 ***Sachs, Gebr.,** *Berlin NW.,* Neustädtische Kirchstr. 1.
(23b)
Luftmatratzen. Luft- und Wasserkissen. Badewannen. Steckbecken. Wärmflaschen. Frottir-
gegenstände. Zerstäubungs- und Inhalations-
apparate. Priessnitz'sche Umschläge. Apparate
für Massage und Zimmergymnastik. Hufeinlagen,
Trensen und Candaren mit Gummigebiss u. a.
auf Veterinärwesen bezügliche Gegenstände.

601 ***Sackhoff,** Fabrikant von Eisschränken und Eismaschinen, *Berlin SW.,* Zimmerstr. 65. (1258a)
Eisschränke und Eismaschinen.

602 **Schnelle, Hermann,** *Berlin C.,* Seydelstr. 30. (764)
Brillen und Pince-nez.

603 **Schöberl, J.,** *München,* Maximilianstr. 40. (729)
Operationsstuhl. Patentfahrstuhl zum Selbst-
fahren. Modell eines Patent-Universalstuhls.
　　　　　　　　　　　　　　　　(S. Ins. Seite 160.)

604 **Speier, A.,** *Berlin S.,* Prinzenstr. 91. (863)
Medicinische Pinsel u. Schwämme nach Tobold,
Kristeller, Lewin und Waldenburg.

605 **Stendel, D.,** in Firma **Otto Talg's Nachfg.,** *Berlin C.,*
Königstr. 49. (767)
Medicinische Thermometer.

606 **Sydow, Emil,** *Berlin NW.,* Albrechtstr. 13. (749)
Ophthalmoskope, Laryngoskope, Spiegel zur
Untersuchung der Zähne, der Ohren, des Kehl-
kopfs etc. Perimeter, Optometer. Normal-
Probirgläser-Sammlungen. Lupen. Probirbrillen.

607 **Treuer, R.**, Optiker und Mechaniker, *Berlin W.*,
Mohrenstr. 41. (836)
Augenspiegel. Brillenkästen für Aerzte. Brillen,
Pince-nez. Lupen. Arbeiter-Schutzbrillen. Aerztliche Thermometer. Instrumente zur Prüfung
und Untersuchung von Nahrungsmitteln. Mikroskope. Galvano-elektrische, elektro-therapeutische
und magneto - elektrische Apparate. Inductions-
und Rotations-Apparate.

608 **Tuchtfeld, Ad.**, *Hamburg*, Graskeller 14. (824)
Gummi- und Guttaperchawaaren zur Krankenpflege. (S. Inserat Seite 279.)

609 **Vaas & Littmann**, *Halle* a/S. (784)
Eismaschine für Lazarethzwecke und zur Ab-
kühlung von Räumen. Mineralwasser-Apparat.
(Auch im Freien.)

610 **Voss, J. Rob.**, *Berlin NO.*, Pallisadenstr. 20. (708)
Selbsterregende Influenzmaschinen für ärztliche
und Schullehrzwecke.

611 **Weiss, Traugott**, *Warmbrunn* i/Schles. (797)
Chirurgische Spritzen aller Art. Clysopompes.
Douche-Apparate, Irrigatoren. Specula, Medi-
kamenten Träger. Blechgefässe für chirurgische
Zwecke. (S. Ins. Seite 159.)

612 **Weitz, Moritz,** *Berlin W.*, Leipzigerstr. 41. (1135)
Eisspalter D. R.-P. 11484. (Im Stadtb.-Bog.)

613 **Wienand, Aug.**, *Pforzheim.* (839)
Das bisolenoidal-elektrische Verfahren, dargestellt
an einer Figur durch verschiedene Apparate
und ein mit dergl. Apparaten ausgestattetes
Modell-Schlafzimmer. Broschüre.
(S. Ins. Seite 99.)

614 **Windler, H.**, Kgl. Hoflieferant, Fabrikant chirurgischer Instrumente u. Bandagen, *Berlin NW.*,
Dorotheenstr. 3. (796)
Chirurgische Instrumente. Bandagen. Orthopädische Maschinen. Künstliche Glieder. Krankenwagen und -Stühle und andere Apparate zur
Krankenpflege.

615 **Winzer & Uhlig,** *Berlin S.*, Stallschreiberstr. 59. (710)
Inhalations- und Zerstäubungs-Apparate. Irrigatoren. Spritzen. Thermometer.

616 ***Wolff, Carl Julius**, *Gross-Gerau* bei Darmstadt. (456c)
Respiratoren. Eisbüchse. Kühlkopfkissen. Leucht-Nachtlicht. Ventilationsapparat. Tast- u. Weckuhr. Dunkelschreib - Apparat. Kreide- und Magnesiakapseln.

Siehe ferner No. 8. 14. 234. 240, 270, 325, 692. 719. 723, 725. 903. 904. 908, 911. 920, 979, 981, 994. 997, 1278. 1411.

Apotheken-Einrichtungen. Medicamente: Mineralwässer, Heilbäder, Kaltwasser-Heilanstalten.

617 **Bach & Riedel.** Fabrik und Magazin pharmaceutischer Utensilien, *Berlin S.*, Alexandrinenstr. 57. (754)
Apotheken-Repositorium mit Standgefässen und Kastenschildern. Reagentienkasten mit getheiltem Einsatz. Vorschriftsmässiger Auxiliar-Giftschrank mit Inhalt. Haus-Apotheken. Diverse Waagen. Gewichte Utensilien, chirurgische Apparate. Verbandmittel. Arzneischrank für Lazarethzüge. Medicin- und Bandagenkasten. Bandagen-Tornister. Arznei- und Bandagentasche.

618 **Brunzlow, C.,** Fabrik compl. Geschäfts-Einrichtungen, *Berlin NO.*, Neue Königstr. 15. (731)
Eine complete Apotheken - Einrichtung. Die Porzellangefässe etc. sind von der Firma von Poncet, Glashüttenwerke zu Friedrichshayn (s. dies.) geliefert. **(S. Ins. Seite 21.)**

619 **Huebner, B. R.,** *Gross-Lichterfelde* bei Berlin. (822)
Noth-Apotheke für eine Gemeinde bis zu 1000 Einwohner nach Prof. Esmarch. Familienhaus-Apotheke nach Dr. Hübner.

620 **Lippmann, J.**, *Berlin C.*, Neue Schönhauserstr. 2.
Luftdicht zu verschraubende Glasgefässe.
(S. Ins. Seite 218.)

621 **Matern, Otto**, *Berlin S.*, Dresdenerstr. 82/83. (734)
Reise- und Hausapotheken. Taschen-Necessaires
mit Verbandzeug etc.

622 ***Mecklenburger Local-Comité** für **Dr. Brunnengräber**
in *Rostock*. (1152)
Schiffsapotheke.

623 **Peters, Gustav**, *Berlin S.*, Louisenufer 3a. (840)
Hausapotheke.

624 **Poncet, von,** Glashüttenwerke zu *Friedrichshayn*, N/L.
und *Berlin SW.*, Köpnickerstr. 54. (1208)
Porzellan-Gefässe und Schilder einer Apotheken-
Einrichtung (s. C. Brunzlow No. 618.)
(S. Ins. Seite 140.)

625 ***Porzellan-Manufactur, Königl.**, Direktion *Berlin NW.*,
Verkaufslokal W., Friedrichstr. 194. (129b)
Porzellan-Geschirre für Apotheken Einrichtungen
und für Lazarethe.

626 **Reimann, G.**, *Berlin SO.*, Schmidstr. 32. (701)
Waagen für Apotheker, Aerzte und zum Wägen
von Kindern. Apotheker-Geräthe.

627 ***SächsischeSerpentinstein Act.-Ges.** *Zöblitz* i. Sachs.
(555b)
Wärmsteine, Reibschalen, Mörser und andere
Gegenstände zu Apotheken-Einrichtungen und
zur Krankenpflege, aus Serpentin.

628 **Schomburg & Söhne, H.**, *Berlin NW.*, Alt Moabit
97. (759)
Porzellangefässe für chemische und technische
Zwecke. Specialität: Gefässe mit automatischem
Verschluss. (S. Ins. Seite 190).

---

629 **Barnängens tekniska Fabrik,** Inhaber: **Wilh. Holmström,**
Stockholm. Vertreter: Carl Schirmer, *Berlin C.*,
Neue Grünstr. 27. (743)
Amykos-Aseptin, flüssig und in Pulverform, zur
Hautpflege. (S. Ins. Seite 281, 282.)

630 **Baschin, Carl**, *Berlin C.*, Spandauerstr. 27. (727)
Leberthran. (S. Ins. Seite 19.)

631 **Burk, C. H.**, Fabrik pharm. und diätet. Präparate,
Stuttgart. (850)
Arznei-Weine (Pepsin-Wein, China-Wein, Eisen-
China-Wein etc.). Medicinische Pastillen und
Conserven und andere pharm. Präparate.
(S. Ins. Seite 62.)

632 ***Dieterich, Eugen**, Papier- und chemische Fabrik,
Inhaber **Eugen Dieterich & Schnorr von Carols-
feld**, *Helfenberg* bei Dresden. (189b)
Antiseptische Salben. Pflaster, gestrichen und
in Stangen, Extracte, Tincturen, Pulver, Seifen,
Pommaden u. a. Präparate.

633 ***Emmerich, L.**, *Berlin SW.*, Teltowerstr. 51. (194b)
Salicylsäure-Präparate.

634 **Friedländer, Dr., Heinr.**, *Berlin W.*, Friedrichstr. 160,
(Kronen-Apotheke). (783)
Medicamente in praktischer Form zum Gebrauche
für Aerzte und Publikum. Haus-, Reise-, Jagd-
und Touristen-Apotheken. Chirurgische Ver-
band-Etuis. (S. Ins. Seite 6.)

635 **Grohs-Fligely, F. Anton von**, Apotheker, *Wien IX*,
Währingerstr. 22. (788)
Medicamente in Gelatine-Kapseln.

636 ***Hartmann & Hauers**, *Hannover.* (156b)
Reines Creosot aus Buchenholztheer für Chirurgie
und Medicin. Creosot-Kalk zur Desinfection.
Schriften.

637 **Heyden, Dr. F. von**, *Dresden N.*, Leipzigerstr. 6. (702)
Salicylsäure-Präparate und Zwischenprodukte
in deren Fabrikation. (Kolbes Patent.)
(S. Ins. Seite 167.)

638 **Hochbaum, Ed.**, Apotheker, *Berlin SO.*, Neander
str. 8. (703)
Pflaster der verschiedensten Art, Pommaden
und andere Präparate.

639 ***Mecklenburger Local-Comité** für **Dr. Witte,** in
Rostock. (1152)
Medicinische Präparate.

640 **Mehnert & Grosse,** Chemische Fabrik, *Striesen-
Dresden.* (761)
Pflaster, Extracte, Salben, Tincturen, wasser-
dichte und pharm. Papiere.

641 **Neruda, Ferdinand,** Droguist, *Budapest.* (806)
Ungarische Medicinal-Kräuter und Export-
Droguen.

642 **Otto, J. F.,** *Frankfurt* a. O., Leipzigerstr. 7. (707)
Vaseline. Vaseline-Oel. Ozockerit.

643 **Pohl, G.,** Capsulesfabrik, *Schönbaum-Danzig.* (769)
Medicamente in Gelatine-Kapseln.
(S. Ins. Seite 177.)

644 **Polborn, Ludwig,** *Berlin S.,* Kohlenufer 1-3. (711)
Vaseline und Vaseline-Präparate.

645 **Riedel, Franz,** Schweizer-Apotheke, *Berlin W.,*
Friedrichstr. 173.
China-Wein und China-Wein mit Eisen.
(S. Ins. Seite 288.)

646 **Schimmel & Co.,** *Leipzig.* (809)
Antiseptische Präparate. Chemische Producte.
Aetherische Oele.

647 **Virginia-Vaseline-Fabrik, Erste Deutsche, Carl Hell-
frisch & Co.,** *Offenbach* a/M. (823)
Vaseline-Präparate und Ceresine nach Vorschrift
der Pharm. germanica. Pommaden, Seifen,
Oele mit Vaselinezusatz.

648 **Weisse, Ed.** *Berlin S.,* Louisenufer 1. (704)
Senfpapiere und Senfleinen in Pflaster- und Bin-
denform. Englisches Pflaster. Zum Gebrauch fertige Breiumschläge. (S. Ins. Seite 207.)

———

649 **Arnstadt, Soolbad mit Saline Arnshall,** ausgestellt
vom San.-Rath **Dr. Niebergall** in *Arnstadt* in
Thrgn. (758)
Soole, Mutterlauge, Speise-, Bade- und Mutterlaugensalz. Trinkwässer. Ansichten der Saline
und des Badehauses. Prospecte.

650 **Battaglia, Thermen von,** Besitzer Graf **Victor Wimpffen,**
Battaglia, Prov. Padua (Italien). (867)
Mineralschlamm und Thermalwasser. Ansichten,
Pläne und Schriften.

651 **Brunnen-Unternehmung der Commandit-Gesellschaft,
Kahl & Co.,** *Krondorf* bei Carlsbad. (826)
Mineralwasser.

652 **Brunnenverwaltung der Mohaer Agnesquelle, Emerich
von Kempelen,** *Stuhlweissenburg* (Ungarn), Vertreter F. R. C. Schultze, *Berlin NW..* Werftstrasse 6f. (1093)
Mineralwasser. **(S. Ins. Selte 94.)**

653 **Corvin Mátyás Kocser Bitterwasserquelle, Carl Stöger**
in *Komorn* (Ungarn). (844)
Mineral-Bitterwasser.

654 **Czernicki, Ad. Fr.,** Apotheker, *Wien-Hernals.* (1136)
Heizvorlage (Calorisator) für indirect anzuwär-
mende kohlensäurehaltige Badewässer. D. R. P.
Füllapparat für kohlensäurehaltige Mineralwässer.
D. R.-P. Badeuhr. Wannen-Modelle.

655 **Debler, Moritz,** *München.* (1255)
Mineralwasser der Adelheidquelle. Schriften.
(Ausgestellt bei **J. F. Heyl & Co.,** siehe No. 663.)

656 **Dolleschall, Gust.,** *Aachen.* (770)
Burtscheider Thermalwasser.

657 **Finanzministerium, Königlich Ungarisches,** *Budapest.*
(869)
Pläne, Zeichnungen, Beschreibungen, chemische
Analysen, geologische Aufnahmen und andere
auf die k. ung. Aerarial-Bäder Bezug habende
Gegenstände, wie Mineralwasser etc.

658 **Franzensbad, Curverwaltung.** (846)
Moorbade-Cabine, Badeeinrichtung, Pläne der
Badehäuser, photographische Ansichten und
Quellenproducte.

659 **Freienwalde a. O., Städtische Bade-Direction,** Vertreter Ingenieur O. Höhns, Berlin, Kommandantenstr.
Vollständig eingerichtete Bade-Moorzelle. Moormühlen-Modell.

660 **Harzer Königsbrunnen-Verwaltung, Schulze & Hesse**
in *Goslar* a. Harz. (752)
Harzer Königsbrunnen.

661 **Harzer Sauerbrunnen** *Grauhof* bei Goslar. Vertreter
Moreau Vallette, *Goslar* u. *Berlin W.*, Kronenstr. 41. (1137)
Mineralwasser. (Im Freien.)

662 **Hausloh, Friedr.,** *Hamburg.* (728)
Mineralwasser der vereinigten Ofener Bitterwasserquellen.

663 **Heyl & Co., J. F.,** *Berlin W.*, Charlottenstr. 66. (723)
Mineralwasser, Quell- und Badesalze. Badeingredienzen.   (S. Ins. Seite 18.)

664 **Ippel, Aug.,** Inhaber **F. Quehl** u. **C. Pistorius,** *Berlin C.*,
Probststr. 5.   (833)
Mineralwasser- und Arzneikorke. Korksohlen.
Schwimmgürtel.   (S. Ins. Seite 165.)

665 **Ischl, Badeverwaltung von.** (845)
Aetherische Fichtennadel- und Latschenkiefer-
Oele und Extracte zum Badegebrauch.
                    (S. Ins. Seite 146.)

666 **Karlsbad, Stadtgemeinde,** *Böhmen.* (1085)
Mineralwasser und Quellen-Producte. Karten,
Pläne und Beschreibungen des Bades, der hauptsächlichsten städtischen Gebäude, der Wasserversorgungs- und Canalisations-Einrichtungen.
Erzeugnisse des Karlsbader Kunstgewerbes aus
Quellenproducten. Statistische Tabellen. Druckschriften.

667 **Kreuznach, Soolbäder Actien-Gesellschaft,** Vertreter
J. F. Heyl & Co., *Berlin W.*, Charlottenstr. (807)
Kreuznacher Mutterlauge, Mutterlaugensalz,
Mineralwasser.

668 **Kronthaler Appollinisbrunnen.** Vertreter: **Johannes
Gerold,** *Berlin W.*, Unt. d. Linden 24. (1094)
Mineralwasser. (Im Freien.)   (S. Ins. Seite 20.)

669 **Landeck** in Schles., **Magistrat der Stadt,** (782)
Modell des neuen Marienbades in Landeck.
Photographien und Beschreibungen.

670 **Lehmann, Dr. M.,** *Berlin C.*, Heiligegeiststr. 32/33. (778)
Mineralwasser, Quellproducte und Apparate.
(S. Ins. Seite 5.)

671 **Lobkowitzsche Industrie-Direction, Moritz, Fürst von,**
in *Bilin* (Böhmen), Vertreter J. F. Heyl & Co.,
Berlin W., Charlottenstr. 66. (726)
Mineralwasser und Quellenprodukte.
(S. Ins. Seite 44.)

672 **Margarethen-Insel-Verwaltung,** Eigenthümer **Se. k. k.
Hoheit Erzherzog Josef,** *Budapest.* (849)
Thermalwasser. Incrustirtes Körbchen. Pläne
und Beschreibungen des Bades. Broschüren.

673 **Marienbad, Curort.** (1173)
Mineralwasser, -Moor und -Salz. Füllmaschine.
Ansichten, Pläne und Beschreibungen. (Im Freien.)
(S. Ins. Seite 188)

674 **Mattoni, Heinrich,** *Karlsbad,* Vertreter: J. F. Heyl & Co.
Berlin W., Charlottenstr. 66. (766)
Mineralwasser, Quellenproducte, Moor, Eisen-
moorsalz.   (S. Ins. Seite 88.)

675 **Mattoni & Wille,** *Budapest,* Vertreter: J. F. Heyl & Co.,
Berlin W., Charlottenstr. 66. (739)
Collection ungarischer Mineralwässer. Bade-
schlamm. Broschüren und Ansichten.

676 **Meran, Kurvorstand des klimatischen Kurorts,** *Süd-
tyrol.* Beauftragter: **Dr. Prünster.** (848)
Beschreibungen und Ansichten des Kurorts.
Prospecte.

677 **Ministerium des Innern, Grossherzogl. Badisches,** *Karlsruhe* i. B.
Pläne der Badeanstalten Baden nnd Badenweiler. Douche-Apparat aus dem Friedrichsbad in Baden-Baden. Mineralien und Thermalwasser. (Zum Theil im Lesezimmer.)

678 **Oeynhausen, Königl. Bade-Verwaltung in,** (772)
Modell und Zeichnungen eines Thermal-Bade-hauses. Badewannen-Modell. Situationsplan des Kurgartens. Krankenfahrstühle. Druckschriften.

679 **Oppel & Co., C.,** *Friedrichshall* bei Hildburghausen. Vertreter J. F. Heyl & Co., *Berlin W.*, Char-lottenstr. 66. (725)
Mineralwasser. **(S. Ins. Seite 283.)**

680 *****Riefenstahl, Dr. Th.,** *Driburg.* Kaiser-Wilhelm Bad. (311b)
Natürliche Eisenoxydulwasser nach verschiedenen Methoden verfüllt. Flaschenverschliessungs-Apparat.

681 **Salzamt, Königl.,** *Schönebeck* a. Elbe. (716)
Badezelle des Soolbades Elmen.

682 **Sandow, Dr. Ernst,** Chemische Fabrik. *Hamburg.* (714)
Mineralwassersalze und Ingredienzen zur Berei-tung von Heilbädern. Mineralwasserbestecke.

683 **Sauer, Dr. H.,** Aerztlicher Dirigent und Besitzer von Kainzenbad bei Partenkirchen, *Breslau.* Vertreter J. F. Heyl & Co., *Berlin W.*, Charlottenstr. 66. (738)
Mineralwasser, Ansichten und Beschreibungen der Kainzenquelle.

684 **Saxlehner, Andreas,** *Budapest*, Vertreter Franz Förck, *Berlin SO.*, Köpnickerstr. 118. (808)
Mineralwasser.

685 **Schottländer, Löbel,** *Karlsbad* in Böhmen, Vertreter J. F. Heyl & Co., *Berlin W.*, Charlottenstr. (724)
Mineralwasser, Quellsalz, Pastillen etc.

686 **Schwartz & Co., Ad.,** *Berlin SW.*, Kochstr. 73. (843)
Aachener Thermalwasser kohlensaurer Füllung.

687 **Süssmann, Oscar,** Hoflieferant, *Gotha.* (779)
C. Mönch's Eisenwasser.

688 **Ulbrich, Anton, Gemeinde - Bitterwasser - Direction** in
Püllna (Böhmen). (819)
Püllnaer Bitterwasser. **(S. Ins. Seite 90.)**

689 **Waiz, Frattelli, Dottori,** *Roncegno* in Tirol. (862)
Natürliches arsen- und eisenhaltiges Mineralwasser und -Schlamm. Beschreibungen und Ansichten des Bades. Analysen.

Siehe ferner No. 299, 342, 374, 377, 489, 507, 609,
726, 1409, 1417, 1421.

Verband-Material, Verbandkästen, **Verbandwagen,** wasserdichte Stoffe.

---

690 **Actien - Gesellschaft für Bildhauerarbeiten** vormals
Gebrüder Dankberg, *Berlin SW.*, Friedrichstr.
214. (763)
Gyps zu Verbänden und zu zahntechnischen
Zwecken. **(S. Ins. Seite 37.)**

691 **Arnold, Max,** *Chemnitz* in Sachsen. (776)
Verband- und Rettungskästen für Fabriken,
Schiffe u. Eisenbahnen. Antiseptische Verband-
Materialien, Verband-Watten, -Stoffe u, -Juten etc.

692 **Baeumcher & Co.,** Hoflieferanten, Inhaber **L. Baeum-
cher** und **C. Weigandt,** *Dresden.* (852)
Verbandmaterial, Unterlagestoffe, Baeumcher's
Patent-Bettmatratze, Steckbecken, Eiterbecken,
Zerstäubungsapparate, Spritzen, Irrigatoren, Luft-
und Wasserkissen, Wärmeapparate.

693 **Beiersdorf, P.,** Apotheker, *Hamburg*, Mühlenstr. 22.
(803)
Guttaperchapflaster und Salbenmulle, Deutsches
Patent. Dermatologische Präparate.

694 **Frank, J. C.,** *Stolp* in Pommern. (811)
Verbandkasten, -Watten und -Binden.

695 **Hartmann, Paul**, *Heidenheim a. B.* (Württbg.) (830)
Verbandstoffe aller Art.   (S. Inserat Seite 226.)

696 ***Hilmer, W.**, *Berlin W.*, Friedrichstr. 64. (484b)
Verbandtaschen, Reiseapotheken.

697 ***Hollmann & Co., Wilh.**, Fabrik von Torfpräparaten,
Bremen. (495b)
Präparate aus Torf zu Verbandzwecken.

698 **Jacobius & Söhne, L.**, *Berlin NO.*, Neue Königstr.
16. (821)
Verbandmaterial, Bettunterlagen und wasserdichte
Stoffe, Eisbeutel, Wärmekissen.

699 **Kahnemann, Max**, Berliner Fabrik medicinischer
Verbandstoffe, *Berlin C*, Spandauerstr. 3/4. (697)
Verbandwatten. Juten. Gazen. Binden. Com-
pressen. Tampons. Verbandplatten, sowohl in
rohem Zustande. als imprägnirt mit Carbolsäure,
Salicylsäure etc. Drainage- und Ligaturmaterial.
Erhärtende Verbände. Heftpflaster zu Extensions-
verbänden. Antiseptische Press-Schwämme. Priess-
nitz'sche Umschläge. Zusammenstellungen für
antiseptische Wundbehandlung verschiedener Art.
Catgut- und Nähseide-Rollen. Antiseptische
Apotheke. Antiseptischer Verbandapparat.
Transportabler Dampfspray. Rettungskasten.
Figürliche Darstellung des ersten Verbandes.

700 **Mielck, Dr. W. H.**, *Hamburg*, Dammthorstr. 27,
(Schwanapotheke). (786)
In Mull gestrichene Talgpflaster. Gaze mit
einem fixirten Ueberzuge von Jodoform, Salicylsäure, Borsäure, etc. als Verbandmaterial. Ver-
bandmoos, Moospflaster, Jodoformirter Drainage-
schlauch.

701 **Paulcke, R. H.**, *Leipzig.* (750)
Verbandstoffe. Medicinisch-chirurgische Apparate, Instrumente und Bandagen. Inhalationsapparate. Haus-, Reise-, Schiffs-Apotheken. Apo-

thekenutensilien aus Papier maché. Diätetische und Nähpräparate. Comprimirte Medicamente, Pastillen, Pillen etc.

702 **Schöne, Joh. Gottfr.,** *Gr. Röhrsdorf* in Sachsen. (810) Chirurgische Verbandstoffe. **(S. Inserat Seite 264 e.)**

703 **Simsky, jun., C.,** *Königsberg* i. Pr., Steindamm 83. (773) Corsets und Verbandschienen aus poroplastischem Filz. Respiratoren. Chirurgische Instrumente.

704 **Spitzer, Dr. B.,** K. Regimentsarzt, *Kaposvár* in Ungarn. (851) Antiseptische chirurgische Verbände aus hygro-skopischen und gepressten, mit den entsprechenden Medicamenten imprägnirten Baumwoll- und Gaze-Heftpflasterbinden.

705 ***Torfmoor-Gesellschaft, Norddeutsche,** *Gifhorn* (Han nover). (1086b) Torfpräparate zu Verbandzwecken.

706 **Trommsdorf, Rich.,** Mohrenapotheke, *Langensalza.* (706) Tafeln von plastischem Filz und aus solchem gefertigte Corsets. **(S. Ins. Seite 188.)**

707 **Teufel, Wilhelm,** *Stuttgart.* (829) Patentirte Leibbinden. **(S. Ins. Seite 197.)**

708 **Verbandstoff - Fabrik, Internationale,** *Schaffhausen* (Schweiz) und *Thiengen* (Baden). (755) Zugleich für Prof. **Dr. Mikulicz** in *Krakau* (959) und für **Dr. Ehrle** in *Isny.* (958) Antiseptische Watten, Gazen, Ligaturen, Binden, Juten. Erhärtende Verbände. Verband-Neces-saires. Verbände für Operationen und Geburts-hilfe. Comprimirte Verbandstoffe für Militair- und Marine-Zwecke. Rettungskästen, Verband-packete, Respiratoren. Deutscher Lint. Neuheiten in antiseptischen Präparaten. Dr. Ehrle's blut-stillende (Eisenchlorid-) Watte. Dr. Mikulicz' Jodoformgaze.

Siehe ferner No. 293, 317, 586, 725, 726, 745, 750, 757, 1047, 1283.

Prothesen und künstliche Glieder.

---

709 Beckmann, H., *Kiel*, Vorstadt 10. (814)
Künstliche Glieder. Bein- und Armschienen.
Chirurgische Instrumente. Medicin- und Instrumentenkiste nach Esmarch.

710 Hamecher, H., prakt. Zahnarzt, *Berlin S.*, Oranienstr.
57. (870)
Künstliche Augen aus Celluloid. D. R.-P.

711 Hofmann, Max, *Nürnberg.* (827)
Künstliche Arme und Hände. Bruchbandagen.

712 Krüger, E., Zahnarzt, in Amerika approb., *Dresden,*
Wilsdrufferstr. 25. (832)
Künstliche Gebisse in Gold, Kautschuk, Celluloid etc. Obturatoren. Richtmaschinen für schiefstehende Zähne.

713 Lang, F., *München,* Frauenstr. 1. (1223)
Künstliche Gebisse verschiedener Art.

714 Marcks, M., Zahntechniker, *Prenzlau.* (866)
Zahnersatzstücke und Zahnreinigungsmittel.

715 Müller-Uri, L., *Lauscha* i. Thüringen. (787)
Künstliche Augen. Demonstrationen von Augenkrankheiten.

716 Nowotny, Emanuel, Bildhauer, *München.* (799)
Körpertheile aus crystallisirtem Kautschuk.
Modell einer Rettungsmaschine bei Feuersgefahr.
Cementsargmodell.

717 Perl, Dr. Rob., Kgl. belg. appr. Zahnarzt, *Berlin SW.*, Kochstrasse 54. (698)
Künstliche Zähne, Goldplomben, Obturatoren,
Richtmaschinen für schiefstehende Zähne.

718 Rottenstein, Dr. J. B., *Paris*, Rue Royale 25. (1228)
Die Caries der Zähne, mikroskopisch dargestellt.
Präparat zur Conservirung der Zähne.

7*

719 **Schwabe, J.,** Inhaber **Albert Hamburger,** Kaiserlicher
Hoflieferant, *Moskau*, Vertreter Anton Ohlert
& Schwabe, *Berlin C.*, Wallstr. 25. (856)
Künstliche Ober- und Unterschenkel. Metall-
Prothesen. Sayre'sche Ledercorsets. Collection
chirurgischer und ophthalmologischer Instrumente
und Apparate. Feldbahre zum Zusammenlegen.

720 **Verein deutscher Zahnkünstler,** Vors. **H. W. Jäntsch,**
Berlin O., Blumenstr. 59. (775)
Collectiv-Ausstellung von Erzeugnissen der Zahntechnik. Künstliche Zahnersatzstücke aus allen
Materialien und nach allen Systemen, die für
die Zahn-Prothese angewendet werden. Plom-
birte Zähne. Orthopädische Maschinen zum
Geraderichten schiefgewachsener Zähne. Kaiser-
verbandmaschinen. Obturatoren nach allen
Systemen. Obturatoren in Verbindung mit
künstlicher Nase. Kautschuk vom Rohprodukt
bis zur Anwendung in der Zahntechnik. Automatischer Dampfdruck-Regulator zur Verhütung
von Unglücksfällen beim Vulkanisiren von
Kautschukgebissen. Mikroskopische Präparate
als Zahnschliffe etc. Hülfsmittel. Nähere Angaben und die Adressen der Aussteller sind in
dem vom Verein herausgegebenen Special-Katalog
enthalten.)

Siehe ferner No. 557, 558, 559, 571, 614 und Special-
Verzeichniss der Bibliothek.

Gruppe 17.

Militär- uud Marine-Sanitätswesen.

a) Organisation des Sanitätswesens.
b) Förderung der wissenschaftlichen Thätigkeit im Sanitätswesen (Fortbildungs-Curse, Vereine u. dergl.).
c) Militär-Gesundheitspflege (Bekleidung, Ausrüstung, Badeeinrichtungen u. dergl.).
d) Recrutirung und Invalidisirung (Mess-Apparate u. dergl.).
e) Militär-Kranken- und Verwundeten-Pflege. — Freiwillige Hülfe.

Erste Hülfeleistung bei Verwundeten und Kranken: Ausrüstung der amtlichen und freiwilligen Sanitäts-Colonnen. Taschen, Tornister für den Verbandplatz.

Transportwesen: Tragebahren und Improvisationen solcher, Tragestühle oder Kraxen (für den Gebirgskrieg), Tragesättel (Cacolets und Litières), Räderbahren, Land-Transportwagen und Improvisationen solcher, Hebe- und Transport-Vorrichtungen für Verwundete auf Schiffen. — Krankenschiffe, Krankenboote.

Lazarethe. α) Bewegliche Feldlazarethe: Magazin-Fahrzeuge (Fourgons), Küchenwagen, Feldküchen, Material für Feldlazarethe und Kriegsschiffe in zweckmässigster Verpackung (Lagerungs-Material, Kochgeräthe, Nahrungs- und Genussmittel, Filtrir-Apparate, Verband-Material, chirurgische Instrumente und Geräthschaften, pharmaceutische Geräthschaften und Medicamente). Sanitäts-Material für Landungen im Seekriege. — β) Stehende Lazarethe und Baracken: Bewegliche Baracken, Krankenzelte, Schiffs-Lazarethe.

---

721 Badischer Männerhilfs-Verein, Vorsitzender: Geh. Archivrath von Weech, *Karlsruhe.* (911)
Ausrüstung eines Mitgliedes des freiwilligen Krankenträgerkorps. (Im Stadtb.-Bog. 21.)

722 Bayerischer Verein zur Pflege und Unterstützung im Felde verwundeter und erkrankter Krieger und **Bayerischer Frauen-Verein** in *München.* (923)
Zwei V.erwundeten-Land-Transportwagen mit Ausrüstung als Materialien-Wagen. Bekleidungs-

und Ausrüstungs-Gegenstände eines bayerischen freiwilligen Sanitäters. Modell eines Musterdepots. Literatur. (Im Stadtb.-B. 21.)

723 Berliner Frauen-Lazareth-Verein und Augusta-Hospital, *Berlin.* (914)

Im Allerhöchsten Auftrage Ihrer Majestät der Kaiserin und Königin Augusta: Modell eines Krankenlagerungszeltes aus wasserdichter imprägnirter Leinewand mit Ventilationsvorrichtung. Dampf-Spray. Apparat zur Anfertigung antiseptischer Verbandsstoffe. Antiseptischer Verbandstoffkasten für grössere Operationen. Modell eines Desinficirungs-Apparates zur Vornahme der Desinfection von Verbandstoffen, Lagerungsgegenständen etc. mittelst Schwefel-Kohlenstoff. (Im Stadtb.-Bog. 19.)

724 Boas & Co. (Inhaber A. Boas & M. Gebert), *Berlin C.,* Fischerstr. 31. (1099)

Wasserdichtes Lazarethzelt. (Im Freien.)

725 Central-Comité des Niederländischen Rothen Kreuz-Vereins, *Haag.* (912)

Auf Stahlfedern ruhende Tragbahre zur Krankenbeförderung auf Landtransportwegen u. in Eisenbahnwaggons (Comité Utrecht). Räderbahre (constr. vom Militärarzt C. de Mooy). Modell eines Krankenbootes zum Transport von Verwundeten von der Küste nach den Krankenschiffen (constr. vom Kgl. Niederl. Cpt. Ltnt. C. J. Marinkelle). Modell eines Bootes mit zwei Tragbahren auf Stützen (Comité Utrecht). Verbände nach C. de Mooy. Tragbare Verbandkiste, die durch Zurückschlagen des Deckels als Verbandtisch aufstellbar ist. Ambulance-Bett mit Verpflegungsgegenständen (vom Mar.-Arzt H. C. Steenbergen). (Im Stadtb.-Bog. 21.)

726 **Central-Comité der Deutschen Vereine vom rothen Kreuz** und **Vaterländischer Frauen-Verein,** *Berlin.* (913)

Musterdepot, enthaltend: Durch eine Sachverständigen-Conferenz festgestellte Muster von Verbandmitteln, Apparaten und Lazareth-Utensilien, welche der freiwilligen Krankenpflege bei Anfertigung und Beschaffung derartiger Gegenstände als normalgültig empfohlen werden. Kasten zu antiseptischen Verbänden und Apotheke für ein Depot der freiwilligen Krankenpflege im Felde. (Im Stadtb.-Bog. 21.)

727 ***Cohn, E.,** Hoflieferant, *Berlin SW.,* Leipzigerstr. 88. (460c)

Transportable Küche für Verbandplätze im freien Felde und in Baracken-Lazarethen, nach Entwürfen des Rittergutsbesitzers Dr. Max Bauer. (Im Stadtb.-Bog. 21 bei Vorigem.)

(S. Ins. Seite 181.)

728 **Deutscher Ritterorden in Oesterreich,** *Wien.* (920)

Sanitätsfourgon mit Operationszelt. Blessirten-Transportwagen. Zweispänniges Zuggeschirr. Tragthier-Sanitäts-Ausrüstung. Feldspitals-Arztwagen und -Fourgon. Instrumentarien. Verband- und Labemittel. Feld- und Civil-Spitals-Bett. Operationstisch. Feld- und Gebirgs-Tragbahren. Bekleidung eines Sanitätsmannes. (Im Stadtb.-B. 4.)

729 **Döcker'sche Zeltbauerei** (Inhaber J. G. C. Döcker, Ch. F. Christoph, R. Unmaik) *Kopenhagen,* gr. Königstr. 63. (1109)

Transportables Hospital für 12 Patienten nebst zugehörenden Räumen für Krankenpflegerinnen, Küche und Closet. (Im Freien.)

730 **Epner sen., C.,** *Berlin C.,* Molkenmarkt 5. (908)

Patentirte federnde Krankentrage aus Eisen. (Im Stadtb.-Bog. 18.)

731   **Finsterle, Michael,** *Wien,* Nordwestbahnstr. 23. (917)
Oesterreichische reglementaire Feldtragbahre mit
zerlegbarem Dach.   Gebirgstragbahren und
Gebirgstragsitze.

732   ***Hiller, Otto,** *Berlin C.,* Neue Friedrichstr. 19. (465c)
Chemisch präparirte wasserdichte und unver-
stockliche Segeltuche. Modell eines Badekarrens.
(Im Stadb.-Bog. 18.)   **(S. Ins. Seite 161.)**

733   **Hoenika, O. von,** *Herzogswalde* in Schlesien. (1178)
Kasten- resp. Arbeitswagen, der als Kranken-
wagen eingerichtet werden kann.   (Im Stadtb.-
Bog. 23.)

734   **Kriegs-Ministerium, Kgl. Bayrisches, gemeinsam mit
der * Generaldirection der Kgl. Bayr. Verkehrsanstalten** in *München.* (1172a)
Krankenwagen, Arztwagen. Küchenwagen, Ver-
waltungs- und Apothekerwagen, sämmtlich in
der Eisenbahnhalle.

735   ***Kriegs-Ministerium, Kgl. Preuss.,** *Berlin.* (1101a)
Truppen-Medicinwagen und Sanitätswagen für
Sanitäts-Detachements und Feldlazarethe, Pack-
wagen, sämmtlich mit Ausstattung. Batterie-,
Medizin- und Bandagenkästen. Collection von
Stroh-Verbandmitteln und von Modellen für
Lagerungsapparate und Transport-Einrichtungen
nach Dr. Beck, Fussbekleidungsgegenstände.
Gypsabgüsse von Füssen. Zeichnungen und
Beschreibungen von Kasernen, Lazarethen,
militärischen Einrichtungen etc. — Krankentransportwagen für Schwerverwundete nebst
zugehörigen Krankentragen. Krankentransportwagen und Küchenwagen eines Lazareth-
zuges und ein Krankentransportwagen eines
Hülfslazarethzuges mit Ausstattung. Kranken-
und Verbindezelt mit Operationstisch. Räderbahre. Literatur. (Im Stadtb.-Bog. 20 und im
Freien.)

736 Landauer, J., *Leipzig-Reudnitz.* (1108)
Wasserdichtes, transportables Militär-Conferenz-
zelt. Officier-Lagerzelt. Verschiedene Zelt-
modelle. Tragbahre mit wasserdichtem Segeltuch bespannt. Feuer-Eimer. Schürzen und Anzüge für Arbeiter. Feuersicher und wasserdicht präparirte Segeltuche zur Bedachung
provisorischer Gebäude und Getreidediemen etc.
Zelte zu Restaurationszwecken. (Im Freien und
im Stadtb.-Bog. 18.)   (S. Ins. Seite 2.)

737 *Luhme & Co., J. F. Inhaber **Dr. H. Rohrbeck,**
Berlin NW., Friedrichstr. 100. (904b)
Dispensirschrank für Lazarethzüge. Medicin-
u. Bandagenkästen. Bandagentornister. Lazareth-
gehilfentasche. (Im Stadtb. B. 19.)

738 *Marine, Kaiserliche, vertreten durch die Intendantur
der Marine-Station der Ostsee, *Kiel.* (1100a)
Schiffslazareth und Schiffs-Apotheke mit Einrichtung. (Im Stadtb.-Bog. 19).

739 Matzal, Dr. Th., k. k. Stabsarzt, *Wien,* Börsen-
platz 10. (918)
Zusammenlegbarer Tragstuhl mit Schutzdecke
und Tragstangen, verwendbar im Gebirgskrieg.
(Im Stadtb.-Bog. 20.)

740 *Mecklenburger Local-Comité für das **Füsilier-
Regiment No. 90** in *Rostock.* (1154)
Officier-Feldmenage. (Im Stadtb.-Bog. 19.)

741 *Dasselbe für **H. Seydler,** Ingenieur. *Güstrow.*
Tragbahre zum Zusammenklappen. (Im Stadt.-
Bog. 19.)

742 Mencke, Dr. W., *Wilster, Holstein.* (910)
Modell eines Operations- und Verbandwagens.
(Im Stadtb.-Bog. 21.)

743 Michaelis, Oberstabsarzt, *Innsbruck.* (919)
Tyroler Sanitäts-Kraxe.

744 Nicolai, Dr., Stabsarzt, *Freiburg.* Baden. (925)
Lagerstuhl (Transport- und Behandlungslager
für Schwerverletzte) eigener Construction. (Im
Stadtb.-Bog. 19.)

**745 Oesterreichische Gesellschaft vom rothen Kreuze
in Wien.** (922)
Blessirten - Transportwagen. Fourgon sammt
Doppelzelt. Transportwagen für einen verwundeten Officier. Material-Deckelwagen. Verbandmaterial. Tabellen.

**746 Provinzial-Verein zur Pflege im Felde verwundeter
und erkrankter Krieger in Hannover.** (924)
Tragbahre, Krankenstuhl, Krücken. Versandtkisten
für den Feldgebrauch. (Im Stadtb.-Bog. 19).

747 *Rietschel & Henneberg, *Berlin S.,* Filialen: Dresden
und Köln. (Kurz, Rietschel & Henneberg,
Wien.)
Küchenwagen nach Becker's D. R.-P. 21270,
k. k. österr. ung. Privil. 34571/49208.

748 *Seebehörde, K. K., *Triest.* (584a)
Medicinalkästen zum Bordgebrauch. Plastischer
Plan der Bucht S. Bartolomeo bei Triest.
Schriften. (Im Stadtb.-Bog. 20.)

749 Ungarische, Staatsbahnen. Kgl., *Budapest.* (915)
Waggon zur Beförderung Verwundeter und
Kranker, construirt nach den Angaben des
dirigirenden Chefarztes: Sanitätsrath Dr. Ludw.
von Csatáry. Rettungskasten. Schriften. (In
der Eisenb.-Halle.)

**750 Verein zur Pflege im Felde verwundeter und er-
krankter Krieger in Altona.** Vorsitzender:
General-Arzt a. D. Dr. Niese. (909)
Reitsattel mit Instrumenten, Verband- und
Arzneimitteln. Modelle von Pavillon-Baracken-

Lazarethen für 8 resp. 48 Kranke. Feldtrag-
bahren mit elastischen Vorrichtungen. Venti·
lations-Ofen. Ventilations-Fenster u. Kochkessel
für Lazareth-Waggons. Verzinnte Kupferdraht-
schienen f. d. untere und obere Extremität.
Literatur. (Im Stadtb.-Bog. 19.)

751 **Verein zur Pflege im Felde verwundeter und er-
krankter Krieger** in **Hamburg.** (921)
Ein als Lazareth-Waggon eingerichteter Güter-
Waggon. (In der Eisenb.-Halle.)

752 **Wittelshöfer, Dr. R.,** *Wien*, Führichgasse 7. (1102)
Eine an jedem landesüblichen Tragsattel Bos-
niens zur Ermöglichung des Krankentransportes
anbringbare Lehne.

753 **Wolff & Speyer,** *Berlin S.*, Neue Jacobstr. 5. (907)
Modell eines Sanitätszeltes. Badewanne. Pferdedecken. Eimer. Sämmtlich aus wasserdicht
präparirtem Segeltuch. (Im Freien.)

f. Statistik und Berichte.

Siehe ferner No. 81, 82, 83, 85, 86, 89, 124, 142, 150,
293, 311, 352, 355, 591, 609, 617, 625, 708, 1225,
1232, 1287, 1424 und Special-Verzeichniss der Bibliothek.

Gruppe 18.

Leichenwesen.

Vorrichtungen zum Leichen-Transport (auf Bahren, Leichenwagen, Eisenbahnen). — Bestattungs-Apparate (Särge, Urnen, Versenkungsvorrichtungen). — Innere Einrichtung von Leichenhäusern, Anatomien, Morguen, Secir-Zimmern. — Rettungs-Apparate beim Scheintode. — Anlagen und Apparate zur Feuerbestattung. Vorrichtungen und Materalien zur Conservirung und Desinfection von Leichen. — Friedhofs-Anlagen — Mittel zur Assanirung von Leichenhäusern, Friedhöfen, Schlachtfeldern.

---

754 **Adamczewski, Stanislaus,** *Warschau.* Vertreter: J. Brandt & G. W. von Nawrocki, Berlin W., Leipzigerstr. 124   (1140)
Zeichnungen einer Central-Friedhofs-Anlage mit Einrichtung zur Verbrennung von Leichenresten. (Im Stadtb.-Bog. 18.)   **(S. Ins. Seite 14.)**

755 **Berliner Fuhrwesen,** vormals **Amtmann Seidel,** *Berlin NW.,* Georgenstr. 33.   (1138)
Kinder-Leichenwagen.   (Im Stadtb.-Bog. 23.)

757 **Lessmann, Richard,** *Magdeburg,* Catharinenstr. 9. (885)
Patent-Gypssärge.   Verband- und Carbolgyps. Broschüre über Gypssärge. (Im Stadtb.-Bog. 18.)

758 **Jüdische Gemeinde** zu *Berlin* durch E. Freytag, Architect, Berlin *W.,* Potsdamerstr. 111.   (886)
Modell vom neuen jüdischen Friedhof in Weissensee bei Berlin nebst Zeichnungen des Friedhofes, von H. Licht, Stadtbaudirector in Leipzig. (Im Stadtb.-Bog. 18.)

759 Potsdam, Magistrat der Stadt —, (887)
Pläne der städtischen Gemeinde-Friedhöfe.

760 * Mecklenburgisches Local - Comité für **Medicinalrath Dr. Scheven,** *Rostock.* (115)
Leichenconservirungsapparat für Eisfüllung. (Im Stadtb.-Bog. 18.)

761 Siemens, Friedrich, technisches Bureau, *Dresden.* (884)
Modelle und Zeichnungen einer continuirlichen Glasschmelzwanne und eines Hafenofens (für Glas), beide mit Regenerativgasfeuerung, sowie eines Leichenverbrennungsofens vermittelst erhitzter Luft, sämmtlich nach Fr. Siemens. Zeichnungen eines rot. Röstofens mit Fr. Siemens Heissluftapparat D. R.-P. 7000, eines Eindampf- und Calorirofens mit Fr. Siemens Heissluftapparat zur rauch- und geruchlosen Aufarbeitung der Laugen- und Waschwasser von Stroh- u. Holzstofffabriken und Wollwäschereien, eines Verbrennungsofens für Thiercadaver und eines transportablen Leichenverbrennungsofens. Ueberreste der Verbrennung von Thiercadavern. Complete Anlage für Feuerbestattung (event. im Betriebe), Bestattungsofen, System Fr. Siemens, vermittelst erhitzter Luft und Anwendung der Gasfeueruug. Versenkungsapparat für den Sarg. (Pavillon im Freien.) **(S. Ins. Seite 25.)**

762 Strauss, A. R., Tischlermeister, *Schweidnitz* in Schles., äussere Kirchstr. 5. (882)
Sarg mit Rettungsapparat für Scheintodbegrabene. D. R.-P. 16349 nebst Zeichnung. (Im Stadtb.-B. 18.)

763 Verein für Feuerbestattung, .Vorsitzender: Dr. Herzberg, *Berlin W.,* Kurfürstenstr. 52. (880)
Normalsarg, Urnen, Asche von einer Leichen-

verbrennung. Modelle. Rettungsapparat beim Scheintod. Pläne, Zeichnungen, Schriften. (Im Stadtb.-Bog. 18.)

Siehe ferner No. 289, 543, 716, 788, 1384, 1389, 1391, 1393, 1395, 1401, 1403, 1407, 1411, 1412, 1413, 1422, 1423, 1425, 1429, 1430, 1431 und Special-Verzeichniss der Bibliothek.

Gruppe 19.

Veterinärwesen.

Organisation des Veterinärwesens. — Stallhygiene. — Massregeln zur Verhütung von Thierseuchen. — Schutz gegen ansteckende Thierkrankheiten und Verletzungen (Maulkörbe, Instrumente zur Impfung der Schutzpocken und der Lungenseuche). — Schutzmittel gegen Beschädigung der Thiere (Hufbeschlag, Zug- und Befestigungs-Vorrichtungen). — Thierschutzvereine. — Mittel zur Beseitigung und Desinfection von Thier-Cadavern (Abdeckerei-Einrichungen, Digestoren).

764 **Baak, Chr.,** Hofschmiedemstr. *Berlin NW.,* Dorotheenstrasse 44. (889)
Modelle von Hufeisen und Hufbeschlägen (Im Stadtb.-B. 18.)

765 **Benver, A.,** *Berlin W.,* Friedrichsstr. 160.
Modellstall. (S. Ins. Seite 145.)

766 **Berliner fiscalische Abdeckerei,** H. Neudeck, *Berlin C.,* Joachimstr. 4. (895)
Aus Thier-Cadavern gewonnene Präparate, als: Rohe und gedämpfte Knochen, Knochen- und Blutmehl, Leim und Leimgallert, verschiedene Fette etc. (Im Stadtb.-B. 18.)

767 **Braunschweigische Torfstreu - Fabrik**, vorm. Ed.
Meyer & Co., *Braunschweig.* (897)
Torfstreu.   Torfmüll als Desinfectionsmittel.
Geruchloser Torfstreudünger. (Im Stadtb.-B. 18.)

768 **Brozowsky, J. von**, Pr.-Ltnt. a. D., *Linz a/Rh.* (888)
Einfaches Pferde-Kopfzeug nebst Gebiss und
Schleier-Apparat zur Verhütung des Durchgehens
der Pferde. Trensen-Candare. (Im Stadtb.-B. 18.)

769 ***Eichler, Carl**, Seilerwaarenfabrik, *Fehrbellin.* (111)
Unverbrennbare Pferde - Utensilien.   Fliegen-
decken. (Im Stadtb.-B.)   (S. Ins. Seite 194.)

770 **Fabricius, Herm.**, Hofrossarzt, *Weimar.* (890)
Hufschmiere.   (Im Stadtb.-B. 18.)

771 ***Frey, Rudolf**, Architect, *Wien*, Schwarzenberg-
strasse 8.   (291)
Eiserner Futterbarren für Rindvieh. (Im Stadt-
bahn-B.)

772 **Grotjahn, Gebr.**, *Berlin N.*, Friedrichstr. 112 b.   (896)
Mit Maschinen geschmiedete Hufnägel. (Im
Stadtb.-B. 18.)

773 **Hauptner, H.**, *Berlin*, Charlottenstr. 74.   (892)
Thierärztliche Instrumente. (Im Stadtb.-B. 18.)

774 ***Kriegs-Ministerium, Kgl. Preuss.**, *Berlin.* (1101b)
Hufeisen verschiedener Zeiten und Länder. Gesunde und kranke Hufe theils mit verschiedenen
Beschlägen.   Beschlagswerkzeuge und Werkzeuge zur Anfertigung der Hufeisen. Bandagen
und Instrumente. Zeichnungen. (Im Stadtb.-B. 18.)

775 ***Mecklenburger Local-Comité** für **H. Behrens**, Huf-
und Lehrschmied. *Rostock.* (1156)
Beschläge an gesunden und kranken Hufen.
Fehlerhaft beschlagene Hufe, Hufeisensammlung
mit Zubehör, Hufnägel, Werkzeuge für Beschlag-
schmiede. Präparirte Pferdehufe. Künstlicher
Hufhorn. Brochüren.   (Im Stadtb.-B. 18.)

776 **Pellikan, C. Otto,** *Wien II*, Praterstr. 78. (294)
Patent-Hufbeschläge ohne Nägel. (Im Stadtb.-
B. 18.)

777 ***Reunert & Kiebitz,** Technisches Bureau für Patent-
und industrielle Angelegenheiten *Berlin SW.*,
Askanischer Platz und Anhaltstrassen-Ecke.
(667a)
Reunert's Hufeisenbefestigung D.-R.-P. 13346
und 14972. (Im Stadtb.-B. 18.)

778 **Schmück, Ad.,** *Berlin SW.*, Markgrafenstr. 22. (498)
Maulkörbe und Halsbänder etc. (Im Stadtb.-
B. 18.)

779 **Wellmann, Fr.,** *Altona*, Reichenstr. 37. (893)
Thierärztliche Instrumente. Apparate der niederen
Veterinär-Chirurgie. Brod- u. Gemüseschneide-
maschine. (Im Stadtb.-B. 13.)

Siehe ferner No. 293, 320, 600, 753, 788, 789, 1370,
1393. 1421. 1431 und Special-Verzeichniss der Bibliothek.

Abtheilung IV.

Gruppe 20.

Grund und Boden und Atmosphäre.

Mittel und Apparate zur Desinfection des Bodens und der Luft. — Meliorationen zu hygienischen Zwecken. — Bebauungspläne von Ortschaften und Städten, Erweiterungsbauten, öffentliche Plätze, Park- und Gartenanlagen — Verhütung von Strassenstaub. — Darstellung der Methoden und Material zur Befestigung von Strassen, Wegen, öffentlichen Plätzen Trottoirs u. dergl.

---

780 **Bernhard, L., & Co.**, Trägerwellblechfabrik, *Berlin NW.*, Heidestrasse 55/57. (521) Fussgängerbrücke aus Trägerwellblech, auf Widerlagern von Trägerwellblech - Spundwand ruhend. Verzinkte Trägerwellblech-Spundwand als Uferbefestigung.

781 **Fink, Eduard**, *Wien III*, Neulinggasse 12. (515) Eine Wandtafel, darstellend die rationelle Pflanzung und Pflege der Bäume auf öffentlichen Plätzen und Alleen in Grosstädten und auf dem Lande.

782 **Königl. Landwirthschaftliches Institut der Universität Halle (Prof. Dr. Kühn)** *Halle* a. S. (525) Abbildungen des im Garten des landwirthschaftlichen Instituts der Universität Halle ausgeführten geologischen Profils. Sammlung der Gesteinsarten, aus denen das Profil hergestellt worden ist. Bodensammlung des Fels- u. Schwemmlandes der Umgegend von Halle (Major v. Bennigsen-Förder); hierzu gehörige 4 Bodenkarten. Bodenarten aus der Umgegend von Halle. Apparate zur Bodenuntersuchung. Broschüre.

783 Mansfeld'sche Kupferschiefer bauende Gewerkschaft.
Eisleben. (517)
Ein Stück Strassen- und Bürgersteig- (Trottoir-)
Pflaster aus gegossenen Hochofenschlacken.

**784 Neue Hannover'sche Asphalt-Gesellschaft, Reymer
& Co.,** *Berlin SW.,* Belle-Alliancestr. 60. (523)
Asphaltstein, Asphaltpulver, Mastix, Guss-
asphalt, Stampfasphalt (comprimé).

**785 Stettiner Portland-Cementfabrik (Wwe. Lossius &
Dr. Delbrück,** *Stettin,* Frauenstr. 48. Vertreter
Director Pernet. *Berlin NW.,* Schiffbauerdamm 5. (522)
Bordschwellen. Bogenstücke, Platten, Canalisationsröhren. Canal aus Werkstücken, Pflastersteine, Sinkkasten mit Untersatz, Einsteigeschacht
mit Stufen.   **(S. Ins. Seite 45.)**

786 Tessnow, Hermann, *Berlin O.,* Frankfurter Allee 67.
(519)
Patent-Kippkarren für Wassertransport (Hand-
und Pferdebetrieb) und Milchtransport (Hand-
betrieb). Strassenreinigungskarren, Sprengwagen, Garten- und Feuerspritzen. Patent-
Backofen.

787 The Neuchatel Asphalte-Company, *Berlin W.,* Behren-
strasse 52, in Verbindung mit **Johannes
Jeserich,** *Berlin SO.,* Wassergasse 18a.
            (S. Ins. Seite 136.)
Alb. Damcke & Co., *Berlin W.,* Kronenstr. 17,
            (S. Ins. Seite 134.)
Guido Rütgers, *Wien, Berlin W.,* Bendlerstr. 9.
(524)   **(S. Ins. Seite 223.)**
Modell eines Strassendammes in gestampftem
Asphalt, imprägnirtem Holz; zugleich Schnitt
des Placements der Kanäle und Rohrleitungen.
Kabel im Strassendamme, mit angrenzenden
Trottoirs.

788 Thies, Wilhelm, *Berlin W.,* Bellevuestr. 19. (518)
Canalisationsröhren, Trottoirplatten aus Kunst-

stein, Mittel zur Befestigung der Strassen. Cement-
särge, Grabdenkmäler, Krippen etc.

(S. Ins. Seite 150.)

789 **Thonwaarenfabrik Allschwil**, *Basel*: **Filiale**: *Woll-
bach* (Baden). **(Passavant-Iselin.)** (514)
Gebrannte Pflastersteine für Stallungen. T r o t-
t o i r s etc.

790 **Vereinigte Königs- & Laurahütte**, *Berlin W.*, Französische Str. 60/61. (520)
Patentirtes eisernes Strassenpflaster.

791 ***Wolff, Carl Julius**, *Gross-Gerau* bei Darmstadt.
(456b)
Modell für windgeschützte Spazierwege.

Vergleiche No. 12, 220, 767, 792, 856, 881, 1018,
1318, 1371, 1379, 1380, 1382, 1388, 1389, 1390,
1392, 1393, 1394, 1395, 1398, 1399, 1405, 1407, 1410,
1423, 1428, 1431, sowie das Special-Verzeichniss der
Bibliothek.

Gruppe 21.

Wasserversorgung.

Bohrtabellen und Bohrapparate. — Maschinen, Materialien
und Apparate zur Wasserversorgung (Pumpen, Filter, Röhren,
Wassermesser, Hydranten, Feuerhähne, Brunnen, Springbrunnen,
Sprengvorrichtungen, Sprengwagen u. dergl.). — Pläne von
Wasserversorgungsanlagen. — Wasserproben nebst Analyse.
Wasserversorgung des Hauses.

---

792 **Aachen, Städtisches Wasserwerk**, *Aachen*, Monheimer
Allee 20. (471)
Sämmtliche Pläne für den Bau des städtischen
Wasserwerks Aachen nebst Baubeschreibung.

793 **Actien-Gesellschaft für den Bau landwirthschaft-
licher Maschinen und Geräthe und für Wagen-
Fabrikation, H. F. Eckert**, *Berlin O.*, Weidenweg
(Eckartsberg). (463)

8*

Strassen-Kehr- und Strassen-Schlamm-Maschine
(Dürkoops D. R.-P. 7632). Schneepflug für
Strassen und Wege (Dürkoops D. R.-P. 9573).
Sprengwagen für Strassen, do. für Trottoirs
und Promenadenwege. Fleischtransportwagen,
Fleischerschragen mit Windewerk (D. R.-P. 14381,
Gronert & Zimmermann). Milchgefässwagen,
Milchflaschenwagen. Speisetransportwagen für
Krankenhäuser.

794 **Arnold, G., & Schirmer**, *Berlin SW.*, Teltower
Strasse 52. (406)
Regulirbarer Filtrir-Apparat, Schnell-Filter.
(S. Ins. Seite 165.)

795 **Barmen, Stadt** (Baumeister Schülke). (473)
Project der im Bau begriffenen Barmer Wasserleitung. Zeichnungen, Drucksachen, Modelle.

796 ***Bischleb & Kleucker**, *Braunschweig*. (392a)
Patent-Wasserfilter. **(S. Ins. Seite 228.)**

797 ***Böcking, Rud., & Co.**, *Hallbergerhütte* bei Saar-
brücken (Vertreter: Carl Kleinschmidt, *Berlin
SW.*, Charlottenstr. 94). (475a)
Collection von Wasserleitungsröhren, stehend in
getrockneten Formen gegossen. Muffen und
Flanschröhren verschiedener Dimensionen.
(S. Ins. S. 43)

798 ***Börner & Co.**, *Berlin SW.*, Pionierstr. 10a. (468a)
Badeeinrichtung mit Spültisch (Pat. Börner & Co.,
D. R.-P. 15809).

799 **Brandt, J.**, Civil-Ingenieur, *Berlin W.*, Königgrätzerstr. 131. (398)
Patent-Wassermesser in Betrieb (System A. Kaiser)
mit bezügl. graphischen Darstellungen.
(S. Ins. Seite 204.)

800 **Breymann & Hübener**, *Hamburg*. (396)
Completer Bohr-Apparat zur Erbohrung artesischer und Abessynier-Brunnen, für Bodenuntersuchungen etc.

801 **Budde & Göhde**, *Berlin S.*, Oranienstr. 56. (302)
Muffenrohr-Verbindungen nach einem neuen
System, mit Vorrichtung zur Druckprobe.

802 ***Buhl & Keller,** *Karlsruhe* (Baden). (388 a)
Ein Newark-Filter.

803 **Dehne, A. L. G.,** *Halle* a. S. (395)
Zeichnungen von Hydranten und Schiebern.
Hydranten und Schieber; Filterpressen für
Wasserfiltration, Wasserpumpen, Luftpumpen.

804 **Dyckerhoff & Widmann,** Cementfabrik, *Biebrich*
a/Rhein, *Karlsruhe* und *St. Jobst* bei Nürn-
berg, und **Dyckerhoff & Söhne,** Portland-Cement-
Fabrik in *Amöneburg* bei Biebrich a/Rh. (393)
Portland-Cement-Beton-Röhren in runder und
Eiform. Canal-Sohlsteine und Einlassstücke,
Sinkkasten, Portland-Cement als Rohmaterial,
woraus obige Gegenstände hergestellt werden.
Mörtel- und Betonproben, wie er bei Canali-
sationen, Wasserleitungen, Brunnen- und Cisternen-
Anlagen angewendet wird.

805 ***Eisenwerk Gröditz „Lauchhammer",** Verein. vorm.
Gräfl. Einsiedel'sche Werke, *Gröditz* bei Riesa
i. S. (382 a)
Gusseiserne Wasserleitungsrohre. Canalisations-
Gegenstände. **(S. Ins. Seite 155.)**

806 **Elsässer, A.,** Cultur-Ingenieur, *Magdeburg.* (389)
Flaschen mit Wasserproben. Mappe mit Analysen,
Verzeichniss der ausgeführten Wasserreinigungs-
Anlagen.

807 **Finkenberg, H.,** *Berlin O.,* Breslauerstr. 25. (390)
Brunnen im Freien mit filtrirtem Wasser.

808 **Frankenthaler Maschinen- und Armatur-Fabrik,
Klein, Schanzlin & Becker,** *Frankenthal,* Rheinpfalz. (474)
Selbstdichtenae Hähne (System Klein). Ab-
sperrventile, Wasserschieber, Condensations-
töpfe, Kesselspeise- und Wasserstationspumpen,
Luftcompressoren, Filterpressen, Oelprobir-
apparate. **(S. Ins. Seite 92.)**

809 **Gaebert, F.,** *Berlin N.,* Lothringerstr. 36. (470)
Hähne, Ventile, Standrohre, Mischhähne, Feuerhähne, Badehahngarnituren und sonstige Gegenstände für Wasserleitungen, Heizungsanlagen,
Gasleitungen etc. etc.

810 **Gerson, C., Dr.,** *Hamburg.* (381)
Filterapparate, Gerüste und Reservoirs, fahrbare Filterpumpen. (Im Freien.)

811 **Greiner, O.,** *Berlin SW.,* Grossbeerenstr. 27 a. (140)
Strassenbrunnen eigenen Systems.

812 **Grossherzoglich Badische Oberdirection des Wasser-
und Strassenbaues,** *Karlsruhe,* Baden. (385)
Uebersichtsplan über im Grossherzogthum Baden
unter Leitung oder Mitwirkung obiger Behörden
projectirte und ausgeführte Wasserversorgungs-
Anlagen für Gemeinden. Erläuterungsschrift
(Manuscript).

813 **Gruner, H.,** Civil-Ingenieur, *Augsburg.* (469)
Pläne und Bericht über die geologische und
hydrographische Untersuchung der Umgebung
von Coblenz, desgl. von Colmar und dem
Münsterthal in den Vogesen, desgl. der Vogesen-
thäler bei Niederbronn, von Reichshofen und
des Rheinthals bei Hagenau. Vorproject der
Wasserversorgung von Coblenz, desgl. von Colmar, desgl. von Hagenau. Versuchsbrunnen-
Resultate im Grundwasser bei Colmar. Defini-
tives Project der Wasserversorgung von Colmar, desgl. der Wasserversorgung von München
(letzteres in Gemeinschaft mit C. Del Bondio.)

814 ***Haag, Joh.,** Maschinen- und Röhrenfabrik, *Augsburg.* (87 c)
Dampfpumpe. Dampf- und Wasser-Motor. Haag-
sches Patent.

815 ***Hiller, Otto**, *Berlin C.*. Neue Friedrichstr. 19.
(465a)
Chemisch präparirte, unverstockliche Hanfschläuche zur Gartenberieselung.
(S. Ins. Seite 161.)

816 **Hirschberg, Louis**, *Berlin W.*, Jägerstr. 22. (119)
Wasserleitungsfilter für Küchen- und Wohn-
räume. Wasserfilter in Gefässen von Glas, Steingut und Metallen.

817 **Hulwa, Franz, Dr.**, zu *Breslau*. (477)
Denkschrift, Atlas, Tableau, Graphische Darstellung betr. der im Interesse der Wasserversorgung und Canalisation der Stadt Breslau
ausgeführten, chemischen, mikroskopischen und
technischen Arbeiten.

818 **Jahn, Carl**, *Berlin O.*, Holzmarktstr. 59. (461)
Ein Wasserzähler, System Frager. Patent.
(Fabrikanten Christ. Michel und Sohn, Paris.)

819 **Joseph, Bernhard**, *Berlin SO.*, Bethanien-Ufer 6. (394)
Wasserleitungs-Hähne etc.

820 **Kleemann, Fr.**, *Schöningen*, Braunschweig. (399)
Filter für Haushaltungen und Modelle zu Fil-
tern für gewerbliche und städtische Wasser-
versorgungen.

821 ***Körting, Gebr.**, *Hannover*, Cellerstr. 62. (621b)
Pulsometer.

822 **Lohde, Louis**, Raths-Brunnenbau-Meister, *Berlin
SW.*, Belle-Alliancestrasse 86. (384)
Berliner Strassen-Rohrbrunnen mit Anschluss-
Einrichtung für Saugeschläuche zu grossen
Spritzen. Leistung per Minute 1000 Liter.

823 **Maas & Cohnfeld, Carl**, Inhaber **Hugo Cohnfeld,**
Berlin N., Oranienburgerstr. 27. (378)
Eiserne und kupferne Wasserleitungsfilter. Thon-
filter.
(S. Ins. Seite 45.)

824 Maschinenbauanstalt und Eisengiesserei von A. Borsig,
Moabit-Berlin NW., Kirchstr. 6. (139)
Ein sich continuirlich selbst reinigender Filter,
System Farquhar & Oldham.

825 *Maschinen- und Dampfkessel - Armaturenfabrik,
C. Louis Strube, *Buckau-Magdeburg.* (467a)
Hydranten, Patent Strube. Strassenbrunnen
(Druckständer) für Hochdruck-Wasserleitungen,
Patent Strube.

826 *Meinecke, jr., H., *Breslau*, Adalbertstr. 13. (462a)
Wassermesser. **(S. Ins. Seite 16.)**

827 *Möller & Blum, *Berlin SW.*, Zimmerstr. 88. (567b)
Diverse Pumpen zu Wasserversorgungszwecken.
Diverse kleine Wassermotoren zum Betrieb von
Nähmaschinen und Ventilatoren.
(S. Ins. Seite 48.)

828 *Mücke, J., *Breslau*, Friedrichstr. 49. (288b)
Patentabsperr-Ventil für Wasserleitungen, speciell
Closetventile.

829 Mühlenhoff, H., *Berlin W.*, Lützowplatz 14. (397)
Wasserfiltrirapparate.

830 Müller, Julius, Vordruckwalzen-, Metalltuch- und
Drahtgewebefabrik. *Wildpark* bei Potsdam.
(391)
Verzinkte und verzinnte Gewebe aus Eisen-,
Messing - und Kupferdraht für Abessynier-
Brunnen, Pumpen, Filter und Wasserklären.

831 *Neuhaus, M., Deutsch-Englische Pulsometerfabrik,
Berlin SW., Enkeplatz 3. (1380a)
Pulsometer, desgl. No. 11, mit 5000 Liter per
Minute Leistung im Betrieb für die Cascaden.
Spree-Filter. J. Shanes Canalisations-Ejector
(Modell in Thätigkeit). C. Pieper's Strassen-
gully, in Thätigkeit. (Im eigenen Pav. im Freien.)
(S. Inserat Seite 261.)

832   **Rheinische Wasserwerks-Gesellschaft, F. Thometzek,**
Bonn. (466)
Zeichnung und Beschreibung der Wasserwerke
für die Städte Mülheim a/Rh., Deutz und Kalk,
Modell eines vielsitzigen, doppeltschliessenden
Ringventiles für Pumpen (System Thometzek).

833   ***Salbach, B.,** Kgl. Baurath, *Dresden*, Wienerstr.
41. (383a)
Zeichnung von Tiefbrunnen für die Wasserversorgung des Oberschlesischen Industrie-Bezirkes.

834   **Siemens & Halske,** *Berlin SW.*, Markgrafenstr. 94.
(1207)
Ein Satz Wassermesser. Elektrische Wasser-
standszeiger-Apparate.

835   **Speyerer & Co., C. T.,** *Berlin SW.*, Friedrichstr. 24.
Schmidt'scher Wassermesser (im Betriebe im
Kesselhause).

836   **Stuttgart, Stadtgemeinde.** (464)
10 Pläne, betreffend Wasserversorgung. Photographien, kleinere Pläne, Broschüren etc.

837   **Teichelmann, Alb.,** *Berlin O.*, Holzmarktstr. 44. (386)
Oxydfreie Blei- und Zinnröhren. D. R.-P. 7820.

838   ***Thiem, A.,** Civil-Ingenieur, *München*, Müllerstr.
32d. (387a)
Graphische Darstellung der Untersuchungs-
ergebnisse von hydrologischen Forschungen auf
Grundwasser zum Zwecke städtischer Wasser-
versorgung, mit Zeichnungen und Plänen.
(Strassburg, München, Leipzig, Nürnberg, Riga,
Fürth i. B., Augsburg.)

839   ***Valentin, J. A., Bock & Co. Nachf.,** *Frankfurt* a/M.,
Luginsland 1. (476a)
Wassermesser verschiedener Dimensionen.

840 **Wasserwerk der Stadt Wiesbaden, Dir. Winter.**
(472)
Reliefdarstellung der Umgebung von Wiesbaden
betreffs Wasserversorgung. Modell des Systems
der zeitweisen Aufstauung des Quellwassers in
den Gebirgsspalten; Graphische Darstellung der
Betriebs-Resultate des Wasserwerks von 1872
bis 1881. Erläuterungsbericht.

Vergl. ferner No. 149, 851, 853, 919, 978, 979, 1280,
1322, 1369, 1389, 1390, 1392, 1393, 1394, 1395, 1396,
1398, 1401, 1402, 1405, 1407, 1411, 1413, 1414, 1416,
1422, 1423, 1425, 1427, 1429, 1430, 1431, sowie das
Special-Verzeichniss der Bibliothek.

Gruppe 22.

Beseitigung der Abwasser, Fäkalien und Abfälle.

Apparate zur Strassenreinigung und Reinigung von Fluss-
läufen und Canälen. — Zu Canalisationsanlagen gehörige
Maschinen und Apparate. — Vorrichtungen zur Abfuhr der
Abgangsstoffe. — Abort-Anlagen, Closets, Pissoirs. — Einrichtung zur Nutzbarmachung der Abgangsstoffe und der
erzielten Producte. — Mittel und Apparate zur Unschädlichmachung von Canalwasser, Industrieabwasser und Abwasser
von landwirthschaftlichen Anlagen. — Rieselfelder-Anlagen. —
Pläne von Canalisationsanlagen.

841 **Berliner Actien-Gesellschaft für Abfuhr und Phos-
phat-Dünger-Fabrikation** (Berlin Phosphate
Sewage und Manure Company limited),
Berlin SW., Oranienstr. 127. (482)
Abort-Gebäude von Wellblech, Tonnensystem
mit ventilirtem Sitztrichter (im Freien) (D. R.-P.).
Sortiment Fäkaldünger (Poudrette). Modell
eines Abort-Gebäudes, Zeichnungen (im Geb.).

842 **Bernatz, August**, Kgl. Bauamtmann und Vorstand
des Kgl. Bauamtes in *Amberg*, (Oberpfalz
in Bayern). (479)
Modell zu einer Abortsanlage, desgl. zu einem
Tonnenwagen mit Handtransport oder Pferde-
transport sammt Geschirr, desgl. zu einer Ab-
ortsgrube, resp. Sammelgrube für Fäkalien aus
Tonnen. Eine Mappe mit dazu gehörigen Plänen
und Beschreibungen.

843 ***Bischleb & Kleucker**, *Braunschweig.* (392 b)
Patent-Torfmüll-Streu-Closets mit selbstthätiger
Streuung. **(S. Ins. Seite 228.)**

844 ***Böcking, Rud., & Co.**, *Hallbergerhütte* bei Saar-
brücken. Vertr.: Carl Kleinschmidt, *Berlin
SW.*, Charlottenstr. 94.
Canalisationsgegenstände. **(S. Ins. Seite 48.)**

845 ***Börner, & Co.**, *Berlin SW.*, Pionierstr. 10 a.
(468 b)
Keller-Water-Closet mit Rückstau, höher als
das Abflussrohr liegend, und ein desgl. tiefer
als das Abflussrohr liegend. Patent Henneberg
und Herzberg. No. 16050.

846 **Brandenburgische Landirrenanstalt Eberswalde.** (492)
Situationsplan der Berieselungsanlagen der Land-
Irrenanstalt Eberswalde, mit Profilkarte. Con-
tinuirlicher Abdampfapparat für Abfuhrstoffe,
Fäkalien; Modell und Zeichnungen.

847 **Breyer, Friedrich**, Ingenieur, *Wien VII.*, Lindengasse 9. (502)
„Das Gashochdrucksystem.“ Apparat zur Beseitigung und Umwandlung des Unraths und der
Abfallstoffe durch Anwendung von direct auf
dieselben einwirkenden, hoch gespannten Gasen
und Dämpfen. (D. R.-P.)

848 ***Buhl & Keller**, *Karlsruhe* i. B. (388b)
Schwefelsaures Ammoniak, roh und crystallisirt.
Fäkaldünger gemahlen und in Kuchen.

850 ***Deutsche Thonröhren- & Chamotte-Fabrik**, *Berlin-Münsterberg* (488)
Thon- & Chamottewaaren, Thonröhren für Canalisationzwecke.

851 ***Doerich, W.** Stadtbaurath und **Adelt**, Dr., Kreiswundarzt in Bunzlau i. Schl. (496)
Pläne der Canalisation, Rieselflächen u. Wasserleitung der Stadt Bunzlau von 1773 u. 1882, v. **W. Doerich**, Graphische Darstellung der Sterblichkeits-Verhältnisse Bunzlau's v. **Dr. Adelt.**

852 **Eisenhütten- und Emaillirwerk** *Neusalz a. O.*, Inhaber **W. von Krause**, Banquier in Berlin. (631)
Emaillirte und rohe Küchenausgüsse mit Geruch- und Wasserverschluss, Closetbecken, Wandbrunnen, Pissoirs, Waschkellerbecken, Waschtischeinsätze, Closetleitungen mit Abzweigen etc. Filtrir-Apparat für Hauswasserleitungen mit Füllmaterial zur Ablagerung. Heiz- und Ventilationsöfen. Transportabler Kochherd mit emaillirten Kachelplatten. Emaillirtes Geschirr; buntfarbig emaillirter Kunstguss etc. Ansicht des Etablissements zu Neusalz a. O. und der Arbeiter-Colonie mit Detailzeichnungen der Arbeiterhäuser, Darstellung der Ventilations-Vorrichtungen in den Putzereien der Giesshütten etc.

853 **Fikentscher, Fr. Chr.** *Zwickau* i. S. (478)
Eiförmige u. runde Röhren aus Steinzeug, Schlammfänge etc. für Canalisationszwecke. Wasserleitungs- und Sammelröhren, Abortanlagen für Kasernen, Irrenanstalten etc. **(S. Ins. Seite 199.)**

854 ***Frey, Rudolf**, Architect und Bauunternehmer, *Wien*, *I.* Schwarzenbergstr. Nr. 8. (291)
Schwemmthor für Canalisirungen. Modell und Zeichnung.

855 ***Gappisch, Friedrich**, Closetfabrik und Lager sanitäts-technischer Artikel. *Dresden*, Fischhofplatz 9. (107b)
Closet ohne Wasserspülung mit Desinfections-

Vorrichtung (Pat.). Watercloset mit Reservoir (Pat.). (S. Ins. Seite 203.)

856 **Gerson, Georg Hermann**, *Berlin W.*, Jägerstrasse 14. (487)
Tafel mit Aufschrift. Apparattheile aus Röhren, ein Pflug, Sprengwagen etc. (Im Freien.)

857 **Häffner, Martin**, Albuminfabrik, *Berlin NO.*, Central-Viehhof. (501)
Blutalbumin, crystallisirtes Blut, getrocknetes Blut, Blutmehl, Blut-Superphosphat.

858 ***Hilmer, W.**, *Berlin W.*, Friedrichstrasse 64. (484a)
Closets; Abtritte.

859 **Hoffmann, P.**, *Berlin N.*, Linienstrasse 116. (481)
Im Stadtb.-Bog. No. 26. Modell einer Abort-Anlage nach dem Heidelberger Tonnensystem, in nat. Grösse, sowie einzelne Theile nebst Zeichnungen. Im Aust.-Geb. Kleine Modelle von Anlagen mit Zeichnungen. Albums. Broschüre.

860 ***Hollmann & Co., Wilh.**, *Bremen*, Fabrik von Torfpräparaten. (495a).
Trocken-Closet. Torfstreu.

861a **Karlsbad, Stadtgemeinde.** (1085)
Karlsbader Spülapparate (im Hofe des Gebäudes).

861b **Klotz, Eugen**, Inhaber **Eugen Klotz** u. **S. Schweizer** *Stuttgart.* 486.
Dampfluftpumpe zur geruchlosen Entleerung der Latrinen zum Saugen wie zum Drücken. (S. Ins. Seite 54.)

861c **Königin Marienhütte, Actien-Gesellschaft.**
13 Ueberflurhydranten, System Cramer, mit selbstthätiger Entleerung befinden sich im Betrieb auf dem Ausstellungsplatz.

862 **Kommission für das Abfuhrwesen** in Kiel. (427)
Abfuhr-Kübel, wie sie eingeführt sind, resp. werden sollen.

863 Ludwig & Hülssner. *Leipzig.* (489)
Zeichnungen zum Depot, den Sammelgruben
der Wohngebäude Leipzigs, u. grossen Fäkal-
stoff-Sammelbassins, Hausgeräthe etc. zur Abfuhr
der Fäkalien der Stadt Leipzig.

864 *Meckl. Local - Comité für **Stadtbaumeister Stude-
mund,** *Rostock.* (1157)
Sielverschluss mit Rücklaufsklappe.

865 *Dasselbe für **Aemil Ritter** in *Rostock.*
Pissoir. mit Oelspülung u Desinfection.

866 *Dasselbe für **Baumeister Lengfeld,** *Rostock.*
Privet für Eisenbahnen (Abtragesystem).

867 *Dasselbe für **Alb. Jürss & Crotogino** *Rostock.* 1158.
Cementfabrikate, Sielrohre, Senkkasten mit
Wasserverschluss.

868a *Möller & Blum, *Berlin SW.*, Zimmerstr. 88. (576b).
Diverse Pumpen zu Entwässerungszwecken.
Centrifugalpumpen für Canalisation u. dicke
Flüssigkeiten.   **(S. Ins. Seite 48.)**

868b *Neuhaus, M., Deutsch - Englische Pulsometer-Fabrik,
Berlin SW., Enkeplatz 3. (380b)
J. Shane's Canalisations-Ejector (Modell in
Thätigkeit). C. Pieper's Strassengully in Thä-
tigkeit   **(S. Inserat Seite 261.)**

869 Petri, Friedrich, Dr., *Berlin SO.*, Dresdenerstr. 16. (483)
Modell eines Filterapparats für Jauchewasser.
Bei der Reinigung von Abwässern gewonnene
Producte. Maschinen zur Aufarbeitung von Aus-
wurfstoffen, aus Fäcalstoffen gewonnene Producte.
Abhandlungen und Broschüren. (Im Pavillon im
Freien.)

870 Protz & Klingbeil, Rudolf. *Berlin N.*, Auguststr. 6. (485)
Modell einer öffentlichen Bedürfnissanstalt für
Männer und Frauen, mit verschiedenen Systemen
zur Beseitigung u. Desinfection der Abgangsstoffe. Anstalt für Männer und Frauen im Betriebe. (Im Freien.)

871 *Reimann, Aug., *Berlin S.*, Feilnerstr. 5 u. 5a. (292b)
Erd- u. Wasserclosets.   **(S. Ins. Seite 109.)**

872a **Richter & Co., Thon- & Chamottewaaren-Fabrik.**
Bitterfeld, Prov. Sachsen. (480)
Schwemmcanalisationsgegenstände nebst Eisen-
theilen. Abort-Anlage etc. **(S. Ins. Seite 160.)**

872b **Rössemann & Kühnemann,** *Berlin N.*, Gartenstr. 21.
(21)
Bedürfniss-Anstalt. (Im Freien.)

873 ***Sackhoff, H.,** *Berlin SW.*, Zimmerstr. 65. (258a)
Closets, Bidets etc.

874 **Schichau, F., Eisengiesserei, Maschinen- u. Loco-
motivfabrik, Schiffswerft,** *Elbing*. (498)
Zeichnungen der Pumpwerke für die Canalisation der Städte Breslau und Danzig. Diverse
Photographien.

875 **Schmidt, Gebr., Eisen- und Blechwaaren-Fabrik,**
Weimar. (494)
Tonnen-Abort-Anlage mit verbessertem Syphon
u. Ventilations-Windflügelvorrichtung zum Heizen
desselben u. der Röhrenleitung. Abfuhrwagen.
Modellhaus, Abortanlage für eine Fabrik, Kaserne etc.

876 ***Stumpf, F. J., Maschinenfabrik, Eisen-** und **Metallgiesserei,** *Breslau*, Kaiser-Wilhelmstr. 8. (491a)
Vierrädrige, messingne Vacuumpumpe mit Ver-
brennungsofen zur geruchlosen Latrinenreini-
gung nebst vierrädrigem Abfuhrwagen auf
Federn mit schmiedeeisernem Fass. Doppeltwir-
kendes, fahrbares Pumpwerk für alle Sorten
Flüssigkeiten. Centrifugalpumpe mit Fussventil.

877 **Swicianowski, J., & St. Adamczewski** *Warschau*.
Vertreter J. Brandt, & G. W. von Nawrocki
(Inhaber G. W. von Nawrocki), *Berlin W.*,
Leipzigerstr. 124. (1141)
Continuirlicher Abdampfapparat für Abfuhr-
Stoffe, Fäkalien; Modell und Zeichnungen.

878 **Thiriart Nachf., Franz,** Inhab. **A. von Eck,** Eisen-
giesserei und Maschinenfabrik, *Köln* a/Rh.,
Karthäuserwall 24e. (490)
Modell und Zeichnung einer Abortanlage.

879 **Tuch - Wilhelmy**, Inhaber **Wilhelm Tuch & E. Otto
Wilhelmy**, *Leipzig.* (493)
Modelle und Zeichnungen von Desinfections- und
Klärgruben-Anlagen. Closet zur Scheidung der
flüssigen von den festen Excrementen mit Wasser-
spülung. **(S. Ins. Seite 74.)**

880 ***Wegner, W. J.**, *Berlin SW.*, Markgrafenstrasse 76.
(499a)
Modell einer geruchlosen Latrinen-Anlage mittelst
Ventilation ohne Wasserspülung. **(S. Ins. Seite 192.)**

881 ***Zipperling, Hugo**, Director der Maschinen- und
Waggonfabrik-Actien-Gesellschaft, *Simmering*
bei Wien. (500a)
Zeichnung eines Strassen-Koth- und Schnee-
pfluges.

Vergleiche No. 396, 403, 404, 406, 407, 409, 453, 540,
541, 585, 761, 785, 788, 793, 804, 805, 828, 920, 979,
981, 996, 1006, 1037, 1068, 1091, 1130, 1143, 1152,
1165, 1167, 1225, 1369, 1389, 1390, 1391, 1392, 1393,
1394, 1395, 1396, 1398, 1399, 1401, 1402, 1405, 1407,
1415, 1416, 1426, 1428, 1429, 1430, 1431 sowie das
Special-Verzeichniss der Bibliothek.

Gruppe 23.

Beleuchtung.

Maschinen, Materialien und Apparate zur Beleuchtung (Gas-
anstalten, Gasapparate, Gasmesser, Röhren, Beleuchtungsgegenstände, Laternen, Candelaber, Brenner, Lampen). —
Apparate zur Erzeugung und Vertheilung des elektrischen
Lichtes. — Pläne und Modelle von Gaswerken und Anlagen für elektrische Beleuchtung.

882 ***Dessau-Cottbuser Maschinenfabrik** (Vertreter: A.
Jahn, *Berlin O.*, Holzmarktstr. 59.)
Hochdruck-Dampfmaschine zum Betrieb der
Naglo'schen elektrischen Lichtmaschinen.

883 ***Böcking, Rud., & Co.**, *Halberger - Hütte* bei Saar-
brücken (Vertr.: Carl Kleinschmidt, *Berlin
SW.*, Charlottenstr. 94). (475c)
Diverse Gas-Candelaber. **(S. Ins. Seite 43.)**

884 **Buss, Sombart & Co.** (Inhab. **C. E. Sombart**), *Magde-
burg*, Friedrichstadt. (632)
Dynamo-elektrische Maschinen und
Lampen eigener Construction. Patent angemeldet.
Patent-Tachometer, System Buss, Sombart
& Co. Apparate zur Controle der Geschwindigkeit
rotirender Wellen. Patent-Tachographen,
System Buss, Sombart & Co., mit Vorrichtung
zur graphischen Auftragung der Geschwindig-
keitsschwankungen rotirender Wellen. Papier-
stanz-Maschine, hierzu Manometer. Patent-
Gasmotoren ohne Wasserkühlung.

885 **Edison's elektrisches Beleuchtungs-System. „Deutsche
Edison - Gesellschaft für angewandte Elektricität."**
Dynamo-elektrische Stromerzeugungs-Maschinen
nebst Leitungen und Zubehör zur elektrischen
Beleuchtung der Restaurationshallen im
s. g. nassen Dreieck.

886 **Elster, Siegmar,** *Berlin NO.*, Neue Königstr. 67. (629)
Gasmesser, Gasdruck-Regulatoren, Apparate zum
Betriebe von Gasanstalten. Apparate zur physik.
und chem. Analyse des Gases. Apparate zur
Beleuchtung von Eisenbahn-Waggons und zu
sonstigen besonderen Zwecken. Gas-Heizeinrich-
tungen. Sicherheitslampen.

887 **Fritz, F.,** *Berlin SW.*, Hagelsbergerstr. 45. (634)
Gaslampen ohne Wärme - Entwickelung mit
Ventilation. Gaslaternen zur Strassenbeleuchtung.

888 **Gasmotoren-Fabrik** *Deutz* (General-Vertreter: Möller
& Blum, *Berlin SW.*, Zimmerstr. 88). (974)
Grosse und kleine Gasmotoren (darunter ein

50pferdiger Motor) zum Betrieb für elektrische Beleuchtung und zur elektrischen Kraftübertragung etc. etc. **(S. Ins. Seite 48.)**

889 ***Ihlee & Horne**, *London E.C.*, Aldermanbury 31, vertreten durch Georg Polack, *Berlin SW.*, Anhaltstr. 8. (628a)
Leuchtfarbe nebst den dazu gehörigen Artikeln.

890 **Löwe, Ludwig, & Co.**, Commandit-Gesellschaft, *Berlin SW.*, Hollmannstrasse 32.
Hochdruck-Dampfmaschine mit Präcisionssteuerung, Patent Pröll, i. Fa. Dr. Pröll & Scharowsky, mit Belleville-Dampfkessel zum Betrieb der elektrischen Lichtmaschinen.

891 **Maschinenfabrik Cyclop (Mehlis & Behrens).** *Berlin N.*, Pankstr. 14/15.
Dampfmaschine von 50 Pferdekraft mit patentirter Ventilsteuerung (D. R.-P. 15790), zum Betrieb der Siemens & Halske'schen elektrischen Lichtmaschinen (neben dem Kesselhause).

892 **Muchall, Gebr.**, *Berlin SW.*, Ritterstr. 49. (633)
Gaslampe zur Vorwärmung der Luft und des Gases.

893 ***Naglo, Gebr.**, *Berlin SO.*, Waldemarstr. 44. (816)
Dynamo-elektrische Maschinen zur Erzeugung von einzelnen und getheilten Bogen- und Glühlichtern. Theilungslampen und Zubehörstücke für vollständige Beleuchtungs-Anlagen. Glühlampen-Beleuchtung des Wohnhauses, System Swan, im Betrieb.

894a **Pintsch, Julius, Fabrik für Gasmesser und Apparate zur Gasfabrikation; mech. Werkstatt, Eisen- u. Metallgiesserei,** *Berlin O.*, Andreasstr. 72/73, *Fürstenwalde, Breslau, Dresden.* (638)
Im Betrieb befindliche Fettgasanstalt, Compressions-Anlage, um das Gas auf hohen Druck zu bringen, für Eisenbahnwagen; Beleuchtung und Seeweg-Markirung durch Leuchtbojen,

Leuchtthürme nach patentirtem System. Diverse Gasapparate, Laternen zur Strassenbeleuchtung und Seeweg-Markirung, Gasmesser, Regulatoren. Photometrische-Apparate. Complete Gas-Leuchtboje mit Compensationsgehänge. Signal-Vorrichtung für Eisenbahnstrecken, zur Beleuchtung mit comprimirtem Fettgas eingerichtet.

894b **Schäffer & Hauschner,** *Berlin SW.*, Friedrichstrasse 233.
Kronleuchter, Candelaber u. a. Beleuchtungsgegenstände für elektrisches Glühlicht zur Beleuchtung der Restauration im nassen Dreieck.

895 **Schwanitz & Co.,** Actien-Gesellschaft, Gummiwaarenfabrik, *Berlin N.*, Müllerstr. 171—172.
Gummitreibriemen zur Betriebsmaschine des Cyclop, zur elektrischen Lichtmaschine.

896 **Siedenburg, Geo,** *Bremen.* Vertreter: v. **Charles Pratt & Co.,** *New-York*, Broadway 46; hiesiger Vertreter: Felix Wiesenthal *Berlin SO.*, Köpnickerstr. 75. (Neben dem Kesselhaus.) (640)
Astral-Oil.

897 **Siemens, Friedr., & Co.,** (Friedr. Siemens und Rob. Herbig), *Berlin SW.*, Neuenburgerstrasse 24. (636)
Regenerativ-Beleuchtungs-Gegenstände, Apparate, Armaturen und Fittings für Heizung, Ventilation, Gas, Wasser und Dampf.
(S. Ins. Seite 25).

899 ***Siemens & Halske,** *Berlin SW.*, Markgrafenstrasse 94. (1207)
Ein Satz dynamo-elektrischer Maschinen und ein Satz Wechselstrom-Maschinen für Einzeln- und getheiltes Licht. Lampen für Einzeln-, desgl. für getheiltes Licht, Glühlampen. Leitungsmaterial, Ausrüstungs-Gegenstände und Zubehör-Stücke, Laternen, Gehänge u. s. w. für elektrische Beleuchtung, dergl. besonders construirt gegen Feuersgefahr und Beschädigung von Per-

sonen. Motor für elektrische Maschinen, Pläne von Beleuchtungsanlagen. Die Beleuchtung des Vorplatzes der Ausstellung mit Bogenlicht und des Bergwerks mit Glühlicht im Betrieb.

900 **Suckow, P., & Co.,** *Breslau.* (630)
Complete Gasanstalt. Gasapparat in Eisen nebst Reinigern. Druckregulator. Gasometer. Modell zur Veranschaulichung des Patentverfahrens zur Verlegung von Erdrohren. (Patent S u c k o w.) Transportables Gasreservoir.

Vergl. auch No. 27, 28, 260, 1225, 1279, 1393, 1407, 1411, sowie das Special-Verzeichniss der Bibliothek.

Gruppe 24.
Heizung und Lüftung.

Apparate und Materialien zur Heizung, zum Luftwechsel und zur Luftreinigung. — Pläne und Modelle für Centralheizungsanlagen; Districtsheizungsanlagen; Gasheizungen.

---

901 **Actien-Gesellschaft Schäffer & Walker,** *Berlin SW.,* Lindenstr. 18. (439)
Kosmos - Ventilatoren (mit Wasserkraft zu betreiben).

902 **Adam, Max,** *Posen,* Markt 92. (452)
Patent-Sicherheits-Ofenrohre.

903 ***Bacon, J. L.,** *Berlin SO.,* Köpnikerstr. 110. (457a)
Bade-Einrichtung mit Heisswasser - Heizung für kleinere Gefängnisse oder Krankenhäuser zur gleichzeitigen Erwärmung von Wasser, Heizung eines Desinfections - Schrankes und Zimmer-Erwärmung (Montags und Donnerstags im Betrieb). Heizkörper für Centralheizungen aller Systeme. Zeichnungen ausgeführter Anlagen. Modelle. **(S. Ins. Seite 223.)**

904 **Bechem & Post,** *Hagen*, Westf. (429)
Modell eines Wohnhauses mit vollständiger Heizung und Ventilation. Modell eines Niederdruck-Dampfkessels mit selbstthätiger Regulirung. D. R.-P. Ein Ventilations-Zimmer-Calorifer. D. R.-P. Ein Local- und Centralheizkörper. Desgl. Druck-Regulatoren, Heizkörper und Armaturen für Kessel und Heizapparate. Zeichnung einer Heizung und Ventilation eines Krankenhauses. **(S. Ins. Seite 135.)**

905 *****Benver, A.,** Inhaber **Emil Benver,** *Berlin C.,* Wallstr. 9. (458a)
Oefen neuester Construction mit Ventilation und Circulation des Feuers am unteren Sockel, mit eleganter Ausstattung. **(S. Ins. Seite 145.)**

907 **Böhringer, C.,** Civil-Ingenieur, *Bischweiler* i. Els. (428)
Regulirfüll-Mantelöfen mit Reserve-Material-Cylinder und Ventilations-Sockel. D. R.-P. 17897. Desgl. mit rauchverzehrender Feuerung und Ventilations-Sockel. D. R.-P. 18236. Schornstein-Aufsätze mit saugender und windbrechender Wirkung, mit drehbarer Verschlusskappe und saugender Wirkung. Constructions-Zeichnungen von Central-Luftheizungs-Apparaten, Regulirfüll-Mantelöfen, Deflectoren mit Luftreinigungs- und Abkühlungs-Vorrichtung; continuirliche Backöfen.

908 **Born, W.,** *Magdeburg*, Bahnhofstr. 15a. (442)
Zeichnungen und Modelle des Lufterneuerungsofens. (D. R.-P. 142.) Betriebsfähiger Lufterneuerungsofen mit Voll-Bade-Apparat. (Im Freien.)

909 **Buderus, Gebrüder, Hirzenhainerhütte und Main-Weser-Hütte** in Oberhessen.
Oefen mit Luftheizung und Ventilationsvorrichtungen in verschiedenen patentirten Constructionen und Formen, für Wohnräume, Säle etc. **(S. Ins. Seite 112/13.)**

910 **Danneberg & Quandt,** *Berlin O.*, Landsbergerstr.
112. (407)
Wasserkraftlüfter. Centrifugal-Wasserkraftlüfter
für gepresste Luft. Centrifugal-Exhaustor und
Schraubenventilator für Dampfbetrieb. Schorn-
stein- und andere Ventilatoren mit Glimmer-
ventilen mit und ohne Gasheizung. Rotirende
Schornstein- und Dunstrohr-Ventilatoren. (Im
Freien.) Glasjalousien, System Brausch, desgl.
System Danneberg-Quandt.

912 ***Eisenwerk Gröditz, Lauchhammer,** Verein. vorm.
Gräfl. Einsiedel'sche **Werke.** *Gröditz* bei Riesa
i. S. (382 b)
Polirte und vernickelte Circulations-Mantel-
öfen für Zimmerheizung. Kelling'sche Central-
Heizanlagen.

913 **Eisenwerk Kaiserslautern,** Director Euler, *Kaisers-
lautern.* (401)
Oefen für locale Heizung, Central-Heizungs-
Einrichtungen und Lüftungs-Apparate.

Schachtofen für Schulen, aussen heizbar, mit Ventilations-
einrichtung; Schachtfüllofen mit Einrichtung zur Heizung zweier Zimmer; Kasernenofen (Modell Brandenburg);
Zweizellenschachtofen für Gefängnisse und ein desgl. für
Latrinenaspiration. Heizung und Ventilation eines
Barackenlazareths. Ventilations-Einrichtung mit Sarra-
zin'scher Ventilationsrosette. Zeichnungen von Kirchen-
heizungen, desgl. der Heizungs- und Ventilationsanlage des
Laboratorium und einer Desinfections-Anlage.

914 **Eisenwerk Lauchhammer,** Verein. vorm. **gräfl. Ein-
siedel**'sche **Werke,** *Lauchhammer.* (415)
Verschiedene Arten Rund-, Etagen-, Schütt-,
Regulir-, Füllmantel- und Ventilations-Oefen.
Schwärmer'scher Badeofen mit Wanne. Gefäng-
nissofen. Brünning'sche Saugkappen. Heiz- und
Ausfallthüren, durchbrochene Röhrenthüren.
Klappwaschapparate. Wandbrunnen, emaillirte
Röhren. Kamin-Vorsetzer, Geräthe. Decorations-
gegenstände. Gitter etc. Zeichnungen von Oefen.
(S. Ins. Seite 65.)

915 **Fiek, Eduard,** *Eberswalde.*
Zwei Modellöfen.

916 **Fischer, E. F.,** Kreisbaumeister, *Magdeburg*, Band-
strasse 5. (444)
Ventilations-Apparat.

917 **Geiseler, C.,** Inhaber: **Emil Foerster & Richard
Runge,** *Berlin S.*, Stallschreiberstr. 30. (410)
Diverse eiserne Ventiliröfen mit Chamotte-Brenn-
schacht, desgl. Patentrost mit Zuführung er-
wärmter Luft. **(S. Ins. Seite 66.)**

918 **Gienanth, Gebrüder,** Eisenwerke Eisenberg und
Hochstein i. d. Rheinpfalz (Inhaber: **Frhr.
von Gienanth**). (446)
Collection, bestehend aus etwa 12—15 Stück
gusseiserner Zimmer-, Restaurant-, Hôtel- und
Kirchen-Oefen mit Regulir- und Füllvorrichtung
nach amerikanischem, in Deutschland verbessertem System. (D. R.-P.) **(S. Ins. Seite 7.)**

919 **Goth, J.,** Ingenieur, *Wien*, Untere Augartenstr. 40.
(435)
Füllöfen mit Rauchverzehrung, Regulirung und
Ventilation — Patent Goth — in 6 Ausführungen. Pläne der Wasserversorgung im neuen
Rathhause in Wien. Pläne der Warmwasser-
und Heisswasser-Heizung und Ventilationsanlage im K. K. Offiziertöchter-Institute in Hernals-
Wien. Pläne der combinirten Dampf- und Wasserheizung mit Ventilation in der Versuchsanstalt
und Lehrinstitut in Stadt Steyer, Ober-Oester-
reich. Ein Plan: die Gewinnung von frischem
Trinkwasser mit der Brunnentemperatnr bei
einer Reservoir-Anlage am Dachboden.

920 **Grove, David,** *Berlin SW.*, Friedrichstr. 27. (424)
Modell einer stationären Dampfkochküche. Warm-
wassersattelkessel, Max Laren's Patent. Com-

binirter Sattel- und Röhrenkessel — Wagsdorff's
Patent. Kamin mit Gasfeuerung — Verity's
Patent. Badekessel mit Gasfeuerung — Verity's
Patent. Circulationskessel mit Gasfeuerung —
Verity's Patent. 6 versch. Ventilatoren mit Wasser,
Wind und Elektricität betrieben. 8 Röhrenregister
für Heizung. 1 Warmwassercylinderofen, Heiss-
wasserschlange ohne Muffen. Façonstücke aus
Gusseisen, Kupfer und Blei. Gusseiserne Wand-
und Fussbodengitter, Rippenofen aus Gusseisen
mit directer Feuerung. Heizkesselthüren, Heiz-
canalreiniger, Condenswasserableiter. Kupferne
Badewanne mit Brausennische. Kupferner
Wäschewärmer. Kupf. polirte Badewanne. Waschtoiletten versch. Systeme. — Jeming's Patent.
Closets verschiedener Construction. Eine transportable Dampfkochküche (Wagen). Volksbad im
Betrieb. Zeichnungen. **(S. Ins. Seite 69.)**

921 ***Haag, Joh.,** Maschinen- und Röhrenfabrik, *Augsburg.* (87 b)
Dampfwasser- und Registeröfen. Heisswasser-
heizungsspirale mit Regulirhahnen. Spiralgehäuse
aus Eichenholz mit schmiedeeisernem Gitter.
Sortiment Rohrabschnitte, Spiralen und geschweisste Röhren.

922 ***Hartwig, Richard,** Civil-Ingenieur, *Dresden,* Annen-
strasse 23—25. (43 b)
Zeichnungen und Modelle von Centralheizungs-
Anlagen.

923 **Heiser & Comp.** *Berlin-Moabit, NW.,* Thurmstr. 7.
(1239)
Dampfkessel mit rauchloser Feuerung, im Betrieb (Patent).

924 **Hildesheimer Sparherd-Fabrik, A. Senking.** (Inh.:
A. Senking, A. Hage & E. Hage.), *Hildesheim*
i. Hannover. (445)
Collection Sparherde für Kasernen, Gefangen-

Anstalten, Volksküchen, Lazarethe, Nothstands-
herde. Senking'sche Sparherde für Arbeiterwohnungen, bürgerliche und herrschaftliche
Haushaltungen, Restaurationen, Hôtels und
Speisewirthschaften. Waschkesselherde.

925 Hörning & Henneberg, Pommer'sche Chamottefabrik,
Podejuch bei Stettin. (1209)

Ventilations-Schüttofen aus Chamotte, ein desgl.
mit Eisenmantel. Diverse Röhren und Façon-
steine für Centralheizungen etc. Theile von
Chamottefutter für Eisenschmelzöfen.

926 Huldschinsky, S., & Söhne, *Gleiwitz*, O.-S. Vertr.: C. T.
Speyerer & Co., *Berlin SW.*, Friedrichsstr. 24.
(690)

Sicherheitsröhrenkessel, Patent J. G. Schmidt,
173,6 □m Heizfläche. Für 10 Atm. Ueberdruck, 120 Pferdekraft, im Betrieb. (Speise-
pumpe von A. L. G. Dehne in Halle a. S., Injector
von Gebrüder Körting in Hannover).
(S. Ins. Seite 141.)

927 Jancke, C., *Aachen,* General vertreter von **Hartley
& Sugden,** limited-Vertreter: A. Quiel,
Berlin SW., Lindenstr. 72. (413)

Schmiedeeiserne, geschweisste Kessel für Warm-
wasserheizungen als: Patent-, Monarch-, Kaiserin-,
Goldmedal-, Sattel-Füll-, Premier-, Trentham-
Cornish-, Domkuppen-Kessel etc. **(S. Ins. Seite 159.)**

928 Kaeuffer & Co., *Mainz* und *Berlin.* (402 u. 425)

Russfreie Calorifere (Luftheizofen). Zeichnungen,
Diagramme zur Berechnung von Luftheizungen.
Schachtöfen: für Schulen, Krankenhäuser etc.
desgl. für Salon mit Wasserverdampfung.
Dampfofen mit Regulirhahn und Absperrventilen
(D. R.-P. 6320). Div. Schachtöfen, als Backofen
von aussen zu bedienen und zu reinigen. Russ-
lose Feuerung. — Schachtofen zum Warmwasser-

kochen. Ventilationsapparat (D. R.-P.), ein desgl. über Kronleuchter (D. R.-P.). Russlose Feuerung, Luftpresser und Luftsauger. Ventilationsapparat in Säulenform (D. R.-P.). Desgl. für Kronleuchter (D. R.-P.). Verschiedene Zeichnungen.

929 **Kelling, Emil**, *Dresden-Altstadt*, Zwickauerstr. 36. (440)
Luftmischer (Patent Kelling). Zeichnungen mit ausgeführten Anlagen, als: Kirchen, Schulen. Krankenhäuser, Gefangenhäuser, Wohngebäude. Kellings Patenthähne (D. R.-P. 17398) für Heizungen. Regulirbarer Schwimmapparat. Modell zu einer Schulheizung. Klappen und Regulirungstheile. Zeichnung: Ventilation des Dresdener Hoftheaters.

930 **Klude, J.**, Kupferschmiedemeister, *Calau*. (1111)
Ventilations-Apparate für Zwischendecken. Russ- und Funkenfänger.

931 **Knappstein, H. L.**, *Bochum* i. Westf. (411)
Wasserheizkessel verschiedener Systeme, aus schmiedeeisernen Platten zusammengeschweisst; Kesselmodelle aus Holz.
(S. Ins. Seite 162.)

932 **Kosinski, Stanislaus von**, *Warschau* (Vertreter: J. Brandt & G. von Nawrocki, Inh.: G. W. von Nawrocki, *Berlin W.*, Leipzigerstr. 124). (1142)
Ventilations-Heizapparat, Patent St. v. Kosinski (Warschau). Zeichnungen. (S. Ins. Seite 14.)

933 **Lahrer Ofen - und Thonwaaren - Fabrik** in *Lahr* in Baden. General-Vertreter: E. Cohn, *Berlin SW.*, Leipzigerstr. 88.
Collection transportabler Lahrer Füll-Regulir-Oefen aus Fayence mit Mikascheiben.
(S. Ins. Seite 181.)

934 **Lau, Hugo**, Ingenieur, *Freiberg* in Sachsen. (451)
Ventilations Apparat für Lazarethe, Kasernen, Schulen und Massenquartiere.

935 **Ludwig, Gustav,** Mechaniker, *Berlin N.,* Brunnen-
str. 149. (430)
Patentirter drehbarer Schnell-Heizapparat für
Kachelöfen.

936 **Lüneburger Kieselguhr-Compagnie, Grüne & Co.,**
Berlin C. und Unterlüss, *Hannover.* (641)
Infusorienerde (Kieselguhr) roh, geschlemmt und
geglüht. Präparate und Apparate. Darstellung
des natürlichen Lagers.

937 **Maey,** *Zürich.* (434)
Eiserner Ofen.

938 **Marburg, Louis, Söhne,** *Frankfurt a/M.,* zur Reichs-
krone. (423)
Amerikanische continuirlich brennende Oefen
(Crown Jewel), deutsche continuirlich brennende
Oefen mit Ventilation, Patent Marburg.

939 **Mau, Rudolph,** Ingenieur und Fabrikbesitzer, *Wüste-
Waltersdorf* in Schlesien. (404)
Wandzeichnung, enthaltend: Ventilationsvor-
richtung bei vorhandener Kachelofenheizung
für Volksschulen etc. etc. zur Beseitigung der
Kohlensäure. Erläuterung und Mittheilung der
damit erlangten Resultate, nebst Anleitung zur
Herstellung und Bedienung.

940 **Mestern & Co.,** Technisches Institut für Venti-
lation, *Berlin SW.,* Zimmerstr. 95. (418)
Ventilations- und Heizapparat. Wasserstrahl-
Ventilator (Aeolus mit und ohne Pumpe).

941 **Meyer, F. A., & Co.,** *Berlin SW.,* Trebbinerstr. 8. (403)
Ein halber Kachelofen, eine halbe Kachel-
kochmaschine, mit rauchverzehrendem Einsatz
(Müller's Patent).

942 **Meyer, Rud. Otto** (Inh. **Rud. Otto Meyer & Jos. Strebel**),
Peute-Hamburg. (431)
Patent-Warm- und Heisswasserheizkessel von
100000 und 60000 Calorien Leistung. Regulir-,
Absperr- und Entwässerungsventile für Warm- und

Wasserheizung. Rippenheizkörper für Wasser- und
Dampfheizung. Wellblech-Luftheizofen (Lei
stung 60000 Calorien), Dampfwasserheizkessel
(Leistung 72000 Calorien). Rohrverbindungen,
Compensatoren etc. Zeichnungen. Geschweisste
Rohrschlangen.

943 Möhrlin & Rödel, Fabrik für Central- und Local-
heizungen und gesundheitstechnische Anlagen.
Stuttgart. (437)
Luft- und Wasserheizapparate mit rauchverzehrender Feuerung. Sanitäts-Oefen.

944 Möller, K. & Th., Kupferhammer bei *Brackwede*
i. Westf. (450)
Ein Luftfilter (D. R.-P. 17085) zum Betrieb der
Ventilations-Anlage von Rietschel & Henneberg
im grossen Restaurationsgebäude.

945 Müller, Adolf, Ingenieur, *Köln* a/Rh. (447)
Collectiv-Ausstellung:
1) Lüftungsapparate aus der gräfl. Stolberg-
Wernigerode'schen Factorei in Ilsenburg
a/Harz.
2) Lüftungsfensterscheiben von J. J. Ross in
in Köln a/Rh.
3) Lüftungsfensterglas von Friedr. Siemens
in Dresden.
4) Lüftungsbleche von B. Beling Söhne in
Hellenthal in der Eifel.
5) Lüftungssteine von E. Ephraim in Dresden;
J. R. Geith in Coburg; Hüser & Co. in
Obercassel a/Rh.; Herm. Janssen in Wesel;
Lechler & Rathsack in Haynau in Schl.;
C. G. Mathes in Rathenow; Vereinigte
Thonwerke in Ratingen und Satzvey; H.
Wagner, Vorstadt Glatz i. Schl.; Spauer-
Thonwerk-Actien-Gesellschaft in Schmiede-
berg bei Merseburg.

6) Lüftungs-Einsätze für Oberhemden von Siebers & Stadtländer in Herford.

7) Sicherheitsfenster von Hugo Burckhardt in Leipzig.

946 **Müller, A. W.,** Heizungs- und Wasserleitungs-Ingenieur, *Danzig,* Lastadie 37/38. (426)
Ventilations- und Regulirungs-Ofen für Dampfheizungen etc. (Pat. M. 2209. VI.)

947 **Müller, C.,** Kunst- und Bauschlosserei, Inhaber **Ad. Marasky,** *Erfurt* und **C. Müller,** *Berlin C.,* Wallstr. 17. (417)
Zwei Modellfenster mit horizontaler Drehaxe des oberen Flügels und Marasky'schem Patentverschluss. (D. R.-P. 9973.) No. 1 einfache, No. 2 luxuriöse Ausführung.

948 **Müller, Hermann,** *Düsseldorf,* Schützenstrasse 9. (1110)
Zug-Jalousie-Selbststeller, Glasventilator, Schattendecken. **(S. Ins. Seite 171).**

949 ***Naglo, Gebr.,** *Berlin SO.,* Waldemarstr. 44. (816)
Elektrische Kraftübertragung für Ventilatoren.

950 ***Nörr, Eugen, Dr. phil.,** Dr. Nörr's Laboratorium, *Berlin N.,* Kastanien-Allee 22. (459a)
Modell von Dr. Nörr's Fortbläser von Staub und schlechter Luft an Arbeiterkleidern. Selbstthätiger Ventilator. — Desinfector für Krankenzimmer, Aborte, Arbeits- und Versammlungssäle, für Kasernen und mobile Lazarethe etc. Broschüre.

951 ***Noske, R.,** *Hamburg,* Graskeller 6, *Ottensen,* Arnoldstr. 26/28. (61b)
Completer Heizapparat incl. Absperrventilen und Rohrverbindungen etc. Heizkörper, Ventile etc. Zeichnungen ausgeführter Anlagen. **(S. Ins. Seite 218.)**

952 **Pauly, Richard,** Fabrikant für Glut-Doppel-Oefen. (D. R.-P.) *Berlin SW.,* Lindenstr. 111.
Russ- und geruchfreie Oefen, nur für ausgeschwelte Braunkohlen, bisher Grude-Koaks ge-

nannt. a. Ersatz für bis daher übliche Koch-
herde, b. Koch- und Heizofen für Arbeiter-
Wohnungen, c. Heiz-Ofen mit Circulation und
Ventilation.

953 ***Pellican, C. Otto,** *Wien II.*, Praterstr. 78. (294b)
Rotirende Patent-Luftsauger-Auslass- und Patent-
Einlass-Ventilatoren, zur unfühlbaren Lufter-
neuerung für Locale aller Art.

954 ***Poensgen & Co.,** Etablissement für Centralheizung
etc., *Düsseldorf.* (53c)
Einzelne Theile der verschiedenen Arten der
Centralheizung. Pläne etc.

955 ***Polster, Aurel,** Civilingenieur, *Dresden*, Seidnitzer-
strasse 19.
Generativ-Ofen (Rauchverbrennung mit regulir-
barem Rost).

956 **Posnansky & Strelitz,** *Berlin C.*, Neue Friedrichstr.
18. (421)
Rohre, bekleidet mit Leroy'scher Wärmeschutz-
masse. Asbestfabrikate, Stopfbuchsen-Packung
verschiedener Art. Umhüllung sämmtlicher
Dampfleitungen der Ausstellung. **(S. Ins. Seite 211.)**

957 **Romberg & Mehlmann,** *Berlin O.*, Schillingstr. 5. (405)
Kachelofen mit Ventilation und Rauchver-
brennung. (D. R.-P. 12967.)

958 **Rietschel & Henneberg,** *Berlin*, **Filialen** Dresden
und Köln **(Kurz, Rietschel & Henneberg,** *Wien.*)
(433)
Im Ausstellungsgebäude:
Eine Collection von Zeichnungen ausgeführter
Heizungs- und Ventilationsanlagen aller Systeme
und für verschiedene Zwecke. Proben von
Fabrikations-Artikeln der Heizungs- und Venti-
lationsbranche. Ventile, Hähne, Heizkörper etc.
Heizkörper aus Wellblech, Patent angemeldet.
Im grossen Restaurant am Teich:
Schematische Darstellung einer grösseren Pulsions-
und Exhaustions-Ventilation, angewendet auf den

grossen Restaurationssaal. Filtration der Luft mittelst K. & Th. Möller'schen Patent-Filters. Ventilatorbetrieb mittelst Otto'schen Gasmotors. Vorwärmung der Luft durch Calorifer, System Rietschel & Henneberg. Kühlung der Luft mittelst Eis (dasselbe wird von der Eismaschine des Internationalen Vaccuum Eismaschinen-Vereines geliefert). Waschung der Luft mittelst Regenbrausen. Befeuchtung der Luft durch Wasserzerstäubung. Exhaustor im Plafond des Saales, betrieben durch dynamo-elektrische Kraftübertragung, von Siemens & Halske.

959 ***Salbach, B.**, Kgl. Baurath, *Dresden*, Wiener strasse 41. (383b)
Zeichnung einer Ofenfeuerung mit Rauchverzehrung und continuirlichem Betriebe, für Zimmer-, Küchen- und Centralheizungen.

960 **Sardemann, Gerhard**, Regierungsbaumeister *Köln* a. R. Birkenpfuhl. 2. (409)
Luftheizungs- Füll- und Regulir-Oefen für Ventilations- und Circulationsheizung.

961 **Schiele, G., & Co.**, *Bockenheim*, Vertreter: **Scheer u. Petzold**, *Berlin NW.*, Friedrichstr. 130.
Schrauben-Ventilator. Exhaustoren aus Schmiede- und Gusseisen.

962 **Schmidt, Otto**, *Berlin N.*, Elsasserstr. 52. (432)
Archimedische Schrauben-Ventilatoren.
(S. Ins. Seite 139.)

963 ***Schwatlo**, Regierungs- und Baurath, Professor, *Berlin*, Landgrafenstrasse 16, I. (455a)
Zeichnungen zum Luftheizungs-Apparat. (D. R.-P. 7645.)

964 **Seeberger, Th., & Emil Lösche**, Eisenwerk. *Landshut.* (427)
Combinirte Thon-Eisen-Oefen und Thon-Eisen-Kacheln. (D. R.-P. 18988.)

965 **Siemens & Halske,** *Berlin SW.*, Markgrafenstr. 84.
(1207)
Elektrische Kraftübertragung zum Betrieb eines
Ventilators, der sonst schwer zugänglich ist
(im Haupt-Restaurationsgebäude zum Betrieb des
Ventilators, von K. & Th. Möller, für die
Rietschel &. Henneberg'sche Ventilations-
anlage).

966 ***Sorge & Schma,** *Berlin NO.*, Neue Königstr. 16.
(454a)
Umhüllung für Dampfrohre, Dampfapparate
jeder Art gegen Condensation mit einer still-
stehenden Luftschicht. (Patent Lerm.)

967 **Stahlkopf, J., Töpfermeister,** *Berlin SW.*, Yorkstr. 15
und Grossbeerenstr. 58. (448)
Transportabler Kachelmantelofen. (D. R.-P.
13058, Zusatzpat. 19144.)

968 **Suchland, Th.,** *Berlin SW.*, Beuthstrasse 18/21,
Laden 31. (412)
Holzofen mit Patent-Einrichtung. (D. R.-P. 8208.)
Schnellheiz-Apparat für Kachelöfen.

969 ***Thonwaarenfabrik der Magdeburger Bau- & Creditbank, vormals O. Duvigneau & Co.,** *Magdeburg*.
(79b)
Ein Ofen von farbig glasirten Kacheln mit in-
wendig freistehendem Füllregulir-Einsatzofen und
vollständiger Ventilations-Einrichtung (System
Duvigneau). Majolika-Bekleidung für ein Was-
serheizungs-Register.

970 **Treutler & Schwarz,** *Berlin S.*, Dresdenerstr. 80.
(414)
Ventilations-Apparate „Aërophor". **(S. Ins. Seite 107.)**

971 **Wagner & Co.,** *Cöthen* (Bahnhof).
Dampfkessel zu 6 Atmosphären Ueberdruck
von 50 Pferdekraft mit Haupt'scher rauchloser
Gasfeuerung. D. R.-P. (Im Betrieb im Maschi-
nenhause.)
(S. Ins. Seite 34.)

972 ***Wegner, W. J.,** *Berlin SW.*, Markgrafenstr. 76. (499b)
Modell eines Luftheizungs-Apparates, Modell
eines Verbrennungsofens für ausser Curs gesetzte
Papiere, Modell einer Feuerungs-Anlage mit
Rauchverbrennung. Apparate für Heiz- und
Kochzwecke mittelst Petroleum ohne Anwendung
von Docht. Eine Feuerungsanlage (Kesselein-
mauerung) mit Rauchverbrennung im Betriebe.
(S. Ins. Seite 192.)

973 **Wille, Emil, & Co.,** *Berlin SW.*, Kochstr. 72. (441)
Kamine.

974 **Witschel, Erdmann,** bautechnisches Bureau für
Feuerung, Heizung und Ventilation, *Breslau*,
Schmiedebrücke 44. (449)
Patent-Ventilator für Aspirations-Camine (Malz-
darren etc).

975 **Wolff, Carl, Töpfermeister,** *Berlin S.*, Kommandantenstr. 33. (408)
Kachelofen mit Patent-Einrichtung.

976 ***Wolff, Carl Julius,** *Gross-Gerau* bei Darmstadt. (456a)
Ventilations-Fensterscheibe, selbstthätig mit zug-
freiem Luftaustausch. Ventilations-Ofenrohr-
kapsel. Fensteroffenhalter, desgl. verstellbar.
(D. R.-P. 18189).

977 **Wuttke, Otto,** Baumeister, *Berlin W.*, Nollendorf-
platz. (400)
Positives Luftventil zur Lufteinpressung.
(S. Ins. Seite 243.)

Vergleiche auch No. 12, 32, 55, 151, 228, 410, 416,
417, 430, 458, 487, 516, 750, 825, 979, 981, 1059, 1095,
1225, 1279, 1280, 1368, 1369, sowie das Special-Verzeichniss
der Bibliothek.

Collectiv-Ausstellungen zu Abtheilung IV.

978 **Bühring, C.,** *Hamburg*, Spaldingstrasse 21/23 (622)
a. Portable Wasserfilter für Wasserleitungen.
b. Luftfilter für Bierdruckapparate.

979   ***Körting, Gebr.**, (Inh. **Berthold & Ernst Körting**),
Hanover, Celler-Strasse 62.   (621a)
Wasserstrahl-Luftpumpe für Laboratorien; desgl.
Luftdruckapparate für Conservirung lebender
Fische, Zeichnung eines Vaceum-Apparates zum
Einkochen, Wasserstrahl-Condensator und Dampf-
strahlluftsaugapparat, Pläne der Heiz- u. Lüf-
tungs-Einrichtung einer Schule zu Frankfurt,
Mischhähne für Dampf, heisses und kaltes Was-
ser, Dampfstrahl Anwärme-Apparat für Bade-
wannen und Schwimmbassins, Dampfstrahl-Ele-
vatoren und Pulsometer (Patent Ullrich) zum
Füllen und Erwärmen des Wassers, Trocken-
Apparat für Badeanstalten, Zeichnung einer
Badeanstalt nach Körtings System ohne Ma-
schinenbetrieb, Dampfofen für eine Badezelle,
Desinfections-Apparat und Apparat zur Vertilgung
von Ungeziefer, der Luftwechsel darin durch
Compound-Dampfstrahl-Ventilator oder Ventilator,
welcher durch Gasmaschine betrieben wird.
Dampfstrahl-Zerstäuber u. Inhalations-Apparate,
Gasmaschine mit direct angekuppelter Pumpe,
Collection von Dampf- u. Wasserstrahlpumpen
und Pulsometern, Zeichnungen von ausgeführten
Pulsometeranlagen, Fontaineaufsätzen; Dampf-
strahl-Schlammelevator zum Brunnenreinigen,
Locomobile mit Pulsometer auf Rädern, Unter-
windgebläse zum raschen Anheizen der Dampfkessel für Entwässerung von Kanälen (à la Berliner Radialsystem); Zeichnung der Entleerung
von Abortanlagen durch Dampfstrahlluftsaug-
Apparate und Nr. 4 Dampfstrahl-Luftsaug-Ap-
parate für diesen Zweck dienend; Pulsometer
für Rieselfelder, Collection von Dampfstrahl-
Gasexhaustoren u. Regeneriegebläsen, Pläne dazu,
Scrubberanlagen, Luftsaug-Apparat zum Heben
von Theer, Gasmaschine zum Betriebe von dyna-
mischen Maschinen, sowie eines Apparates zur
Kühlung und Erwärmung der Luft (der Wasser-

kühler dient als Heizkörper); Central - Dampf-, Dampfwasser-, Wasser- u. Luftheizungen, (Gieskers Patent) Füllreguliröfen, Variable Wärmereservation (System Boltze), Dampfwasserofen (Patent Körting), mit variabler Heizfläche; Collection von Dampfstrahl-Ventilatoren, Pläne von Central-Heizungsanlagen; Dampfstrahl - Gruben-Ventilatoren und kleinere Ventilatoren zum Betriebe durch comprimirte Luft in den Stollen; Wasserstrahl Elevatoren grösster Leistungsfähigkeit, Bergwerksentwässerungen, Apparat zur Beseitigung der Schwefelsäure und schwefliger Säure aus den Gasen der Hüttenwerke u. chemischen Fabriken, Waggon-Ventilatoren, Pulsometer zum Ausspülen der Viehwagen, Collection von saugenden und nicht saugenden Patent-Universalinjectoren, Wasserstation nach Körtings System, Automatische und nicht automatische Vacuumbremsen, Dampfstrahl-Schornstein-Ventilator, Ventilation eines Hospitalschiffes (Zeichnung), Dampfstrahlfeuerspritz-Pulsometer, Dampfstrahlschiffslenkapparate u. Pulsometer, Wasserstrahl-Pumpen durch städtisches Druckwasser zu betreiben.

980 **Henniges, Otto, & Co.,** Maschinenbau - Anstalt, *Berlin NW.*, Moabit, Kaiserin Augusta-Allee 30. (626)
Ein Gasmotor von 2 Pferdekraft-Leistung.

981 **Quiel, Aug.,** *Berlin SW.*, Lindenstrasse 72. (623)
Kupferner Dampfkochkessel, Bade-Ofen, Badewanne, Mantelbrause, Spültisch, Kupferne Waschgarnitur, Wandbecken, kupferne Röhren und Façonstücke, Hähne, Ventile, Brausen, Heiz-Oefen und Register für Warmwasserheizungen, Closets, Pissoirs, Waschtoilette.
(S. Ins. Seite 159.)

Abtheilung V.
Gruppe 25.
Gewerbe und Industrie.
a) Verhütung von Schädlichkeiten und Gefahren der Beschäftigung. Gesundheitspflege der Arbeiter.

Ventilation, Heizung, Wasserversorgung, Entwässerung, Desinfection, Beleuchtung, Telegraphie, Wasch- und Badcanstalten für Arbeiter, Abortanlagen. — Schutzmittel gegen specielle Nachtheile und Gefahren der Berufsthätigkeit. Verhinderung des Einathmens giftiger Gase, Staub u. dergl. — Schutz der Augen gegen mechanische Verletzungen oder zu helles Licht. — Sicherheitsgerüste, Schutzvorrichtungen beim Maschinenbetrieb, bei Fahrstühlen, Riemenscheiben, Kreissägen u. dergl. — Taucherapparate, Förder- und Rettungsschleusen für Fundation unter Wasser.

---

982 **Becker, E.,** Maschinenfabrik, *Berlin N.,* Chausseestrasse 100. (961)
Fahrstuhl mit Riemenbetrieb, mit Sicherheitsbremse für den Fall des Bruchs der Aufhängung. Krahn mit stillstehender Kurbelwelle während des Niederganges der Last und mit Geschwindigkeitsbremse. Eine während des Betriebes ein- und ausrückbare Bremskuppelung für eine Transmission. Dampfmaschine zum Betriebe vorstehender Apparate.

983 **Bertling, Gebr.,** Maschinenfabrik, *Rheydt.* (975)
Zeichnungen und Modelle einer Sicherheitsvorrichtung, durch welche von beliebigen Punkten der Arbeitssäle aus der Motor (Dampfmaschine) in kürzester Zeit selbstthätig zum Stillstand gebracht werden kann.

984 ***Bithorn, R.,** *Berlin N.,* Fehrbellinerstr. 87. (781)
Ein auf Rollen stehendes Bau-Gerüst, welches sich in kurzer Zeit bis zur Höhe mehrerer Etagen fertig rüsten lässt, als Ersatz der Hänge-

gerüste. Leiter zur verticalen Aufstellung auf schiefen Ebenen und Treppen. Feuerwehrleiter. (Im Stadtb.-Bog. 30 und im Freien.)

985 **Deutsch-Amerikanische Maschinen-Fabrik Ernst Kirchner & Co.,** *Leipzig-Sellerhausen.* (968) Schutzvorrichtungen an Holzbearbeitungsmaschinen.

986 ℡ ***Deutsch-Englische Pulsometer-Fabrik M. Neuhaus,** *Berlin SW.,* Enckeplatz 3. (380d) Ventilationsapparat mit automatisch wirkender Ejections-Düse in Thätigkeit. (Pav. im Freien.)
(S. Inserat Seite 261.)

987 ***Dickertmann, Gebr.,** *Bielefeld.* (289b) Eiserne Patentsicherheitswinde. Modell eines Daches mit patentirten Metalldachpfannen.

988 **Ehrenfelder Nietenfabrik, Max Harff** in *Köln* a. R. (983) Modell eines vollständigen Baugerüstes, construirt mit Krückel's Patent-Sicherheitshaken (Ersatz der Klammern und Stricke). D. R.-P. 9375.

989 **Fengler, Hugo,** Dachdeckermeister, *Berlin W.,* Potsdamerstr. 129. (984) Schutz-Apparat für Dächer zur Verhinderung des Herabfallens von Personen, Schutt etc. (Im Freien.)

990 **Gasmotoren-Fabrik Deutz** in *Deutz* bei Köln, Vertreter Möller & Blum, *Berlin,* Zimmerstr. 88. (974) Otto's neuer Motor (50pferd. Gasmotor).

991 ***Gretschel & Heinemann,** *Leipzig-Reudnitz.* (201b) Schutzvorrichtung an Kreissägen.

992 **Ley, Rud.,** Nähmaschinen- und Gestellfabrik, *Arnstadt,* Thrgn. (964) Ley's Patent-Gestell zum Hoch- und Niederstellen des Tisches an Nähmaschinen, welches das Geradesitzen beim Nähen ermöglicht.

993 ***Loeb jun., Bernhard,** *Berlin SW.,* Ritterstr. 61. (654b)
Respirations-Apparate, Patent Loeb, zur Verhinderung des Einathmens gesundheitsschädlicher Stoffe, Gase etc.

994 ***Mecklenburger Local-Comité für Dr. med. Rennecke**
in *Rostock.* (1159)
Respirator mit Ventil zum Schutze der Arbeiter gegen Staub und giftige Gase, für Lungenkranke zur Einathmung reiner, oder mit bestimmten Medicamenten imprägnirter Luft.

995 ***Meinecke jun., H.,** *Breslau,* Albrechtstr. 13. (462b)
Winde mit Vorrichtung, welche das Zurückfallen der aufgewundenen Last verhindert.
(S. Ins. Seite 16.)

996 ***Möller & Blum,** Maschinenfabrik, *Berlin SW.,*
Zimmerstr. 88. (567b)
Gasmotoren der Gasmotorenfabrik Deutz (Otto's neuer Motor) ohne Explosions- und Feuersgefahr. Pumpen für Ent- und Bewässerungen. Centrifugalpumpen für Canalisationszwecke etc. Transmissionen mit Universal-Schrauben-Lagern und patentirten lösbaren Reibungs-Kuppelungen ohne Keilbefestigung. (S. Ins. Seite 48.)

997 **Mühsam & Eger,** *Berlin S.,* Stallschreiberstr. 18. (971)
Fabrikate aus Glimmer: Schutzbrillen, Lampenschirme, Nachtlampen, Trockenöfen für chemische Laboratorien, Messstäbe zur Wundbehandlung.

998 **Papperitz, Rich.,** *Berlin O.,* Blumenstr. 37. (835)
Fangvorrichtung an Fahrstühlen. (S. Ins. Seite 188.)

999 ***Porzellan-Manufactur, Königliche, Direction,** *Berlin NW.* Verkaufslocal: Friedrichsstr. 194. (129d)
Decorirte Porzellan-Waschgeschirre.

1000 **Raphael, Max,** Glimmerwaarenfabrik, *Breslau.* (965)
Gesichts-Masken aus Glimmer für Arbeiter. Schutz-Brillen aus Glimmer. Papier-Schirme zum Schutze der Augen. Trockenöfen für Laboratorien, deren innerer Raum von Aussen durch Glimmer-Scheiben beobachtet werden kann.

Glimmer-Cylinder. Transparente Messstäbe zur Beobachtung des Fortschrittes oder des Rückgangs von Wunden etc.

1001 ***Reunert & Kiebitz,** *Berlin SW.*, Askanischer Platz und Anhaltstrassen-Ecke. (667 f)
Patent-Schleifsteinvorlage mit Schutzvorrichtung. Sicherheitsmitnehmerscheibe für Drehbänke.
(S. Ins. Seite 241.)

1002 **Rödelheimer, J.,** *Fulda.* (980)
Rosshaarzupfmaschine. Gereinigte Rosshaare.

1003 **Schöne, Edwin Florenz,** *Gr. Röhrsdorf*, Sachs. (963)
Apparat, um Dampfmaschinen von jedem Fabrikraume aus sofort anhalten zu können. (D. R. P. 14603.)
(S. Ins. Seite 205.)

1004 **Schwarz, Dr. Heinrich,** *Gratz*, Steiermark. (978)
Streichhölzer ohne Phosphor, an jeder rauhen Fläche entzündbar.

1005 ***Sorge & Schma,** *Berlin NO.*, Neue Königstr. 16. (454d)
Patent-Treibriemen-Aufleger.

1006 **Spindler, W.,** Färberei, *Berlin* und *Spindlersfeld* bei Köpenick. (970)
Relief- und Situationspläne der Fabriken. Einrichtung der Fabriksäle, Trockenanlagen, Heizung und Berieselung. Schutzvorrichtungen an Maschinen. Schriften über Kranken-, Invaliden- und Sparkasse etc.
(S. Ins. Seite 224/25.)

1007 **Viersener Actien-Gesellschaft für Spinnerei und Weberei** in *Viersen.* (847)
Zeichnungen von Schutzvorrichtungen an Spinnmaschinen.

1008 ***Wolff, Carl Julius,** *Gross-Gerau* b. Darmstadt. (456d)
Respirator zum Schutz gegen Einathmung von Staub.

1009 ***Zipperling, H.,** Director der Maschinen- und Waggonfabrik-Act.-Ges. in *Simmering* bei Wien. (500b)
Zeichnung einer Förder- und Rettungsschleuse für pneumatische Fundirungen bei Brückenbauten.

b) Abwehr der für die Umgebung von industriellen Anlagen erwachsenden Belästigungen und Gefahren.

Vorrichtungen gegen die Entwicklung und Verbreitung von Rauch, schädlichen Gasen, unangenehmen Gerüchen. — Verhinderung für die Umgebung schädlicher Erschütterungen oder belästigender Geräusche. — Verarbeitung oder Entfernung durch ihre Anhäufung bei den Fabriken lästig werdender Schlacken oder sonstiger nicht flüssiger Fabrikabfälle.

1010 *Glaser, F. C., Ingenieur und Kgl. Commissionsrath, *Berlin SW.,* Lindenstrasse 20, und **Nepilly, P.** Kgl. Eisenbahn-Maschinen-Inspector., *St. Johann* a. d. Saar. (453)

Spannvorrichtung für den Zugapparat des Schlusswagens an Eisenbahnzügen zur Verminderung des Schlingerns. D. R.-P. 16465.

(S. Ins. Seite 8.)

1011 Lübbe, Otto, *Wilster.* (774)

Verbrennungs-Apparat ohne Rauchbildung. (Im Freien.

1012 Patent-Russ- und Funkenfänger-Fabrik Schomburg *Berlin SW.,* Zimmerstrasse 79. (977)

Apparat für Hausschornsteine zur Beseitigung des Russwerfens und des Rückschlagens der Rauchgase. Funkenfänger. Zeichnungen von Anlagen, welche bei Fabrikschornsteinen den Rauch von Russ befreien.

1013 Weinberg & Co., *Berlin SW.,* Puttkamerstr. 7. (330)

Russ- und Funkenfänger. D. R.-P. 14110.

c) Verbesserung des Looses der arbeitenden Klassen.

Arbeiter-Wohnungen und Logirhäuser, Arbeiter-Gärten, Küchen-, Warte- und Speise-Säle. Arbeiter-Krankenhäuser. — Fabrik-Consum-Vereine, Sparkassen und Krankenkassen. Alters- und

Invalidenversorgung der Arbeiter. — Fabrikvereine zu geselligen Zwecken. — Fabrikschulen und -Kirchen, Kinderbewahranstalten u. dergl.

1014 **Borsig, A.,** *Borsigwerk*, Oberschlesien. (973)
Zeichnungen und Pläne des Werkes.

1015 **Brandt's mechanische Weberei, F.,** *M.-Gladbach.* (979)
Arbeiter-Hospiz der Fabrik mit seinen inneren Einrichtungen, den Wasch , Bade- und Abort-Anlagen, dargestellt durch Zeichnungen und Photographien. Broschüren.

1016 **Concordia, Verein zur Förderung des Wohles der Arbeiter,** *Mainz.* (967)
Concurrenzschriften über die Frage: „Wie nährt man sich gut und billig", sowie über zweckmässigste Errichtung von Arbeiterwohnungen. Tabellen über Löhne und Lebensmittelpreise.

1017 **Farbwerke, Act.-Ges.,** vormals **Meister, Lucius & Brüning,** *Höchst a. Main.* (966)
Pläne der Fabrikanlage mit Berücksichtigung der Feuerlöschstationen, der Beamten- und Arbeiterwohnhäuser. Krankenberichte. Monographie.

1018 **Gladbacher Actien-Bau-Gesellschaft** in *M.-Gladbach.* (972)
Modelle dreier Doppelhäuser für Arbeiterwohnungen. Zeichnungen. Stadtbauplan von M. Gladbach.

1019 **May & Co., M.,** Baumwollspinnerei, *M.-Gladbach.* (976)
Zeichnungen und Beschreibung einer feuerfest gebauten Baumwollspinnerei mit Nebengebäuden, unter Berücksichtigung der für Arbeiter getroffenen Wohlfahrts-Einrichtungen, der Arbeiter-Wohnräume, Ventilations- und Abortanlagen, sowie der Vorkehrungen gegen Explosions- und Feuersgefahr etc. Broschüren. **(S. Ins Seite 181.)**

1020 **Nevigeser Bauverein** und **D. Peters & Co.**, Mechanische Weberei in *Neviges*, Rg. Bz. Düsseldorf. (960)
Pläne und Ansichten verschiedener Häuser. Modelle von Arbeiterwohnungen nach den von den Ausstellern ausgeführten Häuserbauten. Graphische Darstellung der Entwickelung des Etablissements der Firma D. Peters & Co.

1021 **Oehler, K.,** Anilinfarbenfabrik, *Offenbach a. M.* (962)
Pläne eines Arbeiterhauses mit Wasch- und Badeanstalten, Küche und Speisesaal.

1022 **Unterstützungs-Verein der Buchdrucker und Schriftgiesser Nieder-Oesterreichs** (Obmann Ludwig Seidel) *Wien I*, Graben 13. (982)
Tableau über die Zwecke und erzielten Erfolge des Vereines.

1023 **Verein für das Wohl der arbeitenden Classen, Deutscher Central-,** Vorsitzender Prof. Dr. Gneist, *Berlin.* (969)
Drucksachen des Centralvereins.

1024 **Vopelius, Ed.,** *Sulzbach* bei Saarbrücken. (981)
Situationsplan der Fabrik des Ausstellers mit zugehörenden Arbeiterwohnungen und der Kleinkinderschule.

Königlich Preussisches Ministerium für Handel und Gewerbe, *Berlin.* (1201)

Collectiv-Ausstellung aus dem Gebiete der gewerblichen Gesundheitspflege.

An derselben sind betheiligt:

1025 **Actien-Gesellschaft für Bergbau, Blei- und Zinkfabrikation zu Stolberg und in Westfalen.**
Beschreibung der gesammten Fabrikanlagen. Pläne des Dampfsägewerks zu Münsterau bei Stolberg-Aachen. Pläne und Zeichnungen über Vorkehrungen zur Entfernung der an Zink-Reductionsöfen aufsteigenden Dämpfe, Conden-

sations- und Flugstaubkammern zum Auffangen von Bleioxyden u. Erzstaub Absorptionsapparat für schweflige Säure. Fangvorrichtung an einem mechanischen Aufzuge, Arbeiter - Wohnhäuser (Zeichnungen).

1026 Actien - Gesellschaft, vorm. Sellier & Bellot. *Schönebeck* a./Elbe.
Zeichnungen des Laboratoriums der Zündhutfabrik und der Sicherheitsmassregeln.

1027 Actien-Gesellschaft für Anilinfabrikation, *Berlin.*
Vorrichtung zum Tragen von Säureballons.

1028 Asbeck, Osthaus, Eicken & Co., *Hagen* i./Westf.
Plan der Gussstahlfabrik und des neuen Drahtwalzwerks mit Vorrichtung zur Abführung des Rauches und Schutzvorrichtung beim Abgleiten des Riemens. Betriebs - Reglement. Arbeiterhäuser und Colonien. Schriften.

1029 Beck & Henkel, *Cassel.*
Zeichnungen. Kautschuk-Schmelz - Apparat mit gefahrloser Verbrennung der entstehenden Gase, Exhaustor und Heizapparat für Abgangsdämpfe. Patent-Schlachthaus-Winde. Massekochapparat u. Massirungsmaschine zur Bereitung der Phosphorzündmasse in Zündholzfabriken.

1030 Bergner & Magnus, Bergedorfer Eisenwerke zu *Sande* bei Bergedorf.
Sicherheitsgöpel.

1031 Bergmann & Schlee, *Halle* a/S.
Modell eines Einlegers an Dreschmaschinen.

1032 Berliner Maschinenbau-Act.-Ges., vorm. Schwartzkopff, *Berlin.*
Dampfmaschine mit Schutzvorkehrungen.

1033 Berliner Werkzeugmaschinenfabrik, Act.-Ges., vorm. L. Sentker, *Berlin.*
Holzbearbeitungsmaschinen (Kreissäge, Band-

säge, Tischfraise, Hobelmaschine, Drehbank)
mit Sicherheitsvorkehrungen.

1034 **Berns, Otto,** *Brachen* bei „Auf der Höhe"
(Solingen).
Schleifsteinschutzdecke (sog. Schutzbock).

1035 **Berzen,** *Aachen.*
Riemen-Aufleger.

1036 **Beyer,** Ingenieur, *Arminiushütte* bei Bielefeld.
Absperrventil für Dampfmaschinen (durch eine
halbe Umdrehung zu schliessen).

1037 **Bielefeld,** Stadt.
Zeichnungen eines Ammoniak-Destillations-Appa-
rates für Abwässer der Gasanstalten.

1038 **Bierbach, G.,** *Altena.*
Riemen-Ausrückevorrichtung.

1039 **Blauel,** Eisenbahndirector, *Breslau.*
Modell eines drehbaren Lastkrahns.

1040 **Bochumer Verein für Bergbau und Gussstahl-
fabrikation,** *Bochum.*
Modelle der Caserne des Vereins nebst Oeko-
nomie - Anlagen, der Waschkaue auf Zeche
Maria-Anna und Steinbank, zweier Arbeiterhäuser
mit Zimmereinrichtung.

1041 **Bonn,** Wasserwerke der Stadt.
Zeichnung einer Klinkvorrichtung zum Andrehen
der Schwungräder an Dampfmaschinen.

1042 **Breuer & Schumacher,** *Kalk* bei Köln a/R.
Schutzvorrichtung für conische Räder an Bohr-
maschinen, nebst Zeichnung.

1043 **Burger Eisenwerks - Act. - Ges.,** *Burgerhütte* bei
Herborn.
Consumanstalt, Fabrikmenage, Logirhäuser,
Arbeiterbibliothek, Statuten.

1044 Calow, Th., & Co., *Bielefeld.*
Frictionskuppelung zur Uebertragung von 60
Pferdekräften, während des Betriebes ein- und
auszurücken. Kreissäge mit Ausrück- u. Bremsvorrichtung.

1045a Chemische Fabrik Griesheim.
Zeichnungen von Wohlfahrtseinrichtungen.

1045b Chemische Fabrik Rhenania, *Stolberg* bei Aachen.
Pläne und Modelle der Fabrikanlagen und Einrichtungen. Modell einer Kreissäge für Fass-
böden mit Schutzvorrichtung.

1046 Chemische Productenfabrik, *Pommerensdorf.*
Zeichnung eines Arbeiter-Wohnhauses.

1047a Clouth, Franz, *Nippes-Cöln.*
Zeichnung und Beschreibung einer sofort arre-
tirenden Ausrückevorrichtung an Gummiwalz-
werken. Tourniquet-Hosenträger als Verband-
material bei Unfällen.

1047b Cohnfeld, S. G., *Zaukerode.*
Patentirter automatischer Dampfkesselspeise-
apparat.

1048 Croon, Gebr., *M.-Gladbach.*
Zeichnungen von Ventilations- und Schutzvorrichtungen.

1049 Dampfschneidemühle, *Pohland.*
Kreissäge mit Schutzvorrichtung.

1050a Dehne, A. L. G., *Halle* a/S.
Plan des Arbeiter-Speisehauses mit Wärmevor-
richtung.

1050b Deines, J. C., *Hanau.*
Exhaustor zur Entfernung von Staub (Zeichnung).

1051 *Dessau-Cottbuser Maschinenbau-Actien-Gesellschaft
zu *Cottbus.*
Zeichnung feuersicherer Scheidewände für
Fabriken und öffentliche Gebäude.

1052 ***Dickertmann, Gebr.,** *Bielefeld.*
Sicherheitswinde mit 2 Getrieben.

1053a **Dietz,** *Berlin.*
Balancier.

1053b **Dynamitfabrik Leimbach** bei Mansfeld.
Relief Darstellung der Fabrikanlage. Patronen-
füllmaschine.

1054 **Eggert, H.,** *Heiligenbeil.*
Modell eines Fahrstuhls mit selbstthätiger Verschlussvorrichtung mittels Federkraft.

1055 **Ehrenfelder Glashütte,** *Ehrenfeld* bei Köln.
Modell einer Schutzvorrichtung für Holzkreis-
sägen.

1056 **Ermen-Engels,** *Engelskirchen.*
Statuten und Ergebnisse des Consumvereins.

1057a **Feder, M. & J.,** *Eupen.*
Reisswolf mit Schutzvorkehrungen.

1057b **Felten & Guilleaume zu Carlswerk,** *Mülheim* a/Rh.
Ansichten der Fabrikanlagen und Arbeiter-
wohnungen. Schriften.

(S. Ins. Seite 36.)

1058 **Flöther, Th.,** *Gassen* i/L.
Glockengöpel. Häckselmaschine.

1059 **Forstmann & Huffmann,** *Werden* a. d. Ruhr.
Zeichnung von Ventilationsvorrichtungen eines
Färberei.

1060a **Fues, C. P.,** *Hanau.*
Zeichnung einer Ventilationseinrichtung im
Papiermaschinensaal, namentlich zur Beseitigung
von Dämpfen und heisser Luft.

1060b **Funcke & Elbers,** *Hagen* i/W.
Pläne und Ansichten der Colonie-Wohnungs-
gebäude. Statuten des Consumvereins.

1061 **Gamm, H. J.,** *Bromberg.*
Modell einer selbstthätigen Absperrvorrichtung
an einer Fallthür.

1062 **Gewehr- und Munitionsfabrik, Königliche,** *Erfurt.*
Zeichnungen eines Fahrstuhls mit selbstthätiger
Fang- und Ausrückvorrichtung. Photographien
von Holzbearbeitungsmaschinen mit Schutzvorrichtungen.

1063 **Gewerberath, Königlicher,** *Aachen.* (Siehe Reichel
1130a.)
Modelle, Zeichnungen und andere Gegenstände
von Massnahmen zum Schutz und zur Wohlfahrt der Arbeiter.

1064 **Gewerberath, Königlicher,** *Breslau.*
Apparat zum Anfeuchten trockener Luft in
Arbeitssälen. Zeichnung einer Vorrichtung zum
Andrehen der Schwungräder. Transmission und
Ausrückevorrichtung. Kreissägen mit Schutzvorrichtungen zum Abwerfen des geschnit-
tenen Holzes, Bandsäge u. Hobelmaschine mit
Schutzvorrichtungen, Drehscheibe für Por-
zellanfabriken zu Dampfbetrieb mit Vermeidung
aller Riemen. Schriften und Zeichnungen über
die Lage der Fabrikarbeiter in Schlesien.

1065 **Gewerberath, Königlicher,** *Düsseldorf.*
Zeichnungen von Schutzvorrichtungen an Kreissägen.

1066 **Gewerberath, Königlicher,** *Hannover.*
Modell eines Fahrstuhls mit Frictionswinde und
Schutzvorrichtungen.

1067 **Gewerberath, Königlicher,** *Magdeburg.*
Modell eines Extincteurs mit vollständiger Einrichtung zum sofortigen und continuirlichen
Gebrauch. Controlvorrichtung der Dampfspannung von Dampkesseln und unter Druck
arbeitenden Gefässen (Kochern) für die Fabrik-
leitung nebst Erläuterung. Zeichnung einer
Schutzvorrichtung an Holz - Hobelmaschinen.
Modell einer Schutzvorrichtung für Stein- und
Steinsalzmühlen (Kaffeemühlen) in chemischen
und anderen Fabriken. Medicinalkasten zur
raschen Hülfeleistung bei Unfällen in Fabriken.

1068 Gewerberath, commissarischer, *Merseburg.*
Fabrikordnungen. Zeichnung einer Kessel-
einmauerung zur Verhütung von Aschenauswurf
durch den Dampfschornstein. Zeichnungen von
Arbeiterwohnhäusern der Actien-Gesellschaft
Lauchhammer und einer Arbeiterkaserne der
Mansfelder Gewerkschaft. Tableau der im
Reg.-Bez. Merseburg nach dem Elsässer'schen
Verfahren ausgeführten Rieselanlagen zur Rei-
nigung der Abwässer aus den Rohzuckerfabriken.

1069 Gewerberath, Königlicher, *Oppeln.*
Zeichnungen.

1070 Gewerberath, commissarischer, *Posen.*
Scheibenrad mit Schutzvorrichtung für Nasen-
keile; Häckselmaschinen mit Messern an der
Trommel und mit Messern am Schwungrad;
Göpelwerk (Modelle).

1071 Gewerberath, Königlicher, *Stettin.*
Zeichnungen von Kreissägen mit Schutzvor-
richtungen. Zeichnung einer Vorrichtung zum
Dämpfen von Fässern in der Böttcherei der
Cementfabrik Stern in Finkenwalde.

1072 Gewert, *Potawern,* Kreis Wehlau.
Modell einer Fang- oder Bremsvorrichtung für
einen auf einer unter 50^0 geneigten Ebene an
einem Windeseil laufenden Ziegelwagen (selbstthätig beim Zerreissen des Seils).

1073 von Giesches Erben, Georg, *Rosdzin.*
Modell eines Zinkofens mit Vorkehrung zur
Abführung der schädlichen Gase und Dämpfe.

1074 Grassmann, R., *Stettin.*
Zeichnungen einer Druckerei (bemerkenswerthe
Gesammtdisposition, feuersichere Ausführung
des Baues in Stein, Cement und Eisen, Heizung
und Ventilation mittels filtrirter Luft.)

1075 Grotowsky, Director, *Köpsen* bei Weissenfels.
Modelle von Sicherheitschiebern für stehende
Retorten der Theerschwelereien. Schutzbrillen
für Arbeiter im Destillationsraum.

**1076 Gutehoffnungshütte, Actien-Verein für Bergbau- und
Hüttenbetrieb,** *Oberhausen* a/R.
Plan der Werke u. Arbeiter-Colonien. Zeich-
nungen von Arbeiter - Wohnhäusern und einer
Waschkaue.

1077 *Güttler, W., *Reichenstein* in Schlesien.
Arbeitskleidung zum Schutz gegen Verbren-
nungen durch Pulver. Respirationsapparat.
(S. Ins. Seite 116.)

1078 Halbrock, *Hillegossen* bei Bielefeld.
Modell der Anlage zur Reinigung der Abgangs-
wässer der Papierfabrik.

1079 Hallenstein & Fels, B., *Neuhaus* bei Paderborn.
Modell eines Carbonisirapparats.

1080 Handels- u. Gewerbeschule für Frauen und Töchter
zu *Stettin.*
Lehrplan, Organisation und Jahresberichte der
Schule.

1081 Heiser, W., & Co., *Berlin.*
Rauchvermeidende Feuerung in Verbindung mit
einer Dampfkesselanlage. (Im Kesselhaus.)

1082 Hellwig, C. A., *Herzberg* a/Harz.
Modelle von Ballonausgussapparaten.

1083 Hellwig, F., *Halle* a/S.
Respiratoren.

1084 *Herbrand, P., & Co., *Ehrenfeld* bei Köln a/Rh.
Zeichnungen einer Schutzvorrichtung für Holzbearbeitungsmaschinen etc. mit Staubabsaugung.

1085 Heye, F. C. Th., *Schauenstein.*
Pläne und Zeichnungen von Arbeiterwohnungen.
Statuten und Statistik der Krankenkasse.

1086 Hildebrandt, L., *Böllberg*
Photographien der Mühle zu Böllberg mit massivem Wasser-Treppenthum und Steigleitern zur Rettung bei Feuersgefahr.

1087 Hosse, P. G., Wittwe, *Hanau.*
Ventilationseinrichtung in einem Cigarrenmacher-saal. (Zeichnung.)

1088 Howaldt, Gebr., *Diedrichsdorf* bei Kiel.
Generalplan der Schiffswerft für Eisenschiffsbau in Diedrichsdorf. Mappe mit Detailzeichnungen, insbesondere Darstellung der Arbeiter-Colonie.

1089 Intze, O., Professor an der technischen Hochschule, *Aachen.*
Pläne und Beschreibung von Fabrik-Neubauten im Reg.-Bez. Aachen.

1090 Kauffmann, M., Breslauer Baumwollen-Spinnerei, *Breslau.*
Modelle eines Ventilators, einer Schlagmaschine, eines Shedabschnittes, einer Wannenbadestube und Wascheinrichtung u. einer Flussbadeanstalt.

1091 Knauer, Wilhelm, *Langensalza.*
Anlage zur Reinigung der Abwässser aus Rohzuckerfabriken.

1092 Knölke, Hävemeier & Sander, *Hannover.*
Doppelexhaustor zum Aufsaugen von Staub aus Maschinen.

1093 Kolbe, Aug., & Co., *Zanow.*
Zeichnung eines Mischapparates für die Tunk-masse für Phosphorstreichhölzer.

1094 Kramer, W., *Halle* a/S.
Wasserstands-Apparat mit selbstthätigem Ver-schluss.

1095 **von Krause, W., Eisenhüttenwerk,** *Neusalz.*
Ventilationseinrichtungen.

1096 **Krigar & Ihssen,** *Hannover.*
Deflector nebst Zeichnung. Schraubengebläse
mit Luft-Injector nebst Zeichnung.

1097 **Lammertz, Leo,** *Aachen.*
Darstellung der Nadelschleifarbeit sonst und
jetzt. Musterschleifstelle, bestehend aus Nadel-
schleifmaschine, Feilmaschine und Exhaustor mit
Absaugerohr.

1098 **Landauer-Donner, G. F.,** *Frankfurt* a/M.
Organisation des Consumvereins, verbunden
mit Suppenanstalt. Kranken-, Unterstützungs-,
Invaliden- und Sterbekasse.

1099 **Landesdirection der Provinz Sachsen** zu *Merseburg.*
Dienst-Instructionen für Maschinenmeister und
Kesselwärter der Provinzial-Irrenanstalt zu
Nietleben.

1100 **Langen, Eugen,** *Köln* a/Rh.
Zeichnung von Zuckerkreissägen mit Schutz-
vorrichtungen und Anlage zum Absaugen des
Staubes.

1101 **Langen & Hundhausen,** *Grevenbroich.*
. Panzer-Centrifuge mit schwingendem Mantel.

1102 **Lehnigk, A.,** *Vetschau.*
Verdeckter Pferdegöpel, Getreide-Reinigungs-
maschine, Häckselmaschine mit Messerschutz,
Dreschmaschine (Modelle).

1103 **Leyendecker W., & Comp.,** *Köln* a/Rh.
Modell einer Maschine zum staubfreien Mahlen
und Verpacken von trockenem Bleiweiss. Ab-
handlung über die nachtheiligen Einwirkungen
von Bleiweiss auf die Gesundheit der Arbeiter.
Photographien von Maschinen und Fabrikräumen
mit Einrichtungen zum Schutze der Arbeiter.
Fabrikordnungen.

11*

1104 Leyser, K., *Oschersleben.*
Automatisch wirkender Apparat zur Entfernung
von explosiblen Gasen aus Diffuseuren.
Querschnitt.

1105 Loeper, Felix (Firma **Loeper & Voigt**), *Magdeburg.*
Sicherheits - Riemenscheibe mit adaptirtem Keil.

1106 Lösche, R., *Halle.*
Haken mit Schutzkorb zum Entfernen von
Steinen aus Walzenpaaren. Modell einer Ziegel-
presse mit vollständiger Sicherung der Arbeiter.

1107 Martin, M., *Bitterfeld.*
Modell eines Fahrstuhles mit selbstthätigen
Verschluss-, Fang- und Ausrück-Vorrichtungen.

1108 Masche, L. (The International Explosives Co.)
Köln a. Rh.
Aufthauapparat für Dynamit. Patronenpresse.

1109 Maschinenbau-Act.-Ges. Humboldt, *Kalk* b. Köln a/Rh.
Modell einer Schutzvorrichtung für Walzenkup-
pelungen an Schnellwalzen. Zeichnungen von
Schutzvorrichtungen an verschiedenen Arbeits-
maschinen. Arbeitsordnungen. Schutzbrillen.

1110 Maschinenfabrik Deutschland zu *Dortmund.*
Riemenaufleger. Feuerlöscher unter Verwendung
flüssiger Kohlensäure. **(S. Ins. Seite 24.)**

1111 Meinecke jr., H., *Breslau.*
Krahnwinde. **(S. Ins. Seite 16.)**

1112 Meissner, C. F., & Sohn, *Raths-Damnitz* bei Stolp.
Zeichnungen einer Holzschleiferei zu Scharsow.
(Musterhafte Gesammtanlage, zweckmässige Disposition der maschinellen Einrichtungen.) Zeichnung der Hebung des Bettes des Schartlowflusses
zum Betriebe von Turbinen.

1113 Mengel, Alfred, *Gera.*
Rettungskästen und -Schränke für Fabriken.

1114 Meyer, E. & Co., *Berlin.*
Bandsäge.

1115 **Meyer, Fr., & Schwabedissen,** *Herford.*
Kuppelung für Göpelgestänge.

1116 **Milch, M., & Co.,** *Jerzyce* bei Posen.
Zeichnungen einer Knochenentfettungsanlage.

1117 ***Mittelstrass, Gebrüder,** *Magdeburg.*
Schutzbrillen zum Gebrauch im Gewerbebetrieb.

1118 ***Möller & Blum,** *Berlin.*
Gaskraftmaschine und Transmissionsanlage mit
Sicherheitsvorkehrungen.   **(S. Ins. Seite 48.)**

1119 **Monski, Alexander,** *Eilenburg.*
Schraubenlose Klemmkuppelung.

1120 ***Müller, Adolph,** *Köln a/Rh.*
Zeichnungen von Ventilationseinrichtungen.

1121 **Neuerburg,** *Köln a/Rh.*
Apparat zum Entwässern des aus Dampfabblase-
rohren entweichenden Abdampfes.

1122 **Neufeldt, A. H.,** *Elbing.*
Modell einer Blechwaarenfabrik mit Lagerräumen
nebst Erläuterungen.

1123 **Neusser-Hütte, Act.-Ges.** zu *Heerdt* bei Neuss.
Zeichnungen und Beschreibung von Schutzvorkehrungen.

1124 **Neustadt** bei Magdeburg, **Die Stadt —.**
Chronik der Fabrikarbeiter-Kranken- und Un-
terstützungskasse, sowie der zugehörigen Inva-
lidenkasse.

1125 **Pelzer, Friedrich,** Civil-Ingenieur, *Dortmund.*
Ventilatoren für Fabrikräume. Zeichnungen
von Ventilationseinrichtungen.

1126 **Pommerscher Industrieverein** auf **Actien,** *Stettin.*
Zeichnung des Speiseraums für die Arbeiter
der Cementfabrik in Lebbin auf Wollin. Plan
einer Verbandstation mit Badeeinrichtung zur
ersten Hülfeleistung bei Verunglückungen. Zeichnung eines Backofens (Benutzung der abgehen-

den Wärme aus einem Gaserzeugungsofen.) Zeichnungen von Arbeiter - Wohn- und Logirhäusern,
der Fabrikschule für Kinder, des Waisenhauses
mit Kirche und Bildungsanstalt für die Arbeiter
und des Arbeiter-Vergnügungsgartens.

1127 Prinz Carls Hütte, *Rothenburg* a./S.
Riemscheibenaufkeilung mit dreitheiligem coni-
schen Keil.

1128 Rath & Bredt, vom, *Köln* a./Rh.
Gekuppelte Kreissäge für Zuckerplatten, mit
Schutzvorrichtungen nebst Zeichnung.

1129 Regierungs-Präsidium, Kgl., *Merseburg.*
Schriften.

1130a Reichel, Docent an der technischen Hochschule,
Aachen.
Siehe 1063 Gewerberath, Königl., Aachen.

1130b Reinhard, G., *Schwelm.*
Zeichnung der Anlage zur Unschädlichmachung
der Abwässer in Drahtziehereien, nebst Gläsern
mit Beizlauge und Krystallen.

1131a Reisert, Hans, *Köln a. Rh.*
Schmiervorrichtungen für consistentes Maschinenöl
zum Schmieren schwer zugänglicher Lager
mittelst Rohrleitungen durch Schraubendruck.
Selbstthätige Schmiereinrichtung.

1131b *Reunert & Kiebitz, *Berlin.*
Schleifstein mit Schutzvorkehrung. (S. Ins. Seite 241.)

1132 Reuter, Director, *Iserlohn.*
Album der Königlichen Fachschule für Metall-
industrie nebst Programm.

1133 Rheinische Actien-Gesellschaft für Papierfabrikation,
Neuss.
Expansions - Riemenscheibe und selbstthätige
Schmiervorrichtung. Fabrikreglement.

**1134 Rheinisch - Nassauische Bergwerks - und Hütten-
Actien-Gesellschaft** in *Stolberg* bei Aachen.
Pläne von Einrichtungen zum Schutze der Arbeiter
gegen Dämpfe an Zink- und Bleiöfen und zur
Condensation abziehender Hüttengase.

1135 **Ritter, W.,** *Altona.*
Automatischer Kesselspeiseapparat nebst Zeichnung.

1136 ***Rödelheimer, J.,** *Fulda.*
Rosshaar-Zupfmaschine.

1137 **Rotmann, Fr.,** *Burgsteinfurt.*
Zeichnungen und Beschreibung der Tabak- und Cigarrenfabrik.

1138 **Sardemann, Gerhard,** Reg.-Baumeister, *Köln* a./Rh.
Zeichnung einer Tabakfabrik mit Heizung und Ventilation.

1139 **Schäffer & Budenberg,** *Buckau-Magdeburg.*
Schutzvorrichtung für Holzhobelmaschinen und für Kreissägen.

1140 **Scheidt, J. W.,** *Kettwig* a. d. Ruhr.
Zeichnungen von Arbeiter-Wohnhäusern.

1141 **Scheidt, Karl vom,** *Euskirchen.*
Modell einer Schutzvorrichtung für mechanische Aufzüge.

1142 **Schlesische Actien-Gesellschaft für Bergbau und Zinkhüttenbetrieb,** *Lipine,* O.-S.
Modell einer Schutz- und Hemmvorrichtung für eine Kreissäge.

1143 **Schöller, Gebrüder,** *Breslau.*
Plan der Anlagen zur Reinigung der Abwässer der Zuckerfabrik zu Klettendorf.

1144 **Schöller, Mevissen & Bücklers,** *Düren.*
Pläne der Fabrikanlagen. Kugelregulator mit Schutzring. Modell einer Kreissäge zum Schneiden von Gebrauchshölzern für den Spinnereibetrieb, mit Schutzvorkehrung. Modelle von Schutzvorkehrungen an Spinnmaschinen. Pläne von Logirhäusern, Arbeitermenagen etc. Schriften.

1145 ***Schöne, E. F.,** *Gross Röhrsdorf.*
Apparat zur Ausserbetriebsetzung der Dampfmaschinen. **(S. Ins. Seite 205.)**

1146 **Schulz, Knaudt & Co.,** *Essen.*
Zeichnungen und Beschreibung der Arbeiter-
colonien.

1147 **Schwamborn & Krabb,** *Aachen.*
Beschreibung der Fabrikeinrichtungen.

1148 **Schwartzkopff, Richard,** *Berlin.*
Elektrischer Signalapparat für Dampfkessel.
(S. Ins. Seite 206.)

1149 **Siegel, G.,** Director der Gasanstalt, *Stralsund.*
Modell einer Gasretorte mit Sicherheitsarmatur.
Zeichnungen selbstdichtender Sicherheitsver-
schlüsse von Gasretorten (seitliche Bedienung)
und an Steigerohren für Gasöfen. Zeichnungen
von Gasfeuerungen für Dampfkesselbetrieb und
für Schmelzöfen.

1150 ***Spindler, W.,** *Berlin.*
Wagen zum Transport von Säureballons.
(S. Ins. Seite 224/25.)

1151 **Stahlberg, P. J.,** *Stettin.*
Zeichnungen einer Spritfabrik (Schutz gegen
Explosions- und Feuersgefahr).

1152 **Stantien & Becker,** *Königsberg* i. Pr.
Modelle von Logirhäusern und von Kochstellen-
Einrichtungen für Arbeiter.

1153 **Steinhauer & Co.,** *Hanau.*
Exhaustor zur Entfernung von Staub (Zeichnung).

1154 **Stettiner Maschinenbau - Anstalt und Schiffswerft-
Actien-Gesellschaft,** vorm. **Möller & Holberg,**
Grabow a. d. O.
Zeichnung eines Fahrstuhls mit selbstthätiger
Fangvorrichtung.

1155 **Stettiner Maschinenbau-Gesellschaft Vulcan,** *Bredow*
bei Stettin.
Zeichnungen: Vorrichtung zum Andrehen von
Schwungrädern an Dampfmaschinen. Krahnan-
lage zum Heben und zum Transport grosser
Lasten mittelst mechanischer Kraft. Fahrstühle
mit selbstthätiger Fangvorrichtung bezw. Schutz-
dach.

1156 **Stettiner Portland-Cementfabrik,** *Züllchow* bei Stettin.
Zeichnung der Badeeinrichtung für die Arbeiter
der Fabrik. Tableau des Absaugesystems für
die Zerkleinerungsmaschinen der Fabrik zum
Zwecke staubfreien Betriebes. Plan einer Anlage
zur Benutzung von Abwässern und Regen-
wasser zum Betriebe von Fahrstüblen und zum
Feuerlöschen. **(S. Ins. Seite 45.)**

1157 **Strube, C. Louis,** *Buckau-Magdeburg.*
Sicherheitsapparat für Dampfkessel zur Controle
des Wasserstandes. Funkenfänger für Locomobilen etc.

1158 **Taatz, Alwin,** *Halle* a. d. S.
Sicherheitsmuffe für Göpel.

1159 **Tobiansky, L.,** *Königsberg.*
Werkstattsofen mit Luftbefeuchtung. Modell
eines Verticaldurchschnitts des Ofens. Erläuternde
Zeichnungen.

1160 **Toeplitz,** *Bojanowo.*
Modell einer Hornstaubaspiration an den Schleif-
steinen einer Kammfabrik.

1161 **Union,** Act.-Ges. für Bergbau, Eisen- und Stahl-
industrie zu *Dortmund.*
Zeichnungen und Broschüren über zum Wohle
der Arbeiter getroffene Einrichtungen.

1162 **Verband der Dampfkessel-Ueberwachungs-Vereine.**
Sammlung von Gegenständen aus dem Gebiete
des Dampfkesselbetriebes.

1163 **Vereinigte Rheinisch-Westfälische Pulverfabriken** zu
Köln a/Rh.
Gesammt-Darstellung der in den Fabriken vor-
handenen Einrichtungen zum Schutze gegen
Explosionen.

1164 ***Vopelius, Ed.,*** *Sulzbach* bei Saarbrücken.
Zeichnungen und Beschreibungen von Wohlfahrtseinrichtungen.

1165 **Vorster & Grüneberg,** *Kalk* bei Köln a/Rh.
Modell eines Fahrstuhls mit selbstthätigem Schutz-
gitter und selbstthätiger Feststell-Vorrichtung.
Modell einer Schutzvorrichtung beim Entleeren
der Leckbühnen auf Pfannen mit kochenden
Flüssigkeiten. Apparat zur Gewinnung des
Ammoniaks aus Gaswasser für kleinere Fabriken
nebst zugehörigen Zeichnungen. Arbeits-Ord-
nungen.

1166 **Warneck, F. W.,** *Oels.*
Schutzmantel am Universalgelenk von Trans-
missionswellen.

1167 **Websky, Dr.,** *Wüstewaltersdorf* i. Schl.
Plan und Beschreibung der Vorkehrungen für
die Reinigung der Abwässer der Zuckerfabrik
von E. P. Kionka & Co. zu Polnisch-Peterwitz.

1168 **Weiss jun. & Co.,** *Uffhofen* bei Langensalza.
Modell von Schutzvorrichtungen an Dampf-
maschinen nebst einem Stück Transmission mit
Kuppelmuff und Riemscheiben ohne Keile etc.
Vorrichtung zum gefahrlosen Riemenauflegen.
Modell eines Fahrstuhls mit Fangvorrichtung.
Modell einer Bandsäge mit Verschlusskästen.
Schriften. Medicinkasten; erste Hülfe bei
Unglücksfällen. Fabrikpläne.

1169 **Werschen-Weissenfelser Braunkohlen-Act.-Ges.** zu
Köpsen bei Weissenfels.
Situationsplan der Fabrik Köpsen. Plan der
Badeeinrichtung für die Arbeiter zur Verhütung
der Paraffinkrätze. Seippel'sche Sicherheitslampen zum Gebrauch in Destillationsräumen.
Instructionen für den Betrieb der Theerschwelereien. Plan der Vernichtung schädlicher Fabrik-
wässer. Schutz der Arbeiter beim Ablöschen
der Grudecoaks. Uebersichten über Kranken-,
Unfall- und Sparkassen der Fabrik.

1170 Werthheim, Louis, *Frankfurt* a. M.
Feuersichere Gegenstände aus Asbest.

1171 Werther, H., *Halle* a. d. S.
Modell einer Kreissäge mit selbstthätiger Verdeckung.

1172 Wilke, C. G., *Guben.*
Zeichnungen einer Hutfabrik und eines Abortes für getrennte Geschlechter. Modelle eines Hutstaffir-Saales und einer Hutabreiberei.

1173 Wirbel, R. A., & Co., *Haynau* i. Schl.
Surrogate für die Koth- und Urinbeizen in den Lederfärbereien.

1174 Wischer, G., *Stargard.*
Schrotwalzenstuhl mit Schutzvorrichtungen. Modell eines Mahlwalzenstuhles mit geriffelten Stahlwalzen.

1175 Witte, Stephan & Co., *Iserlohn.*
Zeichnungen der Nadelschleiferei-Ventilation.

1176 Wolff, Fr., *M.-Gladbach.*
Zeichnungen von Schutzvorrichtungen. Instructionen. Statuten.

1177 Wunderlich & Baukloh, *Iserlohn.*
Zeichnung der Exhaustor-Disposition zum Aufsaugen und Fortblasen des von neuen Feilmaschinen erzeugten Staubes.

1178 Zanders, J. W., *Bergisch-Gladbach.*
Modell eines achtwalzigen Rollenkalanders mit Schutzvorrichtungen.

1179 Zarniko, A., *Goldap.*
Modell eines Fahrstuhls mit selbstthätiger Verschlussvorrichtung mittelst Gewichtstücken.

1180 Zuckerfabrik Wierschoslawitz.
Zeichnungen einer Arbeiterkaserne mit Beamtengebäude und Familienhaus.

1181 **van der Zypen & Charlier,** *Deutz* bei Köln a/Rh.
Modell einer Ausrückvorrichtung. Zeichnungen
von Arbeiterwohnungen.

Nähere Auskunft über die unter No. 1025—1181 verzeichneten Gegenstände findet sich in dem vom Königlich Preussischen Han-
delsministerium herausgegebenen Spezial-Katalog.

Siehe ferner No. 108, 417, 430, 761, 827, 852, 911,
923, 924, 941, 952, 955, 959, 972, 979, 1196, 1198
bis 1206, 1225, 1234, 1275, 1278, 1280, 1326, 1406
und das Spezial-Verzeichniss der Bibliothek.

Gruppe 26.
Bergbau- und Hüttenwesen.

**a) Schutz für Leben und Gesundheit und Rettung aus Gefahren beim
technischen Betriebe der Bergwerke und Hütten.**
**b) Abwehr von Gefahren und Belästigungen für die Umgebung der
Bergwerke und Hütten.**
c) Verbesserung des Looses der Arbeiter.

Collectiv-Ausstellung, veranstaltet von dem Königlich Preussischen Ministerium der öffentlichen Arbeiten.

Unter der Gross-Industrie Deutschlands néhmen Bergbau und
Hüttenwesen bei Weitem die erste Stelle ein, und zwar nicht nur
in Bezug auf die Höhe und den Werth ihrer Production, sondern
namentlich auch hinsichtlich der von ihnen beschäftigten Arbeiter-
zahl. Nach der Montan-Statistik für 1881 erreicht die letztere im
deutschen Reiche beim Bergbau 303 633, beim Salinenbetriebe
5679 und beim Hüttenbetriebe 151 119, zusammen 460 431 Köpfe.
Den wichtigsten Zweig des deutschen Bergbaues bildet die
Gewinnung von mineralischer Kohle (Steinkohle und Braunkohle),
welche für sich allein gegen 212 000 Arbeiter beschäftigt, während
der Erzbergbau, und insbesondere derjenige auf Eisenerze, Zink-,
Blei-, Silber- und Kupfererze, etwa 87 000 und der Bergbau auf
Mineralsalze 3400 Arbeiter zählt. Als die hervorragendste Ver-
treterin des Hüttenwesens erscheint die Eisen-Industrie, deren
mannigfache Verzweigungen in Deutschland über 134 000 Personen
beschäftigen; neben ihr kommt hauptsächlich noch die Darstellung
von Zink, Blei, Kupfer und Silber in Betracht.
In Bezug auf Hygiene und Rettungswesen handelt es sich
beim Bergbau und Hüttenbetriebe einestheils um den Schutz für
Leben und Gesundheit gegen die Gefahren des technischen Betriebes, anderntheils um die allgemeine Förderung der Wohlfahrt
der beschäftigten Arbeiter in leiblicher und geistiger Hinsicht. Dem

Bergmann drohen Gefahren durch herabstürzende Gesteinsmassen,
aufgehende Wasser und schlechte Wetter, dem Hüttenmann durch
Feuer, Rauch und giftige Gase. Die Collectiv-Ausstellung führt
die wesentlichsten der gegen diese Gefahren getroffenen Sicherungs-
massregeln in Modellen, Zeichnungen und Druckschriften vor.
Daneben sind die zum Besten der Berg- und Hüttenarbeiter be-
stehenden allgemeinen Wohlfahrtseinrichtungen, und unter ihnen
namentlich auch die der Knappschaftsvereine, in ihrem Wirken
und in ihren Resultaten durch eine Reihe von Beispielen dargelegt.

Um auch dem Laien einen Einblick in die Verhältnisse des
Bergbaues zu ermöglichen, ist im sogenannten „nassen Dreieck" ein
Theil eines Steinkohlenbergwerkes in natürlicher Grösse aufgebaut.

An der Collectiv-Ausstellung sind betheiligt:

**1182 Königlich Preussisches Ministerium der öffentlichen
Arbeiten,** *Berlin.* (1175)

Graphische Darstellungen, betreffend die Un-
glücksfälle beim Preussischen Bergbau und die
Resultate der Knappschaftsvereine Preussens.
Druckschriften. Profil durch das Oberschlesische
Steinkohlengebirge (Pyramide). Ausserdem im
s. g. „nassen Dreieck": Steinkohlenbergwerk, darstellend die Kohlengewinnung in einem 1,50 m.
starken Flötze (Strebbau), sowie in einem 4,50
m. mächtigen Flötze (Oberschlesischer Pfeiler-
bau); in einer besondern Abtheilung findet sich
die Rettung eines in schlechten Wettern verunglückten Bergmanns veranschaulicht. Der Aufbau
des Bergwerks ist nach den Plänen der Königl.
Berginspection zu Königshütte O.-S. bewirkt;
die eiserne Stollenzimmerung für den Ausgang
hat die Königl. Bergwerks-Direction zu Saarbrücken geliefert. Die Ausführung des den Aufbau
umhüllenden Gebäudes, sowie die Herstellung des
Stollenportals ist durch den Zimmermeister
C Geerdtz, Berlin SO., Elisabethufer 27 erfolgt.
Bergmännische Figuren von G e b r ü d e r C a s t a n
(Panopticum) in Berlin, elektrische Beleuchtung
von der Firma S i e m e n s & H a l s k e.

1183 Königl. Oberbergamt zu *Breslau.* (1177)

Druckschriften (s. Minist. der öffentl. Arbeiten).
Uebersichtskarte der im Oberschlesischen Industrie-

Bezirke aufgeschlossenen bergbaulichen Lagerstätten und nutzbare Wasser führenden Gebirgsschichten.

1184 Königl. Oberbergamt zu *Halle* a. S. (1178)
Druckschriften (s. Minist. der öffentl. Arbeiten).

1185 Königl. Oberbergamt zu *Dortmund.* (1180)
Druckschriften (s. Minist. der öffentl. Arbeiten). Sammlung der beim Niederrheinisch-Westfälischen Steinkohlenbergbau gebräuchlichen Sicherheitslampen.

1186 Königl. Oberbergamt zu *Bonn.* (1179)
Druckschriften (s. Minist. der öffentl. Arbeiten).

1187 Königl. Bayerisches Oberbergamt zu *München.* (1176)
Graphische Darstellung der Knappschaftsverhältnisse in Bayern.

1188 Vorstand des Oberschlesischen Knappschaftsvereins zu *Tarnowitz,* O.-S. (1194)
Graphisch - statistische Darstellungen. Zeichnungen des Knappschafts Lazarethes zu Königshütte und einer massiven Krankenbaracke. Druckschriften.

1189 Vorstand des Märkischen Knappschaftsvereins, *Bochum.* (1192)
Karte und statistische Tafeln des Vereins. Druckschriften statistischen und hygienischen Inhalts von den Knappschaftsärzten Dr. Dr. H. Klostermann, Nieden, Drecker, Reinhard, Schmidt. Sammlung künstlicher Augen für Berg- und Feuerarbeiter vom Knappschaftsarzte Dr. Nieden, angefertigt durch den Techniker Niemeyer.

1190 Vorstand der Worm-Knappschaft, *Bardenberg* bei Aachen.
Plan eines Knappschaftslazarethes. Statistische Tabellen. Druckschriften statistischen und hygienischen Inhalts. (Dr. Greven zu Morsbach.)

1191 Vorstand des Saarbrücker Knappschaftsvereins, *Saarbrücken.* (1193)

Graphisch-statistische Darstellungen mit Erläuterungen. Zeichnungen eines Knappschaftslazarethes und eines Waisenhauses. Druckschriften.

1192 Königliche Bergwerks - Direction zu *Saarbrücken.* (1184)

Eiserner Schacht-Förderkorb mit hydraulischen Caps (System Frantz). Modelle und Zeichnungen eines Pulverthurmes und eines Dynamitmagazins. Füll- und Transportgeräthe für Sprengmaterialien. Elektrische Zündmaschinen, Zünder etc. Modelle verchiedener Steinkohlen-Abbausysteme. Modelle von eisernem Schachtausbau. Elektrische Signalvorrichtungen. Collection von Sicherheitslampen. Modell eines Guibal'schen Ventilators. Wetterriss der Grube Heinitz-Dechen. Sammlung bergmännischer Gezähe. Technische Druckschriften, Instructionen, Reglements etc. Graphische Darstellungen von Betriebsergebnissen des Saarbrücker Steinkohlenbergbaues. Modell und Zeichnungen eines Arbeiter-Schlafhauses. Drucksachen über Arbeiterverhältnisse und Wohlfahrtseinrichtungen.

1193 Königl. Berginspection zu *Stassfurt.* (1185)

Zeichnungen eines Achtfamilien-Wohnhauses für Arbeiter.

1194 Königlich Preussische und Herzoglich Braunschweigische Communion - Berginspection des *Rammelsberges* bei Goslar. (1182)

Nachbildung des maschinellen Bohrbetriebes (mittelst comprimirter Luft) beim Erzabbau.

1195 Königlich Preussisches und Herzoglich Braunschweigisches Communion-Hüttenamt zu *Oker.* (1183)

Modell und Zeichnung der Oker'schen Hütten-

anlagen und Schwefelsäurefabriken. Sammlung
von Berg- und Hüttenprodukten.

1196 Königliches Oberbergamt zu *Clausthal.* (1181)
Modell und Zeichnungen der ersten Fahrkunst
(1833 von Dörell im Spiegelthals-Hoffnunger-
Richtschachte eingebaut), sowie der neuesten Fahrkunst im Königin-Marien-Schachte bei Clausthal,
nebst Profil der Oberharzer Schächte. Modell
und Zeichnungen der Lautenthaler Anstalt zur
Unschädlichmachung der Säuren des Schwefels
nach dem Verfahren von Schnabel. Karten von
der Ausdehnung des früheren Devastationsge-
bietes der Oberharzer Hütten. Modell und
Zeichnungen eines Schachtschmelzofens mit
Rauchcondensations-Vorrichtungen. Erzpyramide,
sowie Sammlung von Hüttenprodukten. Zeichnung des Kornmagazins für die Oberharzer
Berg- und Hüttenarbeiter. Druckschriften.

1197 Königlich Sächsische Forstakademie Tharand,
Namens derselben: **Dr. J. Schröder,** *Tharand.*
(75)
Studien über Hüttenrauchschäden, Sammlung
von Tafeln, Karten, Druckschriften und sonstigen
Objekten zur Demonstration der Einwirkung des
Hüttenrauches auf die Vegetation.

1198 Professor Dr. M. Freytag, *Bonn.* (58)
Wandtafeln und Druckschrift, betreffend eine
Vorrichtung zur Absorption des Rauches von
Rösthütten.

1199 Königliches Hüttenamt zu *Friedrichshütte* bei Tarnowitz, O.-S. (1189)
Modell und Zeichnungen der Rauchcondensation
auf Friedrichshütte.

1200 Gesellschaft des Emser Blei- und Silberwerks,
Ems. (40)
Verschiedene Modelle der Rauch- und Gasab-
führung auf der Emser Hütte. Modell eines Förder-

schacht-Verschlusses. Zeichnungen eines Arbeiter-Schlaf- und Speisehauses, sowie eines Werks-Schulhauses. Druckschriften.

1201 **Wilhelm Grillo**, Zinkwalzwerk, Zinkweissfabrik, Fassfabrik und Rohzinkhütte, *Oberhausen*. (122) Zeichnungen und Beschreibungen der auf der Zinkhütte zu Oberhausen getroffenen Vorrichtungen gegen Rauch und schädliche Gase. Schutzvorrichtungen an Kreissägen.

1202 **Mansfeld'sche Kupferschiefer bauende Gewerkschaft,** *Eisleben*. (517 b) Modelle einer Salpetersäure-Fabrik, eines Kilnsofens, von Kupfer-Hochöfen und einer Kugelmühle, Zeichnungen von Flugstaubkammer-Anlagen. Zeichnungen von Arbeiter-Schlafhäusern und Arbeiter-Familienhäusern. Graphische Darstellungen, Drucksachen, Hüttenprodukte.

1203 **Bergbau- und Hüttengesellschaft Jlseder Hütte** *Gross-Ilsede* bei Peine. (28) Modelle und Zeichnungen von Arbeiterhäusern.

1204 **Donnersmarkhütte, Oberschlesische Eisen- und Kohlenwerke, Actien-Gesellschaft,** *Zabrze*. (615) Laute'sches Dampf-Absperrventil. Zeichnung der Donnersmarkhütte nnd Concordiagrube mit Arbeiterhäusern, Parkanlagen etc. Zeichnungen eines Arbeiter-Schlaf- und Badehauses.

1205 **Königliche Berginspection** zu *Königshütte* O.-S. (1186) Führung frischer Wetter und Abdämmung schädlicher Wetter in einem 6 m mächtigen Steinkohlenflötze; Klärbassins zur Entsäuerung der Grubenwässer. (Zeichnungen.) Plan einer Arbeiter-Colonie.

1206 **Königliche Berginspection** zu *Zabrze*, O.-S. (1187) Modelle eines Pulvermagazins und eines Wetterofens. Wetterführungs-Plan für den Steinkohlenabbau. Zeichnnng, betreffend die elektrische

Beleuchtung von Tagesanlagen. Wasser-
versorgungs-Plan. Zeichnungen eines Arbeiter-
Schlafhauses.

1207 Königl. Berg-Inspection zu *Tarnowitz*, O. S. (1188)
Modell eines selbstthätigen Schachtverschlusses
mit selbstthätigen Aufsatz - und Ausstürzvor-
richtungen.

1208 Königl. Hüttenamt zu *Gleiwitz.* (1190)
Modell eines Eisenhochofengestell - Ausschnittes
nebst zugehörigem Düsenstock mit Sicherheits-
klappe zur Verhütung des Eindringens der
Hochofengase in die Windleitung.

**1209 Verein für die berg- und hüttenmännischen Inter-
essen im Aachener Bezirke.** (733) (Collectiv-
Ausstellung.)
Es sind betheiligt:
a) Aachen-Höngener Bergwerks-Actien-
Gesellschaft, Höngen. Zeichnung von
Schachtförderungs - Einrichtungen. Luftstrahl-
apparat zur Ventilation der Grubenräume.
Darstellung der Ventilation eines Abbaufeldes
mittelst Luftstrahlapparaten. Selbstthätiger, gefahrloser Riemenaufleger.
b) Actien-Gesellschaft für Bergbau,
Blei- und Zinkfabrikation zu Stolberg
und in Westfalen. Zeichnungen von Fangvorrichtungen, Schachtverschlüssen, einer Signalvorrichtung, einer unterirdischen Ventilatoranlage
mit Wassermotor, einer unterirdischen Wasser-
haltungsmaschine, von Hebel - Probirventilen,
Wippern, von Vorrichtungen zur Unschädlichmachung des Hüttenrauchs etc. und von einer
Filterteichanlage. Heizung einer Zechenstube
mittelst Abdampf. Modell von Holzpflaster.
Druckschriften.
c) Eschweiler Bergwerks-Verein, Eschweiler. Unterirdische Ventilatoranlage mit
Turbine.

d) **Herm. Siebeck, Bochum.** Zeichnung eines Central-Dynamitlagers.

e) **Vereinigungs-Gesellschaft für Steinkohlenbau im Wurmreviere, Kohlscheid.** Zeichnungen eines Förderkorbes, einer Seilauslösevorrichtung und von Grubenventilations-Einrichtungen. Modell eines fliegenden Bremsberges für flache Abbaustösse. Apparate zur Untersuchung der Grubenwetter, von Bergmeister a. D. **Pieler.** Modell eines Arbeiter-Wohnhauses. Sammlung von Plänen ausgeführter Arbeiterwohnungen im Aachener Bezirke, zusammengestellt von **Dittmar.** Druckschriften.

1210 Verein für die bergbaulichen Interessen im Oberbergamtsbezirke Dortmund, *Essen*, **und Westfälische Berggewerkschaftskasse,** *Bochum.* (1174)
Modell zur Darstellung der Ventilation auf der Steinkohlenzeche Neu-Iserlohn. Modell der Schacht- und Maschinen-Anlage von Schacht I der Steinkohlenzeche Shamrock. Modell einer Bremsberganlage. Modelle von Bremsbergverschlüssen, Dammthüren, Wetterthüren. Zeichnungen von Arbeiter-Waschkauen.

1211 Bergwerksgesellschaft Ver. Bonifacius bei Gelsenkirchen, *Kray*, **Reg.-Bez. Düsseldorf.** (188)
Modell einer Bohrmaschine für Wetterüberhauen (System Husmann). Modell einer Arbeiter-Waschkaue.

1212 Alstaden, Actiengesellschaft für Bergbau, *Alstaden* **bei Oberhausen.** (170)
Modell eines Arbeiterwohnhauses für 3 Familien.

1213 Gewerkschaft der Steinkohlenzeche Mont-Cenis, *Herne.* (247)
Modell eines Schachtes mit Förderkorb. Modell einer Seilbahn.

1214 Bergbau-Actien-Gesellschaft Pluto, *Wanne* **in Westfalen.** (176)

Zeichnungen eines Schiele'schen Ventilators und eines Wetterofens.

1215 **Munscheid & Comp.,** *Gelsenkirchen.* (760)
Kohlenbohrmaschine.

1216 ***Siebeck, Herm.,** *Bochum.* (300)
Wolf'sche Sicherheits-Wetterlampe mit Einrichtung für Benzinbrand und mit magnetischem Verschluss, nebst zugehörigem Füllapparat und Magnet. Probirapparat zur Untersuchung von Wetterlampen auf ihre Wettersicherheit.

1217 **Brückmann, G. L.,** *Dortmund.* (369)
Sicherheitslampen verschiedener Construktion. Rotations-Ventilator, Patent C. W. Moritz. Zeichnung eines drehbaren Bohrthurms.

(S. Ins. Seite 158.)

1218 **Westfälische Bergschule** zu *Bochum.* (1195)
Atlas mit Zeichnungen, betreffend Einrichtungen zum Schutze für Leben und Gesundheit und Rettung aus Gefahren beim technischen Betriebe der Bergwerke, sowie zur Verbesserung des Looses der Arbeiter.

1219 **Königl. geologische Landesanstalt und Bergakademie,** *Berlin.* (1191)
Geologisch-agronomische Kartenwerke über Berlin und Umgebung, sowie über die Gegend von Stendal. Werkzeuge und wissenschaftliche Apparate zur Bodenuntersuchung. Bohrproben aus Berlin und Umgegend. Modelle von Bohrapparaten - zur Ausführung artesischer Brunnen. Modelle von Fangvorrichtungen für Förderschächte. Druckschriften.

Siehe ferner No. 979, 993, 1008, 1025, 1040, 1073, 1076, 1275, 1278, 1280, 1281, 1326, 1372 - und Special-Verzeichniss der Bibliothek.

Gruppe 27.

Land- und Forstwirthschaft.

a) Verhütung von Schädlichkeiten und Gefahren der Beschäftigung.

Schutzvorrichtungen bei landwirthschaftlichen Maschinen und Geräthen, Göpelwerken, Dreschmaschinen, Häckselmaschinen, Mähmaschinen, Dampfpflügen u. dergl. — Vorsichtsmassregeln und Schutzvorrichtungen beim Baumfällen, Stockroden und bei der Holzförderung.

b) Abwehr der für die Umgebung erwachsenden Belästigung und Gefahr.

Verhütung des Moorrauchs, der Moor- und Forstbrände.

c) Verbesserung des Looses der ländlichen Arbeiter.

1220 **Beermann, Carl**, Fabrik landwirthschaftlicher Maschinen, *Berlin SO.*, Vor dem schlesischen Thor. (1105)
Schutzvorrichtungen bei landwirthschaftlichen Maschinen, als: Rosswerke, Dreschmaschinen, Häckselmaschinen, Schrotmühlen, Säemaschinen, Pflügen etc. (Im Stadtb.-Bog. 28.)

1221 **Ruston, Proctor & Co.**, *Lincoln*, England. General-vertreter Glogowski & Sohn, *Berlin SW.*, Hallescher Thorplatz 2. (1103)
Eine Dampfdreschmaschine, versehen mit einem patentirten Sicherheits-Selbsteinlege-Apparat zur Verhütung von Unglücksfällen beim Einlegen der Garben in die Maschine. Schutzvorrichtung für Arbeiter an dergl. Maschinen, welche mit obigem Apparat nicht versehen sind. (Im Freien.)
(S. Ins. Seite 137.)

Siehe ferner No. 736, 1031, 1032, 1058, 1070, 1102 1115, 1298, 1387 u. Special-Verzeichniss der Bibliothek.

Gruppe 28.

Verkehr zu Lande.

Verkehr auf Landstrassen, Eisenbahnen mit Dampf- und Pferdebetrieb, elektrischen Bahnen, Seilbahnen.

Heizung, Beleuchtung und Ventilation, — Restaurations- und Schlafwagen, innere Ausstattung der Personen- und Viehtransportwagen. — Transport von explosiblen und übelriechenden Stoffen. — Weichen-, Geleise- und Bahnhofs-Anlagen. Stations-Gebäude und deren innere Einrichtung. — Wasserversorgung und Aborte. — Vorrichtungen gegen das oder beim Durchgehen der Pferde. Verhütung des Stürzens der Pferde. — Wagenbremsen. Puffer, Sicherheitsvorrichtungen für den Betrieb, das Personal und die Reisenden. — Das Eisenbahnsignalwesen, Selbstkuppelung der Eisenbahnwagen. Sperrvorrichtungen für Bahnübergänge, — Ausrüstung der Eisenbahnzüge zu unmittelbarer Hilfsleistung bei Unglücksfällen.

1222 **Actien-Gesellschaft Eisen- und Stahlwerk,** *Osnabrück,* Vertreter Consul J. Klostermann, *Berlin SW.,* Belle-Allianceplatz 6a. (994) Eisenbahn-Oberbau-Modelle: Zweitheiliger Langschwellen-Oberbau, zweitheilige Schwellenschiene, Querschwellen. Geleis mit zwei verschiedenen Befestigungsarten und Strassenbahn-Geleis, sämmtlich patentirt, System Haarmann.

1223 ***Berlin-Hamburger Eisenbahn-Gesellschaft, Direction der,** *Berlin.* (290a, b) Drahtzug-Barriere, System Zimmermann. (Im Freien.) Zeichnungen von dem Uebernachtungsgebäude für das Zugpersonal der Berl.-Hamb. Eisenbahn auf Bahnhof Wittenberge.

1224 **Brahtz, H.,** *Stralsund,* St. Johannishof. (987) Zugkraft-Entspannungs-Vorrichtung, D. R.-P. 17703, für Wagen, Schlitten etc., nebst Beschreibung.

1225 Eisenbahn-Direction, Königliche, *Berlin.* (1214)
Eisenbahnwagen zum Buttertransport. — Winter-
bekleidung für Zug- und Locomotiv-Personal. —
Ansichten des Centralverwaltungs-Gebäudes zu
Elberfeld. — Verbandkasten für die Haupt-
werkstätten. — Modelle eines Krankenwagens
und eines Küchenwagens des französischen Feldzuges. — Ansicht eines Sanitätszuges. — Zeichnung eines Luftwäsche-Apparats im Verwal-
tungsgebäude der Königl. Eisenbahn-Direction
Hannover. — Zeichnungen und Beschreibung
der Heizanlagen für Werkstätten, der Beleuchtung in der Werkstatt Osterode durch eine
Excelsior-Gasmaschine, der Fäkal-Anstalt in
Ponarth, der Ventilation des Retortenraumes der
Fettgasanstalt Eydtkuhnen, der Bade-Anstalt für
Beamte und Arbeiter und von Schutzvorrichtungen
für Arbeiter beim Desinficiren von Viehwagen
mit heissem Wasser, an Werkzeug-Maschinen
und am Dampfhammer. — Exhaustor an Rad-
drehbänken mit Schleifvorrichtungen zur Ent-
fernung des Steinstaubs. — Modelle: Schutzvorrichtungen in der Hauptwerkstatt zu Fulda,
um die Betriebsmaschine von den verschiedensten
Stellen augenblicklich zum Stillstand zu bringen,
sowie Schutzvorrichtungen an Kreissägen, und
Blechscheeren, Riemenaufleger-Geräthe, um
Riemen gefahrlos auf Riemenscheiben aufzulegen,
Selbstöler für Lager an Wellenleitungen. —
Zeichnung von Werkstätten-Anlagen, nebst
Arbeiter-Colonie Leinhausen. — Schriften über
Wohlfahrts-Einrichtungen für Arbeiter. — Modell
eines Ventilations-Apparats für Eisenbahnwagen,
Patent Alexander Huber, Köln. Beschreibung
der Heizungs- und Ventilationseinrichtungen in
Schlafwagen. Ein Eisenbahnwagen mit Gas-
reservoirs zum Transport von Leuchtgas für die
Beleuchtung der Personenwagen. Funkenfänger
an Locomotiven (System Strube) nebst Zeich-

nungen. Etage-Viehwagen zum Transport von Kleinvieh und Geflügel. Schlafwagen. Blauel'sche Weiche. Ansicht des Stationsgebäudes in Hannover. Locomotive und Wagen mit Heberlein-Bremse (automatisch). Locomotiven und Personen-Wagen mit Brems-Vorrichtungen nach Smith-Hardy (nicht automatisch), Steel (automatisch), Westinghouse-Sanders, Carpenter (automatisch). Sicherheitskuppelungen. Trapp'scher Brems-Schuh. Modell einer Sicherheitsradreifenbefestigung mittelst eingeschmiedeter Ringe. Geschwindig-keitsmesser und Radtaster von Jahns, Finkbein, Schäfer u. A. Holzmodell eines Papierrades. Heydrischer Sicherheitsbuffer. Vorrichtung gegen das Schlingern der Locomotive, System Heck-mann. Läutewerk an Schiebebühnen. Elektrischer Centralapparat von Zwez. Modell der Central-weichen- und Signalstellung auf dem Bahnhof Dortmund mit Wegübergang, Entgleisungs-weiche etc. Elektrischer Centralapparat zur Er-mittelung der Fahrgeschwindigkeit der Züge, von Schellens. Zugbarriere mit Behang und Draht-zugleitung. Schutzbarriere. — Zeichnung und Beschreibung des Confeld'schen Speise-Apparats für Dampfkessel. Sicherheits-Wasserstandsglas und Wasserstandszeiger. (Die Gegenstände be-finden sich theils in der Eisenbahnhalle, theils im Freien.)

1226 Eisenbahnsignal-Bauanstalt Max Jüdel & Co., *Braunschweig.* (992)

Modelle: Hebelapparat (System Rüppel, Patent Büssing) für drei Weichen und zwei Signale mit Bahnhofsplanum, Abzweigung einer eingleisigen aus einer zweigleisigen Bahn darstellend, desgl. für zwei Signale, drei Weichen und eine Barriere mit Bahnhofsplanum, für kleine Stationen. Apparate zum Stellen einer Weiche und zweier Signale mittelst Gasrohrgestänge, desgl. für

Doppeldrahtzug, desgl. zum Stellen einer Weiche und eines Signals mit einfachem Weichenverschluss, desgl. für ein oder zwei Signale mit doppelt wirkendem Weichenverschluss. Englische Weiche mit Stellvorrichtung und Präcisionssignal. — Hebelapparat für centrale Signal- und Weichenstellung mit elektrischer Verschlusseinrichtung. Contactapparat für das Messen der Fahrgeschwindigkeiten der Eisenbahnzüge.

1227 ***Fetting, Nachfolger, J.,** Inhaber **Ernst Kühlstein,** Wagenfabrik, *Berlin W.*, Linkstr. 10. (313c) Ein Wagen mit Sicherheits-Vorrichtung beim Durchgehen der Pferde.

1228 **Finken & Mecke,** Maschinenbau-Anstalt, Patent-Inhaber **C. Thöns,** Zimmermeister, *Potsdam.* (997) Kraftsammelnde Bremse für Strassenbahnfuhrwerke, D. R.-P. 13487, zur Ermöglichung eines schnellen sicheren Bremsens und zur Erleichterung der Pferde beim Anziehen (dargestellt durch ein Modell eines Strassenbahnwagens).

1229 **Fleck, Julius,** *Berlin C.*, Grenadierstr. 41. (993) Zwei verschiedene Pferdebahn-Weichensteller. Scheerbaum für Chaisen und Droschken, im Gebrauch unzerbrechlich. Apparat zur Verhütung des Durchgehens der Pferde.

1230 **Fleischhauer, Heinrich,** *Berlin SW.*, Ritterstr. 58, Vertr.: J. Brandt, W., Königgrätzerstr. 131. (986) Vorrichtungen zum sofortigen Absträngen der Pferde beim Durchgehen oder Stürzen zur Vermeidung von Unglücksfällen.

1231 **Focke, Albert,** *Bernburg*, Kaiserstr. 31. (989) Modelle zweier Eisenbahnwagen mit selbstthätiger Kuppelung.

1232 **Generaldirection der Eisenbahnen in Elsass-Lothringen, Kaiserliche,** *Strassburg* i. E. (1208) Eine auf den Reichsbahnen eingeführte Hakenstange zum gefahrlosen Auflegen der Signalleinen

ohne Betreten der Wagendecken. Brems-Schuhe.
Ein Personenwagen III. Klasse neuester Con-
struction mit Einrichtung zum Transport von
Verwundeten.

1233 ***Generaldirection der Kgl. Bayrischen Verkehrs-
Anstalten (Betriebsabtheilung)** *München.* (1172b)
Vollständig ausgerüsteter Eisenbahn-Requisiten-
wagen.

1234 ***Glaser, F. C.**, Ingenieur und Kgl. Kommissionsrath,
Berlin SW., Lindenstr. 80, und **P. Nepilly**, Kgl.
Eisenbahn-Maschinen-Inspector, *St. Johann*
a. d. Saar. (453b)
Modell einer rauchverzehrenden Feuerung für
Locomotiven, D. R.-P. 12855 und 15597. Spannvorrichtung für den Zugapparat des Schlusswagens an Eisenbahnzügen zur Verminderung
des Schlingerns, D. R.-P. 16465. **(S. Ins. Seite 8.)**

1235 **Grimm, Max**, *Berlin NW.*, Alt Moabit 71. (990)
Hardy's Zwei-Wagen-Bremse.

1236 **Grosse, E.**, *Wiesau* bei Hansdorf, Reg.-Bez. Lieg-
nitz. (985)
Farbige Gläser für das Signalwesen und für die
Augenpflege. Beleuchtungslinsen.

1237 **Grosse Berliner Pferde-Eisenbahn-Act.-Ges.**, *Berlin W.*, Behrenstr. 54. (1212)
Pferde-Eisenbahnwagen mit Einrichtung für Gas-
beleuchtung (System Pintsch). Pläne. Modell
einer Geleisereinigungsmaschine für Schneefall.

1238 **Heppe, Jul. Ed.**, *Strassburg* i. Els. (1257)
Heppe's zugfreie Schalter-Communication. (An
den Eingangsschaltern der Ausstellung im Betriebe.)

1239a **Herbrand & Co., P.**, *Ehrenfeld* bei Köln. (1209)
Pferdebahnwagen mit Vorrichtungen zum Schutze
gegen Ueberfahren, gegen Zugluft, für Heizung
und Ventilation.

1239b **Internationale Eisenbahn-Schlafwagen-Gesellschaft**,
Berlin NW., Unter den Linden 67. (1242)
Ein Schlaf-Salonwagen und ein Restaurations-

wagen mit vollständiger Einrichtung. (In der Eisenbahnhalle.)

1240 **Kesseler, C.,** *Berlin SW.*, Königgrätzerstr. (995)
Eisenbahnwagenrad mit Reifenbefestigung, Kesseler's D. R.-P. 1876. Bruchstücke eines Eisenbahnwagenrads mit Reifenbefestigung, Kesseler's D. R.-P. 844.

1241 **Main-Neckar-Eisenbahn, Direction der,** *Darmstadt.* (1213)
Göbel'scher Geschwindigkeitsmesser. Gepäckwagen der Main-Neckar-Bahn mit Zugmeister-Coupé, Retirade, Hundestall. Ein Stück eiserner Oberbau der Bahn.

1242 **Marienburg-Mlavkaer Eisenbahn, Direction der,** *Danzig.* (1215)
Apparate im Eisenbahnzuge und für den Locomotivführer zum Aufzeichnen der Fahrgeschwindigkeit innerhalb bestimmter Grenzen der Bahnlinie (Construction des Maschinen-Ingenieurs C. Wendt in Marienburg), nebst Originalstreifen etc. Registrirapparat geöffnet.

1243 ***Mecklenburgisches Local-Comité** in *Rostock* für **Erdmann & Ruperti** in *Wismar.* (1160)
Modelle zu Sicherheitskuppelungen. Geschwindigkeitsmesser für Locomotiven. Dampfbremse für Eisenbahnzüge.

1244 ***Rettig, A.,** Rechtsanwalt, *Saarbrücken.* (1089b)
Verschiedene Tonbringer, paraboloidische Apparate zu jedem akustischen Gebrauche. D. R.-P. 14882.

1245a ***Reunert & Kiebitz,** *Berlin SW.*, Ecke Askanischer Platz und Anhaltstrasse. (667b)
Seitenkuppelung für Eisenbahnfahrzeuge. Modell eines Eisenbahnwagens mit Radial-Achseinstellungs-Construction zur Vermeidung des Entgleisens, System Kiebitz. (Im Freien.) Rüggeberg's Wärmeapparat für Fahrzeuge. **(S. Ins. Seite 241.)**

1245b **Richter, Ed. Emil,** *Dresden.*
Cocosmatten als Bodenbelag in Eisenbahnwagen. (In der Eisenbahnhalle.)

1246 Rössemann & Kühnemann, *Berlin N.*, Gartenstr. 21.
(1210)

Modell eines eisernen Signalmastes mit 2 Flügeln, nebst Stellbock. Modelle für den Eisenbahn-Sicherheitsdienst. Im Freien: Drahtzugbarriere mit beweglichem Gitter, D. R.-P. 16006. Stellbock. Hebelapparat.

1247 Schendler, R. O., Civil-Ingenieur, *Görlitz.* (991)
Modell zweier Eisenbahnwagen mit Schendler'scher Seitenkuppelung.

1248a *Schulze, F. F. A., *Berlin NW.*, Charitéstr. 6. (675a)
Laternen und Ventilatoren für Eisen- und Pferdebahnwagen.

1248b Tölcke, Emil, Techniker, *Elberfeld.* (1263)
Modelle einer Befestigung der Eisenbahnschienen auf eisernen Quer- und Langschwellen, mittelst eines auf der Schwellenplatte parallel der Schiene gelagerten Keiles. Zeichnung und Beschreibung.

1249 Vacuum brake Company, The, limited, *Wien.* Vertreter: Max Grimm, *Berlin NW.*, Alt Moabit 71. (988)
Bremsarmaturen der Vacuum - Bremse, Hardy-Patent. Theile zur nicht automatischen und zur automatischen Vacuumbremse. Zeichnungen.

1250 Weickum, Georg, Ingenieur, *Wien IV,* Favoritenstr. 35. (996)
Bremsen für Eisenbahnfahrzeuge, Strassenbahnen und anderes Strassenfuhrwerk.

1251 Westinghouse Brake Company, The, limit., *London N.*, Canal Road Kings Cross, Vertreter: Emil Meyer, *Hannover*, Schillerstr. 82. (1211)
Zwei Apparate natürlicher Grösse, welche die Wirkungen der Westinghouse'schen automatischen Luftdruckbremse an einem Eisenbahnzuge von 15 Wagen zeigen.

1252 ***Zipperling, Hugo**, Director der Maschinen- und Waggonfabrik, *Simmering* b. Wien. (500c) Zeichnung eines Eisenbahnwaggons für Petroleum-Transport.

Siehe ferner No. 237, 238, 501, 691, 735, 749, 750, 751, 768, 884, 894, 979, 1010, 1279, 1280, 1415 und das Special-Verzeichniss der Bibliothek.

Gruppe 29.
Verkehr auf dem Wasser.

Einrichtung von Fluss- und Seedampfern, Passagier-, Kriegs- und Auswandererschiffen. — Ventilation und Wasserversorgung der Seeschiffe. — Bezeichnung des Fahrwassers, Apparate zur Tiefenmessung und Untersuchung des Untergrundes. — Küstenbeleuchtung und Schiffssignale. Nebelsignale. — Mittel zur Errettung von der Gefahr des Ertrinkens (Schwimmgürtel etc.). Ausrüstungsgegenstände der Lootsen und Rettungs-Stationen. — Canal- und Schleusen-Anlagen.

1253 **Bannow, E.**, Mechaniker, *Wismar*. (1113) Nebelsignal-Apparat.

1254 ***Boerner & Co.**, *Berlin*, SW., Pionierstr. 10a. (468a) Schiffs-Water-Closet über der Wasserlinie, u. ein dgl. unter der Wasserlinie. Patent Henneberg-Herzberg.

1255 ***Borgfeld, J. F.**, *Berlin W.*, Unter den Linden 10. (7b) Rettungsringe, Schwimmgürtel und Jacken.

1256 **Brandt G. W. & J. von Nawrocki**, *Berlin W.*, Leipzigerstrasse. 124. (1143) Schwimmgürtel und Rettungsapparat. Patent Brown (Nautilus). **(S. Ins. Seite 14.)**

1257 **Deputation für Handel und Schifffahrt**, *Hamburg*. (1115) Hamburger Milchever und Lootsenschooner. Blankeneser Fischerever. Kugelbaake bei Cuxhaven (alte, 1870er, 1882er). Alte Nord- und Ostbaake auf Neuwerk. Alte und gegenwärtige Baake auf

Schaarhörn. Leuchtbaaken und Elbtonnen.
Sämmtlich Modell.

1258 Gesellschaft zur Rettung Schiffbrüchiger, Deutsche, *Bremen.* (216)
Rettungsboot aus canellirtem Eisenblech, zum Segeln und Rudern eingerichtet, mit Inventar und dazu gehörendem Transportwagen. Ruder-rettungsboot aus canell. Eisenblech mit Vor-richtung um im Eise festgerathenen Personen Hilfe vom Lande aus bringen zu können. Raketenapparat (Modell und Original) mit voll-ständigem Inventar. Rettungsvorrichtungen am Bade-Strand. Schwimmgürtel, Rettungsringe, Wurfkugeln mit Leinen. Leitern zur Rettung im Eise eingebrochener Personen. Modelle von Rettungsböten. Modell des neuen Rettungs-schuppens auf Amrum. Stations- und Boots-apotheken. Karte zur Statistik der See-Unfälle. (Im Stadtb. Bog. 25.)

1259 Halling, Dr. A., *Glückstadt.* (874)
Modell einer Rettungsbaake auf Seesand.

1260 Hamburg-Amerikanische Packetfahrt-Actien-Gesell-schaft, *Hamburg.* (1104)
Modell des der Gesellschaft gehörenden Ham-burger Trockendocks und in demselben das Vollmodell der Frisia.

1261 Hamburgische Gesellschaft zur Beförderung der Künste und nützlichen Gewerbe, Rettungsan-stalt für Verunglückte, *Hamburg.* (1217)
Rettungsboot. Rettungsleiter und Boot auf dem Eise. Wurfleinen. Rettungsjacken. Rettungs-anzug. Tragekorb. Räderbahre. Rettungs- und Verbandkasten. Drathschienen. Leichen-angel. Schriften, Plan, Diplome und Medaillen. (Im Stadtb.-Bog. 25.)

1262 Holtz, R., *Oevelgönne* bei Ottensen. (1106)
Rettungsboot mit vollständiger Ausrüstung für Passagier-Dampfer. Rettungsboot mit Dampf-

maschine und Schraube als Küstenrettungsboot.
(Im Freien.)

1263 ***Ihlee & Horne,** *London*, Aldermanbury 31. Vertreter: Georg Polack, *Berlin SW.*, Anhaltstr. 8.
(628a)
Bojen, Schwimmgürtel. Taucher-Apparat, letzterer im Taucherpavillon.

1264 **Kropff, Oscar,** *Nordhausen.*
Schiffs-Eismaschine. Modell eines Luftkühlers.

1265 ***Marine, Kaiserliche,** vertreten durch die Intendantur der Marine-Station der Ostsee zu *Kiel.* (1100b)
Rettungsbojen von Kork und Kupfer. Korkschwimmweste. Sucher und Dragge.

1266 ***Mecklenburger Lokal-Comité** in *Rostock*, für **Lootsencommandeur Jantzen,** *Warnemünde.* (1161)
Apparat zur Rettung aus Eisgefahr.

1267 **Niethe, Eugen,** Ingenieur u. Marinemaler, *Berlin NW.*, Wilsnackerstrasse 3. (1114)
Zeichnungen und Gemälde über Seenoth und Seerettungswesen.

1268 **Pfannenstiel, H. F.,** *Berlin NW.*, Wilsnackerstr. 35. (1266)
Nebelhörner mit zwei verschiedenen Tönen.

1269 **Rüdel, C. H.,** *Kiel.* (1107)
Rüdel's Rettungskugel für Verunglückte auf dem Eise.

1270 ***Schulze F. F. A.,** *Berlin NW.*, Charitéstr. 6. (675b)
Laternen für Marinezwecke.

1271 **Seebehörde, K. K.,** *Triest.* (584b)
Linsen-Apparate für See- und Hafenleuchten von E. Kraft & Sohn, Mechaniker in Wien. Instrument, mittelst welchen auf mechanischem Wege die Grenzen gefunden werden, zwischen denen der Kurs eines Segelschiffes liegen kann, dessen grünes oder rothes Seitenlicht in der

Nacht gesehen wird, von F. R. v. Hopfgartner, naut. Adjunct der k. k. Seebehörde. Modell eines Beleuchtungssystems für Dampfschiffe zur Vermeidung von Zusammenstössen, von demselben. Modelle von Signalbojen. Zeichnungen der an der österreichischen Küste verwendeten Rettungsboote und Nebelsignal-Apparate, der festen und schwimmenden Baaken. Nebelsignal-Apparat. Ansichten, Pläne und Karten von Leuchtfeuern.

1272 Seewarte, Deutsche, *Hamburg.* (123)
Zeichnungen eines hölzernen Schiffmodells. Wetterberichte. Meteorologische Beobachtungen. Atlas über die physikalischen Verhältnisse des Atlantischen Oceans. Wetterkasten. Sturm·warnungskasten. Schriften.

1273a Stettiner Maschinenbau-Actien-Gesellschaft „Vulkan", *Bredow* bei Stettin. (1010)
Zeichnungen über Einrichtung, Ventilation und Wasserleitung eines Auswandererschiffes und einer Panzercorvette.

1273b *Tuchtfeldt, Ad., Hamburg.*
Rettungs-Apparat für Schiffe bei Collisionen, welcher ein Stossloch in kürzester Zeit dichtet. Derselbe besteht aus einem wasserdichten Plan, welcher durch angebrachte Vorrichtungen rasch und sicher befestigt wird, dargestellt an einem Modell eines Seedampfers. (Im Freien.)

1274 Werner & Co., Ernst, *Hamburg,* Alter Wandrahm 31. (1080)
Rettungsgürtel, Bojen etc.

Siehe ferner No. 622, 691, 701, 708, 725, 738, 748, 894, 979, 1275, 1280, 1368, 1380, 1405, 1424, 1428, und das Special Verzeichniss der Bibliothek.

Collectiv-Ausstellungen zu Abtheilung V.

1275 **Bremen, & Co., L. von,** *Kiel.* (337)
Athmungs und Beleuchtungsapparate zum Schutze der Arbeiter in verschiedenen Industrien und Gewerben, zur Verwendung beim Bergwerks- und militärischen Mineurdienst, sowie zur Rettung bei solchem Betriebe Verunglückter, veranschaulicht theils durch lebensgrosse, mit den Apparaten ausgerüstete Figuren, theils durch die zu den Apparaten gehörenden Luftpumpen, Luftreservoire, Athmungsregulatoren, Sicherheitslampen, Schläuche etc. Taucher-Apparate, Taucher-Anzüge und sonstige Hülfsmittel zur Ausführung von Arbeiten unter Wasser oder in gesundheitsschädlicher Luft. Apparate zur Bestimmung der Wassertiefen und deren Temperatur. (Praktische Versuche im Taucherpavillon im Freien.)

1276 ***Dessau-Cottbuser Maschinenbau-Act.-Ges., Filiale Cottbus,** Vertr. Carl Jahn, *Berlin*, Holzmarktstrasse 59. (637)
Transmissionen zum Betriebe der Dynamoelektrischen Maschinen Gebrüder Naglo. (Siehe No. 1279.) Petroleummotor, D. R.-P.

1277 **Görlitzer Maschinenbau-Anstalt und Eisengiesserei,** *Görlitz,* Vertr. Carl Jahn, *Berlin O.,* Holzmarktstrasse 59. (361)
Liegende Dampfmaschine ohne Condensation mit Ventilsteuerung, Patent Collmann.

1278 **Krupp, Friedr.,** Gussstahlfabrik, *Essen* a. d. R. (1087)
Ventilations-Riemenscheibe. Centrifugal Wasserfänger für Dampfausströmungsrohre. Modell der Arbeiter-Colonie Cronenberg. Modelle einer Arbeiterwohnung, einer Krupp'schen Privatschule, des Krupp'schen Lazareths und der Menage. Collection von Schutzmitteln gegen Nachtheile und Gefahren der Berufsthätigkeit in Hüttenwerken. Modelle zur Darstellung der Feuer-

wehrmanöver, Rettungsapparate und Ausrüstungsgegenstände für Feuerlöschmannschaften. Kasten mit medicinisch-chirurgischen Hülfsmitteln. Zeichnungen, Pläne u. Photographien. Broschüre.

1279 *Naglo, Gebrüder, *Berlin SO.*, Waldemarstr. 44. (816)

Dynamo-elektrische Maschinen verschiedener Construction, zur Stromerzeugung für Einzel- und getheilte Bogenlichter und für Glühlichter. Glühlichtlampen im Betriebe. Elektrisch bewegte Ventilatoren. Eisenbahn-Telegraphen. Automatischer Wegemesser. Feuer-Telegraphen. Feuermelder. Telephone und Telephon-Apparate. Alarmglocken. (Letztere signalisiren allabendlich den Schluss der Ausstellung.

1280 **Siemens & Halske,** *Berlin,* Markgrafenstr. 94. (1207)

Signalvorrichtung für das Abstellen der Betriebskraft in industriellen Etablissements. Darstellung der Anwendung der elektrischen Kraftübertragung auf den Betrieb von Ventilatoren an Punkten, welche mechanischen Transmissionen schwer zugänglich sind, von Eisenbahnen (Strassenbahnen, Hochbahnen, Bahnen in Tunnels, Gruben). Auswahl der wichtigeren elektrischen Signalmittel für Eisenbahnen, Feuermeldung etc. Feuersichere Beleuchtung durch elektrisches Licht für Bergwerke, Pulverfabriken, Schiffsräume, Theater, öffentliche und Privatgebäude etc. Dynamo-elektrische und Wechselstrom-Maschinen, nebst Motor. Leitungsmaterial, Ausrüstungsgegenstände und Pläne für Beleuchtungsanlagen. Wassermesser. Elektrischer Wasserstandszeiger.

1281 **Verein für bergbauliche Interessen,** *Zwickau* und **Königin-Marienhütte-Actien-Gesellschaft,** *Cainsdorf* i. S. (812)

a. Königin Marienhütte: Sortiment gusseiserner Muffen- und Flauschenröhren, asphaltirt und emaillirt, nebst zugehörigen Formstücken.

Sortiment gusseiserner Canalisationsapparate. Druckständer und Ueberfluthydranten System Cramer. Emaillirte Küchenausgüsse, Wandbrunnen und Bezeichnungsschilder. Oefen und Leibstühle für Gefängnisszellen System Triessner. Ventilationsreguliröfen, gusseiserne u. Porzellanöfen mit Rauchverbrennung Patent Salbach. Rippenrohre und Heizregister. Modell einer feuersicheren Decke. Gusseiserne Bänke und Tische, Candelaber, Laternenarme und Laternen. Petroleumfackeln Patent Klette. Gusseiserne Treppenstufen und Barrieren. Sortiment Eisenstein. Schlackenwolle. Statuten und graphische Darstellungen der Hüttenknappschafts-Kasse. Instructionen der Hüttenfeuerwehr.

b. Verein für bergbauliche Interessen: Modelle zu einem Compresser, Ventilator, unterirdischen Seilförderung, Fördergerüst mit Fangvorrichtung, System Menzel, Schachtverschluss; Zeichnungen und Photographieen von verschiedenen Bergwerksmaschinen, eines Förderschachtes, einer Wetterführung, verschiedenen Schachtanlagen; eine Revierkarte; ein Sortiment Sicherheitslampen; Salmiakkrystalle aus brennenden Halden; Sortiment Steinkohlen. Knappschaftsstatuten verschiedener Werke. (Im Freien.)

Abtheilung VI.

Gruppe 30.

Abwehr von Feuersgefahr.

a) Sicherung gegen die Entstehung eines Schadenfeuers.

Feuersicherheit in baulicher Beziehung. — Mittel zur Verminderung der Entzündlichkeit von Holz, Kleidungsstoffen u. dgl. — Schutz gegen Selbstentzündung von Kohlen u. dgl.

1282 Berliner Lampen- und Broncewaaren-Fabrik, vorm.

C. H. Stobwasser & Comp., Act.-Ges., *Berlin W.*,
Wilhelmstr. 98. (665)
Feuersichere Petroleum-Schiebelampen.

1283 Brohme & Co., Bergen a. d. D., *Hannover*. (661)
Wasserglas zum Anstrich als Schutz gegen Feuersgefahr etc. Wasserglas-Composition und damit
behandelte Stoffe. Muster von Wasserglas-An-
strichen und mit Wasserglas imprägnirten Gegenständen. Kali-Wasserglas für Verbandzwecke.

1284 *Ergmann, Hermann, Bürgermeister, Lehrer a. D.,
Kotzenau, Pr. Schl. (363b)
Cigarrenspitze mit Sicherung, das Rauchen in
feuergefährlichen Räumen ermöglichend.

1285 Grünwald, S., *Berlin S.*, Dresdenerstr. 29, und **Wilh.
Thomsen**, *Berlin S.*, Sebastianstr. 76. (676)
Gussciserner Apparat mit eisernen Rohrbesen
zur Reinigung russischer Rohre bez. Herstellung
richtigen Zuges und Beseitigung von Rohr-
bränden, zugleich als Mittel gegen das Ein-
rauchen.

1286 *Haeusler, C. S., Inh. B. Seydel, *Hirschberg* i. Schl.,
Vertreter E. Miersch, *Berlin W.*, Wilhelmstr.
122a. (287b)
Modell eines feuersicheren Holzcementdaches.
(S. Ins. Seite 185.)

1287 Hein, Lehmann & Co., vorm. C. L. Wesenfeld jr.,
Trägerwellblech-Walzwerk, Bau-Anstalt für
Eisenconstructionen u. Verzinkerei, *Berlin N.*,
Chausseestr. 113. (674)
Pavillon aus Trägerwellblech. (Im Freien.) In
demselben sind ausgestellt Belastungsversuche
mit Trägerwellblech. Modelle von feuersicheren,
schwammfreien Häusern, Schuppen, Hallen etc.,
eines Fabriketablissements. Zeichnungen.
Die Firma lieferte ferner für Julius Pintsch
(siehe dens.):
Ein feuersicheres Trägerwellblechhaus mit
Ventilationsvorrichtungen, zerlegbar und leicht

transportabel, deshalb als Feldlazareth oder als Militairbaracke geeignet;

für F. Gruner (siehe dens.):

Ein feuersicheres, schwammfreies Trägerwellblechhaus mit completter Bühne. (Sämmtlich im Freien.) **(S. Inserat Seite 264 f.)**

1288 **Hosemann, Paul,** *Berlin NO.,* Neue Königstr. 25, *Plagwitz-Leipzig* und *Riegersdorf* bei Bodenbach. (668)

Flammensicheres vegetabilisches Leimpräparat zum Bestreichen, Imprägniren, Stärken oder Appretiren von Papier, Stoffen, Materialien, auch zur Malerei von Theater-Decorationen, ohne zerstörende Einwirkung auf Farben etc., sowie mit diesen Präparaten behandelte Proben.

1290 ***Judlin'sche chem. Waschanstalt (F. Gruner),** *Charlottenburg.*

Imprägnirung von Holz-Coulissen, Theater-Leinwand, Garderobenstücken und Zimmereinrichtungen. (Wellblechhaus im Freien.) **(S. Ins. Seite 101—104.)**

1291 **Kreittmayr, Joseph,** Formator des bayr. National-Museums, *München,* Hildegardstr. 14½. (672)

Feuersicher imprägnirte Stoffe. Präparate zur flammensicheren Imprägnirung von Gebälken, Holzwänden etc., zur Ausfüllung von Schiffswänden etc.

1292 ***Leer, B., van,** *Amersfort,* Holland. Vertreter M. Lasker, *Berlin SO.,* Michaelkirchstr. 13. (649a)

Probe von unverbrennbarem Haarteppich.

1293 ***Mecklenburgisches Local-Comité** für **F. Schultz, Nachf.,** *Rostock.* (1162)

Drahtschutzgitter für Stroh- und Rohrdächer. (Kathen-Modell im Freien.)

1294 **Nagel, Junius,** Firma: „Superator" Feuerschutz-
    platten-Fabrik, *Wien I.,* Wipplingerstr. 10.
    (682)
    „Superator"-Feuerschutz-Platten in ihrer ver-
    schiedenen Anwendung als Dacheindeckung,
    Wand-Verkleidung, Isolirung etc., veranschaulicht
    durch Modelle eines Theaters, einer transportablen
    Baracke, eines Schiffes mit Schutzdach. Feuer-
    sichere Aufbewahrungs-Utensilien, bez. mit
    Superator-Platten verkleidete Kästen, Schränke,
    Transportgeräthe etc. Schutzdecken aus Supe-
    rator-Platten bei Feuersgefahr, mit Modell einer
    Aufzugsleiter. Kopfmaske mit Respirator.

1295 **Obernier, Prof. Dr.,** *Bonn.* (657)
    Apparat zur vergleichenden Beobachtung der
    Wirksamkeit verschiedener feuersicherer Theater-
    vorhänge, insbesondere des vom Aussteller zuerst
    vorgeschlagenen wasserdurchströmten leinenen
    Theatervorhanges. Automatische Feuermelder
    mit und ohne elektrische Batterie.

1296 ***Potthoff & Golf,** *Berlin N.,* Schwedterstr. 12. (352b)
    Theater-Feuerschutz-Vorhang aus Wellblech.
    (An der Feuerwehr-Coulisse im Freien.)

1297 **Rabitz, C.,** *Berlin NW.,* Scharnhorststr. 7. (662)
    Pavillon mit feuersicherer Patent-Putz-Decke,
    welche bezüglich ihrer Feuersicherheit einer
    Probe unterzogen werden soll. Muster-Wohn-
    haus, durchweg mit Rabitz'schen feuersicheren
    Patent-Wänden, -Decken etc. Schiebethor für
    Theater-Abschlüsse aus gleichem Material. (Im
    Freien.)

1298 ***Strube, C. Louis,** Maschinen- und Dampfkessel-
    Armaturenfabrik, *Buckau-Magdeburg.* (467b)
    Funkenfänger für Locomobilen, Patent Strube.

1299 **Thon, Leberecht,** *Berlin NO.,* Neue Königstr. 12.
    (659)
    Stoff-Illuminations-Laternen ohne Feuersgefahr
    (patentirt).   **(S. Ins. Seite 126.)**

b) Mittel zur schnellen Entdeckung und Bekanntmachung eines Schadenfeuers.

Selbstthätige Feuermelder. — Feuertelegraph. — Ortsbestimmung. — Wachdienst mit Control - Vorrichtungen. — Alarmvorrichtungen.

1300 **Carlswerk**, Inhaber **Felten & Guilleaume**, *Mülheim* a. Rh. (656)
Muster von Telegraphen- und Telephon-Kabeln und Leitungsdrähten, von Theilen für Blitzableiter-Anlagen. Rettungsleinen aus Draht und aus Hanf. **(S. Inn. Seite 36.)**

1301 ***Mecklenburgisches Local-Comité, für Ed. Hoese** in *Rostock*. (1162)
Modell eines Apparats zur Ortsbestimmung nächtlicher Feuersbrünste und ein derartiger Apparat in natürlicher Grösse. (Im Freien.)

1302 **Schöppe, Oskar,** Telegraphenbau-Anstalt und Blitzableiterfabrik, *Leipzig*, Bayerschestr. 2. (644)
Modell einer Blitzableiter-Anlage. Theile von Blitzableitern. Automatische Feuermelder für abgeschlossene Räume. Apparat zur Wächtercontrole und Feuersignalisirung. Elektrische Apparate zur Temperaturcontrole entfernter Räume, zum Anzeigen von Leuchtgasausströmungen. Telegraphen für Wohngebäude, Krankenhäuser, gewerbliche Zwecke. Elektrische Sicherheitseinrichtungen für Mühlen, Wasserstands-Anzeiger.

1303 **Than, Dr. Carl v.,** kgl. ung. Professor der Chemie an der Universität in *Budapest*. (65)
Diffusometer und Diffusioskop, Apparate zur Bestimmung der Menge des Leuchtgases in der Luft geschlossener Räume und zur Nachweisung der Ausströmungsstellen des Leuchtgases an Gasleitungen.

1304 **Ziembiúski, Stanislaus,** Director der k. k. gewerb-
lich-technischen Akademie in *Krakau*. (660)
Selbstthätige Feuermelder-Einrichtung, bestehend
aus einer Wandtafel, worauf verschiedene „Feuer
wächter" angebracht sind, den dazu gehörigen
Batterien und einer elektrischen Glocke. Broschüre über diese Apparate.

c) Lösch- und Rettungsdienst.

Organisation. — Löschmaschinen. — Chemische Löschmittel.
Rettungsgeräthe und Apparate. — Ausrüstung der Löschmann-
schaft. — Athmungsapparate. — Feuertaucher.

1305 **Aachener und Münchener Feuer-Versicherungs-Gesellschaft,** Lieferant **Jos. Beduwe,** *Aachen,*
(647)

Spritzen verschiedener Art. Hydrophor. Mo-
dellspritzen. Hydranten, Standrohre, Strahl-
rohre, genietete Lederschläuche und Verschrau-
bungen, Leder- und Hanfeimer, Ventilanordnung
D. R.-P. 905 und 5057.　　**(S. Ins. Seite 89.)**

1307 *****Alisch & Co., E.,** *Berlin C.,* Alexanderstr. 3 u. 4,
(214b)
Feuerspritzen.

1308a **Bachmann, W.,** Inhaber **C. Schönberg,** *Berlin C.,*
Neue Friedrichstr. 43. (648)
Grosse fahrbare Druck- und Saugefeuerspritze
(Muster Berl. Feuerwehr.) Karrenspritze. Hand-
spritze. Standrohr und sonstige Löschgeräthe.

1308b **Bauer, Siegfried,** *Bonn* a. Rh. (1244) Vertreter
F. R. C. Schultze, *Berlin NW.,* Werftstr.
6 f. (1244)
Feuer-Anihilatoren, genannt Assecuranz-Spritze.
D. R.-P. 2290 und 15 699. (An verschiedenen
Punkten der Ausstellung zum Gebrauch fertig
aufgestellt.)

1309 Berlin-Anhaltische Maschinenbau-Anstalt, Act.-Ges.,
Berlin. (211 b)
Eine Gas- und Dampffeuerspritze nebst Tender.
Mechanische Leiter für 23 m Höhe. (Im Stadtb.-
Bog. 30.)

1310 *Beuer, Josef, *Reichenberg,* Böhmen. (677 a).
Reichenberger Rettungstuch, Patent Beuer, zur
Rettung von Personen und Mobilien bei Feuers-
gefahr.

1311 Bräunert, H., Spritzenfabrik, *Bitterfeld.* (643)
Vierrädrige Fahrspritze mit 120 mm weiten
Cylindern und Patent - Spindelverschluss ohne
Conus, Patent H. Bräunert. Karrenabprotzspritze
und Flankirspritze nach demselben System. (Im
Stadtb.-Bog. 30.) **(S. Ins. Seite 157.)**

1312 Burbach & Co., Gebrüder, Inhaber **F. W. Bier-
schenk** und **Ed. Lange,** *Gotha.* (646)
Rohe und gummirte Hanf-, Flachs- und Baum-
woll-Schläuche. Feuereimer, Wasser-Reservoirs
aus Segeltuch. Modelle zu Rettungsschläuchen
und Sprungtüchern. Musterkarte von Feuerwehr-
gurten.

1313 *Czermack, R., K. K. priv. Feuerspritzenfabrik,
Teplitz, Böhmen. (678 a)
Darstellung eines Spritzenwerkes mit Excenter-
Conus-Verschluss und zweistrahliger Vorrichtung
mit dreierlei Sperrungen, Retourwechsel und
Sperrhahn. (Im Stadtb.-Bog. 30.)

1314 *Dotti, Joh. Bapt., Inhaber **J. B. u. G. L. Dotti** und
G. Neander, *Berlin SO.,* Neanderstrasse 4. (72 b)
Kopfbedeckungen und Ausrüstungsstücke für
Feuerwehren.

1315 *Eichler, Carl, Fackel- & Seilerwaaren-Fabrik,
Fehrbellin. (111 b)
Rettungsleinen, Rettungssäcke, Fangnetze, Feuer-
anzünder für Dampfspritzen. Fackeln verschiedener Art. **(S. Ins. Seite 194.)**

1316 **Ewald, Gustav,** Fabrik für Feuerlöschgeräthschaften,
Cüstrin, II. (645)
Vierrädrige Feuerspritzen mit liegenden, bezw.
stehenden Cylindern. Spritze mit Mannschafts-
und Geräthewagen. Zubringer. Abprotzspritze,
Kübel- und Handspritzen. (Im Freien.)

1317 **Flinker, H.,** Obermaschinist beim städtischen Löschwesen in *Altona.* (671)
Rettungsapparat mit Rettungssack und Rettungs-
gurten.

1318 **Freiwillige Feuerwehr** zu *Crefeld*, Rheinpr., durch
Branddirector **E. Janssen.** (679)
Modelle: Geräthewagen, Feuerspritze, Hydrant-
wagen, sämmtlich mit vollständiger Ausrüstung.
Steigehaus. Stadtplan.

1319 **Gautsch, Conrad,** Experte für chemische Feuer-
lösch- und Schutzmittel, *München*, Klénze-
strasse 40. (681)
Ein fahrbarer und ein tragbarer Extincteur.
Chemisches Löschpulver. Modell eines Theater-
schutzvorhanges. Flammensicher imprägnirte
Stoffe, Seile, Holz etc.

1320 **Grether & Comp.,** *Freiburg*, Baden. (650).
Patent-Schlauch-Kuppelungen.

1321 **Kahl, H. L.,** *Hamburg*, Cremon 8. (666)
Rettungsapparat. (Im Freien.)

1322 ***Körting, Gebr.,** *Hannover*, Cellerstr. 62. (621 c)
Pulsometer Patent Ulrich mit fahrbarem Kessel
für Bewässerungszwecke und als Feuerspritze
dienend. (Im Freien).

1323 **Kux Nachf., Wilhelm.** Inhaber **Carl Hecker** und
Carl Ebel, *Halberstadt.* (642)   (S. Ins. Seite 22.)
Rohe und gummirte Hanfschläuche, Feuerlöscheimer. Proben von Saugeschläuchen und Leib-
gurten.

1324 **Lange & Pöhler,** *Arnstadt,* in Thür. (673)
Rohe und gummirte Hanfschläuche, Spiral-
schläuche, Feuerlöscheimer. Sprungtuch, Rettungssack. **(S. Ins. Seite 115.)**

1325 **Lausitzer Maschinenfabrik,** vorm. **J. F. Petzold,**
Bautzen. (655)
Dampffeuerspritze mit Zubehör.

1326 *Loeb jr., **Bernhard,** *Berlin SW,* Ritterstr. 61. (654a)
Loeb'sche Patent-Rauchhaube für Feuerwehren
und für Marinezwecke, zur Ermöglichung der Auf-
enthalts in Räumen, welche mit Rauch etc. an-
gefüllt sind. Feuerlösch-Apparat.

1327 **Magirus, C. D.,** Feuerwehrrequisitenfabrik, *Ulm* a.
d. D. (1079)
Mechanische Feuerleiter, D. R.-P. 7616. Collection
Rettungsgeräthe und Gegenstände zur persönlichen Ausrüstung des Feuerwehrmannes.

1328 **Mallet & Suntheimer,** *Augsburg.* (670)
Patent-Löschapparate (Handbuttenspritzen). Che-
misches Löschpulver. Patent Decorations-Asbest-
Eisen-Filz. Ergänzungsapparate für Spritzen und
Hydranten. E. Schultz' Rauchapparate.

1329 **Müller, Julius,** Feuerspritzen- und Metallwaaren-
fabrik. *Döbeln* in Sachsen. (680)
Vierrädrige Wagenspritze mit liegendem Pumpwerk, D. R.-P. 7547 (Spritzenwerk aus Bronce,
Wagen aus Eisen). Zweirädrige Abprotzspritze
mit neuer Schwenkabprotzvorrichtung. Handspritzen. Löschmasse. **(S. Ins. Seite 233.)**

1330 **Polizei-Präsidium, Königliches,** Abtheilung für Feuer-
wehr, *Berlin.* (651)
Modell einer Normal-Feuerwache der Berliner
Feuerwehr mit Modellen verschiedener Fahrzeuge.
Modell einer grossen Handspritze. Bücher und
Pläne. Feuerwehr-Steigehaus. (Errichtet vom
Zimmermeister Geerdtz, *Berlin SO.,* Elisabeth-
Ufer 27.)

1331 **Porta, Paulo**, Mechaniker, *Mailand*, Via Francesco Sforza 1. (1222)
Freistehende Leitern „Porta" mit zwei- und vierrädrigen Wagen. (Im Freien.)

1332 **Pretzel & Co., Franz**, *Berlin C.*, Rosenthalerstr. 19. (652)
Leiter und Leiterschuhe (zur Verhinderung des Gleitens an Leiterbäumen). Asbest - Fabrikate. Feuereimer. Leder-, Hanf- und Gummischläuche. Extincteure. Annihilator. Treibriemenaufleger.

1333 ***Reunert & Kiebitz**, Technisches Büreau für Patent- und industr. Angelegenh., *Berlin SW.*, Ecke Askanischer Platz und Anhaltstrasse. (667a)
Boehle's Patent - Gas - Feuerspritze. Reunert's Automat (Extincteur). (S. Ins. Seite 241.)

1334 ***Sachs, Gebrüder**, *Berlin NW.*, Neust. Kirchstr. 1. (23c)
Handfeuerspritzen, genannt Annihilator, gleichzeitig Gartenspritze. Wasserschläuche.

1335 ***Schulze, F. F. A.**, *Berlin NW.*, Charitéstr. 6. (675c)
Extincteure.

1336 ***Sorge & Schma**, *Berlin NO.*, Neue Königstr. 16. (454b)
Extincteure, Schulz' Patent. Hanf-, Gummi- und Lederschläuche, Feuereimer, Schlauch - Verbindungen und Mundstücke. Feuerlöschpulver.

1337 ***Stumpf, F. J.**, Maschinenfabrik, Eisen- und Metallgiesserei, *Breslau*, Kaiser Wilhelmstr. 8. (491b)
Vierrädrige Feuerspritze.

1338 **Tidow, Louis**, *Hannover*, Umfuhr 15. (658)
Zweirädrige Feuerspritzen mit neu construirter Abprotzvorrichtung und die zur Ausrüstung erforderlichen Gegenstände.

1339b **Trotha, T. von**, Feuerlösch - Patronen - Fabrik. *Gänsefurth* bei Hecklingen in Anhalt. (1264)
Feuerlöschpatronen, D. R.-P. 12 800, in verschiedenen Grössen. Schränke mit Handspritze, Feuerlöschpatronen, Rettungsleine mit Carabinerverschluss etc.

1340   **Weinhart, Hermann,** Steigerequisitengeschäft, *München*, Baaderstr. 66. (663)
Fahrbare Patent-Schiebleiter. (Im Stadtb.-B. 30.)

1341   ***Zwarg, Julius Otto,** *Freiberg* in Sachsen. (653a)
Carabinerhaken für Feuerwehrzwecke.
(S. Ins. Seite 212.)

d) Statistik.
e) Vereinsthätigkeit.
Freiwillige Feuerwehren.
f. Literatur.

1342   **Teplitz, Magistrat der Badestadt.** (683)
Der Theaterfeuerwehrdienst am Stadttheater in Teplitz, dargestellt durch Schriften und Pläne.

Siehe ferner Nr. 293, 390, 432, 449, 504, 716, 736, 786, 822, 979, 984, 987, 993, 996, 1017, 1019, 1051, 1067, 1074, 1086, 1110, 1170, 1278, 1279, 1280, 1387, 1392, 1393, 1403, 1405, 1411, 1412, 1413, 1416, 1423, 1431 und Special-Verzeichniss der Bibliothek.

Gruppe 31.
Abwehr der Gefahr des Blitzes.
Blitzableiter. — Statistik über Blitzschlag.

1343   **Mittelstrass, Gebr.,** *Magdeburg.* (684)
Blitzableiter-Modelle. Blitzableiterspitzen neuester Construction. Galvanoskope zur Untersuchung von Blitzableitern auf ihre Leistungsfähigkeit.

1344   ***Mix & Genest,** *Berlin SW.,* Wasserthorstr. 34. (510 f)
Blitzableiterspitzen. Blitzableiterseile von Kupfer- und verzinktem Eisendraht. Galvanoskope.

1345 ***Zwarg, Julius Otto,** *Freiberg* in Sachsen, Kessel-
gasse. (653b)
Blitzableiter. (S. Ins. Seite 212.)

Siehe ferner Nr. 429, 1302 und Special-Verzeichniss der
Bibliothek.

Gruppe 32.

Abwehr von Explosionsgefahr.

a) Schutz gegen Kesselexplosionen.

Construction der Kessel. — Mittel zur Verhütung von Kessel-
explosionen. Mittel zur Verhütung und Beseitigung des Kessel-
steines. — Alarm-Signale zur Anzeige des niedrigsten Wasserstandes in Kesseln. — Automatische Speisevorrichtung der
Kessel. — Sicherheitsventile. — Manometer etc.

1346 **Boek, F. Albert,** Zahnkünstler, *Berlin W.,* Potsdamer-
strasse 40.
Automatischer Dampfdruckregulator für zahn-
technische und andere Zwecke. D. R. P. 18204.
1347 **Dreyer, Rosenkranz & Droop,** *Hannover.* (1195)
Armaturen für Dampfkessel und Maschinen,
Thermometer, Ventile, Druckverminderungs-
ventile für Dampf-Elevatoren, Injectoren, Man-
telbrausen, Mischventile für kaltes und warmes
Wasser. Sicherheitsventile etc.
1348 ***Deutsch-engliche Pulsometer-Fabrik M. Neuhaus,**
Berlin, Enkeplatz 3. (380c)
Pulsometer als Kesselspeiser. D. R.-P. 1191.
(Pavillon im Freien). Pusometer, der ein sinkendes
Schiff über Wasser hält. (Auf dem Teich.)
(S. Inserat Seite 261.)
1349 **Heppner, Ludwig,** *Borna* in Sachs., Kirchgasse. (688)
Doppelter Wasserstandsapparat nebst Vorrich-
tung zum Selbstschliessen der Absperrhähne an
Dampfkesseln beim Bruche des Glases.

1350 ***Hiller, Otto,** *Berlin C.*, Neue Friedrichstr. 18/19.
Anti-Hydrolith (Kesselsteinlösungsmittel).
(S. Ins. Seite 161.)

1351 **Huldschinsky & Söhne, S.,** Bahnhof *Gleiwitz*, Ober-
Schles. (690) Vertreter: C. T. Speyerer
& Comp. Berlin SW., Friedrichstr.
Neuer inexplosibler Sicherheits - Röhrenkessel,
Patent J. G. Schmidt. Der Kessel befindet
sich in der Kesselhausanlage und liefert Dampf
für Ausstellungszwecke. **(S. Ins. S. 141.)**

1352 **Lilienthal, Otto,** *Berlin N.*, Brunnenstr. 40. (689)
Gefahrlose Dampfmaschine für Kleingewerbe.

1353 **Schulz, Knaudt & Co.,** *Essen*, Rheinpr. (686)
Gewellte, geschweisste Feuerrohre für Dampfkessel. Schmiedeeiserne gepresste Fahrlochver-
schlüsse zur Erhöhung der Sicherheit gegen
Explosionen. Pläne und Zeichnungen.

1354 **Schwartzkopff, Richard,** Ingenieur, *Berlin N.*,
Chausseestrasse 17/18. (687)
Universal Control - und Sicherheitsapparat für
Dampfkessel und Dampfkocher. D. R.-P. 15634
durch Modelle und Wandzeichnungen veranschau-
licht. **(S. Ins. Seite 206.)**

1355 ***Strube, C. Louis,** Maschinen- und Dampfkessel-
Armaturen-Fabrik, *Buckau-Magdeburg.* (467c)
Injecteure, Patent Strube. Selbstthätige Sperr-
vorrichtungen für Dampfkessel. Reducirventil
für Dampf und Wasser, Patent Strube.
Wasserstandszeiger, Patent Amphlett.

1356 ***Sorge & Schma,** *Berlin NO.*, Neue Königstr. 16
(454 c)
Belitz'sches Universal-Pulver zur Verhütung der
Kesselsteinbildung.

1357 **Voilin, Charles,** *Dresden*, Lüttichaustr. 13. (692)
Elektrisches Sicherheitsmittel für Dampfkessel,
Patent Voilin.

b) Schutz gegen Explosion von Sprengstoffen.

Fabrikation. — Aufbewahrung. — Transport. — Apparate
und Vorrichtungen zur Verhütung von Explosionen.

1359 **Güttler, W.**, Pulverfabriken, *Reichenstein*, Schles.
(685) (S. Ins. Seite 116.)

Modelle über die Anlage von Werken zur
Pulverfabrikation im Allgemeinen und über die
besonderen Vorkehrungen, welche zur Ver-
hütung bezw. Localisirung von Explosionen und
Feuersgefahr während der Fabrikation und beim
Transport von Schiesspulver getroffen werden:
Mengwerk mit allen Utensilien, Läuferwerk,
Pulvermagazine. Arbeitskleidung zum Schutze
gegen Verbrennungen durch Pulver. Respirations-
apparat. Feuersichere Innenbeleuchtung für
Pulverfabriken. Verpackung von prismatischem
Geschützpulver. Transportfässer aus gepresster
Pappe mit Sicherheitsverschluss. Pulverbeutel
aus Leder und feuersicherem Stoff. Literatur.

1360 ***Ihlée und Horne**, *London E. C.*, 31 Aldermanbury,
vertreten durch Georg Pollack, *Berlin SW.*,
Anhaltstr. 8. (628 d)

Selbstleuchtende Tafeln für Pulvermagazine etc.

1361 ***Leer, B. van**, *Amersfort*, Holland. Vertreter: M.
Lasker, *Berlin SO*. Michaelkirchstr. 13. (649 b)

Probe von unverbrennbarem Haarteppich als
Fussbodenbelag in Pulverfabriken und Magazinen
zum Schutz gegen Explosionen herabgefallenen
Pulvers.

c) Schutz gegen Explosion anderer Stoffe.

Aufbewahrung. — Transport. — Mittel zur Anzeige einer
Explosionsgefahr. — Apparate und Vorrichtungen zur Verhütung von Explosionen.

1362 ***Nörr's Laboratorium, Dr.**, *Berlin N.*, Kastanien-
allee 22.   (459 b)
Dr. Nörr's stationäre alarmirende Selbstventilator-
Sicherheitslampe für Kohlengruben, oder ex-
plosions- und feuergefährliche Räume, nebst
Beschreibung und graphischer Darstellung.

Siehe ferner Nr. 884, 996, 1026, 1077, 1094, 1108,
1148, 1151, 1157, 1192, 1225, 1280 und Special-Verzeichniss der Bibliothek.

Gruppe 33.

Abwehr von Wassernoth.

Apparate und Einrichtungen zur Ankündigung von Hoch-
wassern. — Verhinderung von Ueberschwemmungen. —
Rettungsapparate.

Siehe ferner Nr. 1393, 1428 und Special-Verzeichniss
der Bibliothek.

Gruppe 34.

Versicherungswesen.

Einrichtungen etc. der Feuer-, Wasser-, Hagel-, Lebens-, Reise-
und Transport-, Vieh-Versicherungen. — Statistik.

1363 **Magdeburger Allgemeine Versicherungs-Actien-Gesellschaft,** *Magdeburg.* (899)
Drucksachen über Unfall- und Lebensversicherung.

1364 **Magdeburger Feuer-Versicherungs-Gesellschaft,**
Magdeburg, (Vertreter: Generalagent Hugo
Schön, Berlin SW., Charlottenstr. 83.) (898)
Pläne und Schriften über Feuerversicherung.

1365 **Verband öffentlicher Feuerversicherungs-Anstalten
in Deutschland,** Vorstand: von Hülsen,
Merseburg. (900)
Literatur über Feuerversicherung und Löschwesen etc.

Siehe ferner das Special-Verzeichniss der Bibliothek.

Collectiv-Ausstellungen der Ministerien.

a) Preussische Ministerien.

1366 Königlich Preussisches Ministerium des Innern.
(1200 a)
Modelle, Pläne und Zeichnungen der Strafanstalt
zu Herford im Reg.-Bez. Minden.

1367 Königlich Preussisches Justiz-Ministerium. (1200 b)
a. Modelle nebst Uebersichtsplan der Straf-
gefängnisse am Plötzensee bei Berlin.
b. Modelle, Pläne und Zeichnungen des Criminal-
gerichts-Etablissements in Berlin-Moabit.
c. Pläne und Zeichnungen von dem Gerichts-
und Gefängnissgebäude des Land- und Amts-
gerichts in Flensburg.
d. Bekleidungsgegenstände, welche im Straf-
gefängnisse am Plötzensee angefertigt und
gebraucht werden.

**1368 Königlich Preussisches Ministerium der öffentlichen
Arbeiten, Abtheilung für das Bauwesen.** (1200 c)
a. Modelle und Zeichnungen des Oberpräsidial-
gebäudes zu Danzig.
b. Statistische Zusammenstellung über Centralheizungen.
c. Modelle und Zeichnungen aus dem Gebiete
des Wasser- und Seebaues.

1. *Swinemünde:* Reliefplan der Hafenanlage
mit Leuchtthurm. Modelle des Leuchtthurmes und des Lootsenwartthurmes, der
Leuchtbaake auf der Ostmole, des Ost-
molenkopfes, der Land- und der Wind-
baake, der Flügel- und Galleriebaake,
der Glockenboje. Modelle von Seetonnen
u. s. w.

2. *Pillau:* Situationsplan des Hafens nebst Molen, Seetief und Seegatt. Modelle des Nordermolenkopfes und der Baugerüste des Südermolenkopfes, der Leuchtbaake mit dem Leuchtapparate und dem Gas-recipientenschuppen.

3. *Wester-Markelsdorf:* Uebersichtsplan des Leuchtthurmes. v. Otter'scher Beleuchtungsapparat in natürlicher Grösse.

4. *Ost-See:* Küstenkarte mit sämmtlichen Leuchtfeuern und Rettungsstationen.

5. Apparat zur Rettung von Menschen innerhalb der Häfen.

1369 Königlich Preussisches Ministerium der geistlichen, Unterrichts- und Medizinal-Angelegenheiten. (1200 d)

a. *Berlin,* Königl. Charité. — Modell und Grundriss des geburtshülflichen Pavillons, sowie Zeichnungen des gynäkologischen Krankenhauses.

b. *Berlin,* Universitäts-Institute an der neuen Wilhelmstrasse. — Modell eines Gasofens des mineral-chemischen Institutes. Zeichnung der Central-Heizstelle des physiologischen Institutes.

c. *Berlin.* Geburtshülfliche Klinik in der Artilleriestr. — Situationsmodell der ganzen Anlage. Grundrisse der verschiedenen Geschosse. Modell des Dampf-Wasser-Ofens und des Badeofens mit Wanne.

d. *Potsdam,* Astrophysikalisches Observatorium. — Modell des Hauptgebäudes mit besonderer Berücksichtigung der Heizungs- und Ventilations-Anlagen. 7 Blatt Zeichnungen, Grundrisse, Schnitte etc. des Hauptgebäudes und der Pumpen- und Brunnen-Anlage. Uebersichtsplan des ganzen Institutes nebst Be- und Entwässerungs-Anlagen etc.

e. *Berlin*, Joachimsthal'sches Gymnasium. Situationsplan. Modell und Grundriss des Schwimmhauses. Grundriss und Durchschnitt der Turnhalle.

f. *Berlin*, Louisen-Gymnasium in der Thurmstrasse. — Modell von 2 Classen mit Subsellien. Modell der Bedürfnissanstalt mit Abfuhr-Einrichtung nach dem Tonnensystem. Zeichnungen.

g. *Berlin*, Taubstummen-Anstalt. — Modell eines Schulzimmers. Situationsplan der Anstalt. 3 Grundrisse der Geschosse.

h. *Steglitz*. Blinden-Anstalt. — Modell des Arbeitssaales. 3 Grundrisse der Geschosse.

i. *Berlin*, Turnlehrer-Bildungsanstalt. — Modell des Mädchen-Turnsaales, des Turnplatzes mit Ausrüstung, mehrerer Turngeräthe und einer Schwimmanstalt. Druckschriften über Schwimmen, Eislauf und Bewegungsspiele, Katalog der Bibliothek der Turnlehrer-Bildungs-Anstalt. Zeichnungen.

k. *Berlin*, Lehrer-Seminar. Modell u. Zeichnung eines Schlafsaales mit Waschraum.

l. *Berlin*, 11 graphische Darstellungen der Ergebnisse der in 9 höheren Unterrichtsanstalten vorgenommenen Untersuchungen in Bezug auf den Kohlensäuregehalt der Luft.

m. *Berlin*, Technische Hochschule. — Zeichnungen von den Heizungs- u. Ventilations-Anlagen des Hauptgebäudes.

n. *Aachen*, Technische Hochschule. — Zeichnungen vom chemischen Laboratorium, darstellend die Benutzung der Räume mit

allen Mobilien und den grösseren Apparaten, sowie die Heizungs- u. Ventilations-
Anlagen des Hauptgebäudes. Modelle der
Central-Heizkammer, je eines Arbeitstisches
des quantitativen, des qualitativen und des
organischen Laboratoriums, sowie einer
Abdampfnische, eines Querschnitts durch
das quantitative Laboratorium und eines
Ausströmungskastens für Pulsionsluft etc.

o. *Bonn*, Universitäts-Institute. — 34 Zeichnungen der verschiedenen klinischen Anstalten der Universität.

p. *Halle*, Universitäts-Institute. — 51 Blatt
Zeichnungen der verschiedenen klinischen
Anstalten, des Oekonomiegebäudes mit
Kesselhaus und der Klärgruben-Anlage.
Drei Modelle der chirurgischen Klinik, der
Baracke derselben und der Klärgruben.

q. *Kiel*, Universitäts-Institute. — 6 Modelle
und zwar der chirurgischen Lazareth-Ba-
racke, der Ofenanlage und des Gaskoch-
apparats in derselben, der Schnelltrocken-
kammer u. des Eiskellers. 4 Zeichnungen.

r. *Königsberg*, Universitäts-Institute. — Modelle vom Operations-Saal, der neuen
chirurgischen Klinik, eines Zimmers der
geburtshülflichen Klinik, einer Badeeinrichtung, eines Operations Tisches und eines
Krankenbettes. Ein Instrumentenschrank.
Zeichnungen der verschiedenen klinischen
Anstalten.

s. *Marburg*, Universitäts-Institute. — Zeichnungen des chemischen und geburtshülflichen Institutes. Modell der Ventilations-
kanäle in letzterem Institut.

t. *Berlin*, Lehrer-Seminar. — Vorführung
der verschiedensten Lehrmittel in Modellen
und Karten, Tafeln etc.

Königlich Preussisches Ministerium für Landwirthschaft, Domainen und Forsten, *Berlin*. (1200e)

1370 *Königliche Thierarzneischule* in Hannover. (Dr. Dammann).
Eine historisch-geographische und moderne wissenschaftliche Hufeisensammlung.

1371 *Königliche landwirthschaftliche Akademie* in Poppelsdorf bei Bonn (Dr. Dünkelberg).
Zeichnungen über Ent- und Bewässerungs-Anlagen an der Erft, Reg.-Bez. Köln.

1372 *Dieselbe* (Dr. Moritz Freytag).
Zeichnungen zur Erklärung der von Dr. M. Freytag in Vorschlag gebrachten u. in mehreren Hütten eingeführten Einrichtungen zur Beseitigung der schädlichen Bestandtheile des Hüttenrauchs und die hierauf bezüglichen Abhandlungen.

1373 *Landwirthschaftliche Hochschule, Berlin*. Agronomisch - pedologisches Institut. (Professor Dr. A. Orth).
Geognostische Karte von Berlin. Längenprofile durch den Untergrund von Berlin. Geognostisch-agronomische Karte von Friedrichsfelde bei Berlin. Tafeln über die charakteristischen Bodenprofile des deutschen Flachlands. Chemische Analyse des Höhenbodens von Rixdorf bei Berlin. Tafeln über die Absorption des Bodens für Ammoniak-Stickstoff, über Stärke und Vertheilung des Niederschlags zu Berlin 1861—1870, über das Eindringen des Regenwassers in den Boden und über die capillare Wasseraufsaugung des Bodens aus dem Grundwasser. Graphische Darstellung der klimatischen Factoren im nordwestlichen Deutschland (nach Prestel) Schlämmapparate nach Schöne, Orth und Schlösing. Apparate zur Bestimmung des kohlensauren Kalks, des Humus, der Stickstoff-Absorption, des Bodenwassers und der Bodenluft. Typische Bodenproben und Bodenprofil des Untergrunds von Berlin. Drucksachen.

1374 Botanisches Institut (Prof. Dr. L. Kny), *Berlin*.
64 Wandtafeln in Aquarell: Spaltpilze, Sprosspilze und Schimmelpilze, welche bei Erzeugung und Verderbniss

von Nahrungsmitteln eine wichtige Rolle spielen, oder welche bei der Entstehung contagiöser Krankheiten ursächlich betheiligt sind. Geniessbare Pilze, sowie solche, welche giftig, verdächtig oder für die Gesundheit des Menschen in anderer Weise nachtheilig sind.

1375 Mineralogisches Institut, *Berlin,* (Prof. Dr. H. Gruner). Apparate zur Bodenuntersuchung. In Berlin bei neueren tiefen Brunnenanlagen gewonnene Bodenprofile. Geologische Relief-Karte von Berlin und Umgebung mit Darstellung hygienischer Verhältnisse bearbeitet von Prof. Gruner.

1376 Physikalisches Cabinet, *Berlin,* (Prof. Börnstein). Selbstregistrirendes Anemometer. (Meteor. Pav.).

1377 Museum der landwirthschaftlichen Hochschule, *Berlin* (Prof. Wittmack) und **Agricultur-chemische Versuchsstation** in *Münster* (Prof. König). Nahrungsmittel und deren Verfälschungen. Plastische Darstellung der Zusammenstellung der Nahrungsmittel.

1378 *Agriculturchemisches Laboratorium* in *Kiel* (Prof. Dr. A. Emmerling). Flasche zur Bestimmung des Kohlensäuregehalts der Luft. Zusammenstellung von Wasseranlagen.

1379 *Grun, L.,* Königl. Baurath und Meliorations-Bauinspector für die Provinz Ostpreussen, *Königsberg.* Die Eindeichung, Trockenlegung u. Melioration der Caymen-Lablackener Niederung und ihre Einwirkung auf die sanitären Verhältnisse, dargestellt in Zeichnungen und Beschreibung.

1380 *Hess, A.,* Königl. Baurath, *Hannover.* Zeichnungen und Beschreibungen von Meliorationsanlagen, Schleusen- und Kanalbauten, Be- und Entwässerungen.

1381 *Landwirthschaftliche Versuchsstation* in *Bonn,* (Dr. A. Stutzer). Chromographische Darstellung der Bestandttheile der wichtigsten Nahrungsmittel für Kinder und Kranke u. zur Ernährung empfohlener Geheimmittel.

1382 *Michaelis,* Kgl. Baurath, *Münster.*
Darstellung des Ems-Nivellements.

1383 *Pomologisches Institut, Kgl., Proskau.*
Tafeln zur Erläuterung der Verderbniss (Fäulniss) vegetabilischer Nahrungsmittel, Modell einer Einrichtung zum Aufbewahren der Obstfrüchte und zweier Obstdarren. Volumen-Hygrometer nach Dr. Tschaplowitz.

1384 *Thierarzneischule, Kgl., Berlin.*
Apparat zum Zerkochen von Thiercadavern.

1385 Königlich Preussisches Ministerium der öffentlichen Arbeiten.
(Siehe Gruppe 26.)

1386 Königlich Preussisches Ministerium für Handel und Gewerbe.
(Siehe Gruppe 25.)

b) Nicht preussische Ministerien.

1387 Ackerbau-Ministerium, k. k., *Wien.* (946)
Flammenschutzpräparate und präparirte Stoffe, hergestellt von dem Vorstande des k. k. chem.-hüttenm. Laboratoriums, A. Patera. Broschüre über Flammenschutzmittel von demselben. Publicationen über landwirthschaftliches Bauwesen.

1387a Reichs-Kriegs-Ministerium, k. k., *Wien.* (943)
Rettungskasten für Militärschwimmschulen. Schmiedeeisernes Spitalbett mit Drahtnetz und Holzfaser-Matratze. Verband- und Medicamenten-Tornister sammt Arzneitaschen für Infanterie- und Jäger-Bataillone. Verband- und Medicamenten-Packtasche für Cavallerie. Sanitätsausrüstung eines Infanterie- (Jäger-) Bataillons mit Gebirgsausrüstung für den Hilfsplatz. Packung des Sanitätsausrüstungs-Materials einer Infanterie-Divisions-Sanitätsanstalt mit normaler Gebirgsausrüstung. Feldspitals-Packwagen für zwei-

tarium und aseptisches Verbandzeug für Schiffe
1. Categorie (von 400 Mann und darüber).
Hebe- und Transportstuhl für Verwundete und
Kranke auf Schiffen. Verbandtornister sammt
Arzneitasche für Marine.

**1387b Ministerium für Ackerbau, Industrie und Handel,
Königlich ungarisches,** *Budapest.* (955)
Collectiv - Ausstellung ungarischer Bäder und
Mineralquellen (Mineralwasser und andere
Quellenproducte, chemische Analysen, geologische Aufnahmen, Kartogramme, Abbildungen
und Beschreibungen). Plan, Ansicht und Modell
der Thierarzneischule in Budapest. Pläne, Ansichten und Erzeugnisse der Borstenvieh-Anstalt
in Budapest-Steinbruch.

1387c Ministerium des Innern, Königlich ungarisches,
Budapest. (956)
Kartographische Darstellungen der in Ungarn
befindlichen bürgerlichen Spitäler und Heil-
anstalten, der Entwickelung des Apotheken-
wesens und der Diphtheritis-Mortalität 1876 bis
1880. Baupläne der im Bau begriffenen Landes-
Pflegeanstalt für Geisteskranke in Budapest.

**1387d Ministerium der auswärtigen Angelegenheiten, Kgl.
Württembergisches, Abtheilung für die Ver-
kehrsanstalten,** *Stuttgart.*
Pläne und Zeichnungen von Wohngebäuden für
Unterbeamte der Verkehrsanstalten, mit Bade-
und Waschanstalt, eines Eisenbahnwagens zum
Transport von Abgangsstoffen, sowie von Ab-
ortanlagen mit beweglichen Fässern und der
Centralheizungs- und Ventilations-Einrichtungen
des Stuttgarter Bahnhofs.

1387e Ministerium des Innern, Königl. Württembergisches,
Stuttgart.
Collection Thongeschirre mit unschädlichen
Glasuren. Pläne und Beschreibungen von Ge-

nossenschaftsmolkereien. Statistik über Wohlthätigkeitsanstalten. Karten, Pläne und Schriften über **Krankenhäuser, Wasserversorgung, Canalisation und Feuerlöschwesen.** Modelle von Löschgeräthen etc.

1387f Ministerium des Kirchen- und Schulwesens, Königl. Württembergisches, *Stuttgart.*
Pläne über Schulhäuser, Turnhallen, Krankenhäuser etc. Broschüre.

1387g Ministerium des Innern und der Justiz, Grossherzoglich Hessisches, Abtheilung für öffentliche Gesundheitspflege, *Darmstadt.* (947)
Vorrichtungen und Apparate zur Gewinnung und Conservirung der Lymphe. Impfergebnisse. Topographische und geologische Karten. Graphische Darstellungen über Morbidität und Mortalität, über die Sterblichkeit durch epidemische und vorherrschende Krankheiten.

Collectiv-Ausstellungen von Städten.

1388 Augsburg, die Stadtgemeinde. (926)
Pläne der Stadt unter Hervorhebung der Stadterweiterung seit 1860, der Wasserleitung und Hydranten und des Abwasser-Canalnetzes.

1389 Berlin, Magistrat der Königlichen Haupt- und Residenzstadt.
Pläne über Bevölkerungsdichtigkeit, Sterblichkeit und Wohlhabenheit. Pläne und Modelle städtischer Krankenhäuser, der Irrenanstalt Dalldorf (mit einer Sammlung von präparirten Gehirnen Geisteskranker), des Waisenhauses und des Arbeitshauses in Rummelsburg, von Schulen und Turnhallen, des Central-Viehmarkts und Schlachthofes. Präparate und Schriften aus

dem Gebiete der Fleischschau. Pläne von Friedhöfen. Städtischer Strassen- und Brückenbau, veranschaulicht durch Bebauungspläne, und Pläne der verschiedenen Arten der Strassenbefestigung, der Strassenbrunnen und durch Muster von Pflastersteinen etc. Pläne, Modelle und Construktionstheile der Wasserversorgung, der Kanalisation (letztere im Stadtb.-B. 17). Eine Abtheilung der Filter bei Tegel nebst Regulirungskammer in natürlicher Grösse. (Im Freien.) — Nähere Auskunft ertheilt der ausgegebene Special-Katalog.

1390 Bremen, Staatsbauverwaltung. (927)
Zeichnungen der Schlachthof- und Viehmarktanlage, von Schulhausbauten, einer Abortanlage mit Torfstreu-Desinfection, der Weiber- und Männer-Strafanstalt, von Kahrwegs Asyl für arme Sieche und des St. Joseph-Stifts. Ansichten und Beschreibung des Wasserwerks und der Be- und Entwässerungsmaschine für das Blockland.

1391 Bremerhaven, Der Stadtrath der Stadt. (928)
Pläne der Canalisation, des Krankenhauses und des Leichenhauses. Schriften.

1392 Breslau, Magistrat der Königlichen Haupt- und Residenzstadt. (1170)
Pläne von Breslau vor und nach Einführung der Canalisation. Plan und Modell der Pumpstation. Modell des Sandfanges. Plan eines Theils der Rieselfelder. Einrichtungen der Feuerwehr zum directen Angriff mittels der Wasserleitung. Hydrant, pro Minute 2—3000 l Wasser liefernd. Einrichtung zum Betreten mit Rauch angefüllter Räume. Telephon-Haupt- und Nebenstation mit Anrufeinrichtung ohne Trompete. Pläne und Beschreibung des Stadttheaters unter Berücksichtigung der zur Sicherung des Publikums getroffenen Einrichtungen. Statistik, Verwaltungsberichte etc.

1393 Budapest, Municipalität der Hauptstadt. (954)
Pläne und Beschreibungen des öffentlichen
Schlachthauses und Viehmarktes. Pläne von
Schulen nebst Zeichnungen von Subsellien, der
Heizungs-, Ventilations- und Abfuhrvorrichtungen.
Pläne, Zeichnungen und Beschreibungen öffent-
licher und privater Bäder (Türkenbad, Donau-
freibad), des Armenhauses Elisabethinum, des
Knaben- und Mädchen-Waisenhauses, des neuen
Arbeitshauses. Pläne von Wohnhäusern, Kaser-
nen, Kirchen und öffentlichen Gebäuden, Fried-
hofsanlagen und Leichenhäusern. Project zur
Errichtung einer Abdeckerei. Grundbohrungen.
Uebereinander gelegte Schichten eines Bohr-
loches. Strassenbauten im Querprofil und mit
entsprechender instructiver Beschreibung, vom
primitiven Zustand anfangend, stufenweis den
Fortschritt bis auf die Gegenwart darstellend.
Kartographische Darstellung der Qualität des
Strassenpflasters. Pläne der öffentlichen Pro-
menaden. Nivellirungs- und Regulirungs-Pläne.
Beschreibung, Zeichnung und Resultate der Grund-
bohrung. Wasservertheiler, -Analysen. Pläne,
Karten und Beschreibungen der Wasserleitungs-,
Canalisations- und öffentlicher Pissoiranlagen,
eines Abfuhrwagens. Gusseiserner Syphon für
Strassenkanäle. Apparate zur Verhütung des
Austritts von Canalgasen. Beleuchtungsplan.
Feuersignal - Maschine, System Martin. Ausrüstung eines Feuerlöschmannes. Doublehydro-
phor. Karten, Pläne und Schriften der Feuer-
wehr-Einrichtungen etc. und der Uferkunstbauten
zum Schutze gegen Hochwasser.

1394 Cassel, Die Residenzstadt. (929)
Zeichnungen der öffentlichen Schlachthof-Anlage
und der neuen Schulhausbauten, Bebauungs-
Plan, Pläne über Wasserversorgungs- u. Canalisationsanlagen.

1395 Chemnitz in Sachsen, **Die Stadtbauverwaltung.** (930)
Zeichnungen verschiedener Schulgebäude, Hospi-
täler und des Leichenhauses, Pläne der Wasserversorgung u. Canalisation, sowie von Strassen-
und Brückenbauten, Strassenmaterial aus eigenen
Brüchen.

1396 Danzig, Der Magistrat der Stadt. (950)
Tableau der Situation von Danzig mit den
Wasserleitungs- und Canalisationswerken mit
plastischer Darstellung der Röhrennetze und
Angabe der Quellengebiete und Rieselfelder,
Graphische Darstellung der Gesundheitsverhält-
nisse vor und nach Herstellung der Canalisation
und der Wasser-Production und Consumtion,
Collection Früchte und Erdproben von den
Rieselfeldern.

1397 Dortmund, Der Magistrat der Stadt. (949)
Pläne und Denkschrift über das Wasserwerk
und die damit zusammenhängenden hygienischen
Verbesserungen (Canalisation, Bade-Anstalt,
Vieh- und Schlachthof, Park etc.)

1398 Dresden, Der Rath der Stadt. (1241)
Wasserproben nebst Analysen, Modell der
Brunnenanlage für das Dresdener Wasserwerk,
Pläne des Wasserwerks, Feuerhahn, Strassen-
kehrmaschine, ein Stück Schleusenbau (theil-
weise im Stadtbahnbogen 29).

1399 Düsseldorf, Die Stadt. (941)
Pläne der Stadt, des Hofgartens und der Canalisation.

1400 Elberfeld, Die Stadt. (942)
Modelle, Zeichnungen und Beschreibung der
städtischen Viehmarkt- und Schlachthaus-Anlage,
des Neviandt-Stifts (Asyl für Altersschwache)
und des Dampf-Desinfections-Apparates der
städtischen Krankenanstalten.

1401 Erfurt, Der Magistrat der Stadt. (945)
Zeichnungen des Schlachthauses, der öffenlichen
Unterrichts-Anstalten, des Rathhauses, Krankenhauses und Leichenhauses, Pläne über Wasserversorgung und Canalisation.

1402 Frankfurt a. M, Baudeputation. (1171)
Pläne der Markthalle, der Wasserversorgung
und Canalisation (mit Modellen).

1403 Graz in Steiermark, **Gemeinderath der Landes-
Hauptstadt.** (932)
Pläne in Bezug auf Assanirung, sanitär- und
feuerpolizeiliche Einrichtungen und Anstalten,
Broschüren.

1404 Halle a. S., Magistrat der Stadt. (906)
Bebauungsplan-Projekt einer Schlachthof-Anlage.
Zeichnungen von Wasserwerks-Anlagen.

1405 Hamburg, Baudeputation. (933)
Zeichnungen öffentlicher Schulen, des neuen
Centralgefängnisses und der Irrenanstalt Fried-
richsberg. Karten und Modelle des Sielsystems
und der Stadtwasserkunst. Trinkbrunnen mit
Sandfiltration im Betrieb. (Im Freien.) Zeich-
nungen von Volksbadeplätzen, Gartenanlagen,
Strom- und Hafenbauten. Abschluss des Pe-
troleumshafens gegen Feuersgefahr durch eiserne
Pontons. Taucherglocke.

1406 Hanau, Die Stadt. (952)
Pläne der Beheizungs- und Ventilationsanlage
der Realschule, der Ventilationsanlagen im
Papiermaschinensaal von C. P. Fues und im
Arbeitssaal der Cigarrenfabrikanten P. G. Hosse
Ww., der Exhaustoranlagen in der Holz-
schneiderei von I. C. Deines jun. und in der
Bijouteriefabrik Steinhauer & Co. Pläne der
Grundwasserbewegnng durch die Kinzig, der
Badeanstalt und des Gaswerks.

1407 Karlsruhe, Der Stadtrath der Residenz. (934)

Ansichten des Stadtgartens, des städtischen Vierordtsbades und des Friedhofs. Pläne neuerer städtischer Schulbauten, des Wasserwerkes, der Canalisation und des Gaswerkes. Modelle der städtischen Strassencanäle.

1408 Köln a. Rhein, Die Stadt. (936)

Zeichnungen des neuen städtischen Schlachthofes, der höheren Bürgerschule und des Kinder-Hospitals.

1409 Landesausschuss, oberösterreichischer, *Linz.* (1204)

Pläne und Ansichten der Irrenansalt bei Linz und der Curanstalt zu Bad Hall in Oberösterreich. Jodwasser. Jodsalz.

1410 Landesdirectorium der Provinz Hannover, Königl., *Hannover.* (951)

Modell einer Schulklasse in einer Taubstummenanstalt nebst Einrichtung, sowie Zeichnungen und Photographien. Wegebaumaterialien nebst Uebersichtskarte.

1411 Leipzig, Der Rath der Stadt. (935)

Pläne des neuen Schlacht- und Viehhofes. Modell einer neuen Volksschule und eines Schulzimmers mit Einrichtung. Pläne von Schulen und Alter-Versorgungsanstalten (neues Johannis-Hospital und Siechenhaus), des neuen Georgenhauses (Arbeits- und Correctionsanstalt), des Krankenhauses, des Wasserwerkes, der 2. Gasanstalt und des Feuerwehr-Depôts, des neuen Gewandhauses (mit Modell). Einrichtung des Impfinstituts. Operationstisch. Statistik der Gesundheitspflege im Allgemeinen. Pläne des Centralfriedhofes, der Kapelle und der Leichenhallen auf dem neuen Friedhof.

1412 Linz a. D., Gemeinderath der Landeshauptstadt.
(1203)
Pläne und Zeichnungen über Schulhausbauten,
Impfinstitut, Kranken- und Leichenhaus, Feuerlöschwesen etc. Schriften.

1413 Magdeburg, Der Magistrat der Stadt. (937)
Grundrisse und Pläne der Realschule, der Vor-
bereitungsschule, Kunstschule und der Töchter-
Doppelschule, der Immobilienhäuser, des alten
und neuen Krankenhauses, des Leichenhauses
und Friedhofes. Plan über Bodenbeschaffen-
heit und über die Schichtenprofile des Grund
und Bodens. Modelle und Pläne der Gesammt-
Wasserwerke, eines Filterbettes und einer Remise
zu Feuerwehrgeräthen. Verschlussthür für An-
bringung automatischer Feuermelder.

1414 M.-Gladbach, Die Stadt. (948)
Zeichnungen der Schlachthof- und der Wasser-
werksanlage. Modell der Turnhalle.

1415 Siehe No. 1387d.
1416 Siehe No. 1387e.
1418 Siehe No. 1387c.
1419 Siehe No. 1387g.
1420 Siehe No. 1387f.
1421 Siehe No. 1387b.

**1422 München, Magistrat der k. Haupt- und Residenz-
stadt.** (938)
Modelle der Oberfläche, des Grundwasserstandes
und der undurchlässigen Schichten der Stadt.
Modelle, Pläne und Beschreibung der städtischen
Schlacht- und Viehhofsanlage. Ferner im Lesezimmer: Schulhauspläne, Pläne des Dr. v. Hau-
nerschen Kinderspitals, des Leichenhauses im
nördlichen Friedhofe und der Wasserversorgung,
sowie neun Bände Berichte.

1423 Nürnberg, Der Stadtmagistrat. (953)

Pläne und Zeichnungen über Schulhaus-Neubauten. Wasserversorgung. Strassen- und Canalanlagen. Krankenhausbauten. Friedhofanlagen. Viehhofanlagen. Feuerlöschwesen. Plan über Anlage von Hopfenschwefeldarren.

1424 Siehe No. 1387a.

1425 Salzburg, Die Stadtgemeinde. (939)

Pläne des Schlachthofes, des städtischen Oberrealschul- und Bürgerschul-Gebäudes, der städtischen Badeanstalt, des Communal-Friedhofes und der Fürstenbrunner Wasserleitung.

1426 Stettin, Der Magistrat der Stadt. (940)

Zeichnungen des Rathhauses und des Krankenhauses. Canalisationsplan.

1427 Stuttgart, Die Stadtgemeinde. (464)

Ansichten, Pläne u. Beschreibungen der Wasserversorgung.

1428 Szegedin, Königl. Ungarisches Commissariat für-, (957)

Plan der Stadt mit den alten Strassen und den nach der Ueberschwemmung stehen gebliebenen Häusern. Regulirungsplan mit dem regulirten Strassen- und Parzellennetz und den alten und neuen Häusern. Parcellirungs- und Niveaupläne. Pläne der neuen CanalisationsAnlage und der Pumpstation, des Entwässerungsnetzes, der Ring- und Radialstrassen, der Gartenanlagen, Uferschutzbauten, öffentl. Wohngebäude. Schriften.

1429 Triest, Der Magistrat der Stadt, (1205)

Pläne und Statistik der städtischen Kindergärten, Turnhallen, der Küche und Waschanstalten und des städtischen Krankenhauses. Modell und Zeichnung der Desinfectionsanstalt, eines Feuer-Bestattungs- und eines Wärmeerzeugungsapparats auf chemischem Wege zum Gebrauch für Haus- und Industriezwecke, sämmtlich vom Stadtphysikus Dr. Nicolich. Project der Wasserversorgung und Canalisation.

1430 **Ulm a/D., Die Stadtgemeinde,** (944)
Zeichnungen der städtischen Schlachthausanlage,
verschiedener Schulen, des Leichenhauses, der
Wasserversorgung und Canalisation.

1431 **Wien, Magistrat der k. k. Haupt- und Residenzstadt,**
(998)
Pläne von Marktplätzen, Markthallen und vom
Central-Schlachtviehmarkt. Die Schulen Wien's
mit besonderer Berücksichtigung der Heiz- und
Ventilationsanlagen, in Plänen und Modellen.
Ansichten von Turngeräthen. Modell der „Wiener
Schulbank" u. des Schulfensters, System Friedr.
Paul. Spielgegenstände und Beschäftigungs-
mittel für Kindergärten. Situationsplan und
Beschreibung der öffentlichen u. privaten Bäder.
Pläne der städtischen Armenversorgungs-Häuser.
Rettungskästen. Krankentransportwagen. Plan
des Centralfriedhofes. Ansichten von Leichen-
transport- und Leichensammelwagen und des
Heubek'schen Patent-Leichenversenkungsappa-
rats. Detailpläne der städtischen Abdeckerei
und Darstellung der Einrichtung derselben mit
Rücksicht auf die Vertilgung der Thier-Cadaver.
Pläne u. Ansichten der öffentlichen u. privaten
Parkanlagen, sowie der Strassen in Bezug auf
Pflasterung nebst Pflasterungsmaterialien. Pläne
und Materialien der Wasserleitung. Wasserproben. Wassermesser. Pläne u. Beschreibung
der Canalisation. Feuermeldestationen, Lösch-
und Rettungsrequisiten in Wort und Bild etc.
Schriften (Siehe Special-Katalog).

Gebäude für Haus- und Wirthschafts-Einrichtungen.

Collectivausstellung für häusliche und wirthschaftliche Einrichtungen.

Entwurf von Architect F. O. Kuhn, Gruppen-vorstand.

Bauführung Julius Graebner.

Bauausführung Zimmermeister Geerdtz und Maurermeister Krengel.

Als Aussteller sind betheiligt:

A. Im Souterrain.

1432 *Cohn, E., Fabrik für hauswirthschaftliche Ein-richtungen, *Berlin SW.*, Leipzigerstr. 88.

Vollständige Waschküche mit Plattstube für die Bedürfnisse des modernen Haushalts. Fussboden und Wandbekleidung aus absolut gesinterten, nicht saugenden Verblendklinkern des Pommer'schen Industrie-Vereins auf Actien in Stettin.

(S. Ins. Seite 181.)

1433 *Schneevoigt, J. (vorm. E. Bartels), *Berlin SO.*, Oranienstrasse 185.

Complete Badeeinrichtung mit gesondertem Closet.

Mitarbeiter:

Rolo Wagner, Berlin C., Seydelstr. 8. Fournirte amerik. Möbel, sowie Fenstervorhänge und Fenster.

E. Ende, Berlin SW., Kochstr. 50/51. Mosaikfliesen und Stabfussboden.

1434a Raschky, W., *Berlin SW.*, Leipzigerstr. 125.
Einfaches bürgerliches Zimmer, prämiirt in Halle 1883.

Mitarbeiter:
Frati & Co., Berlin N., Buchholzerstr. 1. Patentirtes Pianino.

1434b Praechtel, C., Hoflieferant Ihrer Majestät der Kaiserin, *Berlin SW.*, Krausenstr. 32.
Altdeutsche Trinkstube.

Mitarbeiter:
Jul. Graebner, Architekt, Berlin W., Lützowstr. 4.
Jordan, Maler.

Im Raume für Gründungsarten.

1435 Böhme, Georg, *Berlin SW.*, Neuenburgerstr. 14a.
Kellerdichtung gegen Grundwasser behufs Herstellung trockener, gesunder Keller-Wohn- und Lagerräume.

1436 Lichtenauer, Em., *Grötzingen*, Baden.
Verfahren zur Trockenlegung feuchter, salpeterhaltiger Wände, vermittelst des Weissang'schen Verbindungskittes.

B. Parterre.

1437 *Adler, M., Fabrikant, *Berlin NW.*, Georgenstr. 46a.
Herrschaftliche Küche.

Mitarbeiter:
Ihne & Stegmüller, Architekten, Berlin SW., Hafenplatz 5.
C. Caspary, Bildhauer für die Decoration der Decke Berlin NW., Louisenstr. 58.
Zippel & Brock, Berlin C., Wallstr. 24. Glaserarbeit.
E. Schramm, Charlottenburg, Gebälk und Fussboden.

1438 *Neustadt, E., *Berlin C.*, Königsstr. 45.
Speisekammer.

Mitarbeiter:
M. H. Burchardt, Berlin W., Friedrichstrasse 68. Tapeten.
Poppe & Wirth, Berlin C., Seydelstr. 14. Fussboden mit Linoleum.
F. Deicke, Berlin C., Königstr. 11. Conserven.

1439 Timochowitsch, S., Civil-Ingenieur, *Moskau.* Vertreter: **M.** Masur und **M.** Jung, Architekt, Berlin W., Vossstrasse 33/34.

Erd-Closet, D. R. P. 22120.

Mitarbeiter:
O. Messing, Glaser.
Kühn, Grossuhrmacher, Grafenroda. Uhr.

1440 Praechtel, C. Hoflieferant Ihrer Majestät der Kaiserin, *Berlin SW.*, Krausenstr. 32.

Arbeitszimmer eines Arztes.

Mitarbeiter:
F. O. Kuhn, Architekt, Berlin W., Corneliusstr. 1.
H. Schmidt, Berlin SW., Kommandantenstr. 85. Ofen.
G. Rival, Berlin S., Wasserthorstr. 6. Doppelfenster mit Patenteinrichtung.
Ed. Schramm, Charlottenburg. Fussboden und Holzdecke.
Gebhardt & Roessel, Berlin W., Markgrafenstrasse 53/54. Möbelstoffe und Teppiche.
C. Brämer, Hoflieferant, Berlin C., Hackescher Markt 1. Glaserarbeiten.
F. Lieck & Heider, Berlin W., Leipzigerstrasse 136. Tapeten.
Actiengesellschaft für Fabrication von Broncewaaren und Zinkguss, vormals J. C. Spinn & Sohn, Berlin S., Wasserthorstr. 9. Krone.

1441 Kelterborn & Co., R., Möbelfabrik, *Berlin SW.*, Schützenstrasse 59.

Deutsches bürgerliches Wohnzimmer.

Mitarbeiter:
Fischer, Hoftapezier, Berlin W., Mauerstr. 71. Decoration und Polster.
M. Fritze, Berlin SW., Beuthstr. 3. Broncen.
A. Barthold, Berlin W., Markgrafenstr. 38. Möbelstoffe.
C. H. Burchardt, Berlin W., Fiedrichstr. 68. Tapeten.
Poppe & Wirth, Berlin C., Seydelstrasse 14. Korkteppich.
H. Bayerhaus, Berlin SW., Lindenstr. 107. Stuckarbeiten.
Ruscheweyh, Berlin SW., Friedrichstr. 34. Patentausziehtisch.
Meissner Ofen- und Porzellanfabrik (vorm. C. Teichert), Niederlage bei Alex. Uhlmann, Berlin, Jerusalemerstrasse 38.

1442 Berliner India-Faser-Manufactur, Gluthmann & Hess, *Berlin W.*, Markgrafenstr. 49.

1. Boudoir. 2. Kinderzimmer. (S. Ins. Seite 164.)

Mitarbeiter:

F. O. **Kuhn**, Architekt, Berlin W., Corneliusstr. 1.

G. **Seldis**, Ofenfabrikant, Berlin W., Potsdamerstr. 107a. Ofen.

C. H. **Burchardt**, Berlin W., Friedrichstr. 68. Tapeten.

F. **Lanzke & Co.**, Berlin SO., Schmidstrasse 3. Holz-Jalousien.

Hermann & Neese, Berlin S., Ritterstr. 114. Möbelrollen.

E. **Mönnig**, Berlin NO., Friedenstr. 91. Bildhauerarbeit.

W. **Röhlich**, Berlin C., Alte Leipzigerstr. 1a. Spiegel.

Sächsische Serpentinstein-Actien-Gesellschaft, Zöblitz. Kamin im Boudoir.

C. **Schramm**, Charlottenburg. Fussboden.

I. Stock.

1443 *A. Benver, *Berlin C.*, Wallstr. 9. Magazin für Haus- und Kücheneinrichtungen.

Musterküche (S. Ins. Seite 145.)

Mitarbeiter:

Hönniger & Reyscher, Architekten, Berlin W., Potsdamerstr. 125.

E. **Schild**, Berlin C., Münzstr. 2.

O. **Titel**, Hoflieferant, Ofen und Kochmaschinenfabrik. Berlin C., Steinstrasse 26/28.

H. **Winther**, vorm. Bleitz & Sohn, Berlin W., Schillstrasse 11a.

1444 W. Raschky, Hoftapezier und Decorateur, *Berlin W.*, Leipzigerstr. 125.

Reconvalescenten- und Krankenzimmer.

Mitarbeiter:

Th. de **Vries**, Architekt, Berlin SW., Planufer 14.

F. **Lieck & Heider**, Königl. Hoflieferanten, Berlin W., Leipzigerstr. 136. Tapeten.

N. **Ehrenhaus**. Hoflieferant, Berlin SW., Leipzigerstrasse 47. Fussbodenbelag.

W. **Richter**, Tischlermeister, Berlin SW., Neuenburgerstrasse 20. Fenster.

Alex. Uhlmann, Niederlage der Meissner Ofen- und Porzellan-Fabrik vorm. C. Teichert, Berlin SW., Jerusalemerstr. 38. Ofen.

C. Peschke, Berlin SO., Engelufer 13. Möbelrollen.
Eisner & Haussig, Berlin C., Neue Schönhauser-
strasse 16. Passementerie.

1445 Flatow & Priemer, Hoflieferanten, *Berlin W.*,
Markgrafenstr. 31.
Arbeitszimmer eines Arztes. (S. Ins. Seite 139.)
Mitarbeiter:
E. Sputh, Architekt, Berlin SW., Hedemannstr. 3.
M. J. Bodenstein, Berlin W., Tanbenstr. 43. Maler-
arbeiten.
Gebr. Dankberg, Berlin SW., Friedrichstrasse 214.
Stuckarbeiten.
H. Schmidt, Berlin SW., Kommandantenstr. 85. Ofen.
S. Schmidt, Berlin W., Wilhelmstrasse 54. Glaser-
arbeiten.

1446 Richter, W., *Berlin S.*, Britzerstr. 8.
Completes Speisezimmer in Eichenholz im Stile
der deutschen Rennaissance.
Mitarbeiter:
N. Ehrenhaus, Berlin SW., Leipzigerstr. 47. Stoffe
und Teppiche.
M. H. Burchardt, Berlin W., Friedrichstr. 68. Tapeten.
K. Röhlich, Berlin SW., Beuthstrasse 6.   Voute aus
Steinpappe.
H. W. Röhlich, Berlin C., Alte Leipzigerstrasse 1a.
Butzenfenster.
F. H. Schumann, Berlin W., Leipzigerstr. 22. Speise-
service und Majoliken.
G. Seldis, Berlin W., Potsdamerstr. 107a. Majolika-
Ofen.

1447 Schlesinger, H., *Berlin C.*, Rossstr. 9.
Ein vollständiges Schlafzimmer.
Mitarbeiter:
F. Schwenke, Architekt.
G. Richter, Hoftischler, Berlin N., Johannisstr. 2.
Holzmöbel.
Thampson & Fürstenau, Berlin W., Mohrenstr. 10,
Decoration und Polsterarbeiten.
Jean Brüno & Co., Berlin W., Leipzigerstrasse 97.
Möbelstoffe, Gardinen und Teppiche.
F. Wandisch, Inhaber H. Boehme, Berlin C.,
Alexanderstr. 64. Bettwäsche und Handtücher.
Frl. M. Drews, Berlin N., Linienstr. 119 I. Majolika-
Einlagen der Möbel.
F. A. Schumann, Berlin W., Leipzigerstr. 22. Wasch-
garnitur.

Actien-Gesellschaft für Bildhauerarbeiten,
vorm. Gebr. Dankberg, Berlin SW., Friedrichstr.
214. Stuckarbeiten.   **(S. Ins. Seite 87.)**

H. Mittag. Fussboden.

M. H. Burchardt, Berlin W., Friedrichstr. 68. Tapeten.

F. Lanzke & Co., Berlin SO., Schmiedestr. 3. Jalousien.
(S. Ins. Seite 169.)

Ferner sind am Wohnhaus als Aussteller betheiligt:

1448 **C. Geerdtz,** Zimmermeister, *Berlin SO.,* Elisabeth-
ufer 27.

Treppe vom Parterre nach der I. Etage.

1449 **Wunschel,** Drechslermeister, *Berlin S.,* Prinzessinnenstr. 26.

Treppengeländer und Säulen.

1450 **Frohns & Plath,** Decorationsmaler, *Berlin-Steglitz.*
Decke des Treppenhauses.

1451 ***Gebr. Naglo,** *Berlin SO.,* Waldemarstr. 44.
Erleuchtung des ganzen Wohnhauses durch
elektr. Licht, und zwar im Treppenhaus durch
Bogenlicht, der Zimmer durch Glühlichter, System
Swan. Der Strom wird aus unserer elektr. Station
bezogen, welche $^1/_2$ Kilometer von dem Wohnhause
entfernt ist. Die Beleuchtungsgegenstände sind
aus der Actiengesellschaft für Fabrikation von
Broncewaaren, vormals Spinn & Sohn, *Berlin S.,*
Wasserthorstr. 9.

1452 **Scheer & Petzold,** *Berlin N.,* Friedrichstr. 130.
Vertreter der Fabriken von:

Lamberty, Servais & Co., Etrang bei Trier.
Sandy & Co., in Feignier.

Thonfliesen.

1453 **Hartmann, J.** (vorm. D. Nevir), Hofuhrmacher
Ihrer K. K. Majestäten. *Berlin NW.,* Unter
den Linden 48/49.

Uhr mit Schlagwerk.

1454 **Haurwitz & Co.,** *Berlin SO.,* Kottbuser Ufer 23.
Holzcementdach mit patentirtem Oberlichtsfenster
und Aussteigeluken. Ferner Modelle.

Mitarbeiter:
Maring, Hof-Dachdeckermeister in Braunschweig.
Randpfannen.

1455 **Keller,** *Berlin SO.,* Engelufer 12.
Dacheindeckung mit deutschem Schiefer.

1456 **Töpfer & Schädel,** *Berlin W.,* Köthenerstr.
Elektr. Sicherheitsvorrichtung gegen Einbruch und Feuersgefahr.

1457a ***Ehrenhaus, N.,** *Berlin SW.,* Leipzigerstr. 47.
Die Decoration des Treppenhauses.

1457b **Wunschel, J.,** *Berlin S.,* Prinzessinnenstr. 26.
Treppengeländer nebst Säulen.

1457c **Mehrke, Adolph,** Klempnermeister, *Berlin,* Schützen-strasse 12.
Klempnerarbeiten des Hauses.

Verzeichniss der Aussteller zur Bibliothek.

1458a **Ackerbau-Ministerium, k. k.,** *Wien.*

1458b **Ackermannn, Theodor,** Kgl. Hofbuchhändler, *München.*

1459 **Aird, Alexander,** *Berlin,* Breite Strasse 7.

1460 **Allgemeiner Spar- und Unterstützungsverein für Kinder, erster,** *Wien,* Türkenstr. 21.

1461 **Allstern, Ludwig Allmayr, R. R. v.,** *Wien,* Meidling.

1462 **Alters-Sparkasse** (Diergardt-Stiftung), *M.-Gladbach.*

1463 **Augsburg, Stadtgemeinde.**

1464 **Badische, Landesgefängnissverwaltung, Grossh.,** *Frei-burg* i. Baden.

1465 ***Badischer Frauenverein,** *Karlsruhe,* Gartenschlöss-chen, Herrenstr. 45.

1466 ***Badisches, Ministerium des Innern, Grossh.,** *Karls-ruhe* i. B

1467 **Badisches Ministerium, Grossherzogl.,** der Justiz,
des Cultus und Unterrichts, *Karlsruhe.*
1468 **Bad- und Waschanstalt,** *Biberach.*
1469 **Baensch, Wilh. v.,** Verlagshandlung und Buchdruckerei, *Dresden,* Waisenhausstr. 21.

1470 **Baginsky, Dr. Adolph,** *Berlin.*
1471 **Bassermann, Friedr.,** Verlagsbuchhandl., *München.*
1472 **Bayerischer Frauenverein,** *München.*
1473 **Bayerisches Bezirksamt, Königl.,** *Kaufbeuren.*
1474 **Bayerisches Bezirksamt, Königl.,** *Nördlingen.*
1475 **Bayerisches Staatsministerium des Innern, Königl.,**
München, Theatinerstr. 21.

1476 **Bayerischer Landes-Feuerwehr-Ausschuss,** *München.*
1477 **Bayerischer Verein zur Pflege im Felde verwundeter
und erkrankter Krieger,** *München.*

1478 **Bergwerk „Kaiser Wilhelm", Bruno Freiherr von
Steinaecker,** *Lauban.*

1479 **Beuer, Joseph,** *Reichenberg.*   (S. Ins. Seite 213.)
1480 **Beuthen, O.-Schl., Magistrat.**
1481 **Beuther,** Kgl. Badinspector, *Herrenalb,* Württemberg.

1482 **Beyer, Dr.,** Reg.- u. Medicinalrath, *Düsseldorf.*
1483 **Bibelanstalt,** für. das Königreich Württemberg,
privilegirte, *Stuttgart,* Christophstr. 6.

1484 **Bielefeld's Verlag, J.,** *Karlsruhe i. Baden.*
1485 **Birnbaum,** Prof. Dr., Hofrath, *Karlsruhe i. Baden*
(Polytechnikum).

1486 **Böhlau, Hermann,** Verlagsbuchhandlung. *Weimar.*
1487 **Boerner, Dr. Paul,** *Berlin W.,* Burggrafenstr. 8.
1488 **Bohne, J.,** *Berlin.*
1489 **Bonn, Magistrat.**
1490 **Borgien, Gustav,** Dr. med., prakt. Arzt, *Königsberg
i. Pr.,* Vordere Vorstadt 29, Eingang Sattler-
gasse.   (S. Ins. Seite 119.)

1491 **Borsig, A.,** Berg- und Hütten-Verwaltung *Borsigwerk,* Oberschlesien.

1492 **Brandt, F.,** Mechanische Weberei, *M.-Gladbach.*
1493 **Bremen, Bauverwaltung der Stadt,** *Bremen.*
1494 **Bremen, Medicinalamt der Stadt,** *Bremen.*
1495 **Bremen, Sanitätsbehörde der Stadt,** *Bremen.*
1496 **Bremen, Gas- & Wasserwerk.**
1497 **Bremerhaven, Stadtrath** (Stadtdirector Gebhard).
1498 **Breslau, Magistrat.**
1499 **Breslauer Asylverein für Obdachlose,** *Breslau,* Höfgenstr. 50.

1500 **Bretzel, Anton,** *Berlin C.,* Neue Friedrichstrasse 101.
1501 **Bruderhaus** (Vorst. Gust. Werner), *Reutlingen.*
1502 **Bürgerhospital,** *Strassburg* i. Els.
1503 **Buff, E.,** Königl. Bergrath, *Deutz.*
1504 **Buschmann, Frau Bertha,** *St. Vith.*
1505 **Canzler,** Oberlandbaumeister, *Dresden.*
1506 **Cassel, Magistrat.**
1507 **Centralverein für das Wohl der arbeitenden Classen** (Prof. Gneist), *Berlin.*

1508 **Centralverein für Krippen,** *Wien I.,* Seilerstätte 10.
1509 **Chemnitz, Stadtrath.**
1510 **Churchill, J. A.,** *London.*
1511 **Cohn, Adolf,** Verlag und Antiquariat, *Berlin W.,* Potsdamerstr. 14.

1512 ***Cohn, Hermann,** Prof. Dr., Augenarzt, *Breslau,* Schweidn. Stadtgraben 16 b.

1513 **Common wealth of Massachusetts.**
1514 **Concordia,** Verein zur Förderung des Wohles der Arbeiter, *Mainz.*

1515 **Costenoble, Hermann,** Verlagsbuchhandlung, *Jena.*
1516 **Credner, Hermann** (Veith & Co.), *Leipzig.*
1517 ***Czermack, Reginald,** Feuerwehrhauptmann der Teplitzer Feuerwehr, *Teplitz i. Böhmen.*

1518 **Dalp'sche, J., Buchhandlung** (Karl Schmid) *Bern* (Schweiz).

1519 **Dampfkessel-Revisions-Verein f. d. Bezirk Aachen.**
1520 **Daniel,** Baurath, *Schwerin.*

1521 **Degen, Ludwig,** Fürstl. v. Thurn- u. Taxis'scher
     Baurath. *Regensburg.*

1522 **Deichert,** Buchhandlung, *Erlangen.*
1523 **Denarowsky, Dr. Carl,** k. k. Reg. - Rath u. Landes-
     sanitätsreferent, *Czernowitz.*
1524 **Denicke's Verlag, Georg Reincke,** *Berlin W.,* Bendler-
     strasse 28.
1525 **Depart.-Irrenanstalt,** *Düsseldorf.*
1526 **Depken, Johann,** Landwirth, *Schwachhausen* bei
     Bremen.
1527 **Diehl, Joh. Phil.,** Verlagsbuchhandlung, *Darmstadt.*
1528 **Dittmar, Carl,** kgl. Kreis-Bauinspector, *Erfurt.*
1529 **Dortmund, Magistrat.**
1530 **Dresden, Stadtrath.**
1531 **Düsseldorf, Magistrat.**
1532 **Duncker & Humblot,** *Leipzig.*
1533 **Eisenbahn-Direction, Kgl.,** *Berlin.*
1534 **Eisenhütten- & Emaillirwerk,** W. v. Krause, *Neu-
     salz a. O.*

1535 **Eisenwerk Kaiserslautern.**
1536 **Ellinger, Dr. Leop.,** *Stuttgart.*
1537 **Elwert, N. G.,** Verlagsbuchhandlung, *Marburg.*
1538 **Enke, Ferdinand,** Verlagsbuchhandlung, *Stuttgart.*
1539 **Enslin, Th. Chr. Fr.,** *Berlin SW.,* Wilhelmstr. 122.
1540 **Ernst & Korn,** *Berlin SW.,* Wilhelmstrasse 90.
1541 **Essen, Stadt.**
1542a **Felix, Arthur,** Verlagsbuchhandlung, *Leipzig,* König-
     strasse 18b.
1542b **Felix, J.,** Prof. Dr., Chef-Arzt der Stadt Bukarest,
     Bukarest.
1543 ***Feller, Hans,** k. k. Hofbuchhandlung, *Karlsbad*
     (Böhmen).   **(S. Ins. Seite 87.)**
1544 **Fink, Eduard,** *Wien.*
1545 **Finsterlin, Jos. Ant.,** Buchhandlung, *München,*
     Salvatorstr. 21.
1546 **Fischer, Dr. H.,** Professor der Chirurgie, *Breslau,*
     Tauenzienstr. 27a.

1547 **Fischer, Theodor,** Verlagsbuchhandlung (Carl Fisher), *Kassel* und *Berlin NW.,* Dorotheen-Strasse 8.

1548 **Fischer, Gustav,** Verlagsbuchhandlung, *Jena.*

1549 **Fleischer, Friedrich,** Verlagsbuchhandlung, *Leipzig,* Querstrasse 34.

1550 **Flensburg,** Magistrat.

1551 **v. Fodor, Jos.,** Prof. Dr., *Budapest IV.,* Kronprinzengasse 11.

1552 **Föhring, Dr., Jur.,** Landgerichtsdirector, *Hamburg.*

1553 **Forstmann & Hoffmann,** *Werden a. d. R.*

1554 **von Fragstein, A.,** Ingenieur, *Berlin NW.,* Brücken-Allee 34.

1555 **Frankfurter gemeinnützige Baugesellschaft,** *Frankfurt a/M.,* Vorsitzender Dr. H. Varrentrapp.

1556 **Freiw. Feuerwehr-Verein,** *Budapest.*

1557 **Freyburg, v.,** Major z. D., *Liegnitz.*

1558 **Friedländer, R., & Sohn,** Buchhandlung, *Berlin NW.,* Karlstr. 11.

1559 **Fritz, W.,** Civilingenieur, *Sigmaringen.*

1560 **Frölich, H.,** Oberstabsarzt Dr., *Leipzig.*

1561 ***Fürst L.,** San.-Rath, Dr. med., Docent an der Universität *Leipzig.* Vertreter: A. Zyrewitz, Berlin SW., Kommandantenstr. 22.
(S. Ins. Seite 117.)

1562 **Gebhardt's Verlag, J. M.,** *Leipzig,* Thalstr. 2, I.
(S. Ins. Seite 149.)

1563 **Generaldirection der k. bayr. Verkehrsanstalten,** Bauabtheilung, *München.*

1564 **Gerschel, Louis,** Verlagsbuchhandlung, *Berlin.*

1565 **Gietl, Franz** Ritter von, Prof. Dr., *München.*

1566a **Gilardone, Franz,** *Hagenau.*

1566b **Giorgjewic, Dr. Vladan,** *Belgrad,* Serbien, durch Dr. P. Börner.

1567 ***Glaser, F. C.,** *Berlin SW.,* Lindenstr. 80.
(S. Ins. Seite 8.)

1568 **Göpel, Carl,** *Stuttgart,* Hauptstätterstr. 85.

1571 **Görlitz,** Magistrat.

1572 **Goltdammer,** San.-Rath Dr., *Berlin W.,* Königgrätzerstr. 24.

1573 **Grätzer, Dr. J.,** Geh. San.-Rath, *Breslau,* Hummerei 57.

1574 **Graz,** Stadtrath.

1575 **Griebens, Th., Verlag** (L. Fernau), *Leipzig,* Johannisgasse 1.

1576 **Griffin, Charles, & Comp.** *London.*

1577 **Grillo, Wilh.,** *Oberhausen,* Rheinprov.

1578 **Gross, Dr.,** Medicinalrath, *Ellwangen.*

1579 **Grosser, Eugen,** Verlagsbuchhandlung, *Berlin SW.,* Zimmerstr. 91.

1580 **Grun, L.,** Königl. Baurath, *Königsberg i. P.,* Wilhelmsstr. 8.

1581 **Gruner, H.,** Civilingenieur, *Augsburg* und *München.*

1582 **Günther, Emil,** Verlagsbuchhandlung, *Leipzig.*

1583 **Güterbock, Dr. Paul,** Privatdocent, *Berlin SW.,* Tempelhofer Ufer 36.

1584 **Haack, Max,** Fabrik optischer Waaren, *Leipzig,* Dufourstr. 26.

1585 **Hay,** prakt. Arzt, *Wien IX.,* Alserstr. 18.

1586 **Hagenau,** Magistrat,

1587 **Hahn, Dr.,** Schulrath, *Dresden.*

1588 **Halle a. S.,** Magistrat.

1589 **Hanau,** Magistrat.

1590 **Hannover,** Stadtbauamt.

1591 **Hartleben, A.,** Buchhandlung, *Wien*-Stadt, Wallfischgasse 1.

1592 **Hartung, H., & Sohn** (Inhaber Bruno Meyer), *Rudolstadt i. Thür.*

1593 **Hasse, Dr.,** Medicinalrath, Director der herzogl. Heil- und Pflege-Anstalt, *Königslutter* bei Braunschweig.

1594 **Hatsek, Ignaz,** Kartograph im kgl. ungar. statist. Landes-Bureau, *Budapest.*

1595 **Heilbronn,** Stadtgemeinde.

1596 **Heinicke, H.,** *Berlin S.,* Prinzenst. 11.

1597 **Heinsius, M.,** Verlagsbuchhandlung, *Bremen.*

1598 **Hemmer, Dr. Moritz,** *München*, Siegmundstr. 4.

1599 **Heyl, Cornelius,** *Worms a. Rhein.*

1600 **Heymann's Verlag,** *Berlin W.,* Mauerstr. 63—65.

1601 **Hildesheim, Magistrat.**

1602 **Hipauf, Dr.,** *Ostrowo.*

1603 **Hirschwald, August,** Verlagsbuchhandlung, *Berlin,* unter den Linden 68.

1604 **Hirt, Ferd.,** Verlags- und Universitätsbuchhandlung. *Breslau.*

1605 **Hölzel, Eduard,** *Wien IV.,* Louisengasse 5.

1606 **Hofmann, Dr. Ottmar,** Königl. Regierungs- u. Kreis medicinalrath, *Regensburg,* J. 90.

1607 **Hofmann, Ernst & Co.,** Maschinenbauanstalt, *Breslau.*

1608 **Hofmann, Theodor,** Buchhandlung, *Berlin,* Tempel- hofer Ufer 23.

1609 **Hofstetter, Ludw.,** Buchhandlung, *Halle a. S.*

1610 **Hoppe, Ed.,** Landschaftsgärtner, *Pankow* b. Berlin.
(S. Ins. Seite 78.)

1611 **Humanitas,** Erstes Oesterreichisches Kinder - Asyl, *Kahlenbergerdorf* bei Wien.

1612 **Hulwa, Dr. Franz,** *Breslau,* Paradiesstr. 1.

1613 **Hygienisches Instistut der Königlichen Ludwig-Maximilian - Universität, Geh. Rath Prof. Dr. M. v. Pettenkofer.** *München.*

1614 **Jaeger, A.,** Director der Rheinischen Vieh-Vers.- Gesellschaft, *Köln.*

1615 **Jasper, Fr.,** *Wien.*

1616 **Irrenanstalt, Kgl.,** *Budapest.*

1617 **Irrenanstalt,** *Düsseldorf.*

1618 **Isaac, Georg,** Verlagsbuchhandlung, *Charlottenburg.*

1619 **Issleib, W.,** *Berlin.*

1620 **Kaftan, Johann,** behördl. autor. Civilingenieur, *Prag,* Smichow, Kinskystr. 27.

1621 **Kaiser Wilhelm-Universität, Curatorium der—,** *Strass-burg.*

1622 **Kallivoda v. Falkenstein, Dr. Joseph,** *Esseg,* Slavo-nien.

1623 **Karlsruhe,** Stadtrath.

1624 **Keesbacher, Dr. Friedr.,** k. k. Sanitätsrath, *Laibach,* Rathhausplatz 10.

1626 **Kesseler, Carl,** Civil-Ingenieur und Patentanwalt, *Berlin.*

1627 **Kestner, Dr.,** Kreisarzt, *Mülhausen i/Els.*

1628 **Kinderschutzverein,** *Berlin.*

1629 **Kirchner,** Oberstabsarzt Dr., *Lüben.*

1631 **Knappschaftsverein, Oberschl.,** *Tarnowitz.*

1632 **Knoblauch & Co., Hugo,** *Berlin SW.,* Königgrätzer-strasse 41.

1633 **Köbner, W.,** *Breslau.*

1634 **Köln,** Magistrat.

1635 **Königer, Michael,** Hilfsarbeiter im statistischen Bureau der Stadt *München.*

1637 **Königsberg i. Pr., Kgl. Regierung.**

1638 **Königsberg i. Pr., Magistrat.**

1639 ***Koerting, Gebr.,** *Hannover.*

1640 **Koester, G.,** Akad. Buchhandlung, *Heidelberg.*

1641 **Koopmann, S. D., & Hennicke & Goos,** *Hamburg.*

1642 **Kreis-Armen- und Kranken-Anstalt der Pfalz,** *Franken-thal.*

1643 **Krieger, Dr.,** *Strassburg i./Els.*

1644 ***Kriegs-Ministerium, Kgl. Preussisches,** *Berlin.*

1645 ***Kriegs-Ministerium, K. K. Reichs-,** *Wien.*

1646 ***Krupp, Friedr.,** *Essen.*

1647 **Kuby, Dr. Wilh.,** k. Landgerichtsarzt, *Augsburg,* B. 27, II.

1648 **Kuehl, W. H.,** *Berlin.*

1649 **Kuntze, Dr. Otto,** *Leipzig-Eutritzsch.*

1650 **Kusy, Dr. Emanuel,** Sanitätsrath, *Brünn.*

1651 **Landes-Sanitätsrath, K. K.,** f. Mähren, *Brünn.*

1652 **Landwirthschaftliche Versuchsstation,** *Hildesheim.*

1653 **Lanfranconi, Enea,** Ingenieur, *Pressburg*, Ungarn, Krönungsplatz 1.

1654 **Lauban,** Magistrat.

1655 **Laupp, H.,** Buchhandlung, *Tübingen.*

1656 **Lent,** Sanitätsrath **Dr.,** Niederrheinischer Verein für öffentliche Gesundheitspflege. *Köln a/Rh.* Cäcilienstr. 44.

1657 **Lenz, G. F.,** *Berlin.*

1658 **Lewy, Dr. E.,** Privatdocent, *Wien*, Radetzkystr. 8.

1659 **Lichtenstein, Dr. Ed.,** *Berlin.*

1660 **Lincke, Rudolf,** Buchhandlung, *Bautzen u. Leipzig.*

1661 **Lindig, Dr.,** *Schwerin.*

1662 **Linzbauer, Prof. Dr.,** *Mödling* b. Wien, Klausen-Brühlerstr. 94.

1663 **Loose, Dr. Aug.,** und Bauinspector **Rippe,** *Bremen.*

1664 **Lübeck,** Medicinal-Collegium.

1665a **Maass, Ernst,** in Firma **Leopold Voss,** Verlagsbuchhandlung, *Hamburg*, Amelungstr. 4.
(S. Ins. Seite 189.)

1665b **Macklotsche Buchhandlung,** *Karlsruhe.*

1666 **Magdeburger Verein für Dampfkesselbetrieb,** *Magdeburg.*

667 **Magdeburger allg. Versicherungs-Actien-Gesellschaft,** *Magdeburg.*

1668 **Magdeburger Feuerversicherungs - Gesellschaft,** *Magdeburg.*

1669 **Mahlau & Waldschmidt,** *Frankfurt a/M.*

1670 **Marc, Walter,** *Westend* b. Berlin.

1671 **Marcus, Adolf,** Verlagsbuchhandlung **(Gustav Marcus),** *Bonn.*

1672 **Marggraf, Hugo,** Ingenieur, *München*, Theresienstr. 140.

1673 **Marktgemeinde Schwabmünchen,** kgl. Bezirksamt *Augsburg*, Kreis Schwaben (Bayern).

1674 **Maruschke & Berendt,** Verlagsbuchhandlung, *Breslau*, Ring 8.

1675 **Marx v. Marxberg, Wilh.,** Freiherr, Praes. d. k. k. Polizeidirection, *Wien I.*, Schottenring 11.

1676 **Mau, R.,** Ingenieur und Fabrikbesitzer, *Wüste-Waltersdorf*, Schl.

1677 **May, M., & Co.,** *M. Gladbach.*   (S. Ins. Seite 181.)

1678 **Mecklenburgischer Landes-Verein zur Pflege im Felde verwundeter und erkrankter Krieger,** *Schwerin.*

1679 **Mecklenburgischer Marien-Frauen-Verein zur Pflege im Felde verwundeter und erkrankter Krieger.** *Schwerin.*

1680 ***Meckl. Local-Comité Rostock,** für **Daniel,** Baurath, *Schwerin.*

1681 ***Meckl. Local-Comité Rostock,** für **Voss,** Landbaumeister, *Schwerin*, **Güstrow,** Magistrat.

1682 ***Meckl. Local-Comité Rostock,** für **Prof. Dr. Fleischmann,** Vorstand der **milchwirthschaftl. Versuchsstation Raden,** *Rostock.*

1683 ***Meckl. Local-Comité Rostock,** für **Dr. Lendig,** *Schwerin*, **Prof. Uffelmann,** *Rostock*, **Dr. Dornblüth,** *Rostock.*

1684 **Meckl. Local-Comité Rostock,** für Geh. Medic.-Rath **Dr. Mettenheimer,** *Schwerin*, Pastor **Krabbe,** *Ludwigslust.*

1685 ***Meinert, Dr. C. A.,** *Berlin W.*, Corneliusstrasse 8.

1686 **Meinhold, C. C., & Söhne,** Verlagsbuchhandlung, *Dresden.*

1687 **Meissner, O.,** *Hamburg.*

1688 **Mendel, Berthold,** *Berlin W.*, Lützowstr. 84.

1689 **Meran, Klimatischer Kurort.**
1690 **Meteorologische Station,** *Ratibor.*
1691 **Mettenheimer, Dr.,** Geh. Medicinalrath, *Schwerin.*
1692 **Metzler'sche, J. B., Buchhandlung (L. & E. Werlitz),** *Stuttgart.*
1693 **Meusel, Dr.,** Geh. Medicinalrath, *Gotha,* Herzogth. Coburg-Gotha.
1694 **Mewes, Eugen,** *Berlin SW.,* Zossenerstrasse 56.
1695 **Meyer, Bruno** (Firma **Hartung & Sohn**), *Rudolstadt.*
1696 **Michaelis, Dr.,** *Innsbruck.*
1697 **Michaelis, Dr. med.,** prakt. Arzt, *Waldenburg* i. Schl., Neue Gartenstr. 20.
1698 **Mirus, Carl,** *Berlin.*
1699 **Morgenstern, L.,** *Berlin SW.,* Beuthstr. 15.
1700 **Mosse, Rudolph,** *Berlin SW.,* Jerusalemerstr. 48.
1701 **Müller, Gustav** (Firma **J. Klönne & Müller**), *Berlin S.,* Prinzenstr.
1702 **Müller, Max, Kern's Verlag,** *Breslau.*
1703 **München, Stadtmagistrat.**
1704 **Münchhoff, P.,** Verlagsbuchhandlung, *Berlin W.,* Zietenstrasse 14. Die Bücher gelangen von der Firma Hermann Hucke in Leipzig zur Aufstellung.
1705 **Muencke, Dr. Rob.,** *Berlin,* Louisenstrasse 58.
1706 **Myrdacz, Dr. Paul,** k. k. Regimentsarzt, *Wien IX.,* Währingerstr. 25.
1707 **National Board of Health,** *Washington.*
1708 **Naturforschender Verein in Brünn,** *Brünn,* Stadthof.
1709 **Neufeldt, A. H.,** *Elbing.*
1710 **Neviges'er Bauverein,** *Düsseldorf.*
1711 **Newyorker Lebensversicherungs-Gesellschaft,** *New-York.*
1712 **Nieden, Julius zur, Dr. phil.,** Eisenbahnbauinspector, *Landsberg a. W.*
1713 **Norddeutsche Buchdruckerei und Verlagsanstalt,** *Berlin SW.,* Wilhelmstrasse 32.

1714 **Norderney,** Kgl. Nordseebad.

1715 **Oberschulrat, Grossherzogl. Badischer,** *Karlsruhe.*

1719 **Oldenbourg, R.,** Verlagsbuchhandlung, *München,* Glückstr. 11.

1720 **Oppenheim, Robert,** Verlagsbuchhandlnng, *Berlin.*

1721 **Oppert, Dr.,** *Friedenau* bei Berlin.

1722 **Osnabrück,** Magistrat.

1724 **Pacini, F.,** *Florenz.*

1725 **Parey, Paul,** Verlagsbuchhandlung, *Berlin SW.,* Zimmerstr. 91.

1726 **Passau, Magistrat.**

1727 **Patriotisches Institut der Frauenvereine im Grossherzogthum Sachsen,** *Weimar.*

1728 **Paul, C., & Lehnert,** Culturtechnisches Büreau, *Cassel,* Hessen.

1729 **Peters, D., & Co.,** *Neviges.*

1630 **Peters, H.,** Verlagsbuchhandlung, *Berlin W.,* Mohrenstrasse 28.

1731 **Petersburger, Findelhaus,** *St. Petersburg.*

1732 **Petsch, J. C. W.,** *Berlin SW.,* Friedrichstr. 236.
(S. Ins. Seite 261.)

1733 **Pissin, Dr.,** *Berlin.*

1734 **Poleck, Prof. Dr.,** *Breslau.*

1735 **Polizeidirection, Kaiserliche,** *Strassburg* i. Elsass.

1736 **Polizeidirection, Kaiserl. Königl.,** *Wien I,* Schottenring 11.

1737 **Polytechnische Buchhandlung,** A. Seydel, *Berlin W.,* Wilhelmstrasse 57/58. **(S. Ins. Seite 49/51.)**

1738 **Pomologisches Institut,** ·*Proskau.*

1739 **Porzellan-Manufactur, Kgl.,** *Berlin.*

1740 **Presl, Dr. med. Friedrich,** k. k. Bezirkarzt, *Wien,* im Sanitätsdepartement des Kaiserl. Königl. Ministerium des Innern.

1743 **Preussisches, Kgl., Ministerium für Handel und Gewerbe,** *Berlin.*

1744 **Provinzialverwaltung der Provinz Ostpreussen,** *Königsberg.* i. Pr.

1745 **Provinzialständische Verwaltungs-Commission,** *Posen.*

1746 **Pütsch, Alb.,** Civil - Ingenieur, *Berlin SW.,* Oranienstr. 127.

1747 **Puttkammer & Mühlbrecht,** *Berlin NW.,* Unter den Linden 64.

1748 **Putzeys, Prof. Dr. Felix,** *Liège,* Boulevard d'Avroy 71.

1749 **Ramsey, A.,** *London,* Kent-Garden 6.

1750 **Recknagel, Prof. Dr. Georg,** *Kaiserslautern.*

1752. **Reimann, Dr. E.,** Meteorolog. Beobachter, *Ratibor.*

1753 **Reimer, Dietrich (Reimer & Höfer),** *Berlin SW.,* Anhaltstr. 12.

1754 **Reiner, Dr. M.,** *Esseg,* Slavonien.

1755 **Reuter, T. W.,** Kreis-Brand-Director, *Braunschweig.*

1756 ***Rheinische - Provinzial - Verwaltung** (Dr. Pelman), *Düsseldorf.* 35b

1757 **Rhein. Vieh - Versicherungs - Gesellschaft,** Director A. Jaeger, *Köln.*

1758 **Rheinisch Westphälischer Feuerwehr - Verband** *Bochum.*

1759 **Ricker, J.,** Buchhandlung, *Giessen.*

1760 **Riedel, Josef,** Civilingenieur, *Wien IV.,* Mostgasse 7.

1761 **Rieger'sche, M., Universitätsbuchhandlung (Gustav Himmer),** *München,* Theatinerstr. 15.

(S. Ins. Seite 27.)

1762 **Rigler, Dr. Joh.,** *Berlin.*

1763 **Ritter,** Medicinal-Rath, **Dr.,** *Oldenburg* i/Gr.

1764 **Rózsahegyi, Dr., Aladár v.,** Professor, *Klausenburg.*

1765 **Rühlemann, Dr. Gustav,** Ob.-St.-A. im kgl. Sächs. Sanitätscorps, *Leipzig,* Gohlis, Hauptstr. 9.

1766 **Salbach,** kgl. Baurath, *Dresden*.

1767 ***Salquin, August,** Major der Infanterie. *Bern*.

1768 **Salzburg, Stadtgemeinde.**

1769 **Samariter-Verein, Deutscher,** Vors. von Bremen, *Kiel*.

1770 **Sanitätswache der Oranienburger Vorstadt,** *Berlin*.

1771 **Sanitätshilfe der Stadtbezirke Alt-Berlin.**

1772 **Saunier, Nachfolger A. Scheinert** *Danzig*.

1773 **Schauenstein, Prof. Dr. Adolf,** und **Kratter, Dr. Julius,** Docent. Institut für Staatsarzneikunde an der Hochschule zu Graz. *Graz*.

1774 **Scheppach, Dr. Josef,** Königl. Bezirksarzt, *Sont- hofen*, Allgäu.

1775 **Schlichting, J.,** Königl. Prof. an der techn. Hoch- schule zu Berlin, *Charlottenburg*, Bismarck- strasse 114a.

1776 ***Schlierholz, v.,** Oberbaurath, *Stuttgart*.

1777 **Schlockow, Dr.,** Sanitätsrath, *Breslau*, Schweid- nitzerstrasse 18.

1778 **Schmidt, Cäsar,** Buchhändler, *Zürich*.

1779 **Schmidt, C. F.,** *Strassburg i. Els.*

1780 **Schmitt, Dr. Eduard,** Professor der Ingenieur- wissenschaften und der technischen Hoch- schulen zu Darmstadt.

1781 **Schönfeld's, G.,** Verlagsbuchhandlung, *Dresden A.*, Lindengasse 9.

1782 **Scholtze, Carl,** Verlagsbuchhandlung. *Leipzig*, Emilienstr. 10.

1783 **Scholz, Dr. Fr.,** *Bremen*, Kranken-Anstalt.

1785 **Schorer, J. H.,** *Berlin*.

1786 ***Schröder, Dr. Julius,** *Tharand*.

1787 **Schubert, Franz,** *Meran*.

1788 **Schulemann,** Baurath, *Bromberg*.

1789 **Schultz, R., & Co.,** Verlagsbuchhandlung, *Strass-
     burg i. E.*

1790 **Schulz, K., & Co.,** *Strassburg i/Els.*

1791 **Schwetschke, C. A., & Sohn,** *Braunschweig.*
     (S. Ins. Seite 72.)

1792 **Senckel, Ernst,** Pfarrer und Schulinspector, Ge-
     schäftsführer des Vereins für Jugendspar-
     kassen in Deutschland. *Hohenwalde* bei Müll-
     rose.

1793 **Siegmund, Dr.,** Sanitätsrath, *Berlin.*

1794 **Simson, Frau Anna,** *Breslau,* Schweidnitzer Stadt-
     graben 16 a.

1795 **Società italiana d'Igiene,** *Milano.*

1796 **Sönnecken, F.,** *Bonn.* (S. Ins. Seite 12.)

1797 **Spaeth, J. M.,** Buchhandlung, *Berlin C.,* König-
     strasse 52. (S. Ins. Seite 9.)

1798 **Spar- und Unterstützungs-Verein für Kinder,** *Wien.*

1799 **Spindler, W.,** *Berlin* u. *Spindlersfeld* b. Koepenik.
     (S. Ins. Seite 224/225.)

1800 **Springer, Jul.,** *Berlin N.,* Monbijoupl. 3.
     (S. Ins. Seite 264 g. u. h.)

1801 **Starcke, Dr. P.,** *Berlin.*

1802 **State-Board of health** lunacy and charity, *Massa-
     chusetts.*

1803 **State-Board of health of the state of California.**

1804 **Statistisches Bureau, Kgl. Preuss.,** *Berlin SW.,*
     Lindenstr. 28.

1805 **Staub, A.,** *Kuchen* b. Geislingen.

1806 **Stolp, Dr. Hermann,** Redaction der deutschen Ge-
     meindezeitung. *Charlottenburg,* Grünstr. 13.

1807 **Strassburg i/Els.,** Bürgermeisteramt.

1808 **Straube, Julius,** Verlagsbuchhandlung, *Berlin.*

1809 **Strauss, Emil,** Verlagsbuchhandlung, *Bonn.*
     (S. Ins. Seite 3.)

1810 **Strigler, Ph.,** Architect, *Frankfurt a/M.,* Hoch-
     strasse 31, II.

1811 **Stude,** Branddirector, *Bremen,* Hauptfeuerwache.

1812 **Studienseminar, Königl.,** *Neuburg* a. d. D., Bayern.

1813 **Stuhrsche Buch- und Kunsthandlung, S. Gerstmann,** *Berlin NW.*, Unter den Linden 61.
Musterbibliothek. (Die in dem Sortimentslager vorhandenen, auf Hygiene und Rettungswesen bezüglichen Werke, Zeitschriften etc. sind käuflich zu haben.)
An der Ausstattung derselben sind nachstehende Firmen als Collectiv-Aussteller betheiligt:

Otto Völker, Bildhauer, Fabrik antiker und moderner Möbel, Musterlager vollständig eingerichteter Zimmer. Berlin SW., Hagelsbergerstr. 52.

Jean Brüno & Co., Gardinen, Möbelstoffe, Tischdecken und Teppiche. Berlin W., Leipzigerstr. 97.

M. H. Burchardt, Tapetenfabrik. Spez.: Tapetendecorationen für Wand und Decke, Berlin W., Friedrichstr. 68.

L. C. Busch, Bronzewaarenfabrik. Kunstgewerbliches Magazin. Berlin W., Friedrichstr. 71.

Actien-Gesellschaft für Ofenfabrikation, vorm. Gust. Dankberg, Kunsttöpferei etc., Berlin SW., Wilhelmstr. 141.

1814 **Stuttgart**, Stadtgemeinde. (Stadtbaurath Kaiser und Stadtbaurath Wolff.)

1815 **Surgeon, General's-Office** U. S. *Washington.*

1816 **Szegedin, Kgl. Commissariat für** —

1817 **Szontagh, Dr.**, *Neu-Schmecks, Ungarn.*

1818 **Tausch & Grosse**, Buch- und Kunsthandlung. *Halle a. d. S.*, gr. Steinstr. 63.

1819 **Thiem, A.**, Civil-Ingenieur. *München*, Müllerstr. 32 d.

1820 **Töplitz & Deuticke**, *Wien.*

1821 **Török, Dr. Johann**, Comitats- und Bahnarzt in Tornallya (Gömörer Comitat), Ungarn.

1822 **Trübner, Carl, J.**, *Strassburg i/Els.*

1823 **Uffelmann, Prof.**, *Rostock.*

1824 **Ulm, Magistrat.**

1825 **Ulmer, Eugen**, Verlagsbuchhandlung, *Stuttgart.*

1826 **Unfallversicherungs-Genossenschaft (J. H. Reitz & Hammer)**, *Chemnitz.*

1827 **Ungarische Nordostbahn-Gesellschaft,** *Budapest II.*

1828 **Ungarisches Kgl. Ministerium des Innern,** *Budapest.*

1829 **Ungarisches Ministerium für Landwirthschaft, Gewerbe u. Handel, Kgl.,** *Budapest.*
1830 **Universität Strassburg i/Els.**
1831 **Unterstützungs-Verein der Buchdrucker u. Schriftgiesser** Nieder-Oesterreichs, *Wien I*, Graben 1.
1832 **Urban & Schwarzenberg,** Verlagsbuchhandlung, *Wien, I.,* Maximilianstr. 4.
1833 **Utzschneider & Cie.,** Fayence- und Porcellan-Fabrik, *Saargemünd,* Lothringen.
1835 **Verein für harmonische Lebensweise, Deutscher akademischer,** *Berlin.*
1836 **Verband öffentlicher Feuer-Versicherungs-Anstalten,** (Vorstand v. Hülsen), *Merseburg.*
1837 **Verein böhmischer Aerzte und böhmischer Frauen-Erwerb-Verein,** *Prag.*
1838 **Verein für das Wohl der arbeitenden Classen,** *Stuttgart.*
1839 **Verein für häusliche Gesundheitspflege,** *Berlin.*
1840 **Verein f. öffentl. Gesundheitspflege** im Herzogthum Braunschweig, *Braunschweig.*
1841 **Verein für öffentliche Bäder,** *Bremen.*
1842 **Verein für öffentliche Gesundheitspflege, Deutscher,** *Frankfurt* a. M.
1843 **Verein für öffentliche Gesundheitspflege,** *Hamburg.*
1844 **Verein für öffentliche Gesundheitspflege,** *Hannover.*
1845 **Verein für öffentliche Gesundheitspflege** der Stadt *Nürnberg.*
1846 **Verein für öffentliche Gesundheitspflege, Niederrheinischer,** *Köln.*
1847 **Verein f. Wetterkunde** zu *Prenzlau* (Vorsitzender: Wölbling in Kreuzkrug b. Templin).
1848 **Verein vom rothen Kreuz,** *Budapest II.,* Kettenbrückengasse 1.
1849 **Verein f. d. Unterricht u. d. Erziehung Taubstummer in Schlesien.** *Breslau,* Stromstr. 8 u. 8a.

1850 **Verein von Kinderfreunden,** *Wien.*

1851 **Verein zur Pflege im Felde verwundeter und erkrankter Krieger,** *Aachen.*

1852 **Versuchsstation Dahme.**

1853 **Verwaltung der öffentlichen Spaziergänge,** *Bremen.*

1854 **Verwaltung, d. Heil- und Pflegeanstalten bei Kaufbeuren, Kgl.,** *Kaufbeuren* (Bayern).

1855 **Vieweg, Friedr., & Sohn,** *Braunschweig.*

1856 **Vogel, F. C. W.,** Verlagsbuchhandlung, *Leipzig.*
(S. Ins. Seite 71.)

1857 **Voigt, Bernhard Friedr.,** Verlagsbuchhandlung, *Weimar.*

1858 **v. Voit, Prof. Dr. Carl,** *München.* Physiologisches Institut.

1859 **Voss, Franz,** Ingenieur. *Kaiserslautern,* Gasstr. 11, bei F. Planett.

1860 **Voss, L.,** *Leipzig.*

1861 **Wasmuth, Ernst,** Architectur-Buchhandlung, *Berlin W.,* Werderstr. 6.

1862 **Wasserfuhr, Dr.,** Kaiserl. Ministerial-Rath, *Strassburg* i./E.

1863 **Weber, J. J.,** Verlagsbuchhandlung, *Leipzig.*

1864 **Weigelt, Dr. phil. Curt,** Director der kaiserl. landw. Versuchsstation für Elsass-Lothringen, *Rufach,* Ober-Elsass.

1865 **Weiss, O.,** Prof. Dr., *Zürich.*

1866 **Widmann, Jos.,** Ingenieur u. Gutsbesitzer, *Leitnau,* Station Harbatzhofen.

1867 **Widmann, J., & A. Telorak,** Civil-Ingenieure, *Kempten.*

1868 **Wiebe, E.,** Geh. Ober-Baurath a. D., *Berlin.*

1869 **Wiener freiwillige Rettungs-Gesellschaft,** *Wien I.,* Herrengasse 5.

1870 **Wigand, Otto,** Verlagshandlung, *Leipzig.*

1871a **Wilmsmann, W.,** *Hagen* i./W.

1871b **Wittwer, Konrad,** *Stuttgart.*

1872 **Wolff, E.,** Sprachheilanstalt, *Essen a/R.*

1873 **Wolffhügel, Dr. G.,** Kaiserl. Regier.-Rath, *Berlin NW.*, Charitéstr. 5.

1874 **Wollny, Prof. Dr. E.,** *München*, Nymphenburgerstr. 20.

1875 **Württembergisches Staats-Ministerium der Auswärtigen Angelegenheiten, Kgl.,** *Stuttgart*.

1876 **Württembergisches Ministerium des Innern, Kgl.,** *Stuttgart*.

1877 **Württembergisches Ministerium des Kirchen- und Schulwesens, Kgl.,** *Stuttgart*.

1878 **Würzburg,** Stadtmagistrat.

1879 **Wyss, Prof. Dr. Oscar,** *Zürich*, Riesbach, Seefeldstrasse 23.

1880 **Zahn, R. v.,** Verlagsbuchhandlung **(R. v. Zahn und Emil Jaentsch),** *Dresden*, Schlossstr. 22.
(S. Ins. Seite 123.)

1881 **Zernin, Ed.,** *Darmstadt*.

1882 **Ziffer, Dr. Carl,** *Budapest*, Waitzner Boulevard 28.

1883 ***Zipperling, Hugo,** Maschinen- und Waggonfabrik, *Wien*, Simmeringstr.

Nachtrag.

Zu Gruppe 1.

1884 Eisenwerk Kaiserslautern. (401b)
Wolpert'sche statische Anemometer, Procent-Hygrometer, Rauch- und Luftsauger. Wolpert's Experimentir - Apparat zur Beobachtung von Luftströmen. Recknagel's Thermotelegraph.

1885 Museum der landwirthschaftlichen Hochschule, *Berlin* (Prof. Wittmack), und **Agriculturchemische Versuchsstation** in *Münster* (Prof. König).
Nahrungsmittel und deren Verfälschungen. Plastische Darstellung der Zusammensetzung der Nahrungsmittel.

Zu Gruppe 5.

1886 Cohn, Prof. Dr., Hermann, *Breslau.*
Modell der Accomodation des Auges.

Zu Gruppe 17.

1887 Verein vom rothen Kreuze in den Ländern der heiligen Krone Ungarns, *Budapest..* (1262)
Blessirten-Transportwagen. Fourgon zur Blessirten-Transportcolonne ausgerüstet. Fourgon eingerichtet für den Transport Schwerverwundeter auf grosse Entfernungen. Modelle von Wagen zum Verwundetentransport. Feldbett und Sessel für ein Nothspital. Pläne des Elisabethspitals und kartographisch-statistische Darstellung des Vereins. Abbildungen von Uniformen der Delegirten, Blessirtenträger etc.

Zu Gruppe 20.

1888 Meves Nachfolger, Albert, (Inhaber Fritz Bast,) *Berlin N.,* Chausseestr. 99.
Gartenbänke, aufgestellt im Freien.
(S. Ins. Seite 260.

Zu Gruppe 22.

1889 **Brandt, J., & G. W. von Nawrocki** (Inhaber G. W. v. Nawrocki), *Berlin W.*, Leipzigerstr. 134. Abdampf-Apparat für Excremente und deren Verarbeitung zu einem Dungmittel in Pulverform. Patentanmeldung v. J. Swiecianowski, Architekt in Warschau. **(S. Ins. Seite 14.)**

Zur Bibliothek.

1890 **Beck, C. H.,** *Nördlingen.*
1891 **Besold, Ed.,** *Erlangen.*
1892 **Freyschmidt's Hof-Buchhandlung,** *Kassel.*
1893 **Hölder, A.,** Hof Buchhandlung, *Wien.*
1894 **Schober, K.,** *Stuttgart.*
1895 **Stollberg, F.,** *Merseburg.*
1896 **Szepansky, Frau von,** *Düsseldorf.*

Berichtigungen und Ergänzungen.

Seite 4. 3. Zeile v. u. lies **A. Mowitz** statt Mowitz & Co.

№

15 befindet sich im Hauptgebäude.
33 **Reichert, Carl,** *Wien.*   } Vertreter: G. Hartberger,
53 771 **Frey, Rudolf,** *Wien.* } Wien VI., Webgasse 18.
208 **Carlsmühle,** *Weimar.*   } Vertreter: F. R. C. Schultze,
236 1248 **Ergmann, H.,** *Kotzenau.* } *Berlin NW.*, Werftstrasse 6e.
250 Die Ausstellung erfolgt durch die Firma **Friedländer u. Josephson,** *Berlin N.,* Sellerstrasse 6.
255 **Schwalb, K,** Lehrer, *Ober-Rokitai.* } Vertreter: G. Hartberger,
277 **Calderara & Bankmann,** *Wien.* } *Wien VI.,* Webgasse 18.
316 **Meyer, Prof. H. v.,** *Zürich.* Die Leisten sind ausgeführt durch J. Beuchert in Karlsruhe.
320 befindet sich im Freien.
349 befindet sich im Stadtb.-Bog. 28.
337 **Weiss, Madame M.,** *Wien.* Vertreter: G. Hartberger, Wien VI., Webgasse 18.
343 ist zu streichen: Im Freien.
346 **Eggerth, C., & Presl,** *Wien.* Vertreter: G. Hartberger, Wien VI., Webgasse 18.
349 350 355 befinden sich im Stadtb.-Bog.
369 **Heinrich, Dr. J. v.,** *Wien.* Vertreter: G. Hartberger, Wien VI., Webgasse 18.

№

371 **Scheinert & Nobiling**. *Gotha*. Vertreter: F. R. C. Schultze, Berlin NW., Werftstr. 6e.

398 **Menkel & Co.**, *Barmen*. Vertreter: F. R. C. Schultze, Berlin NW., Werftstr. 6e.

417 befindet sich im Stadtb.-Bog. 6.

418 befindet sich im Stadtb.-Bog. 26.

431 435 439 befinden sich im Freien.

441 befindet sich im Stadtb.-Bog.

443 befindet sich im Stadtb.-Bog. 26.

447 **Karajan, Dr. L. v.**, *Wien*. Vertreter: G. Hartberger, Wien VI., Webgasse 18.

449 fällt aus.

496 **Pistor, Arwed R. R. von**, *Wien*. Vertreter: G. Hartberger, Wien VI., Webgasse 18.

515 Die Ausstellung erfolgt durch den K. K. Hofbandagisten **Schlecht** in *Wien*.

560 **Hebra, Dr. H. v.**, *Wien*. Vertreter: G. Hartberger, Wien VI., Webgasse 18.

567 Aussteller ist **Dr. Feldbausch**, *Strassburg i. E.*

574 **Leiter, J.**, *Wien*. Vertreter: G. Hartberger, Wien VI., Webgasse 18.

598 **Römpler, J.**, *Zeulenroda*. Vertreter: F. R. C. Schultze, Berlin NW., Werftstr. 6e.

620 befindet sich im Freien.

627 1442 **Sächsische Serpentinstein - Aktien - Gesellschaft** *Zöblitz*. Vertreter: D. Warmer, Berlin, Alexandrinenstr. 37a.

635 **Grohs-Fligely, F. A. von**, *Wien*.
665 **Jschl, Badeverwaltung**.
688 **Ulbrich, A.**, *Püllna*.
689 **Waitz, Fratelli, Dr.**, *Roncegno*.

Vertreter G. Hartberger, Wien VI., Webgasse 18.

595 **Hartmann, J.**, *Heidenheim*. Vertreter: F. R. C. Schultze, Berlin NW., Werftstr. 6e.

712 fällt aus.

719 Die Firma heisst **J. Schwabe**.

739 **Matzal, Dr. Th.**, *Wien*. Vertreter: G. Hartberger, Wien VI., Webgasse 18.

761 Der Pavillon ist vom Architekt **C. Schliemann**, *Berlin W.*, Kurfürstenstrasse 49, erbaut.

780 befindet sich im Freien.

782 fällt aus.

783 befindet sich im Freien.

784 befindet sich im Stadtb.-Bog. 26.

785 befindet sich im Freien.

786 befindet sich im Pavillon im Freien.

787 befindet sich im Stadtb.-Bog. 26.

788 befindet sich im Freien.

789 befindet sich im Stadtb.-Bog. 26.

№

791 befindet sich im Stadtb.-Bog. 26.
797 befindet sich im Pavillon im Freien.
800 befindet sich im Stadtb.-Bog. 12.
801 befindet sich im Stadtb.-Bog.
802 804, 805, 807, 821, 822 befinden sich im Freien.
824 befindet sich im Stadtb.-Bog. 12.
826 befindet sich im Stadtb.-Bog.
831 Der eiserne Pavillon ist gefertigt von der Maschinenbau-Anstalt
     H. Gossen, *Berlin SW.*, Alte Jacobstr. 1 c.
839 843, 844 befinden sich im Stadtb.-Bog.
850 befindet sich im Stadtb.-Bog. 17.
853 868 befinden sich in Pavillons im Freien.
854 860 befinden sich im Stadtb.-Bog.
861 b 862 befinden sich im Stadtb.-Bog. 16.
864 865 befinden sich im Freien.
871 875, 880, 883 befinden sich im Stadtb.-Bog.
900 befindet sich im Pavillon im Freien.
920 befindet sich im Stadtb.-Bog. — Seite 136, 1. Zeile von oben
     muss es heissen: **Wagstorff** statt W a g s d o r f f. 15. Zeile
     von oben **Jennings** statt J e m i n g s.
965 Beim Ausstellungsgegenstand muss der Text v. der Klammer
     ab lauten: (Im Haupt-Restaurationsgebäude im Betrieb.)
     Ventilation von **Rietschel & Henneberg**.
974 979 befinden sich im Pavillon im Freien.
1019 **May & Co.**, *M.-Gladbach*. Vertreter: R. J. Sartorius, Berlin,
     Köpnickerstr. 133.
1220 befindet sich im Stadb.-Bog. 34.
1250 **Weickum, G.**, *Wien*. Vertreter: G. Hartberger, Wien VI.,
     Webgasse 18.
1256 Die Firma lautet **J. Brandt & G. W. von Nawrocki**, Inhaber
     G. W. von Nawrocki.
1271 **Triest, K. K.** Seebehörde. Vertreter: G. Hartberger, Wien VI.,
     Webgasse 18.
1320 **Grether & Comp.**, *Freiburg i. B.* Vertreter bez. Aussteller:
     Rich. Lüders, Görlitz, Mühlweg 14.
1377 gelangt in Gruppe 1 zur Aufstellung.
1384 befindet sich im Stadtb.-Bog. 18.
1409 **Linz**, oberösterreichischer Landesausschuss.) Vertreter:
1429 **Triest, Stadt.** | G. Hartberger,
1431 **Commune Wien.**   { Wien VI.,
1760 **Riedel, J.**, *Wien.*   ) Webgasse 18.

Es wird ersucht, etwaige Unrichtigkeiten im Katalog baldthunlichst dem Bureau der Ausstellung anzuzeigen, um dieselben bei der 2. Auflage berücksichtigen zu können.

Namens-Verzeichniss.

Die arabischen Ziffern hinter den Namen entsprechen den laufenden Nummern, die römischen den Seitenzahlen des Katalogs. *N* = Nachtrag.

Ein * hinter der laufenden Nummer im Katalog zeigt an, dass der betreffende Aussteller noch an anderer Stelle verzeichnet ist.
Die Anmelde-Nummern sind in Klammern gesetzt.

A.

Aachen, Gewerberath. 1063. 1130 a.

Aachen - Höngener Bergwerks-Act.-Ges. 1209.

Aachen, techn. Hochschule. 1089. 1369 n.

Aachen, Wasserwerk. 792.

Aachener u. Münchener Feuerversicherungs-Gesellschaft. 1305.

Abel, Lauban. 56.

Abdeckerei, fiscalische, Berlin. 766.

Abfuhrwesen, Kiel. 863 u. *N*.

Ackerbau-Ministerium, kgl. ung. 1387b. 1829.

Ackerbau-Ministerium, k. k. Wien. 1387. 1458a.

Ackermann, Th., München. 1458.

Adam, M., Posen. 902.

Adamczewski, Warschau. 754. 877.

Adelt, Bunzlau. 851.

Adler, M., Berlin. 410. 1437.

Agricultur-chem. Laboratorium, Kgl., Kiel. 1378.

Agricultur-chem. Versuchstation, kgl., Münster. 1377.

Agronomisch - pedolog. Institut, Kgl., Berlin. 1373.

Aird, A., Berlin. XLIII. 1459.

Aktien-Bau-Gesellschaft, M.-Gladbach. 1018.

Aktien - Gesellschaft Eisen- und Stahlwerk, Osnabrück. 1222.

Aktien-Gesellschaft H. F. Eckert, Berlin. 793.

Aktien - Gesellschaft Farbwerke, vorm. Meister, Lucius und Brünning, Höchst. 1017.

Aktien - Gesellschaft für Anilin-Fabrikation, Berlin. 1027.

Aktien - Gesellschaft für Abfuhr- und Phosphat-Dünger-Fabrikation, Berlin. 841.

Aktien-Gesellschaft für Bergbau, Alstaden. 1212.

Aktien-Gesellschaft für Bergbau, Blei- und Zinkfabrikation zu Stolberg und in Westfalen. 1025. 1209.

Aktien-Verein für Bergbau und Hüttenbetrieb Gute Hoffnungshütte, Oberhausen. 1076.

Aktien-Gesellschaft für Bergbau und Zinkhüttenbetrieb, Schles., Lipine. 1142.

Aktien-Gesellschaft für Bildhauerarbeiten, vorm. Gebr. Dankberg, Berlin. 690. 1445. 1447.

Aktien - Gesellschaft für Ofenfabrikation, vorm. Gust. Dankberg, Berlin. 1813.

Aktien-Gesellschaft für Spinnerei und Weberei, Viersen. 1007.

Aktien-Gesellschaft f. Wagenbau, vorm. Jos. Neuss, Berlin. 499.

Aktien - Gesellschaft Humboldt, Kalk. 1109.

Aktien-Gesellschaft, Rheinische, für Papierfabrikation, Neuss. 1133.

Aktien-Gesellschaft Schäffer & Walker, Berlin. 901.

Aktien-Gesellschaft Schlossbrauerei, Schöneberg. XLIV.

Aktien-Gesellschaft, vorm. Sellier & Bellot, Schönebeck. 1026.

Aktien-Gesellschaft, vorm. Spinn & Sohn, Berlin. 1440.

Albers, H., Hannover. 390.

Alisch & Co., Berlin. 126. 1307.

Alkaliwerke, Westeregeln. 342.

Allgemeiner Spar- und Unterstützungsverein für Kinder in Wien. 1460.

Allgem. Krankenhaus, Hamburg. 454. 522.

Allgemeine Versicherungs - Akt. Ges., Magdeburg. 1667.

Allschwil, Thonwaarenfabrik, Basel, 789 u. N.

v. Allstern, Wien. 1461.

Alpenmilch - Export - Gesellschaft, Romanshorn. 204.

Alstaden, Act.-Ges. für Bergbau. 1212.

Alters - Sparkasse, M. - Gladbach. 1462.

Amberg, Kgl. Bauamt. 842.

American-Swiss Milk Product Co., New-York. 78.

Ancion & Schnerzel, Berlin. 505.

Anton, H. M., Berlin. 545.

Apel, W., Göttingen. 3.

Armen- und Krankenanstalt der bayr. Pfalz, Frankenthal. 466.

Arnold, M., Chemnitz. 691.

Arnold & Schirmer, Berlin. 794.

Arnshall, Saline. 649.

Arnstadt, Bad. 649.

Arp, E. L., Kiel, 176.

Arpadi, L., Berlin. 79.

Asbeck, Osthaus, Eicken & Co., Hagen. 1028.

Asphalt-Company, The Neuchatel, Berlin. 787 u. N.

Asphalt-Fabrik, Neue Hannoversche, Berlin. 784 u. N.

Astrophysikalisches Observatorium, Potsdam. 1369 d.

Asylverein für Obdachlose, Berlin. 382.

Asylverein für Obdachlose, Breslau. 1499.

Augsburg, Stadt. 1388. 1463.

Augusta-Hospital, Berlin. 723.

Augustin, Bürgerdep., Berlin. XLII.

Aux Caves de France, Berlin. 161.

Axt, Maler, Meissen. XLI.

B.

Baaser & Co., Kalk. 81.

Baak, Berlin. 764.

Baatz, A. Berlin. 405.

Bachmann, W., Berlin. 1308 a.

Bach & Riedel, Berlin. 617.

Bacon, J. L , Berlin. 487. 903.

Badeanstalt Barmen. 339.

Bade, Capt., Wendorf. 48.

Badedirection Freienwalde a. O. 659.

Bad- und Waschanstalt, Biberach. 1468.

Badeverwaltung Ischl. 665 u. N.

Badeverwaltung Oynhausen, Kgl. 678.

Badische Landesgefängnissverwaltung, Freiburg. 1464.

Badische Oberdirection des Wasser- und Strassenbaues, Karlsruhe. 812.

Badischer Frauenverein, Karlsruhe. 450. 1465.

Badischer Männerhilfs - Verein. 721.

Badisches Min. d. Innern, Grossh. 677.

Baehnisch, C., Graetz in Posen. 171.

v. Baensch, Dresden. 1469.

Bär & Co., Zofingen. 272.

Baeumcher & Co., Dresden. 692.

Buschmann, Bertha, St. Vith. 70.
1504.
Buss, Sombart & Co., Magdeburg.
884.
Butzke & Co., Berlin. 406.
Byörnsen, J. E., Altona. 379.

C.

Café Bauer, Berlin. XLIV.
Calderara & Bankmann, Wien.
277 u. *N.*
Calow & Co., Bielefeld. 1044.
Campe & Co., Berlin. 407.
Canzler, A., Dresden. 388. 464.
1505.
Carlsmühle, Weimar. 208 u. *N.*
Carlswerk bei Mülheim a/Rh.
1300. 1057b.
Carne pura, Bremen & Berlin. 81.
v. Carolsfeld, Helfenberg. 139.
632.
Caspari, Alb., Berlin. 278.
Caspary, C., Berlin. 1437.
Casper, F. W., Berlin. XLI.
Cassel, Stadt. 1394. 1506.
Central-Comité der deutschen
Vereine vom rothen Kreuz, Ber-
lin. 726.
Central-Comité des niederländi-
schen rothen Kreuzvereins,
Haag. 725.
Centralverein für Krippen, Wien.
1508.
Centralverein für das Wohl der
arbeitenden Klassen, Berlin.
1507.
Charité, Kgl., Berlin. 462. 1369a.
Chemische Fabrik auf Actien,
vorm. E. Schering, Berlin. 489.
Chem. Fabrik Griesheim. 1045a.
Chem. Productenfabrik., Pomme-
rensdorf. 1046.
Chem. Fabrik Rhenania, Stolberg.
1045b.
Chemnitz, Stadt. 1395. 1509.
Christoph, Kopenhagen. 729.
Chun, C. Berlin. 235.
Churchill, London. 1510.

Civil-Hospize zu Strassburg i./E.
481.
Clouth, F., Nippes-Köln. 1047a.
Cochius & Kühne, Berlin. 279.
Cohen, L., Berlin. 63. 209.
Cohn. A., Berlin. 1511.
Cohn, E., Berlin. 392. 412. 727.
932. 1432.
Cohn, Prof. Dr. H., Breslau. 266.
1512. 1886.
Cohnfeld, H., Berlin. 823 u. *N.*
Cohnfeld, S. G., Zaukeroda. 1047b.
Common wealth of Massachussetts.
1513.
Communion - Berginspection des
Rammelsberges. 1194.
Communion - Hüttenamt, Oker.
1195.
Concordia, Mainz. 1016. 1514.
Consolidirte Alkaliwerke, Wester-
egeln. 342.
Corvin Mátyas Kocser Bitter-
wasserquelle, Komorn. 653.
Costenoble, Jena. 1535.
Credner, H., Leipzig. 1516.
de la Croix, Berlin. XXXIX.
Croon, Gebr., M.-Gladbach. 1048.
Crotogino, Gebr., Schweidnitz.
511.
Curort Marienbad. 673.
Curverwaltung Franzensbad. 658.
Cyclop, Maschinenfabrik, Berlin
XLIII.
Czermack, Teplitz. 1313. 1517.
Czernicki, Wien. 654.

D.

Dähntjer, C., Berlin. 280.
Dalpsche Buchhandlung, Bern.
1519.
Damcke & Co., Alb., Berlin. 787 u. *N.*
Dammann, Dr., Hannover. 1370.
Dampfkessel - Revisionsverein im
Aachener Bezirk. 1518.
Dampfschneidemühle, Pohland.
1049.
Daniel, Baurath, Schwerin. 1520.
1890. 1681.
Danneberg & Quandt, Berlin. 910.

E.

Ebel, K., Halberstadt. 1323.
v. Eck, A. Köln. 878.
Eckermann, F., Hamburg. 512.
Edison, Gesellschaft für angewandte Elektricität, Deutsche, Berlin. XLIII 885.
Eggebrecht, P., Berlin. 157.
Eggert, Heiligenbeil. 1054.
Eggert, K., Wien. 346 u. N.
Ehrenfelder Glashütte. 1055.
Ehrenfelder Nietenfabrik, Köln. 988.
Ehrenhaus, N., Berlin. 456. 1444. 1446. 1457.
Ehrle, Dr., Isny. 708.
Eichler. C., Fehrbellin. 282. 769. 1315.
Eisenbahn-Direction, Kgl., Berlin. 1225. 1533.
Eisenbahnen in Els.-Lothringen, Generaldirection der, Strassburg. 1232.
Eisenbahn-Schlafwagen-Gesellschaft, Internationale, Berlin. 1239b.
Eisenbahnsignal-Bauanstalt Max Jüdel & Co., Braunschweig. 1226.
Eisenhüttenwerk, Gräfl. zu Solmsisches, Lorenzdorf. 350.
Eisenhütten- und Emaillirwerk, Neusalz. 852. 911. 1095. 1534.
Eisen- und Stahlwerk, Act.-Ges., Osnabrück. 1222.
Eisenwerk Gröditz, Lauchhammer bei Riesa. 805. 912 u. N.
Eisenwerk Lauchhammer. XLI a. d. Oberlausitz-Bahn 914.
Eisenwerk Kaiserslautern. 913. 1535. 1884.
Eissner & Haussig, Berlin. 1444.
Eiswerke, Nordd., Berlin. 587.
Elb, Max, Dresden. 119.
Elberfeld, Stadt. 1400.
Elges, W., Berlin. 553.
Ellinger, Dr., Stuttgart. 1536.
Elsässer, A., Magdeburg. 806.

Elster, S., Berlin. 886.
Elsässer, C., Mannheim. 248.
Elwert, N. G., Marburg. 1537.
Emmerich, L., Berlin. 180. 633.
Emmerling, Prof. Dr., Kiel. 1378.
Emser Blei- und Silberwerks-Gesellschaft. 1200.
Ende, E., Berlin. 1433.
Engelapotheke, Worms. 211.
Engeler & Sohn, Berlin. 344.
Enke, Ferd., Stuttgart. 483. 1538.
Enslin, Th. Chr. Fr., Berlin. 1539.
Ephraim, E., Dresden. 945.
Epner sen., Berlin. 730.
Erdmann & Ruperti, Wismar. 527. 1243.
Erfurt, Feldberg. 579.
Erfurt, Magistrat. 1401.
Ergmann, H., Kotzenau 236. 1284 und N.
Ermen-Engels, Engelskirchen. 1056.
Ernecke, Ferd., Berlin. 11. 237.
Ernst & Korn, Berlin. 192. 1540.
Erste Berliner Eisenmöbel-Fabrik, Carl Schulz. 200. 401. 537.
Erste deutsche Patent-Linoleumfabrik, Berlin. 339.
Erste deutsche Virg.-Vaseline-Fabrik, Offenbach. 647.
Eschebach & Hauschner, Dresden. 345.
Eschweiler Bergwerks-Verein. 1209.
Essen, Stadt. 1541.
Esser, R., Berlin. 283.
Esterhazybad, Wien. 346 u. N.
Ewald, G., Cüstrin. 1316.

F.

Fabersche Buchdruckerei, Magdeburg. 2.
Fabian, Gebr., Bautzen. 284.
Fabricius, H., Weimar. 770.
Facompré, Friedr., Nienburg. 109.
v. Falkenstein, Kalliwoda, Esseg. 1622.
Farbwerke, Act.-Ges., Höchst. 1017.

Feder, M. & J., Eupen. 1057a.
Feise, A., Hildesheim. 513.
Feldbausch, Strassburg i. E. 567.
Felix, Budapest. 1542b.
Felix, A., Leipzig. 1542.
Feller, H., Karlsbad. 1543.
Felten & Guilleaume, Mülheim a. Rh. 1057b. 1300.
Fengler, H., Berlin. 989.
Ferien-Colonien, Verein für—, Barmen. 478.
Fernau, L., Leipzig. 1575.
Fetting Nachfolger, Berlin. 193. 514. 1227.
Feuerwehr-Ausschuss, München. 1476.
Feuerwehr, Freiwillige, Crefeld. 1318.
Feuerversicherungs-Gesellschaft, Magdeburg. 1668.
Fiek, Eberswalde. 915.
Fikentscher, Zwickau. 853 u. N.
Finanzministerium, Kgl. ung. 657.
Findelhaus, Petersburg. 1731.
Finder, A., Berlin. 347.
Fink, E., Wien. 781. 1544.
Finken & Mecke, Potsdam. 1228.
Finkenberg, H., Berlin. 807 u. N.
Finsterle, Wien. 731.
Finsterlin, München. 1545.
Fiscalische Abdeckerei, Berlin. 766.
v. Fischer, Dr., Triest. 515 u. N.
Fischer Cörlin, Berlin. XL.
Fischer, O., Berlin. XLIII. 1441.
Fischer, Dr., Breslau. 1546.
Fischer, G., Jena. 1548.
Fischer, Th., Kassel. 1547.
Fischer, E. F., Magdeburg. 916.
Fitzner, W., Laurahütte. XLII.
Flaschendräger, Arnshall. 649.
Flatow & Priemer, Berlin. 1445.
Fleck, Ing., Berlin. XL.
Fleck, J., Berlin. 1229.
Fleischer, F., Leipzig. 1549.
Fleischhauer, H., Berlin. 1230.
Fleischmann, Prof., Rostock. 1682.
Fleitmann & Witte, Iserlohn. 81.

Flensburg, Stadt. 1550.
Flinker, H., Altona. 1317.
Flöther, Gassen. 1058.
Flohr, Gebr., Berlin. 434.
Focke, A., Bernburg. 1231.
v. Fodor, Budapest. 12. 1551.
Föhring, Dr., Hamburg. 1552.
Foerster, Emil, Berlin. 917.
Forstakademie, Kgl., Tharand. 1197.
Forstmann & Hoffmann, Werden. 1059. 1553.
Fortbildungsschule für Mädchen, St. Vith. 70.
Fränkel, D., Berlin. 158.
v. Fragstein, Berlin. 1554.
Frank, Dr. A., Charlottenburg. 490.
Frank, J. C., Stolp. 694.
Frankenthaler Maschinen- und Armatur-Fabrik, Klein, Schanzlin & Becker. 808.
Frankfurt a. M., Baudeputation. 1402.
Frankfurt a. M., Milchkur-Anstalt. 65.
Frankfurter gemeinnützige Baugesellschaft, Frankfurt a. M. 1555.
Franz, Frau Th., Berlin. 285.
Franzensbad, Curverwaltung. 658.
Fratelli Waiz, Dr., Roncegno. 689 u. N.
Frati & Co., Berlin. 1434.
Frauen-Lazarath-Verein, Berliner. 723.
Frauen-Verein, Badischer, Karlsruhe. 450.
Frauen-Verein, Bayer., München. 722. 1472.
Frauen-Verein, Vaterländischer, Berlin. 726.
Frauen-Vereine im Grossh. Sachsen. 1727.
Freese Sohn, H., Berlin. 418 u. N.
Freienwalde a. O., Badedirection. 659.
Freiwillige Feuerwehr, Budapest. 1556.
Freiw. Feuerwehr, Crefeld. 1318.

Grillo, W., Oberhausen. 1201. 1577.

Grimm, M., Berlin. 1235. 1249.

Gröditz, Lauchhammer bei Riesa. 805. 912 u. *N*.

v. Grohs-Fligely, Wien. 635 u. *N*.

Groll, S. C., München. 288.

Gropius & Schmieden, Berlin. 476.

Gross, Dr., Ellwangen. 289. 1578.

Grosse, E., Wiesau. 1236.

Grosse Berliner Pferdeeisenbahn-Actien-Gesellschaft. 1237.

Grosser, E., Berlin. 1579.

Grossh. bad. Oberdirection des Wasser- und Strassenbaues. Karlsruhe. 812.

Grotjahn, Gebr., Berlin. 772.

Grotowsky, Köpsen. 1075.

Grove, D., Berlin. XLIII. 378. 920 u. *N*.

Grub, C. F., Stuttgart. 75.

Grüne & Co., Unterlüss. 936.

Grünewald, Gebr., Neustadt a. H. 290.

Grünwald, S., Berlin. 1285.

Grünzweig & Schlesinger, Berlin. 291.

Grun, L., Königsberg. 1379. 1580.

Gruner, H., Augsburg. 813. 1581.

Gruner, Prof. Dr., Berlin. 1375.

Gruner, F., Charlottenburg. 355. 1290 u. *N*.

Günther, E., Leipzig. 1582.

Güstrow, Magistrat. 1681.

Güterbock, Dr., Berlin. 1583.

Güttler, W., Reichenstein. 1077. 1359.

Gutehoffnungshütte, Act.-Verein, Oberhausen. 1076.

Guttmann, Dr. S., Berlin. 204.

H.

Haack, M., Leipzig. 240. 1584.

Haag, Johs., Augsburg. 351. 814. 921.

Haarmann & Reimer, Holzminden a. W. 102.

Habel's Brauerei, Berlin. XLIV.

Habel, Gebr., Berlin. XLIV.

Haeffner, M., Berlin. 857.

Haertel, H., Breslau. 559.

Häusler, C. S., Hirschberg. 169. 1286.

Hage, A. & E., Hildesheim. 924.

Hagenau, Stadt. 1586.

Hager & Co., Berlin. 292.

Hahn, Dr., Dresden. 1587.

Halemeyer, D. R., Potsdam. 293. 395.

Halbrock, Hillegossen. 1078.

Hallbergerhütte bei Saarbrücken. 797. 844. 883 u. *N*.

Halle a. S., Stadt. 1404. 1588.

Halle a. S., Universitätsinstitute. 1369 p.

Hallenstein & Fels, Neuhaus. 1079.

Halling, Dr., Glückstadt. 1259.

Hamburg, Allgem. Krankenhaus. 454. 522.

Hamburg - Amerik. Packetfahrt-Actien-Gesellschaft. 1260.

Hamburgische Gesellschaft z. Beförderung d. Künste u. nützl. Gewerbe. 1261.

Hamburg, Staats-Impfanstalt. 498.

Hamburg, Baudeputation. 1405.

Hamburg, Deputation f. Handel u. Schifffahrt. 1257

Hamburg, Deutsche Seewarte. 1272.

Hamburg-Berliner Jalousiefabrik, H. Freese Sohn, Berlin. 418 u. *N*.

Hamburger, A., Moskau. 719.

Hamecher, Berlin. 710.

Hampel, Obergärtner, Berlin. XLII.

Hanau, Stadt. 1406. 1589.

Handels- und Gewerbeschule für Frauen und Töchter, Stettin. 1080.

Handels - Ministerium, Königl. Preuss. 1025 bis 1181.

Hannover, Gewerberath. 1066.

Hannover, Königl. Landesdirectorium. 1410.

Hannover, Königl. Thierarzneischule. 1370.

L.

Lauzke & Co., Berlin. 422.
  1442. 1447.
Lassar, Dr., Berlin. 378.
Lau, Hugo, Freiberg i. S. 934.
Lauban, Magistrat. 56. 1654.
Lauchhammer, Eisenwerk. XLI.
  914.
Laupp, H., Tübingen. 1655.
Lausitzer Maschinenfabrik,
  Bautzen. 1325.
Lax & Co., F. E., Minden. 81.
Lebensversicherungs - Gesellsch.,
  New-York. 1711.
Lechler, Reinh., Rosswälden.
  359.
Lechler & Rathsack, Haynau.
  945.
Leer, B. v., Amersfort. 1292.
  1361.
Lehmann, Dr., Berlin. 670.
Lehnigk, A., Vetschau. 1102.
Lehrer-Seminar, Berlin. 1369 k. t.
Leichner, L., Berlin. 305.
Leinert, Emil, Dresden. 81.
Leipzig, Stadt. 1411.
Leiter, J., Wien. 574 u. N.
Leitz, E., Wetzlar. 23.
Lejeune, L., Berlin. 86.
Lendig, Dr., Schwerin. 1683.
Lengfeld, Rostock. 866.
Lent, Dr., Köln a. Rh. 1656.
Lenz, G. F., Berlin. 1657.
Lenz, J., Stuttgart. 323.
Leo, Ph., Berlin. 319.
Lessmann, Magdeburg. 757.
Lewy, Dr., Wien. 1658.
Ley, R., Arnstadt. 992.
Leyendecker & Co., Köln. 1103.
Leyser, K., Oschersleben. 1104.
Licht, Baurath, Danzig. 246.
Lichtenauer, Grötzingen. 1436.
Lichtenstein, Dr., Berlin. 1659.
Liebau, H., Magdeburg. 416.
Liebe, J. P., Dresden. 184. 204.
Liebermann, Prof. Dr., Budapest.
  24.
Liebig's Extract of MeatCompany,
  London. 87.

Lieck & Heider, Berlin. 1440.
  1444.
Lieprecht, L., Berlin. 360.
Lilienthal, O., Berlin. 1352.
Lincke, R., Bautzen. 1660.
v. Lindau, B., Gohlis. 275.
Linde & Rathe, Berlin. 179.
Lindig, Dr., Schwerin. 1661.
Lindner, Th., Berlin. 306.
Lingner, E., Berlin. 423.
Linoleum-Fabrik, Erste deutsche,
  Berlin. 393.
Linz, Oberösterreich. Landesaus-
  schuss. 1409 u. N.
Linz a. D., Stadt. 1412.
Linzbauer, Prof. Dr., Wien.
  1662.
Lippmann, Berlin. 620.
Lisser Ww., H., Berlin. 307.
Lissmann, Th., Berlin. 434.
Lobeck & Co., Dresden. 101.
Lobkowitz'sche Industrie-Direct.,
  Bilin. 671.
Local-Gewerbe-Verein, Gewerbl.
  Fortbildungsschule des, Wies-
  baden. 286.
Loeb jr., B., Berlin. 993. 1326.
Loeflund, Ed., Stuttgart. 185.
  204.
Loeper, F., Magdeburg. 1105.
Lösche, R.. Halle. 1106.
Lösche, Emil, Landshut. 964.
Lösekrug, C., Braunschweig.
  308.
Löwe, Stadtrath, Berlin. XLII.
Löwe & Co., L., Berlin. XLIII.
  891.
Löwenstein, Jul., Berlin. 103.
Löwenstein, Louis H., Berlin.
  575.
Löwy, Heinr., Berlin. 576.
Lohde, L., Berlin. 822 u. N.
Lohner & Co., J., Wien. 504.
Lohse, G., Berlin. 309.
Loose, Dr. A., Bremen. 468.
  1663.
Lorenz, Architect, Berlin.
  XXXIX.
Lorenz, Frau Dr., Berlin. 195.

Louisen-Gymnasium, Berlin.
1369 f.
Lubasch, L., Berlin. 310.
Lucai, Prof. Dr., Berlin. 247.
Lucas, F. A., Dresden. 526.
Ludweg, G., Berlin. 935.
Ludwig & Hülssner, Leipzig.
865.
Lübbe, O., Wilster. 1011.
Lübeck, Medizinal-Collegium.
1664.
Lüneburger Kieselguhr-Com-
pagnie, Unterlüss. 936.
Luhme & Co., J. F., Berlin. 3.
25. 737.

M.

Maass, E., Hamburg. 1665.
Maas & Cohnfeld, Berlin. 823 u. N.
Macklot'sche Buchhandlg., Karls-
ruhe. 1665b.
Mächtig, Gartendirector, Berlin.
XLII.
Männerhilfs-Verein, Badischer.
721.
Maey, Zürich. 937.
Magdeburg, Stadt. 1413.
Magdeburger Allgemeine Vers.-
Actien-Gesellschaft. 1363.
1667.
Magdeburger Feuer-Vers.-Gesell-
schaft. 1364. 1668.
Magdeburg, Gewerberath. 1067.
Magdeburger Verein für Dampf-
kesselbetrieb. 1666.
Magdeburger Zeitung, Magde-
burg. 2.
Magirus, C. D., Ulm. 1327.
Mahlau & Waldschmidt, Frank-
furt a. M. 1669.
Mahlich, J., Giessmannsdorf. 66.
Main-Neckar-Eisenbahn, Darm-
stadt. 1241.
Mallet & Suntheimer, Augsburg.
1328.
Mang, J., Prag.
Mannheimer Eisengiesserei, C.
Elsässer. 248.

Mansfeld'sche Kupferschiefer
bauende Gewerkschaft. 783.
1202 u. N.
Maquet, C., Heidelberg. 541.
Marassky, A., Erfurt. 947.
Marburg Söhne, L., Frankfurt
a. M. 938.
Marburg, Universitätsinstitute.
1369s.
Marc, W., Berlin. 1670.
March Söhne, E., Charlotten-
burg. XLIV.
Marcks, Prenzlau. 714.
Marcus, Adolf, Bonn. 1671.
Margarethen-Insel, Budapest. 672.
Marggraf, H., München. 1672.
Marienbad, Curort. 673.
Marienburg-Mlavkaer Eisenbahn,
Danzig. 1242.
Marien-Frauen-Verein zur Pflege
im Felde verw. u. erkr. Krieger,
Schwerin. 1679.
Marienhütte, Königin-, Act.-Ges.,
Cainsdorf. 1281.
Marine, Kaiserl., Kiel. 738. 1265.
Marnig, Braunschweig. 1454.
Marktgemeinde Schwabmünchen.
1673.
Martin, M., Bitterfeld. 1107.
Martin, E., Duisburg. 361.
Martini, A., Kiel. 88.
Maruschke & Berendt, Breslau.
1674.
Marzillier, P., Berlin. 408.
Marx v. Marxberg, Wien. 1675.
Masche, L., Köln. 1108.
Maschinenbau-Actien-Gesellsch.
Humboldt, Kalk. 1109.
Maschinenbauanstalt und Eisen-
giesserei, A. Borsig, Moabit.
824.
Maschinenfabrik Cyclop, Berlin.
XLIII.
Maschinenfabrik Deutschland,
Dortmund. 1110.
Maschinenfabr. Germania, Chem-
nitz. 349 u. N.

Mücke, J., Breslau. 130. 828.
Mühlenhoff, H., Berlin. 829.
Mühsam & Eger, Berlin. 997.
Müller, A., Arch., Berlin. XL.
Müller, C., Berlin. 584.
Müller, C. E., Berlin. 362.
Müller, C., Schlosserei, Berlin
　947.
Müller, Florenz, Berlin. 3.
Müller, Gust., Berlin. 1701.
Müller, M., Breslau. 1702.
Müller, A. W., Danzig. 946.
Müller, Herm., Düsseldorf. 948.
Müller, J., Döbeln. 1329.
Müller, J., Finsterwalde. XLI.
Müller, Adolf, Köln. 945. 1120.
Müller, Schwerin. 580.
Müller, Julius, Wildpark. 830.
Müller-Uri, Lauscha. 715.
Münch, Ed., Worms. 204. 211.
München, Magistrat. 1422. 1703.
M.-Gladbach, Stadt. 1414.
Münchhoff, .P., Berlin. 1704.
Muencke, Dr. R., Berlin. 3. 27.
　1705.
Münsterapotheke, Strassburg.
　567.
Mundt & Co., Berlin. XLIV.
Munscheid & Co., Gelsenkirchen.
　1215.
Museum d. landwirthschaftlichen
　Hochschule, Königl., Berlin.
　1377. 1885.
Myrdacz, Dr., Wien. 1706.

N.

Nägeli, Dr, W., München. 89.
Nagel, C. E., Berlin. 585.
Nagel, J., Wien. 1294.
Naglo, Gebr., Berlin. XLIII. 893.
　949. 1279. 1451.
National Board of Health,
　Washington. 1707.
Naturforschender Verein, Brünn.
　1708.
v. Nawrocki, G. W., Berlin.
　1256 u. N.
Neander, Gust., Berlin. 281. 1314.
Nemmert, G., Nürnberg. 199.

Nepilly, P., St. Johann a. d. S.
　1010. 1234.
Neruda, Budapest. 641.
Nestlé, H., Vevey. 212.
Neuber, Dr., Kiel. 586.
Neuburg, Studienseminar. 1812.
Neuchatel Asphalte - Company,
　Berlin. 787.
Neudeck, H., Berlin. 766.
Neue Hannoversche Asphalt-Fa-
　brik, Berlin. 784 u. N.
Neufeldt, A. H., Elbing. 1122.
　1709.
Neuhaus, M., Berlin. 831. 849.
　986. 1348 u. N.
Neuerburg, Köln. 1121.
Neusalz a/O., Eisenhüttenwerk.
　852. 911.
Neusser-Hütte, Heerdt. 1123.
Neustadt bei Magdeburg, Stadt.
　1124.
Nevigeser Bauverein. 1020. 1710.
New - Yorker Lebensversiche-
　rungs-Gesellschaft. 1711.
Ney'sche Milchkur - Anstalt,
　München.
Nicolai, Dr., Freiburg i/B. 744.
Nicolich, Dr., Triest. 1429.
Niebergall, San.-R., Arnstadt. 649.
Nieden, Dr. J. zur, Landsberg
　a/W. 1712.
Niederl. Rothen Kreuz - Verein,
　Haag. 725.
Nier, O., Berlin. 161.
Nietenfabrik M. Harff, Köln. 988.
Niethe, E., Berlin. 1267.
Nitsch, O. R., Berlin. 363.
Noack, Ed., Berlin. 319.
Nördlingen, Kgl. Bezirksamt.
　1474.
Nörr, Dr., Berlin. 950. 1362.
Norddeutsche Buchdruckerei und
　Verlagsanstalt, Berlin. 1713.
Nordd. Eiswerke Berlin. 3. 587.
Nordd. Torfmoor - Gesellschaft,
　Gifhorn. 492. 705.
Norderney, Kgl. Bade Commissar.
　377. 1714.
Noske, R., Hamburg. 364. 951

R.

T.

Tausch & Grosse, Halle. 1818.
Technische Hochschule, Aachen.
 1369n.
Technische Hochschule, Berlin.
 1369m.
Teichelmann, Alb., Berlin. 837.
Teplitz, Magistrat. 1342.
Tessnow, H., Berlin. 786 u. *N*.
Tettweiler, B., Berlin. 539.
Teufel, Stuttgart. 707.
Teuscher Sohn, J. G., Berlin.
 202.
Thampson & Fürstenau, Berlin.
 1447.
v. Than, Dr. C., Budapest. 1303.
Tharand, Kgl. Forstakademie.
 1197.
Thate, Paul, Berlin. 42.
Thaulow, Dr., St. Olafsbad. 374.
Thermen von Battaglia. 650.
Thiele, Gebr., Berlin. 204. 216.
Thiem, A., München. 838. 1819.
Thierarzneischule, Kgl., Berlin.
 1384.
Thierarzneischule, Kgl., Hannover.
 1371.
Thies, Wilh., Berlin. 788 u. *N*.
Thiriart Nchflgr., F., Köln. 878.
Thöns, C., Potsdam. 1228.
Thometzek, Bonn. 832.
Thomsen, W., Berlin. 1285.
Thon, L., Berlin. 1299.
Thon- & Chamottewaarenfabrik,
 Richter & Co., Bitterfeld. 872a.
Thonröhren- und Chamottefabrik,
 Deutsche, Berlin-Münsterberg.
 850.
Thonwaarenfabrik   Allschwil,
 Basel. 789.
Thonwaarenfabrik d. Magdebg
 Bau- & Creditbank. 375. 969
Thonwerke, Vereinigte, Ralingen
 945.
Thür, G., Berlin. 378.
Tidow, L., Hannover. 1338.
Timochowitsch, L., Moskau.
 1439.
Timpe, Th., Magdeburg. 204.

Tippmann, F., Bayreuth. 333.
Titel, O., Berlin. 1443.
Tivoli-Brauerei. XLIV. 172.
Tobiansky, Königsberg. 1159.
Tölcke, E., Elberfeld. 1248b.
Töpfer, A., Stettin. 403.
Töpfer & Schädel, Berlin. 1456.
Toeplitz, Bojanowo. 1160.
Töplitz & Deuticke, Wien. 1820.
Török, Dr., Tornallia. 1821.
Torfmoor - Gesellschaft, Nordd.,
 Gifhorn. 492. 705.
Trempler, Paul, Berlin, 260.
Treuer, Berlin. 607.
Treutlein, P. M., Würzburg. 167.
Treutler & Schwarz, Berlin. 970.
Triest, K.K. Seebehörde. 1271 u. *N*.
Triest, Stadt. 1429 u. *N*.
Trinkhallen, Gesellschaft der
 Berliner, 152.
Trommsdorf, Langensalsa. 706.
Trost, C., Berlin XLIV.
Trotha, v., Gänsefurth. 1339.
Trübner, C. J., Strassburg. 1822.
Tuch-Wilhelmy, Leipzig. 879.
Tuchtfeld, Hamburg. 608.
Turnlehrer-Bildungsanstalt. Ber-
 lin. 1369i.

U.

Uffelmann, Rostock. 1683. 1823.
Uhlmann, A., Berlin. 1441. 1444.
Ulbrich, A., Püllna. 688 u. *N*.
Ulfert, H., Berlin. XLI.
Ulmer, E., Stuttgart. 1825.
Ulm, Stadt. 1430. 1824.
Unfall - Versicherungs - Genossen-
 schaft Chemnitz. 1826.
Ungar. Finanzministerium, Kgl.
 657.
Ungar. Ministerium für Cultus
 und Unterr., Budapest. 226.
Ungar. Nordostbahn-Gesellschaft,
 Budapest. 1827.
Ungar. Staatsbahnen, Kgl. 749.
Union, Act.-Ges. f. Bergbau etc.,
 Dortmund. 1161.

Verein f. harmonische Lebensweise, Deutscher akademischer,
Berlin. 1835.

Verein f. Jugendsparkassen in
Deutschland 1792.

Verein f. Kinderheilstätten a. d.
deutschen Seeküsten, Marburg.
479.

Verein f. öffentl. Bäder, Bremen.
375. 1841.

Verein f. öffentl. Gesundheitspflege, Braunschweig. 486.
1840.

Verein f. öffentl. Gesundheitspflege, Frankfurt a. M., 1842.

Verein f. öffentl. Gesundheitspflege, Hamburg. 1845.

Verein f. öffentl. Gesundheitspflege, Hannover. 1844.

Verein f. öffentl. Gesundheitspflege, Niederrheinischer, Köln.
1656. 1847.

Verein f. öffentl. Gesundheitspflege, Nürnberg. 1845.

Verein f. Wetterkunde zu Prenzlau. 1846.

Verein von Kinderfreunden,
Wien. 1850.

Verein vom rothen Kreuz, Budapest. 1848.

Vereine vom rothen Kreuz,
Deutsche, Berlin. 726.

Verein vom rothen Kreuze, Budapest. 1887.

Verein von 1830 z. Bespeisung
der Dürftigen und Armen,
Altona. 387.

Verein z. Förderung d. Wohles
der Arbeiter, Concordia, Mainz.
1016.

Verein z. Pflege im Felde verw.
u. erkr. Krieger, Aachen. 1851.

Verein z. Pflege im Felde verw.
und erkr. Krieger, Altona.
750.

Verein z. Pflege im Felde verw.
und erkr. Krieger in Hamburg.
751.

Verein z. Pflege im Felde verw.
u. erkr. Krieger in Hannover.
746.

Verein z. Pflege u. Unterstützung
im Felde verw. u. erkr. Krieger, Bayer., München. 722.
1477.

Verein z. Pflege im Felde verw.
und erkr. Krieger, Mecklenb.,
Schwerin. 1678.

Vereinigte Bez.-Irrenanstalten
Stephansfeld. 455.

Vereinigte Bonifacius-Bergwerks-
Gesellschaft bei Gelsenkirchen.
1211.

Vereinigte Fabriken zur Anfertigung von Sanitäts-Geräth-
schaften, Heidelberg. 541.

Vereinigte Königs- u. Laurahütte,
Berlin. 790 u. N.

Vereinigte rhein.-westf. Pulverfabriken, Köln. 1163.

Vereinigte Thonwerke, Ralingen.
945.

Vereinigungs-Gesellsch. f. Steinkohlenbau im Wurmreviere,
Kohlscheid. 1209.

Verkehrsanstalten, Kgl. Bayr.,
München. 1563.

Versuchsstation Dahme. 1852.

Versuchsstation, Milchwirthsch.,
Raden. 1682.

Verwaltung der Heil- u. Pflege-
anstalten bei Kaufbeuren. 1854.

Verwaltung der öffentl. Spaziergänge, Bremen. 1853.

Verwaltungsrath der Civil-Hospize, Strassburg i. Els. 481.

Viebig, P., Berlin. 225.

Vieh-Versich.-Gesellsch., rhein.,
Köln. 1757.

Viersener A.-G. f. Spinnerei und
Weberei. 1007.

Vieweg & Sohn, Braunschweig.
1855.

Ziegler, L., Berlin. 380.
Ziembiuski, St., Krakau. 1304.
Ziffer, Dr., Budapest. 1882.
Zimmermann, M., Augsburg. 142.
Zippel & Brock, Berlin. 1437.
Zipperling, H., Simmering. 881.
1009. 1252. 1883.

Zschieschner, W., Berlin. 77.
Zuckerfabrik Wierschoslawitz.
1180.
Zwarg, J. O., Freiberg, S. 1341.
1345.
v. d. Zypen & Charlier, Deutz.
1181.

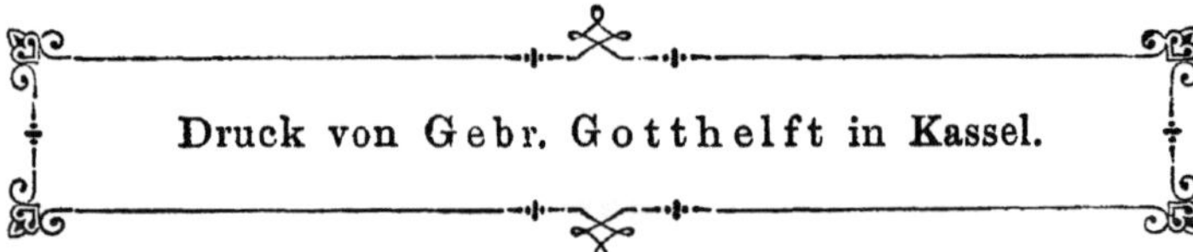

Druck von Gebr. Gotthelft in Kassel.

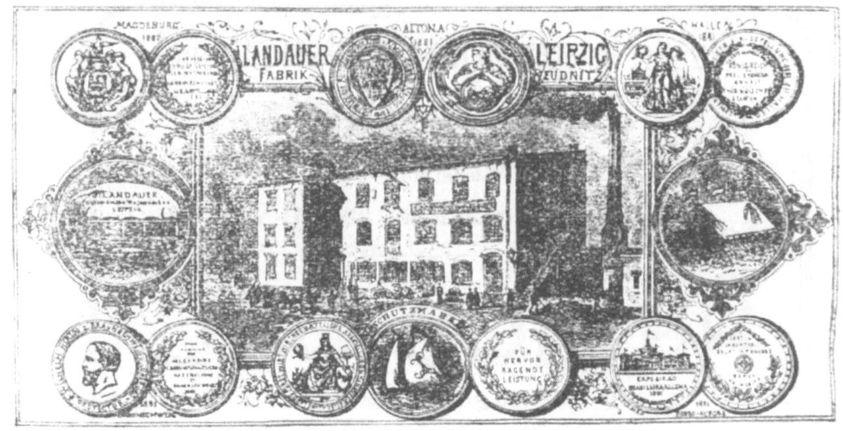

J. LANDAUER, LEIPZIG

Fabrik in Leipzig-Reudnitz.

Wasserdichte Wagendecken

unverstocklich chemisch präparirt, sowie kautschukirt,

Fertige Zelte

(Lazareth- und Verbinde-Zelte etc.).

Alle Arten **Segeltuche** und schwere **Rohleinen,** sowie **Garne** und **Seilerwaaren** werden auch lohnweise unverstocklich wasserdicht chemisch präparirt.

Lieferant der Restaurationszelte und Marquisen in der Ausstellung.

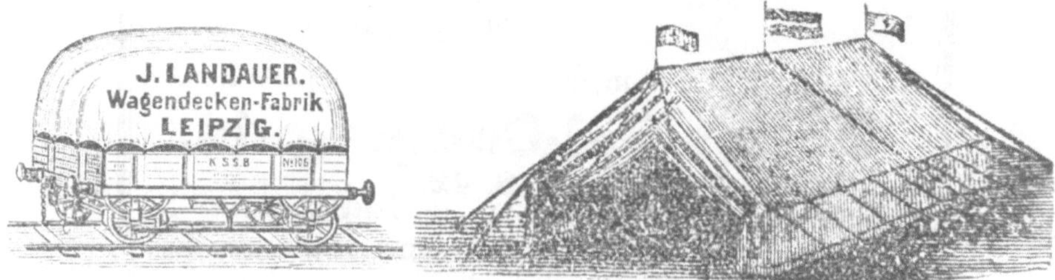

Aussteller No. 1108.

Milchtransportkanne

der

Provinzial-Meierei

C. Bolle

mit Patent-Verschluss,

(D. R.-P. No. 19128.),

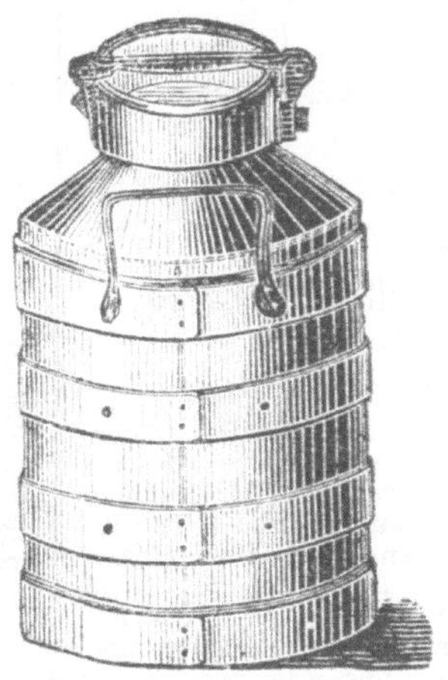

von stark verzinntem Eisenblech. Der überaus einfache Verschluss ist wasserdicht, daher jeder Verlust an Milch ausgeschlossen.

Der Verschluss ist am Deckel befestigt, wodurch das lästige Vorhängeschloss entbehrlich wird. Das Oeffnen der Kannen kann nur mit eigens dazu construirtem Schlüssel geschehen.

Der Deckel ist durch bewegliches Charnier mit der Kanne verbunden und demzufolge das Verwechseln der Deckel beseitigt.

Die Bügel und die um die Kannen gelegten starken Eisenreifen, auf deren unterstem die Kanne ruht, schützen letztere vor dem Verbeulen und vor jeder Beschädigung.

Die Kanne wird in der Provinzial-Meierei selbst mit grossem Vortheil verwendet, da bei täglich einlaufenden 30,000 Litern kein Verlust stattfindet, welcher in anderen Meiereien 3—4 Procent beträgt. In Folge dessen ist der Absatz der Kannen auch ein sehr bedeutender.

Der Preis einer Kanne von ca. 20 Liter Inhalt ist 12 Mk.

Dr. Heinrich Friedlaender's
Kronen-Apotheke,

160 Friedrichstr. **Berlin W.,** Friedrichstr. 160.

Die Comprimir-Maschine für Arzneimittel, Suppositoria und Bougies, sowie die neuesten Mittel stehen den Herren Aerzten jeder Zeit in meinem Privat-Laboratorium zur Ansicht und werden Erläuterungen gern ertheilt.

empfiehlt den geehrten Herren Aerzten

Aetzmittel für alle Operationen passend, Argent. nitr., Cuprum, Plumb., Zinc. sulf. u. chlor. Koebner etc. **Argent. nitric. in Blei-stiftform.** ausserordentlich praktisch, à Stück 1 Mk., **Suppositoria, Vaginal-kugeln, Bougies,** sowie elastische **Bacilli uterinales, et urethrales,** 15 cm. lang, in löslichen medicamentösen Gummiarabicum-Stiften, mit Tannin, Zink, Alaun etc. für gynaekolog. Zwecke.

Für subcutane Injection. *Dialysirtes Injections - Ergotin,* unbegrenzt haltbar, sicher wirkend, 1 grm. 30 Pf., *Hydrargyrum peptonatum* u. *formamidat.*, unbegrenzt haltbar, 100 grm. 1 Mk.

Neu! Tablettae hypodermaticae c. morph. sulfur. et natr. sulf. dosirt. Sehr bequem zur augenblicklichen Darstellung von Morphium-Lösung zur subcutanen Injection à 0,03 — 0,02 — 0,015 — 0,01 — 0,005 — 0,0075. Blech-Etuis mit je 10 Tabletten jeder Sorte für 6 Mk. vorräthig.

Neu! Ergotin-Lamellen à 0,1 und 0,2, sehr haltbar, ebenso mit anderen Ingredientien, besonders für oculist. Zwecke. *Atropin. Eserin. Homatropin* etc.

Alcaloid-Granules, sehr genaue Dosirung, leichte Ordination, bequem einzunehmen. *Atropin. Hyoscyn. Morph.* etc.

Granules Sol. arsenic. Fowleri, je ein Körnchen einen Tropfen Sol. arsen. Fowleri enthaltend, sehr beliebt statt der flüssigen Form.

Ernährungsmittel, *Pepton nach Prof. Adamkiewicz pro clysmate et uso interno* 16 gr. = 1 Essl. = 20 grm. Muskelfleisch, stets frisch bereitet, **Leube's Fleischsolution.**

Verdauungsmittel. Neu! *Dessert-Dragées Pepsin O. I. c. acid. muriat.* 1 gutt. und aromatischen Bitterstoffen, 40 Stück 1,50 Mk., 100 Stück 3,00 Mk. *Pepsin-Essenz* 0,3 Pepsin, auf 1 Esslöffel voll, 1 Flasche 1,50 M., Pankreatin, Pepsin in comprimirten Tabletten.

Stärkungsmittel, **Chinawein, Eisen-Chinawein** mit bestem Malaga bereitet, enthalten die spirit. vinos. und aquos. Extractivstoffe der 3 Chinarinden. 1/2 Fl. 1,75 Mk., 1/1 Fl. 3,50 Mk.

Bestes Eisenpräparat. *Ferr. dialysat. peptonat.*, leicht verdaulich, zahlreich erprobt und bewährt befunden, erzeugt nie Dyspepsie, verbindet den vollen medicamentösen Werth des Eisens mit leichtester Assimilirbarkeit. Dieselben in Dragées.

Abführmittel, **Tamarinden-Conserven,** wohlschmeckend, sicher wirkend, ein halb Dutzend 90 Pf., *Dr. Velten's Abführ-Confect,* von angenehm aromat. Geschmack, bewirken ohne Belästigung und Schmerz breiigen Stuhl. 1 Dutzend 1 Mk. Abführ. Brausepulver, Rhabarber-Extract-Dragées.

Bandwurmmittel *Kousso-Granules.* Elast. Extr. filicis. Kapseln, Comprimirte Tabletten aus frischen Ingredientien in angenehmer Form.

Neu! Mentholen mit Eucalyptol. Migraine Stift.

Palliativ-Mittel gegen Kopfschmerzen sehr wirksam, von vielen Aerzten bestens empfohlen.

Neu! Comprimirte Arzneimittel, rein und in jeder beliebigen Composition in kleinstem Volumen, ohne jeden Zusatz von Gummi oder Wasser mit Maschine zusammengepresst, sehr leicht löslich.

Kronen-Apotheke. BERLIN W., Friedrichstrasse 160.

Ausstellungsgruppe 16, Nr. 783.

F. SOENNECKEN'S VERLAG

BONN,   BERLIN,   LEIPZIG,

Reuterstr. 10.12.   C, Spittelmarkt 2.   Sternwartenstr. 46.

Preisgekrönt: Düsseldorf, Graz, Frankfurt a/M., Madrid.

SCHREIB-STÜTZE,

ein einfaches, bequemes und billiges Mittel, die fehlerhafte Körperhaltung der Schüler und die daraus entspringenden körperlichen Gebrechen, namentlich die Kurzsichtigkeit, zu verhindern.

Empfohlen vom Königl. Provinzial-Medicinal-Collegium in Breslau, vom Grofsh. Hessischen Ministerium, Abth. für Schulen, von den Königlichen Regierungen in Königsberg, Frankfurt a O., Merseburg, Würzburg etc., vom Geh. M.-R. Stadphys. Prof. Dr. Liman in Berlin, Prof. Dr. Herm. Cohn in Breslau etc.

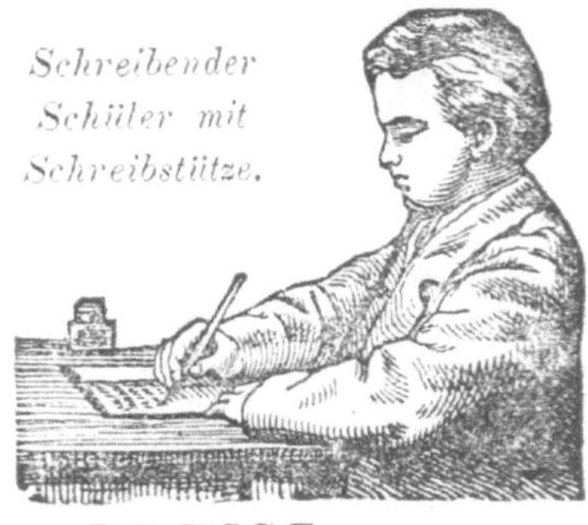

PREISE:

No. 1 verlängerbar (für Schüler unter 8 Jahren) M. 1.60.
No. 2   „   („   „   über 8   „   „ 1.60.
No 3 nicht verstellbar, 10 bis 30 cm. lang.

1—19, 20—39, 40—59, 60—99, 100 Stück u. mehr.

1 Stück 50,   40,   37,   34,   30 Pfg.

Die Stützen passen für jede Tischstärke.

Normalfedern.

No. 180, 181, 182, jede in drei Spitzenbreiten: EF, F, M, haben eine grofse hygienische Bedeutung, weil ihre Construction den Schülern gestattet, bei schräger Schriftlage **gerade** vor dem Tische zu sitzen. Der Preis ist nicht höher, als derjenige gewöhnlicher Schreibfedern. 1 Auswahlsortiment 30 Pfg.

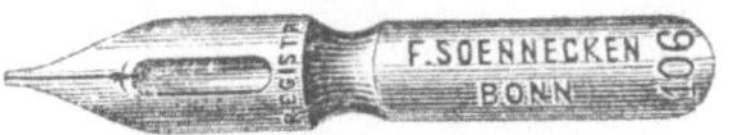

Schreibfedern für die verschiedenen Schreibgewohnheiten sortirt, Normal-Federhalter, Federhalter gegen Schreibkrampf, Federn gegen Schreibkrampf, Federhalter für verstümmelte Finger, Rundschrift-Lehrbücher und Rundschrift-Artikel.

Unsere Fabrikate sind in jeder soliden Schreibwaarenhandlung vorräthig.

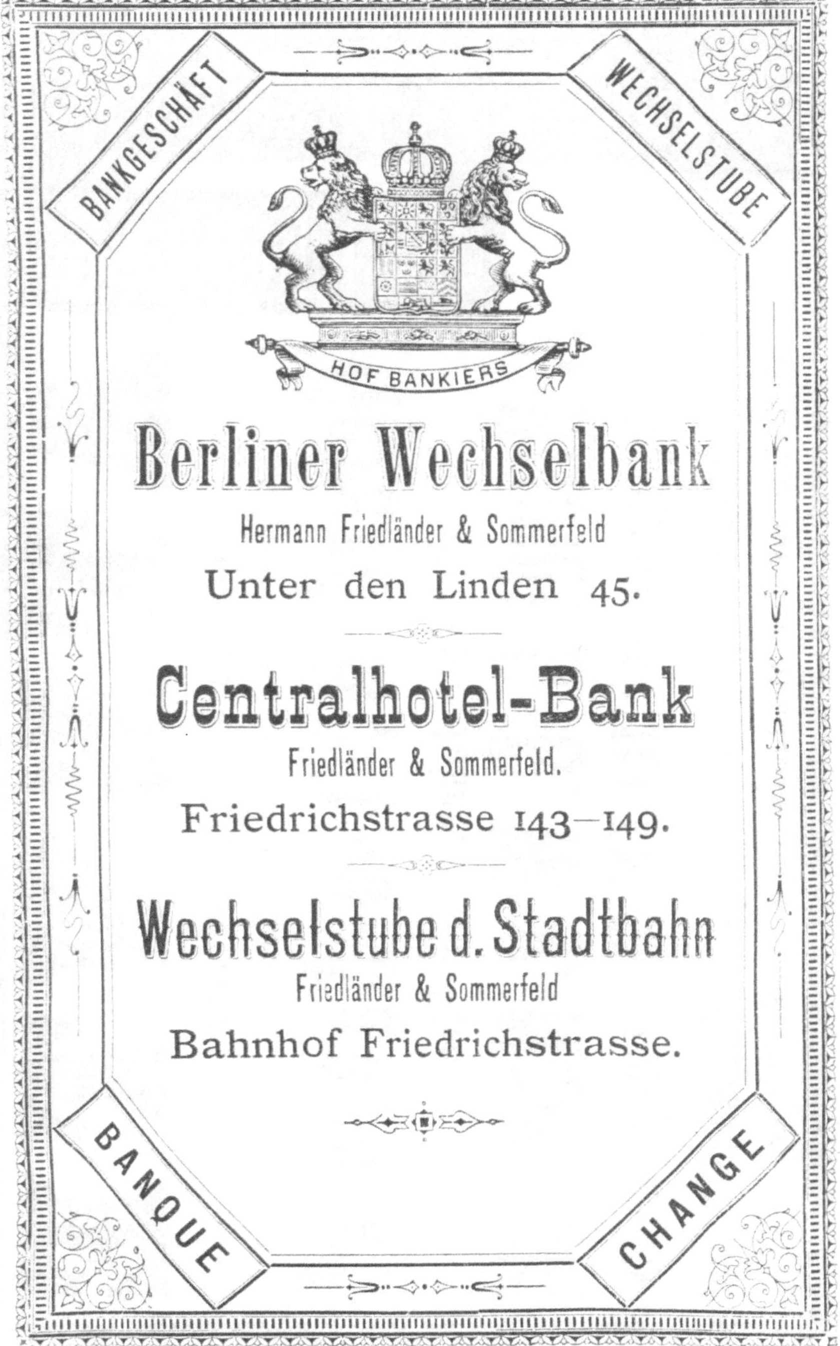
BANKGESCHÄFT
WECHSELSTUBE
HOF BANKIERS
Berliner Wechselbank
Hermann Friedländer & Sommerfeld
Unter den Linden 45.
Centralhotel-Bank
Friedländer & Sommerfeld.
Friedrichstrasse 143—149.
Wechselstube d. Stadtbahn
Friedländer & Sommerfeld
Bahnhof Friedrichstrasse.
BANQUE
CHANGE

Natürliche Mineralwasser

Sämmtliche **natürlichen Mineralwasser** in stets frischesten Füllungen und unter Garantie des directen Bezuges, sowie sämmtliche **Quell-Salze, Pastillen, Quell-salzseifen, Bademoore und Bademoorsalze, Fichtennadel-Extracte** etc. etc.

echte Kreuznacher Mutterlauge und Mutterlaugensalze

(mit eingetragener Schutzmarke resp. Brandstempel)

empfehlen zu soliden Preisen, bei prompter und coulantester Bedienung

J. F. Heyl & Co.

General-Agenten der Directionen.

Berlin W., Charlottenstrasse 66.

Ausstellung in Gruppe 16, Hauptgebäude.

Husten-Heil
Maria Benno von Donat.

Der „**Husten-Heil**" Maria Benno von Donat
(Husten-Caramels und Cacao-Thee) findet wegen seiner Vorzüg-
lichkeit selbst in den höchsten Kreisen aller Länder mit jedem
Tage mehr Absatz und die gebührende Anerkennung.
Berlin: Rothes Schloss, Passage neben dem Panoptikon
und in sämmtlichen 12 Filialen.

Pharmaceutischer Verlag von **H. Hotop** in Cassel.

Dr. Glaessner'sche Signaturen (Papierschilder),
Neunte Auflage, nach der Pharmac. Germanica, Editio altera,
circa 3000 Schilder (zugleich für Handverkauf) 20 M.

Dr. Glaessner'scher General-Catalog für Apotheker
und Drogisten, siebente Auflage, nach der Pharmacopoea
Germanica, Editio altera, 5 M.
☞ **Gegen Einsendung des Betrags franco Zusendung.**

Wilh. Kux Nachfolger
Mechan. Manufactur techn. Gewebe,
HALBERSTADT i. Preussen
ausgezeichnet durch 20 verschiedene Medaillen
empfehlen ihre rühmlichst bekannten Fabrikate:

Besonders dicht und fest auf mechan. Kraftstühlen gewebte
=== rohe **Hanfschläuche** ===
dieselben im Innern vollkommen bis zu 12 Atmosphären
Wasserdruck mit Gummi gedichtet;
Sprungtücher, Rettungssäcke
aus Iᵃ gezwirntem Hanftuch und bestem Segeltuch;
rohe, gefirnisste und gummirte
Feuerlöscheimer, Saugeschläuche, ferner Hanfriemen,
sowie die verschiedensten Gewebe für techn. Zwecke.

VERLAG

DER

M. RIEGER'SCHEN UNIV.-BUCHHANDLUNG

(GUST. HIMMER)

IN MÜNCHEN.

Annalen der städt. allgem. Krankenhäuser zu München. Im Verein mit den
Aerzten dieser Anstalten herausgegeben von Prof. Dr. Hugo v. **Ziemssen.**
I. Band mit 26 Holzschnitten und 9 Tafeln. 1878. 20 M.
II. Band mit 21 Holzschnitten und 9 Tafeln. 1881. 30 M.
Beetz, Dr. F., Die Gesundheitsverhältnisse der k. Haupt- u. Residenzstadt München.
Mit 15 Abbildungen und 5 Plänen. 8. 1882. 3 M.
Erismann, Dr. Friedr., Gesundheitslehre für Gebildete aller Stände. Herausge-
geben unter Mitwirkung von Dr. M. von **Pettenkofer.** 2. vermehrte
Auflage, besorgt von Dr. Ad. **Schuster.** Mit Empfehlungen hoher Mini-
sterien von Preussen, Oesterreich, Bayern, Sachsen, Würt-
temberg und Baden. 3. M.
— — Die Desinfectionsarbeiten auf dem Kriegsschauplatze der europäischen
Türkei während des russisch-türkischen Feldzuges 1877/78. 5 M.
Eversbusch, Dr. O., Kurze Anleitung zu klinischen Untersuchungs-Methoden des
Auges, für Studirende der Veterinär-Medicin und praktische Thierärzte.
Mit 8 Holzschnitten. 1882. 1 M.
Halm, Dr. A., Beiträge zur Lehre von der Fettembolie. Aus dem pathologischen
Institute in München. Mit 8 photogr. Abbildungen. 2 M.
Hecker, Dr. K. von, Beobachtungen und Untersuchungen aus der Gebäranstalt
zu München, von 1859—1879. 12 Bogen mit 4 Tafeln. 1881. 8 M.
**Jahresbericht, Erster und zweiter, der Untersuchungsstation des hygienischen
Instituts** München für die Jahre 1880 und 1881, her. von Dr. E. **Egger,** Assistent
am hygien. Institut. Mit 4 Holzschnitten. 8. 1882. 3 M.
Instruktion für das Verfahren der Aerzte im Königreich Bayern bei den ge-
richtlichen Untersuchungen menschl. Leichen. Amtliche Ausgabe 1881.
carton. 1 M.
Königer, M., Cholera und Typhus in München. I. Heft. Die Cholera-Epidemie
von 1873/74. Mit 8 lithogr. Tafeln und 2 Lichtdruckbildern. gr. 8. 1882.
8 M.
Königs, Dr. Wilh., Studien über die Alkaloïde. 1880. 2 M.
Nussbaum, Dr. J. N. Ritter von, Anleitung zur antiseptischen Wundbehandlung.
Taschenformat. 1881. cartonnirt. 40 Pf.
Schematismus der Civil- und Militärärzte im Königreich Bayern, VI. Jahrgang.
Herausgegeben von Dr. F. **Beetz.** 1883. (Erscheint jährlich.) 1 M.
Hygienische Tagesfragen. I. Kritik der gegen die Schwemmcanalisation erhobenen
Einwände. Von Dr. J. **Soyka.** Mit einem Vorwort von M. v. **Pettenkofer.**
8. 1880. 2 M.
Hygienische Tagesfragen. II. Die Canalgase, deren hygienische Bedeutung und
technische Behandlung. Von Dr. F. **Renk.** Mit 25 Abbild. 8. 1882. 3 M.
Temmasi-Crudeli, C., Die Malaria von Rom und die alte Drainage der Römischen
Hügel. Deutsch von Dr. Ad. **Schuster.** Mit einem Vorwort Dr. M. von
Pettenkofer's. 8. 1882. 80 Pf.
Tymowski, Dr. J. von, Zur physiologischen und therapeutischen Bedeutung des
Kumys, mit Rücksicht auf Milch- und Molkencuren. 1 M.
Varrentrapp, Dr. G., Offener Brief an Herrn Bürgermeister Dr. Erhardt, betr.
Dr. L. Winterhalter's Schrift: Zur Kanalisation von München."
1880. 50 Pf.
Voit, Dr. C. von, Physiologisch-chemische Untersuchungen. I. Heft. 1 M. 50 Pf.
— — Ueber die Entwicklung der Erkenntniss. Rectoratsrede. 1879. 1 M.

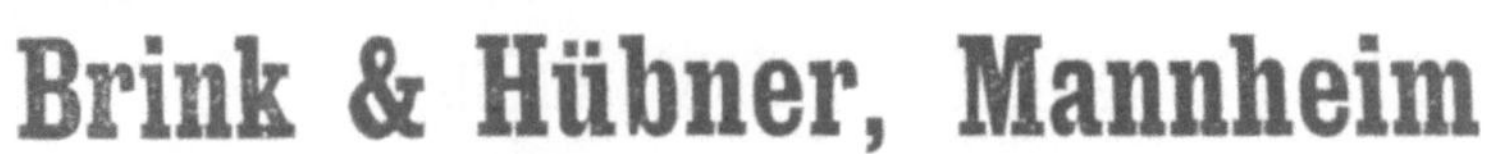

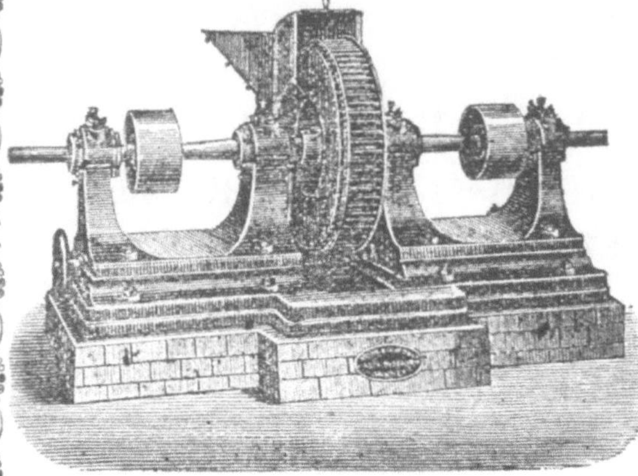

Brink & Hübner, Mannheim
Maschinenfabrik

Ein Modell einer staubfreien Bleiweissmühle befindet sich in der Ausstellung.

Für Dampfkessel-Besitzer

empfehle ich meine patent. automat. **Dampfkessel-Speise-Apparate** neuester Construction unter weitgehendster Garantie.

Vortheile: 1. Unabhängigkeit von der Aufmerksamkeit des Heizers. 2. Erhaltung stets gleichen Wasserstandes. 3. Erleichterung in der Haltung der Dampfspannung. 4. Speisung mit heissem Wasser in kleinen Mengen und Zeiträumen. 5. Ersparung von Brennmaterial. 6. Erhöhte Betriebssicherheit. 7. Messung des gespeisten Wassers. Prima-Referenzen von Behörden und Privaten. Gegen **1000** Ausführungen. **Im Modell-Apparat ausgestellt durch die Königl. Eisenbahn-Direction zu Bromberg.**

Ferner liefere **Dampfkessel, Dampfmaschinen-Anlagen, Geschwindigkeitsmesser** für rotirende Wellen, Gas- und Wasser-Anlagen für kleinere Städte, Fabriken u. dergl. — Die Fabrik ist gleichzeitig mit einem **technischen Bureau** vereint für Fabrik-Anlagen aller Art und Ueberwachung von **Bauausführungen,** Maschinen-Beschaffungen u. dergl. Export nach **Russland, England, Frankreich, Belgien, Holland, Schweiz und Italien.**

In neuerer Zeit erhielt: **Goldene Medaille: St. Petersburg, Silberne Staatsmedaille: Frankfurt a/O.** u. **Berlin, Ehrenpreis: Berlin, zwei Medaillen: Frankfurt a/M.,** Anerkennungen: **Riga** und **Halle a/S.**

Zaukeroda bei Potschappel-Dresden.

Fabrik pat. automat. Dampfkessel-Speise-Apparate.
S. G. Cohnfeld.

Alicante-Wein.

(Spanisches Gewächs.)

Alicante viéjo, Schutzmarke Nr. 631.

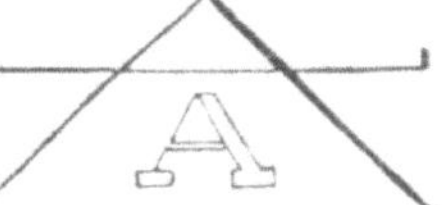

Absoluten Alcohol: 12,37 Gewichtsprocente
Essigsäure: 0,075 „
Weinsäure: 0,311 „
Unvergohren.Extract: 16,29 „
Mineralstoffe: 0,23 „ worin { 0,026 % Phosphorsäure / 0,057 % schwefels. Kali
Polarisation: 14,° „

Alicante Or. 2, Schutzmarke Nr. 630.

Absoluten Alcohol: 12,53 Gewichtsprocente
Essigsäure: 0,081 „
Weinsäure: 0,304 „
Unvergohren.Extract: 15,42 „
Mineralstoffe: 0,20 „ worin { 0,017 % Phosphorsäure / 0,048 % schwefels. Kali
Polarisation: 12,5° „

Auf Grund dieser Untersuchungsergebnisse kann ich mein sachverständiges Gutachten nur dahin abgeben,

dass die vorliegenden Weine gute, sehr gehaltreiche, reine, unverfälschte Traubenweine sind.

gez. **Dr. Ziurek,**
vereidigter Gerichts- u. Handels-Chemiker.

Albert Obbarius

alleiniger Vermittler der Verkäufe an die **Wein-Grosshändler Deutschlands. Berlin N.** Pank-Str. 48.

Diese Weine sind zu folgenden Preisen excl. Glas zu haben:
Alicante viéjo pr. $^3/_4$ Litrfl. à 2 *M.* **Alicante 2** pr. $^3/_4$ Litrfl. à 1,75 *M.*
„ „ „ $^3/_8$ „ à 1 „ „ „ $^3/_8$ „ à 0,90 ₰
in den Weinhandlungen der Herren: **J. H. D. Becker's Söhne. A. Delpey & Co. C. S. Gerold & Sohn. F. Wilh. Krause & Co. Wilh. Kessler. Jacob Knoop Söhne. Theophron Kühn. M. Kempinsky & Co. Maurer & Bracht. Mundt & Co. Richter & Callam. F. C. Souchay. Schumann & Twesten Nflgr. W. Schlieben & Co. Siebenlist, Knothe & Co.** u. A. m

3*

! la. Capsules und Perles !

Specialität
Capsulae elasticae
von
Apotheker H. Kahle
Königsberg i. Pr.

Bekannt von den Ausstellungen zu **Hannover, Leipzig, Breslau, Bromberg, Heidelberg und Berlin.**

Sauberste und eleganteste Verpackung zu billigsten Preisen. Für In- und Ausland jede **gewünschte Etiquettirung u. Verpackung.**

Als recht gangbar empfehle:

Capsules Dr. Fest. Schachtel M. 0,75.
Capsules au Matico. Flacon M. 1,70.
Perles d'Ether (elegant). Flacon M. 1,25.
Capsules gegen Bandwurm (18 elastische Capsules, sicher wirkend). Schachteln mit Gebrauchs-Anweisung M. 1,50.
Capsulae elast. c. Chinin. sulf. 0,1. 0,2 etc. (Chinin kann eingesandt werden.)
Capsules elast. c. Acid. salicyl., schneeweiss, verschiedenste Stärke.
Capsules c. Bals. Tolut. Kreosot 0,05. pro Mille M. 12.
    „   „   0,1   „   0,025.   „   „   „   10,50
              (durae & elast.)
Capsules c. Extr. filicis opt. rec. 2,0.   „   „   „   60.
    „   „   „   1,0 Ol. Ricini. 2,0.   „   „   „   50.

Alle anderen Füllungen in jeder Aufgabe **schnell, elegant und billigst.**

Preise gleich den Fabriken in Danzig, Berlin und Schönbaum.

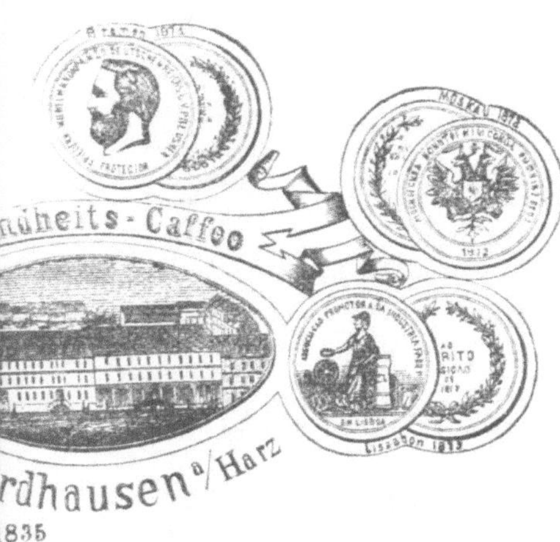

...sich in Folge ihrer bekannten Reellität vom kleinen
...en wir immer in derselben Weise nur tadellose,
...n manche bereits über dreißig Jahre bei uns im Dienste,
...loses Fabrikat herzustellen.
...Weltausstellungen, in Amsterdam 1869, in Graz 1870,
..., die Preismedaille und auf der Weltausstellung für Ge-
...e Ausstellungen haben wir nicht weiter beschickt.
...wir hiermit unseren ächten Dr. Lutze'schen Gesundheits-

...günstigt durch unsere Mittel, haben wir aber den Preis
...t concurriren kann. **Man verlange daher in**
...e ist nicht theurer als der nachgeahmte.

Krause & Co.

vorziehen und kein anderes Surrogat genießen mögen. Das dasselbe völlig unschädlich ist,
...egt nach unserer Untersuchung keinem Zweifel. Die chemische Analyse ergab in dem ver-
...en Pulver 90,2% Trockensubstanz und 6,81% Asche. Es enthalten demnach 6 Gramm des
...s 4,41 Gramm Trockensubstanz. — In dem mit kochendem Wasser und einmaligem Auf-
...bereiteten Getränk aus 15 Gramm Surrogat fanden sich:

    lösliche Extractivstoffe 6,245 Gramm, —
       von denen:
    Stickstoff . . . . . 0,028 „ (= 0,175 Protein)
    Fett . . . . 0,027 „
    Asche . . . . . . 0,133 „ sind.

...Das Krause'sche Surrogat ist also ein wirklich nährendes Getränk und hat dabei eine
...ffee ähnliche Wirkung. — Denn die eigentliche Wirkung des Caffee dürfte am wenigsten in
...offein" zu suchen sein, sondern wesentlich in den „löslichen Extractivstoffen". Enthält doch
...König) der aus 15 Gramm gebrannter Caffee-Bohnen bereitete Aufguß nur 0,26 Gramm
... neben 2,17 Gramm Extractivstoffen und 0,075 Gramm Stickstoff, sowie 0,61 Asche.
...Der „Gesundheits-Caffee" von Krause & Co. in Nordhausen ist also als ein gutes Surro-
...bezeichnen und kann recht wohl an Stelle des wirklichen Caffee genossen werden.

& Co. in **Nordhausen** am Harz.

Bad Wildungen.

Die **Löwen-Apotheke** hierselbst empfiehlt ihr Lager

chirurgischer Apparate und Gummi-Artikel

mit besonderer Berücksichtigung derjenigen, welche von den hiesigen Special-Aerzten bei den Leiden der Harnorgane bevorzugt werden.

Specialität: **Bougies, Catheter** und **Glas-Irrigateurs, complett.**

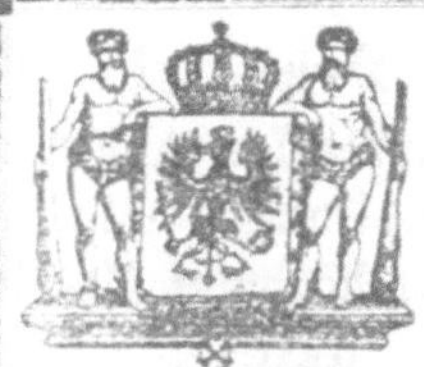

Dampfkoch-Apparate, Vacuum-Apparate, Destillir-Apparate, Extractions-Apparate mit Rückflusskühler, R. P. 6737.

Dampfkoch-Einrichtungen und einzelne **Dampfkochapparate** für Krankenhäuser, Gefängnisse, Fabriken etc. **Transportable Dampfkochapparate. Desinfectionsapparate** zur Reinigung von Kleidungsstücken, Wäsche, Betten, Matratzen etc. **Verdampfapparate** für chemisch-pharmaceutische Fabriken etc., **Verdampfapparate für continuirlichen Betrieb**, Patent Wahl No. 17729, liefert die Kupferwaarenfabrik, Apparatenbauanstalt und Metallgiesserei von

Volkmar Hänig & Comp., Dresden.

In meinem Verlage sind die nachstehend verzeichneten Schriften erschienen, welche sowohl **direct** von mir, wie auch durch Vermittelung jeder anderen Buchhandlung des In- und Auslandes bezogen werden können:

A. Städte-Reinigung.

Für die Canalisation.

Anlagen von Haus-Entwässerungen nach Studien amerikanischer Verhältnisse. Von *W. Paul Gerhard*, Civ.-Ing. in St. Louis, Mo. 38 Seiten 8to mit 5 lith. Taf. enth. 28 Abb. 1880. geh. . 2 M.

Die Schwemm-Canalisation und die Anschlüsse der Grundstücke an dieselbe, mit besonderer Berücksichtigung grossstädtischer Verhältnisse. Von *Georg Jancke*, Ingenieur. Mit 1 lith. Tafel. enth. 16 Abb. 53 Seiten kl. 8to. 1879. geh. 2 M.

Die Haus-Canalisation in ihrer praktischen Ausführung mit Hinblick auf die für Berlin geltenden maassgebenden Bestimmungen. Vortrag gehalten in dem Oranienburgerthor-Bezirksverein von *M. Knauff*, Baumeister. 1879. . . . . 75 Pf.

Gegen die Canalisation.

Die Rieselfelder im Norden von Berlin. Die Entdeckung der Milchfäulniss und ihre Beziehungen zur Kindersterblichkeit. Von Dr. *Fuhrmann*, Kreisphysikus. 68 Seiten 8to. Mit 2 stat. Tafeln. 1883. geh. . . . . 2 M. 50 Pf.

Gegen die Canalisation als solche, welche andern Zwecken dient, als Haus- und Niederschlagwasser abzuführen. Ein Beitrag zur Lösung der Städte-Reinigungs-Frage mit specieller Berücksichtigung des Heidelberger Tonnensystems. Von *P. Hoffmann*, Ingenieur in Berlin. 32 Seiten 8to. 1881. Mit Abb. Geh. 1 M.

Berlier's pneumatisches System. Ein Beitrag zur Städte-Reinigungs-Frage. Von *F. O. Schubarth*, Landrath a. D. 31 Seiten 8to. Mit 3 Tafeln Abb. 1883. . . . . Geh. 1 M. 50 Pf.

Zur Städte-Reinigungs-Frage. Eine Studie mit besonderer Rücksicht auf Verhältnisse in Berlin. Von Dr. *A. Schultz*, Geheimer Medicinalrath. 103 Seiten 8to. 1881. . . . . 2 M. 50 Pf.

B. Wasser-Versorgung.

Mittheilungen über natürliche und künstliche Sandfiltration. Nach Betriebs-Resultaten der Berliner Wasserwerke vor dem Stralauer Thor. Von *C. Piefke*, Betriebs-Ingenieur der Berliner Wasserwerke. 75 Seiten 8to. 1881. . . . . Geh. 1 M. 50 Pf.

Das Wasserwerk der Stadt Krefeld. Erbaut in den Jahren 1876 bis 1877. Von *B. Salbach*, kgl. Baurath. 16 Seit. gr. Folio. Mit 4 lith. Tafeln. 1881. (Separat-Abdruck aus Glaser's Annalen). . 3 M.

C. Hydraulische Aufzüge.

Die hydraulischen Aufzüge im Central-Hôtel zu Berlin. Von *Emil Blum*, Director der Berlin-Anhalt. Maschinen-Fabrik. Mit 3 lith. Taf. (Sonder-Abdruck aus den Verhandlungen des Vereins zur Beförderung des Gewerbefleisses.) 1880. . . . 2 M. 50 Pf.

Ueber Berechnung hydraulischer Hebe-Vorrichtungen. Von *L. Putzrath*, Civil-Ingenieur in Berlin. (Separat-Abdruck aus der Zeitschrift des Vereins deutscher Ingenieure). Mit 8 Abb. 1879. . . . . 1 M.

D. Feuerungs-Anlagen.

Ueber Brennmaterial-Ersparniss mit Rücksicht auf Dampfkessel-Anlagen. Von *E. Bede,* Civil-Ingenieur in Brüssel. Nach der dritten durchgesehenen und vermehrten Auflage des Werkes: „Economie du combistuble" mit Genehmigung des Verfassers deutsch bearbeitet vom Ingenieur F. Schotte, Kanzleirath im Kaiserl. Patent-Amt. Mit 106 Abb. im Text. (Sonder-Abdruck aus Glaser's Annalen für Gewerbe und Bauwesen.) 1879. 5 M. Ganz Callico gebd. . . . . 6 M.

Brennöfen mit Gasfeuerung für Chamottewaaren, Verblendziegel, Terracotten, Trottoirplatt., Thonröhren, Steingut, Porzellan etc. Von *G. Mendheim,* Civil-Ing. Mit 1 lith. Tafel. 1876. . 60 Pf.

Ueber Gasfeuerungen. Sachliche Würdigung der in Deutschland ertheilten Patente. Von *A. Pütsch,* Civil-Ingenieur in Berlin. 28 Seiten in 4to nebst 2 lith. Tafeln in Quer-Folio, enth. 30 Abb. diverser Ofen-Constructionen. Eleg. geh. 1880. . . . 2 M. 50 Pf.

E. Heizung und Lüftung.

Eisenwerk Kaiserslautern. Die Heizungs- und Lüftungs-Systeme dieser Fabrik. 2 Brochüren. 6. Aufl. 1880.
    I. Centrale Luft-, Dampf-, Wasser-Heizung und Lüftung. Mit zahlreichen Abbildungen . . . . 1 M.
    II. Locale oder Ofen-Heizung mit Lüftung. Mit zahlr. Abb. 1 M.

Eisenwerk Kaiserslautern. Sammlung der Heizungs- und Lüftungs-Anlagen, ausgeführt durch dasselbe. 35 col. Taf. mit erläut. Text. 1883. . . . . 9 M.

Katalog zur ersten Special-Ausstellung v. Heizungs- u. Ventilations-Anlagen in Cassel 1877. 2. Auflage. Mit vielen Holzschnitten und Tafeln im Text. 1878. . . . . 1 M. 50 Pf.
      Ein guter Rathgeber für diejenigen, welche sich über die verschiedenen Systeme der Ventilation und Heizung orientiren wollen.

Die Central-Dampfheizung und maschinellen Einrichtungen der rheinischen Provinzial-Irrenanstalten. Von *Marnitz,* Ingenieur. Mit 19 Holzsch. im Text. (Sonder-Abdruck aus dem „Rohrleger.") 1879. . . . . 1 M. 25 Pf.

Ueber natürliche Ventilation vermittelst des selbstthätigen Luftventils. 16 S. 8to mit Abbildungen im Text. Von *Otto Wuttke,* Baumeister in Berlin. 1881 . . . . 1 M.

Ueber Schulheizung. Vortrag, gehalten am 12. Januar 1880 zu Dresden. Von *H. Rietschel,* Civil-Ingenieur. (Separat-Abdruck aus dem „Gesundheits-Ingenieur" [Rohrleger].) 1880. . 50 Pf.

Verhandlungen der dritten General-Versammlung des Vereins für Gesundheits-Technik zu Wien am 14. bis 16. September 1881. Stenographischer Bericht. 143 Seiten 8to. geh. 1882. Mit 1 lith. Tafel . . . . 5 M.
    Ausser den Vereins-Verhandlungen der verschiedenen Sitzungen enthält das Buch folgende Vorträge, welche bei dieser Versammlung gehalten wurden:
      Ueber das Heizen mit Leucht- und Wassergas, von Prof. Dr. Wartha. — Ueber die Uebertragung der Wärme durch Wände und Fenster im Allgemeinen und mit Rücksicht auf die abkühlende Wirkung des Windes im Zusammenhange mit den Aufgaben einer Versuchs-Station für Ermittelung von Wärmeübertragungs-Koeffizienten, von Paul, Ober-Ingenieur. — Ueber die Prinzipien, welche einer systematischen Reinigung und Entwässerung von Städten zu Grunde zu legen sind, v. Knauff, Baumeister. — Ueber die Vorzüge und Nachtheile der Luftheizungen.

Polytechnische Buchhandlung A. SEYDEL
Berlin W., Leipziger Strasse No. 8.

Eugen Klotz, Maschinenfabrik, Stuttgart.

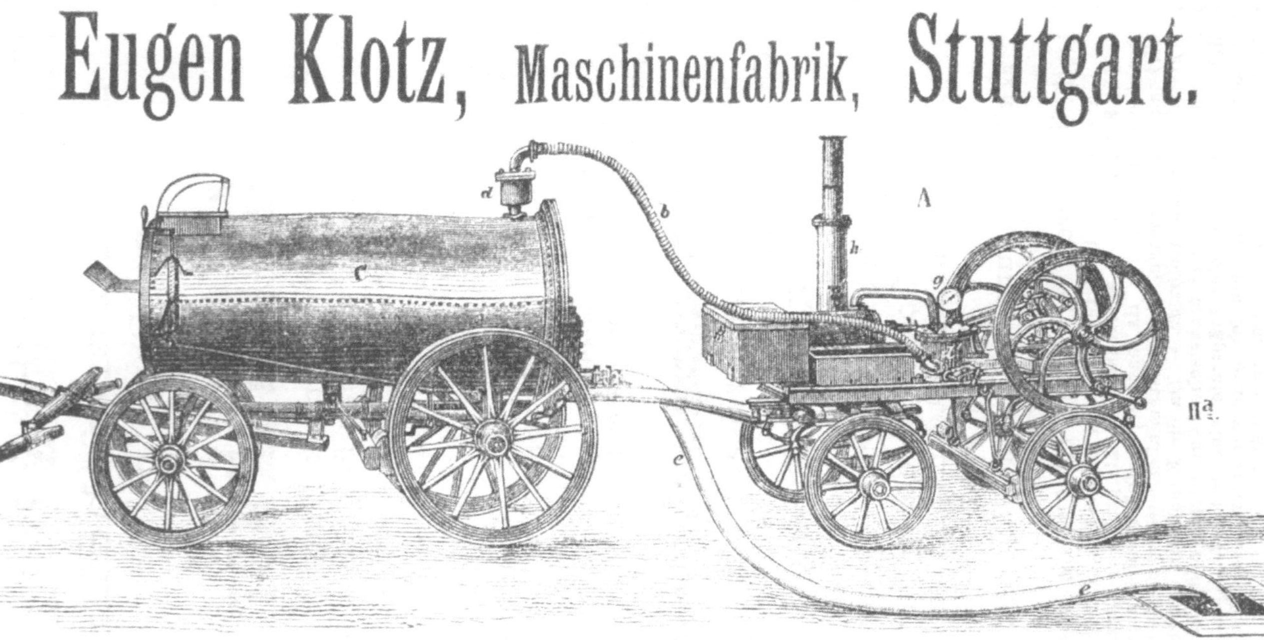

Specialität in

pneumatischen Apparaten zur geruchlosen und vollständigen Entleerung von **Abtritt-** und **Jauche-Gruben,** für **Dampf-** und **Hand-Betrieb,** für Städte sowohl, als für Landwirthe und grosse Etablissements, Fabriken, Bahnhöfe, Hôtels, Kasernen, Hospitäler, Irrenanstalten, Gefängnisse etc. etc., sowie zum Eisenbahntransport. — Ueber 1000 Einrichtungen im Betrieb

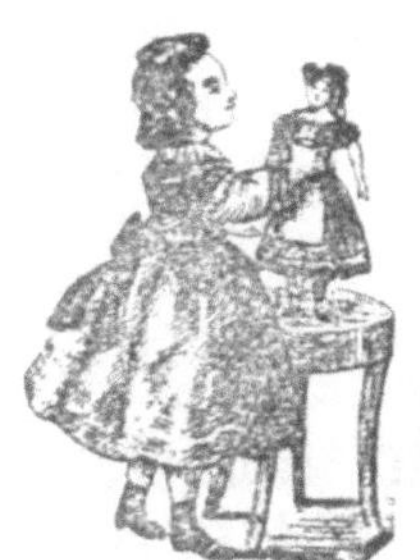
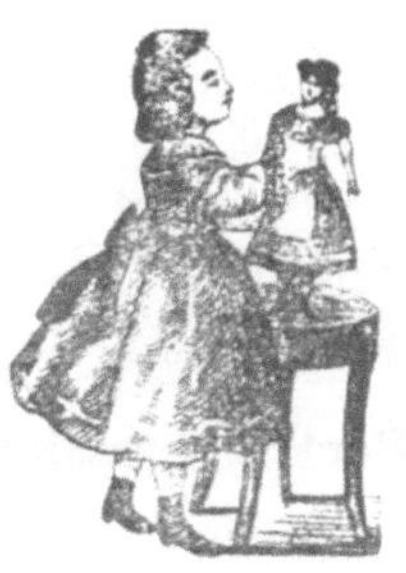

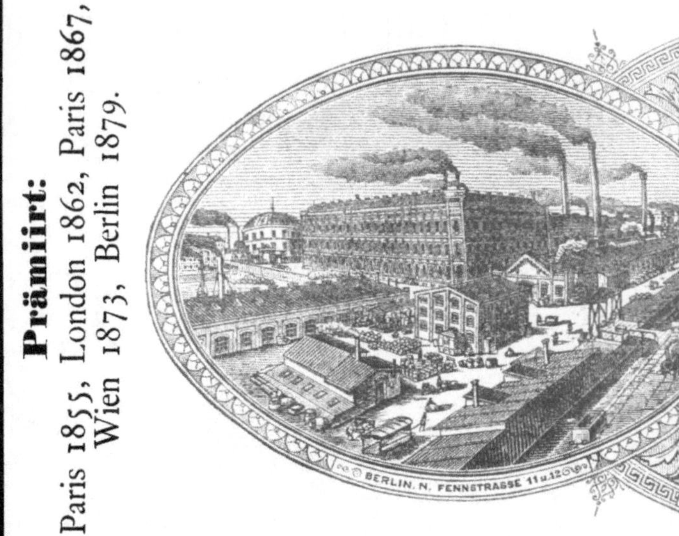
BERLIN. N. FENNSTRASSE 11 u.12

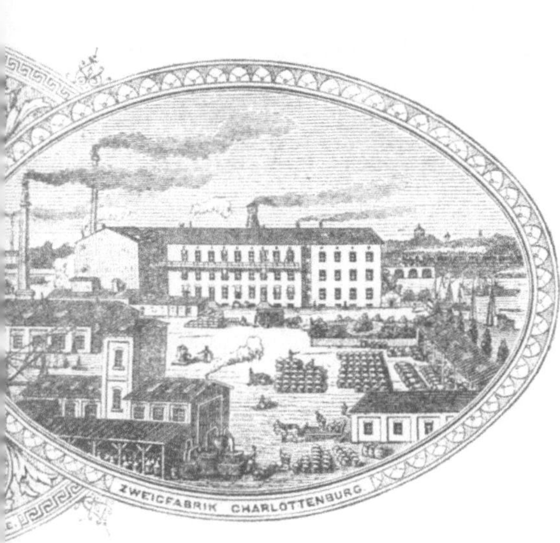

ZWEIGFABRIK CHARLOTTENBURG.

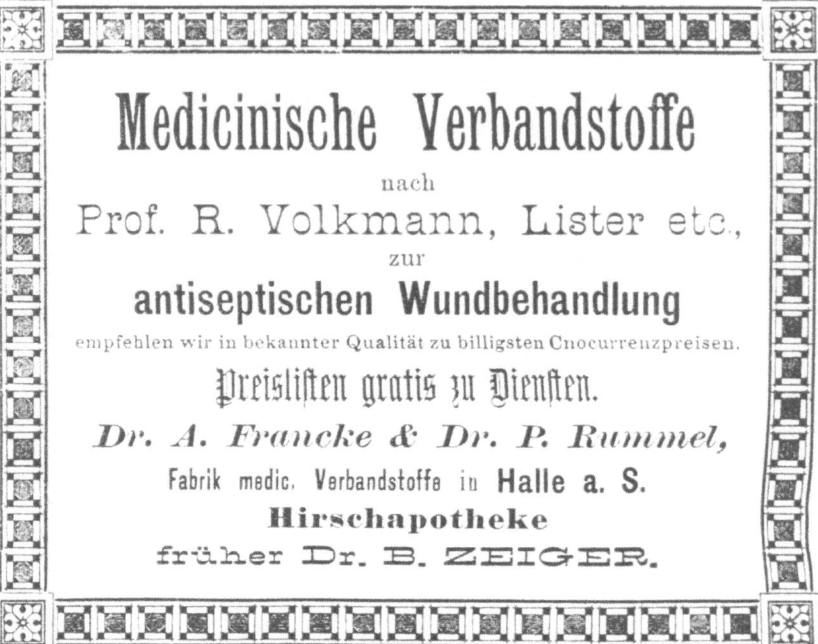
Medicinische Verbandstoffe
nach
Prof. R. Volkmann, Lister etc.,
zur
antiseptischen Wundbehandlung
empfehlen wir in bekannter Qualität zu billigsten Cnocurrenzpreisen.
Preislisten gratis zu Diensten.
Dr. A. Francke & Dr. P. Rummel,
Fabrik medic. Verbandstoffe in Halle a. S.
Hirschapotheke
früher Dr. B. ZEIGER.

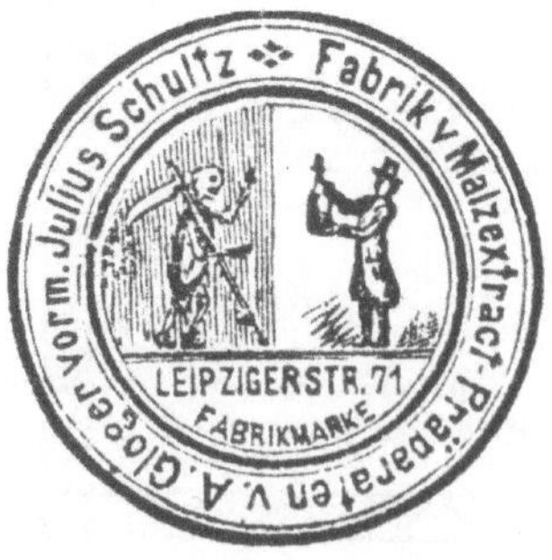
vorm. Julius Schultz Fabrik v. Malzextract-Präparaten v. A. Gloeor
LEIPZIGERSTR. 71
FABRIKMARKE.

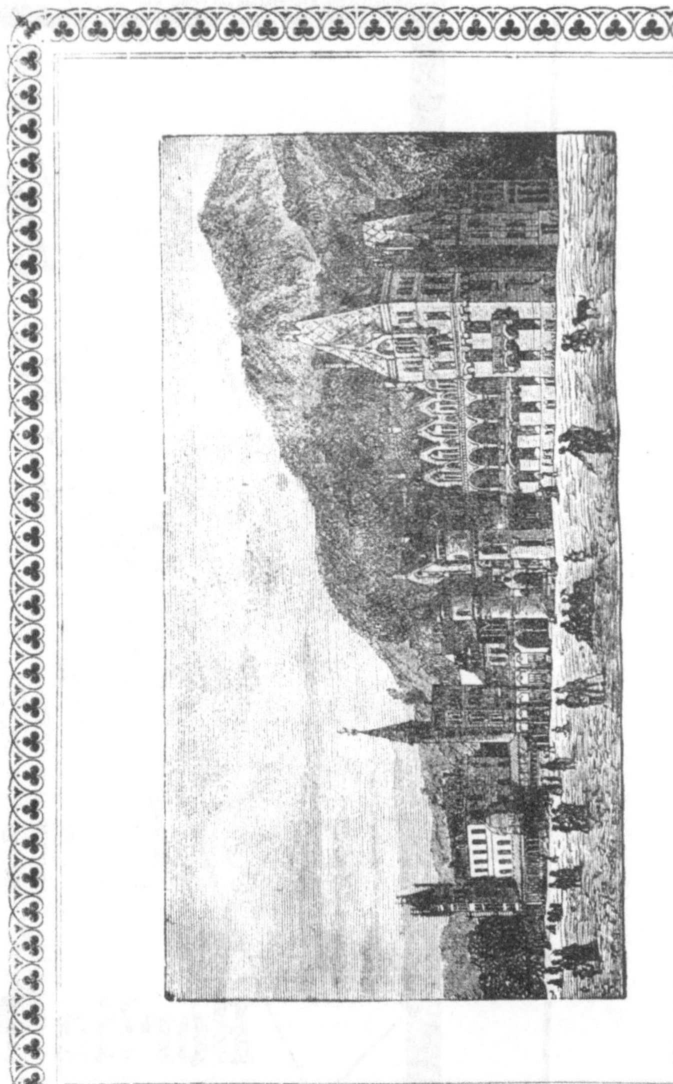

in Görbersdorf

ist das **erste** Sanatorium, das in der schwindsuchtsfreien Zone für Lungenkranke 1854 errichtet worden ist. Es ist mit allem Comfort ausgestattet, welchen eine gut organisirte **Krankenpflege** der Neuzeit zu geben vermag, und entspricht Pflege und Beköstigung etc. **der schon äusserlich höher gehaltenen Anlage,** die nichts von dem Mieths-Kasernenstyl späterer Speculations-Anlagen hat.

Die Patienten-Zimmer stehen mit den Speisesälen, Blumen- und Wintergärten, Douche etc. in Verbindung, die betr. Corridore sind während der kalten Jahreszeit gleichmässig erwärmt. Die Zimmer sind gut ventilirt, die Luft in denselben erneuert sich stündlich dreimal, in den Speisesälen dagegen erneuert sie sich fünfmal in der Stunde, vermittelst der Kosmos-Ventilatoren. Mit diesen stehen auch Kühlapparate in Verbindung, durch welche die Luft in den Sälen immer frisch gehalten wird, so dass bei einer Aussentemperatur von 24⁰ R. die Luft in den Speisesälen selbst während des Essens nie über 16⁰ R. steigt.

Ein grosser schattiger Park mit 6 Kilometer langen Kunstwegen beginnt direct an der Heilanstalt und führt auf die derselben gehörigen mit Hochwald bewachsenen Berge.

Der Pensionspreis für Wohnung, Bedienung, alle Arten Bäder und vollständige Beköstigung beträgt per Woche von 36 Mark an, je nach der Wahl der Stube.

Neben Dr. Brehmer versehen vier Assistenzärzte den ärztlichen Dienst, ein approbirter Apotheker ist Vorstand des chemischen Laboratoriums.

Auch ist innerhalb der Anstalt dafür gesorgt, dass schulpflichtige Kinder jeden wünschenswerthen Unterricht erhalten können.

Görbersdorf*) ist Post- und Telegraphenstation. Prospecte gratis und franco durch die

Administration der Dr. Brehmer'schen Heilanstalt.

*) Siehe Europäische Wanderbücher No. 34 und 35.

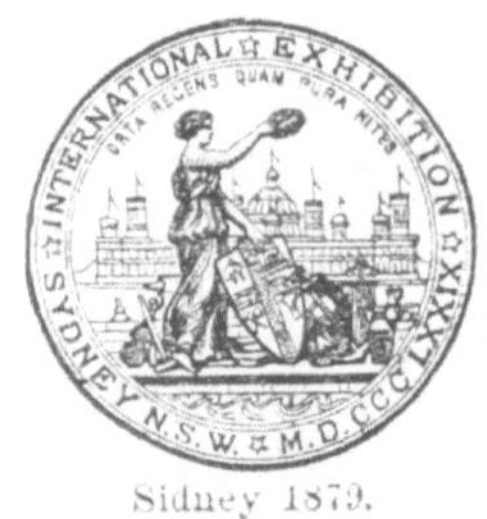

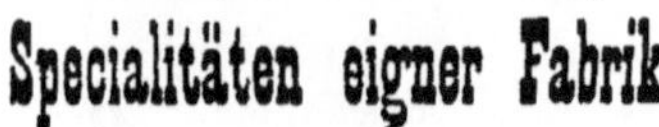

August Gey

Zschopau

im sächsischen Erzgebirge,

Geschäftsbestand seit 1830,

Specialitäten eigner Fabrik

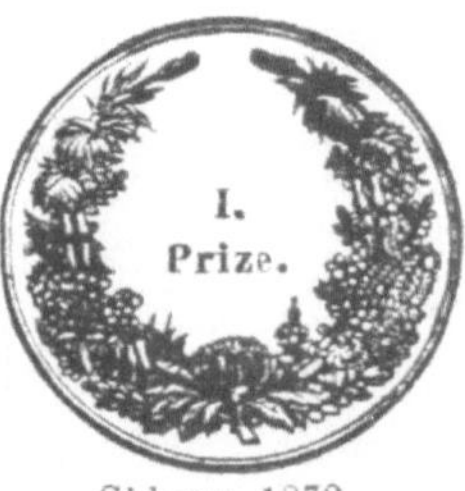

von

Früchten aus den sächsischen und böhmischen Wäldern empfiehlt nur in feinster Qualität zu billigsten Preisen:

Himbeersaft in 65 % feinsten Zucker gesotten, nach pharm. Germ. **Himbeersaft** mit 16 % Sprit. **Himbeeressig**, in Zucker gesotten. **Himbeermarmelade. Preisselbeeren** in 50 % feinstem Zucker gesotten. **Morcheln**, runde, getrocknet. **Champignons**, getrocknet, weiss, gross- und kleinblättrig. **Steinpilze, getrocknet.**

Vertreter: Heinr. Zelter, Berlin W., Dörnbergstr. 5.

Neueste Erfindung!

Kühne's

geruchloses Lederfett

macht jedes verhärtete Leder (**Pferdegeschirre, Wagenverdecke, Treibriemen, Stiefeln**) sofort weich, geschmeidig, wasserdicht und **giebt ihm neue Kraft.**

Es ist frei von jeder Säure oder sonstigen Ingredienzien, ist nicht abfettend oder beschmutzend, **wird nicht ranzig** und ist besonders für Stiefeln empfehlenswerth, die **unmittelbar nach dem Einschmieren** ohne grössere Mühe **schön blank gewichst werden können** und **wasserdicht** sind, ohne die Transpiration des Fusses zu hindern.

In Blechbüchsen 1 Kilo zu 3 Mk., $\frac{1}{4}$ Kilo zu 75 Pfg., in kleinen Blechdosen 10 Stück (= 1 Rolle) à Rolle 3 Mk., 10 Stück (= 1 Rolle) à Rolle 4 Mk. zu haben bei den alleinigen Fabrikanten

Lieferanten der Deutschen Armee, des kaiserlichen Marstalles, der Reichsdruckerei etc.

Cochius & Kühne,

Berlin SO., Reichenbergerstrasse 177.

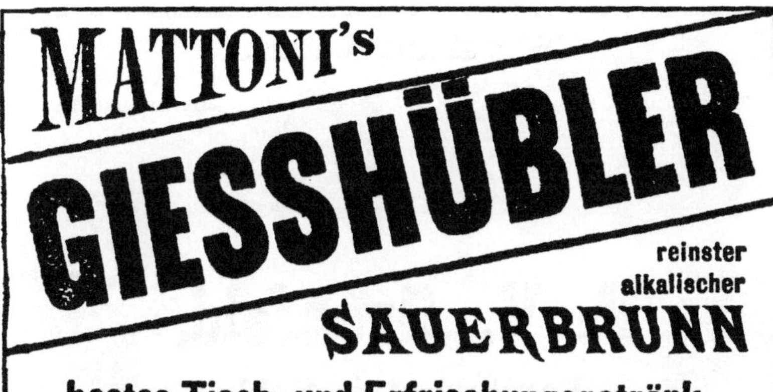

Versicherung gegen Reise-Unfälle, sowie gegen Unfälle aller Art.

Die Versicherungsgesellschaft „THURINGIA" in ERFURT

gewährt Versicherung gegen alle körperlichen Beschädigungen, welche der Versicherte durch einen Unfall erleidet, der dem Beförderungsmittel (Eisenbahnzug, Wagen, Schiff u. s. w.) zustösst. Spazierfahrten, Droschkenbenutzung, Dienst- und Spazierritte in- und ausserhalb des Wohnorts sind inbegriffen.

Die Entschädigung besteht je nach dem Grade der Verunglückung in Zahlung der ganzen oder der halben Versicherungssumme, oder einer Kurquote.

Die Entschädigungsansprüche, welche dem Versicherten aus einem Unglücksfalle etwa an eine dritte Person zustehen, gehen nicht an die Gesellschaft über.

Die Prämie sammt Nebenkosten beträgt für eine Versicherung von:

M 100,000 jährlich . . . 100 M 50 d.	M 40,000 jährlich . 40 M 50 d.
„ 80,000 „ . . . 80 „ 50 „	„ 30,000 „ . 30 „ 50 „
„ 60,000 „ . . . 60 „ 50 „	„ 20,000 „ . 20 „ 50 „
„ 50,000 „ . . . 50 „ 50 „	„ 10,000 „ . 10 „ 50 „ u. s. w.

Bei Versicherung auf kürzere Dauer sind die Prämien entsprechend billiger.

Gegen Zahlung einer Zusatzprämie, deren Höhe sich nach der Berufsgefahr des Versicherten richtet, gewährt die „**Thuringia**" auch Versicherung gegen Unfälle aller Art.

Unsere älteren Versicherten können jederzeit ihre Policen in Versicherungen gegen alle Unfälle erweitern lassen, neu Eintretende aber sich je nach Wahl nur gegen Reiseunfälle oder gegen Unfälle überhaupt versichern.

Policen sind unter Angabe des Vor- und Zunamens, des Standes (Berufszweiges) und des Wohnortes, der Versicherungssumme und der Versicherungsdauer bei der **Direction in Erfurt,** sowie bei sämmtlichen Vertretern der Gesellschaft zu haben; in **Berlin** bei der Subdirection, W. Friedrichstrasse Nr. 62.

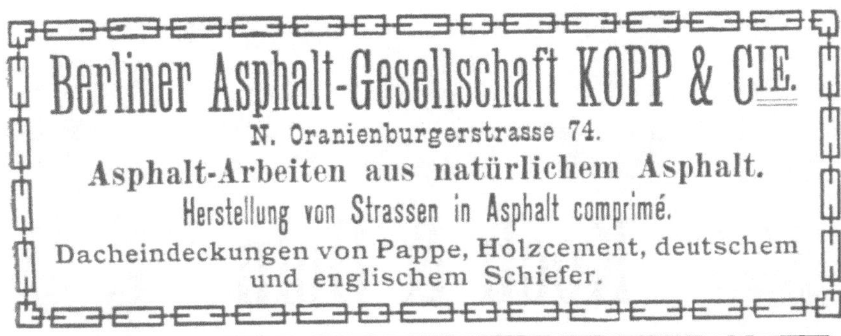
Berliner Asphalt-Gesellschaft KOPP & CIE.
N. Oranienburgerstrasse 74.
Asphalt-Arbeiten aus natürlichem Asphalt.
Herstellung von Strassen in Asphalt comprimé.
Dacheindeckungen von Pappe, Holzcement, deutschem
und englischem Schiefer.

6*

Herrn Brunnendirector **Anton Ulbrich**
in **Püllna.**

Die biographischen Notizen über Ihren Herrn Vater
und sein segensreiches Wirken habe ich mit grösstem Ver-
gnügen gelesen. Durch das viele Gute, was er gethan,
hat er sich selbst das schönste Denkmal gestiftet.

Mit dem Ausdrucke der vollkommensten Hochachtung
Ihr ergebenster

Justus von Liebig m. p.

München, 7. Februar 1874.

Püllnaer
Natur-Bitterwasser
„allbekannt als Böhmens Schatz"

ist das Beste gegen Krankheiten des Magens,
des Blutes, der Nerven, der Leber und Gallen-
wege, der Pfortader; Fieber, Gicht u. s. w.

Große Preise:

Philadelphia 1876, Paris 1878, Sydney 1879, Melbourne
1880, London (Medicinischer Weltcongress) 1881, Eger
(Böhmen) 1881 und Triest (Oesterreich-Ungarische Ausstellung) 1882.

Gemeinde-Bitterwasser-Direction Püllna

Anton Ulbrich,
Sohn des Gründers.

Ursprungs-Garantiezeichen:

Auf dem Kruge:

Püllnaer Bitterwasser, Gemeinde Püllna.

Auf der Kapsel:

Püllnaer Gemeinde-Bitterwasser.

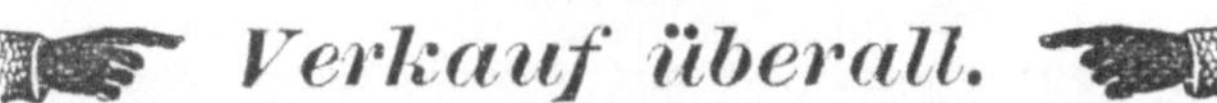

Verkauf überall.

Papier- und Schreibwaarenhandlung.

Beste Brief- und Billetpapiere.

Grosse Auswahl in verschiedentlichsten

geprägten Papieren,

Monogramm-Prägungen,

eleganteste und neueste Muster. Tadellos beste Ausführung.

Mehrfarbige moderne Stempel.

Vorräthiges Monogramm-Papier.

Sämmtliche Buchstaben vorräthig.

Gutes

Papier u. elegante Ausführung

zu Mk. 1,50.

Buchdruck- und lithographische Arbeiten.

Visitenkarten.

Menu- u Tischkarten.

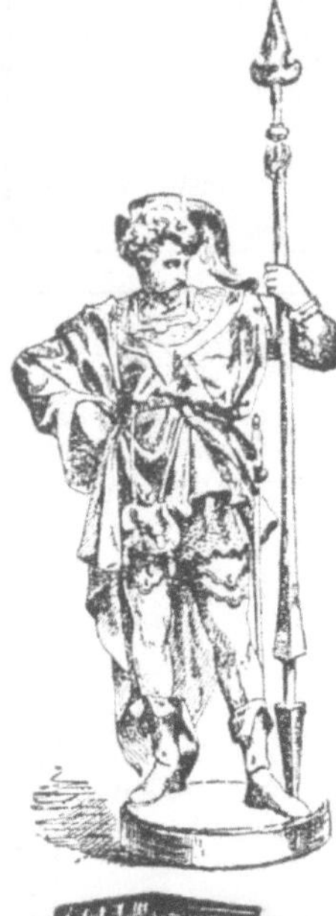

Bronce-Imitationen aus Papiermasse, im Aussehen genau den Broncegegenständen gleich, wesentlich billiger und künstlerisch ausgeführt. Büsten, Statuen, Platten, Medaillons, Waffen u. Decorationsgegenstände, Humpen, Becher etc.

Drehbare Büchergestelle. Höchst practische und hochelegante Möbel zur Aufnahme von Büchern und Zeitschriften, welche stets zur Hand sein sollen. Bietet grösste Ausnutzung des möglichst geringsten Raumes, da es von allen 4 Seiten Bücher aufnimmt. In allen Holzarten und verschiedenen Grössen. Einfach, practisch, billig.

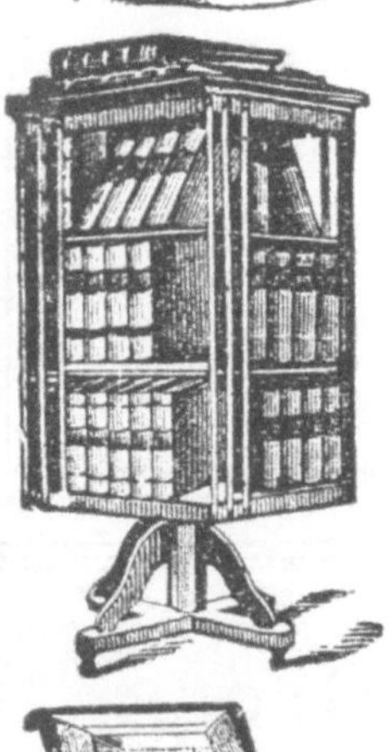

Portfolio-Staffeleimappen. Höchst practische und hochelegante Bildermappen auf Staffelei, verstellbar, verschiedentlich verwendbar, als Tisch, als Mappe; conservirt werthvolle Bilder besser wie alle bisher bekannten Mappen. Vorräthig in allen Grössen und Holzarten, einfache und billige Sorten, wie elegante Decorationsstücke (zu Geschenken).

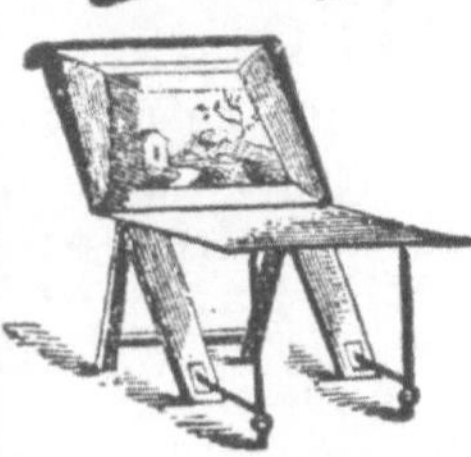

Stylographische Feder. Bester bis jetzt bekannter, äusserst practischer und bequemer Taschenfederhalter, stets mit Tinte gefüllt, in d. Westentasche zu tragen, jederzeit und überall zum Schreiben bereit.

Man verlange Kataloge und Neuheits-Verzeichnisse gratis und franco.

Carl Fränkel

BERLIN, 33d. Französische Str.

Ecke Oberwall-Str.

Altes renommirtes Geschäft, seit 1851 bestehend.
Papier- und Schreibwaaren-Handlung. Contobücher-Fabrik.
Buchdruckerei und Lithographische Anstalt. Monogramm-Präge-Anstalt.

JUDLIN'sche
Chemische Wasch-Anstalt.
F. GRUNER.

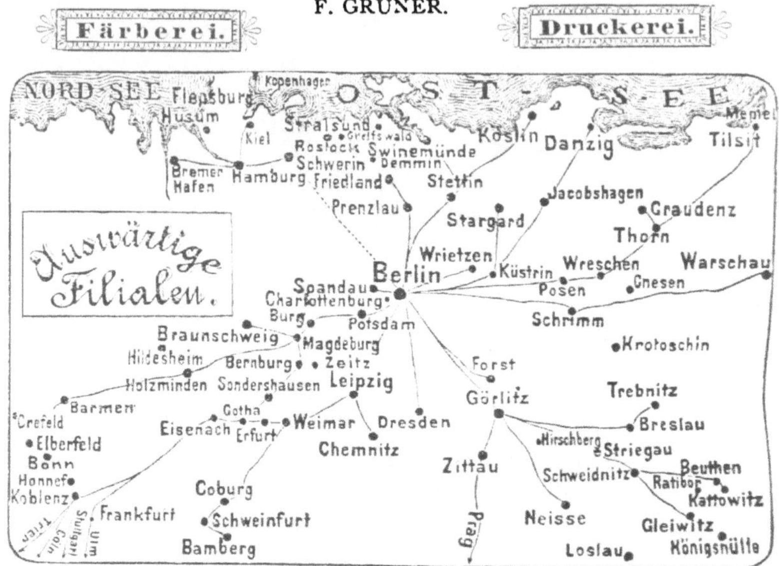

AVIS!

Die Anstalt wurde im Jahre 1857 in Warschau gegründet, eine zweite in Berlin im Jahre 1866 errichtet und führte die chemische Trockenreinigung zuerst im Grossen in Deutschland ein. Durch vollkommene Leistungsfähigkeit hob sich das Etablissement von Jahr zu Jahr und geniesst jetzt ein weitverbreitetes Renommée.

Das leitende Princip ist stets nur auf vorzüglichste Arbeit gerichtet, wobei gleichzeitig Rücksicht auf solide Preise genommen wird.

Mit dem Fortschritt der Chemie gleichen Schritt haltend, bringt die Anstalt im Interesse des Publikums stets Neuerungen, die sich als besonders practisch erweisen und zur Conservirung der Gegenstände beitragen.

Gestützt auf vorstehende Principien, ist die Anstalt im Stande, allen Anforderungen zu genügen und erlaubt sich auf die Specialitäten aufmerksam zu machen.

Siehe GRUPPE 7, 30 und No. 31a, 31b.

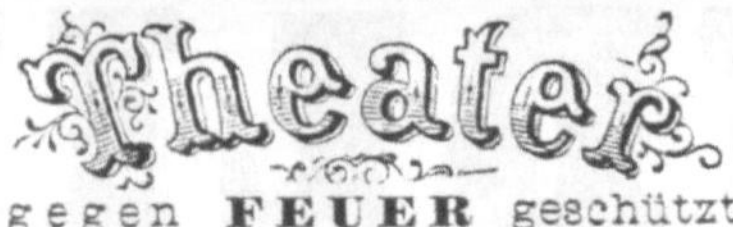

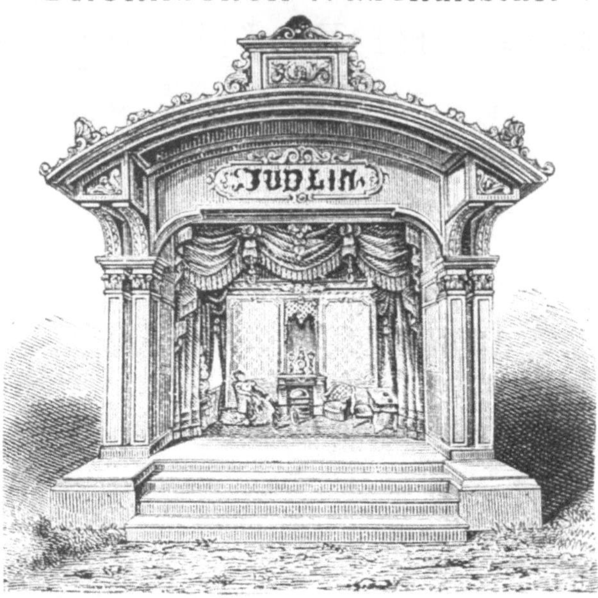

Mull- und Tüll-Gardinen

Wäsche und Appretur derselben durch die mir patentirte Appretur-Maschine auf „Neu"; ohne Preiserhöhung werden auf Wunsch die *Gardinen unverbrennlich* hergestellt, d. h. vor dem Aufgehen in Flammen geschützt, welches Verfahren vom Kgl. Polizei-Präsidium, Abth. für Feuerwehr, geprüft und anerkannt ist.

Porös, Wasserdicht

werden Garderobenstücke jeder Art hergestellt, ohne Farbe, Façon oder Stoff zu beeinträchtigen.

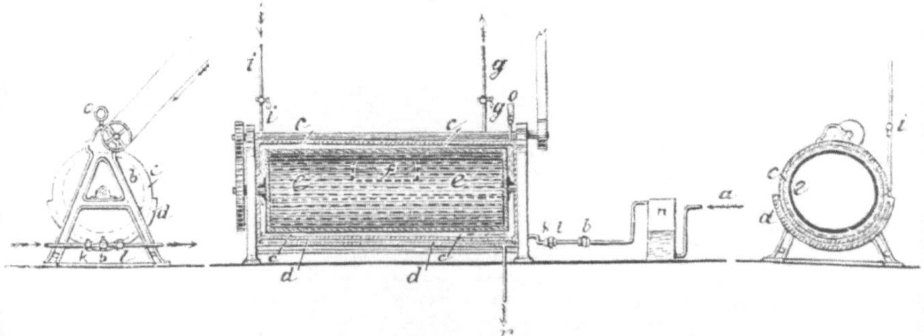

Verfahren und Apparat zum Desinficiren und Reinigen von Kleidungsstücken.
System JUDLIN.
Patentirt im Deutschen Reiche vom 9. März 1872 ab. **Patent No. 19310.**

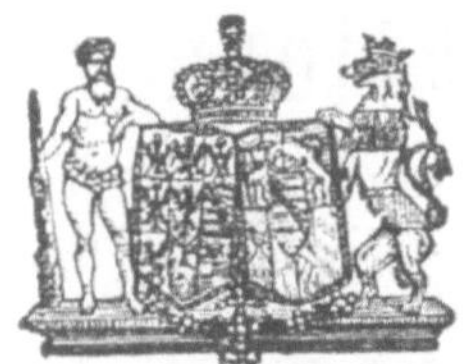

Vereinigte Fabriken

zur

Anfertigung von Sanitätsgeräthschaften

vormals Lipowsky-Fischer

(C. Maquet)

25 Hauptstr. HEIDELBERG Hauptstr. 25

älteste und renommirteste Fabrik, empfehlen ihr permanentes Lager von

Zimmerdouche-Apparaten, Unterleibs-u. Uterusdouchen, Badewannen, Dampf-
bade-Apparate für Zimmer und Bade-Anstalten, **Lager-** und **Ruhebetten, Schlafsessel, Trag-** und **Leibstühle, Fahrstühle** für Zimmer, Garten und Strasse, **Trag-
und Fahrbahren, Untersuchungs-** und **Operationstische, Divans** und **Stühle,**
überhaupt alle Apparate für Aerzte, Kranke und Reconvalescenten, sowie
sämmtliche Einrichtungsgegenstände für Hospitäler.

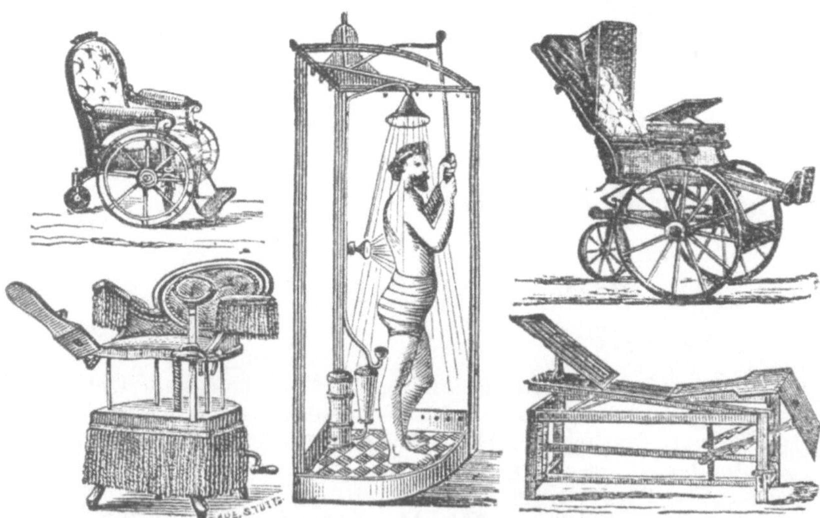

GEBRÜDER WEINMANN, Berlin SW., Königgrätzerstr. 81.

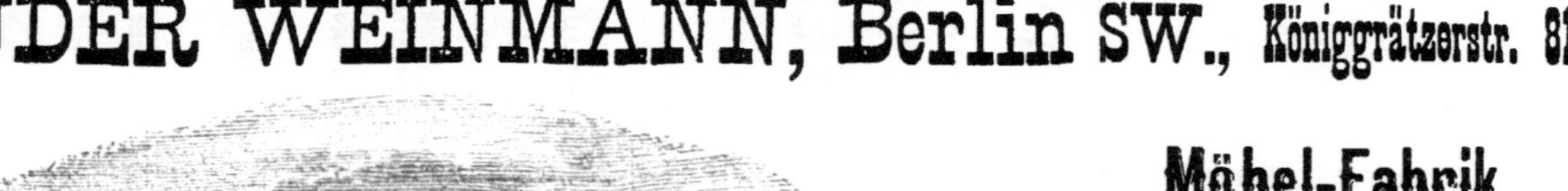

Möbel-Fabrik
mit Dampfbetrieb
und
Kunst-Tischlerei.

Lager und Anfertigung
completter
Zimmer-Einrichtungen
im
modernsten, stylvollen
Genre.

**Solideste Arbeit unter
Garantie.**

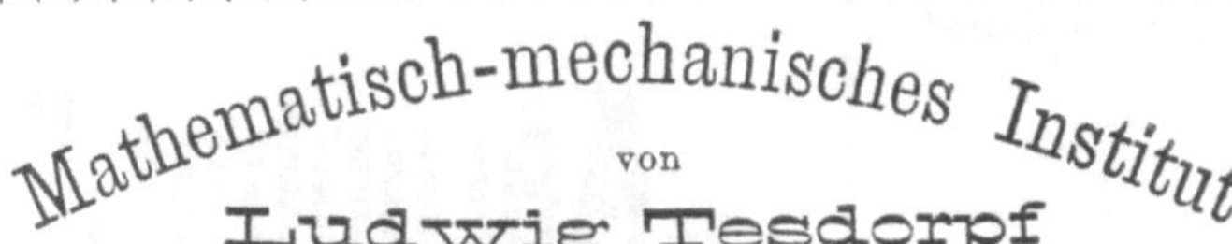
Mathematisch-mechanisches Institut
von
Ludwig Tesdorpf
(Gebrüder Zimmer Nachfolger)
STUTTGART.
Specialität: Astronomische und geodätische Instrumente.
Preiscourante gratis und franco.

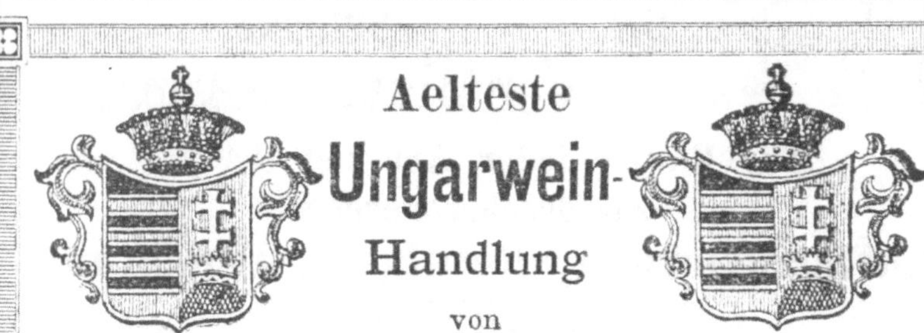
Aelteste
Ungarwein-
Handlung
von
D. Fraenkel, Berlin W.
22. Jäger-Strasse 22,
neben der Seehandlung,
empfiehlt ihre anerkannt vorzüglichen süssen u. herben Ungar-
Weine, von den billigsten Sorten bis zu den edelsten Ge-
wächsen. Für die Reellität der Firma bürgt deren langjäh-
riger Ruf, und sind die Weine von den namhaftesten Aerzten
stets als bewährtes Stärkungsmittel verordnet worden.
Muster werden auf Wunsch franco und gratis zugesandt.
Wiederverkäufern Engros-Preise gewährt.
Aussteller in Gruppe 2, Nr. 229.

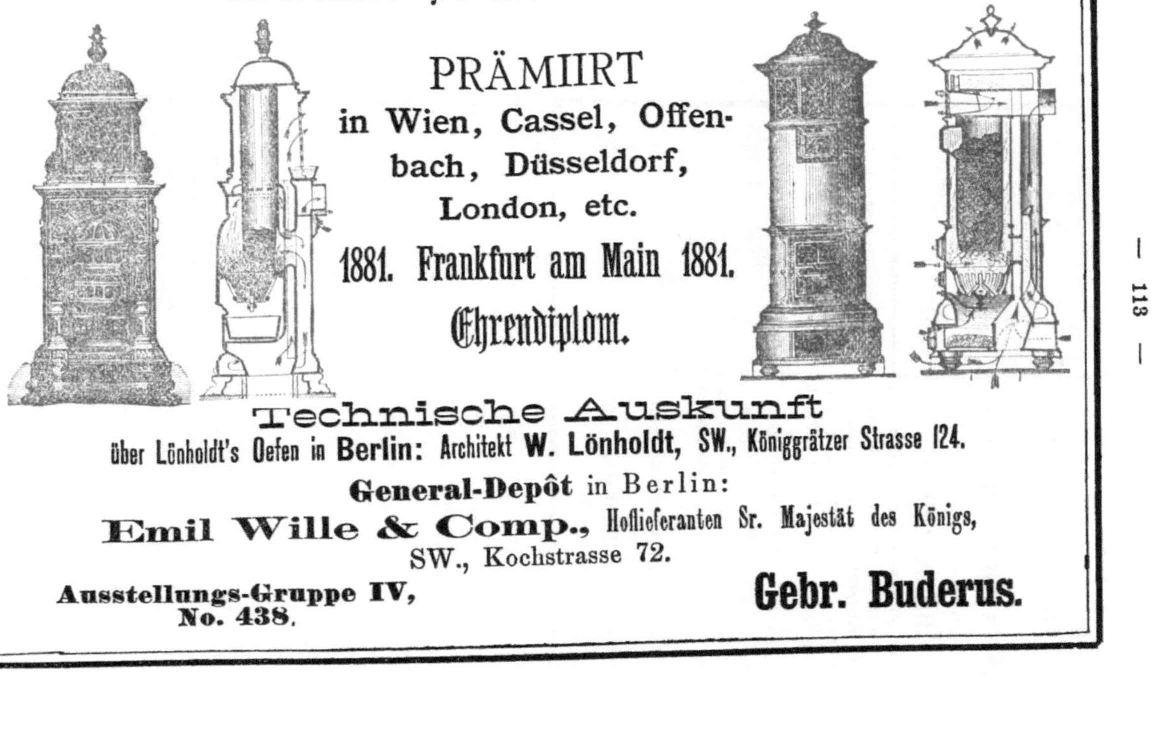

nach amerikanischem System mit continuirlicher Füllschachtfeuerung.

PRÄMIIRT
in Wien, Cassel, Offen-
bach, Düsseldorf,
London, etc.
1881. Frankfurt am Main 1881.
Ehrendiplom.

Technische Auskunft
über Lönholdt's Oefen in Berlin: Architekt W. Lönholdt, SW., Königgrätzer Strasse 124.
General-Depôt in Berlin:
Emil Wille & Comp., Hoflieferanten Sr. Majestät des Königs,
SW., Kochstrasse 72.
Ausstellungs-Gruppe IV,
No. 438.
Gebr. Buderus.

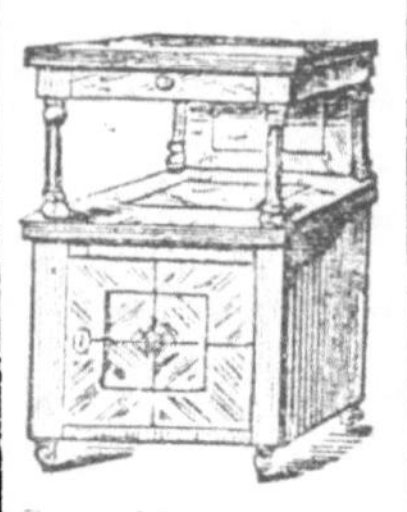

Geruchloses Closet, geschlossen.

C. E. NAGEL

Berlin SW.
Alexandrinenstrasse 109.

Fabrik und Lager
von

Eisschränken.

Geruchlose und transportable
Zimmerclosets

in verschiedenen Möbelformen von einfachster bis zu elegantester Ausstattung mit Wasserspülung, sowie mit Desinfection (Streu-System, Dr. Petri's Pat.).

Kinder-Closets.

Closets mit Selbstdesinfection, ganz besonders für öffentliche Kranken- oder Irren-Anstalten geeignet.

Geruchloses Desinfectionspulver.

Preiscourante und Beschreibung gratis und franco.

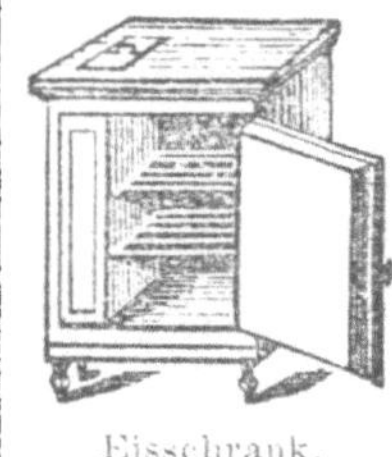

Eisschrank.

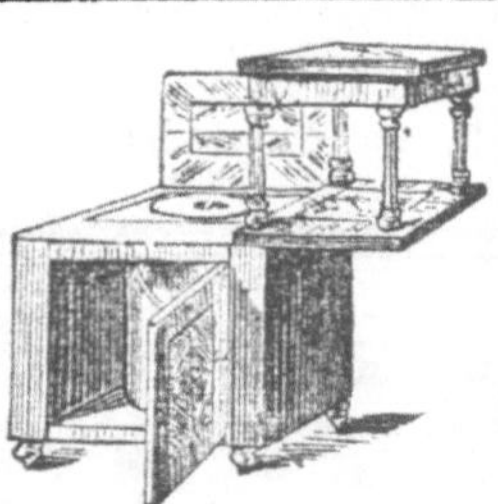

Geruchloses Closet, offen.

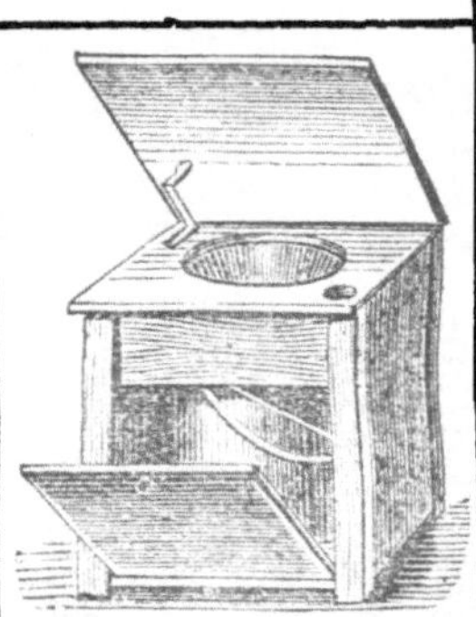

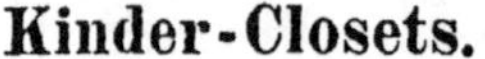

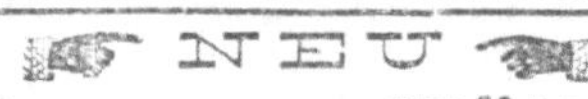

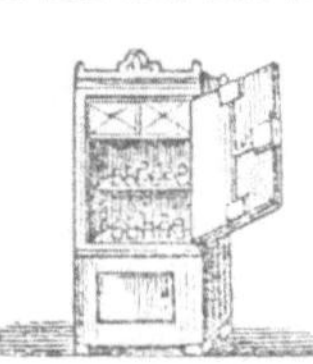

Anstalt für animale Impfung zu Leipzig. **(Begr. 1877.)**
Ununterbrochene Cultur und Abgabe **rein anim.** Vaccine für Einzel-
und Massen-Impfungen, behufs Vermeidung des Abimpfens von Arm
zu Arm und event. Impf-Infectionen. Conservirung in haltbarer, wirk-
samer Form **(Platten und Spatel)** durch Trocknung im Exsiccator
unmittelbar nach der Abnahme vom Kalbe.

Für **Impfärzte und Kommunen,** zu öffentlichen Impfungen, besondere Ermässigung. Rechtzeitige Anmeldungen, unter Angabe der
ungefähren Zahl der Impflinge und des Beginns der Impftermine er-
wünscht, um die nöthigen Dispositionen treffen zu können. Im Jahre
1882 hat sich bei ca. 30,000 Impfungen an 308 Orten Deutschlands die
Impfung mit der Vaccine obiger Anstalt, gegenüber der verantwortungs-
reichen humanis. Methode, als technisch und finanziell leicht durch-
führbar, sowie als zuverlässig bewährt.

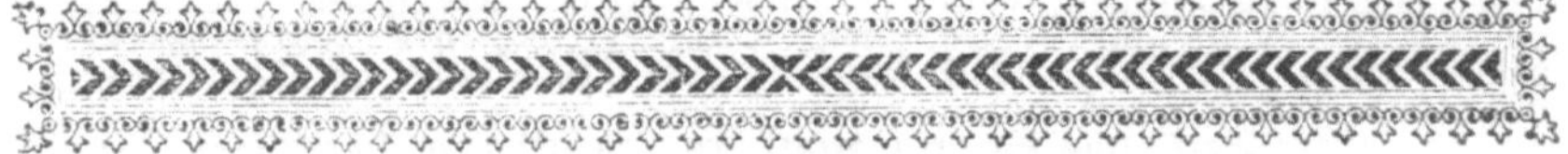

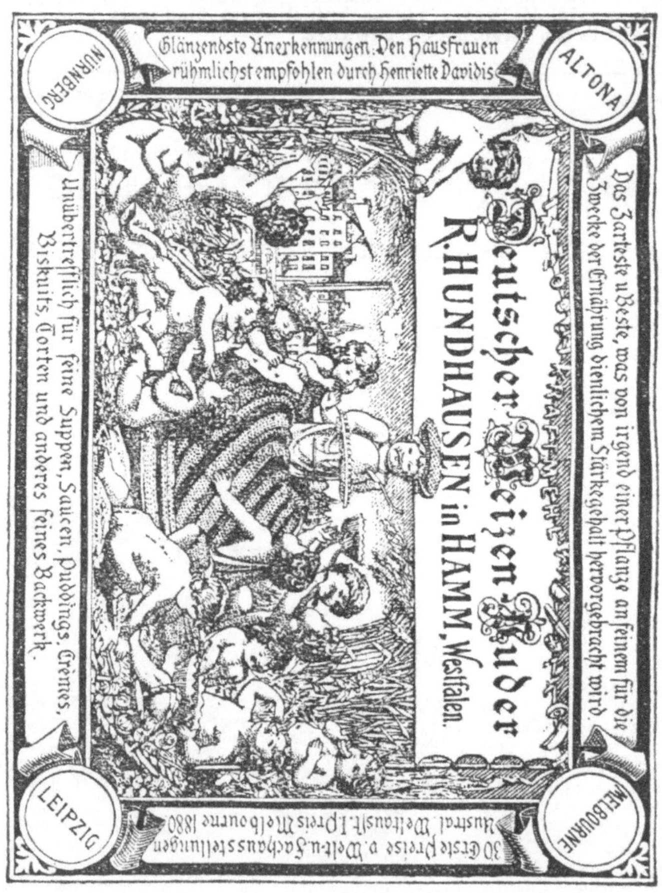

Glänzendste Anerkennungen. Den Hausfrauen rühmlichst empfohlen durch Henriette Davidis
NÜRNBERG
ALTONA
Das Zarteste u. Beste, was von irgend einer Pflanze an feinem für die Zwecke der Ernährung dienlichem Stärkegehalt hervorgebracht wird
Deutscher Weizen-Puder
R. HUNDHAUSEN in HAMM, Westfalen.
Unübertrefflich für feine Suppen, Saucen, Puddings, Crèmes, Biskuits, Torten und anderes feines Backwerk.
LEIPZIG
MELBOURNE
30 Erste Preise v. Welt-u. Fachausstellungen. Austral. Weltausst. I. Preis Melbourne 1880

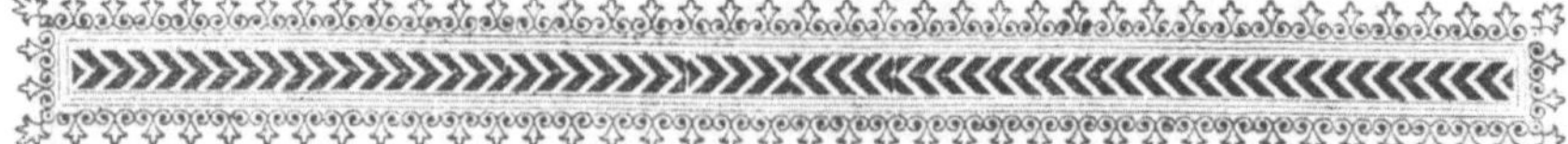

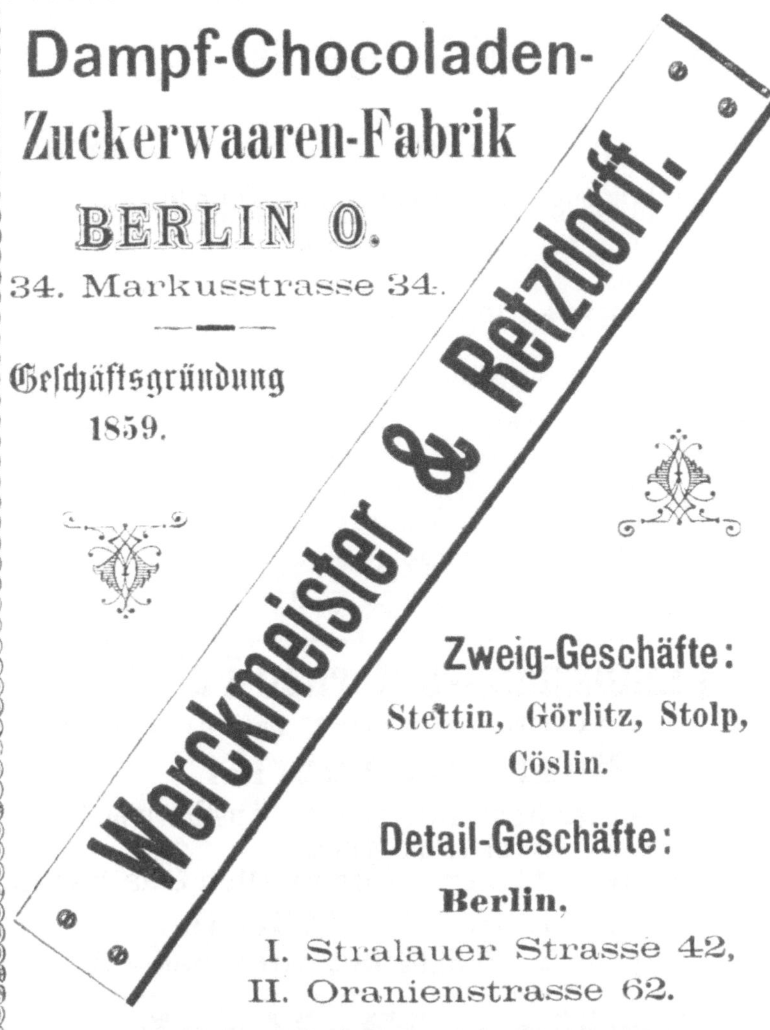
Dampf-Chocoladen-
Zuckerwaaren-Fabrik
BERLIN O.
34. Markusstrasse 34.
Geschäftsgründung
1859.
Werckmeister & Retzdorff.
Zweig-Geschäfte:
Stettin, Görlitz, Stolp, Cöslin.
Detail-Geschäfte:
Berlin,
I. Stralauer Strasse 42,
II. Oranienstrasse 62.

Berliner Hofbräuhaus

Ausschank der Adler-Brauerei, Gesundbrunnen
(früher Landvogt).

Vorzügliche Küche.

Kleine Preise.

Gr. Frühstück- und Mittagstisch à la carte.

Ausgezeichnete Abend-Restauration.

Berliner Hofbräu 20 Pf.

Pilsener Gebräu 15 Pf.

Schutz-Marke.

NON PLUS ULTRA.

Bestellungen auf kleine Gebinde u. Flaschenbiere werden auch an den Buffets des Berliner Hofbräuhauses, sowie in unseren anderen Localitäten entgegengenommen und prompt effectuirt.

Berliner Hofbräu 20 Fl. 3 Mk.

Pilsener und Nürnberger 24 Fl. 3 Mark. mit Patentverschluss.

Unser so sehr beliebtes **Berliner Hofbräu** wird ferner in unseren nachstehenden Ausschank-Localen täglich frisch vom Fass verzapft:

ELFENKELLER, vormals Teufelskeller, **Kommandantenstr. 67/69,** zwischen Grün-Str. u. Alte Jacob-Str. In seiner decorativen Ausstattung einzig hier bestehendes Etablissement mit 5 Colossal-Original-Gemälden, grossem Salon mit 5 französischen Billards etc. etc. Original-Bedienung. Damen in Altenburger National-Costümen.

Zelten Nro. 1, Restaurant und Garten, im Thiergarten an der Spree.

Universum, Brunnenstr. 20. Grosser schattiger Garten. Militair-Concert, Komik und Gesangsvorträge bewährter Gesellschaften etc.

Adler-Brauerei-Ausschank Gesundbrunnen,

hochgelegener prächtiger Garten dicht am Humboldtshain.
Unser Berliner Hofbräu, sowie Nürnberger und Pilsener Export-Bier, das in allen Provinzen längst eingeführt, bringen wir hiermit in Erinnerung.
Der grosse überseeische Export nach allen Welttheilen bürgt für die feine u. haltbare Qualität unserer Biere, was auch von den grössten hiesigen Autoritäten bestätigt ist.
Bestellungen auf Fass- u. Flaschenbiere werden täglich prompt effectuirt.

Adler-Brauerei-Actien-Gesellschaft Gesundbrunnen.

Die Direction.

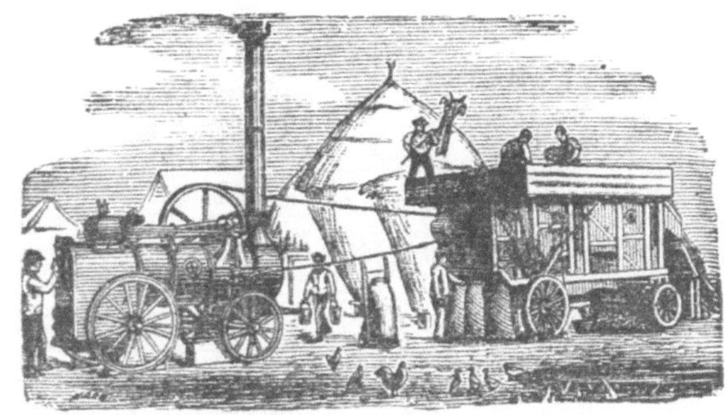

Ruston, Proctor & Co.,

Lincoln, England.

General-Agenten:

Glogowski & Sohn, Berlin SW., Hallescher Thorplatz 2,

empfehlen ihre

Locomobilen & Dampfdreschmaschinen

mit Sicherheits-Schutzvorrichtungen und
Selbst-Einlege-Apparaten.

190 Erste Preise, goldene und silberne Medaillen.

Mehr als 13,500 dieser Maschinen sind in allen Ländern der
Welt im Betriebe.

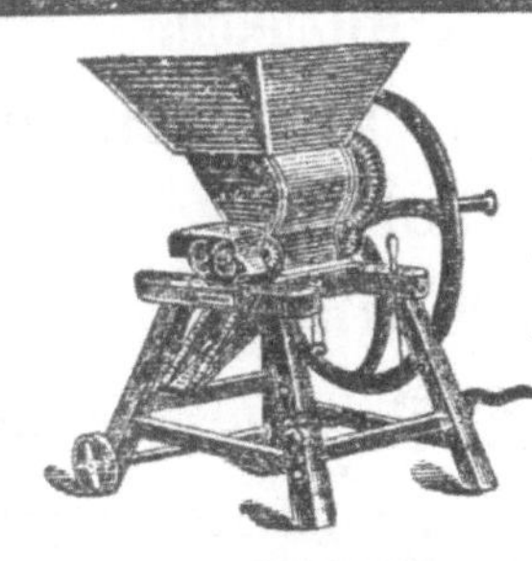

Eismühlen,

prämiirt auf der Intern. Fischerei-
Ausstellung zu Berlin, stets vor-
räthig in 2 Grössen. Preis 100—170
Mk. ab Berlin.
Anerkennungsschrei en stehen zur
Verfügung.

Franz Mayerhoff, Berlin N.,
Bergstr. 18.

(Prospect auf Verlangen franco u. gratis).

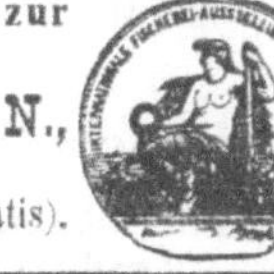

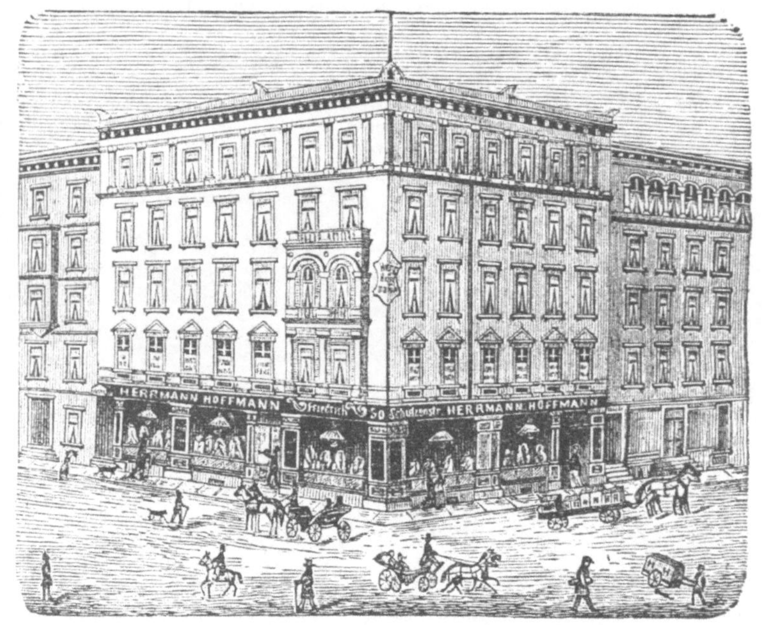

Hermann Hoffmann

Friedrichstrasse 50, Berlin SW., Ecke Schützenstrasse.

MAGAZIN
eleganter Herren-Bekleidung.

Steter Eingang von **Neuheiten** zur
Früjahrs- und Sommer-Saison 1883.
Grosses Lager von Jagd- u. Livrée-Anzügen,
schwedischen Leder - Joppen , gestrickten
Jagd-Westen u. Gamaschen,
praktischen Jagd-Hüten und Mützen,

Sämmtlichen Jagd - Ausrüstungs - Gegenständen,
Staub- und Reisemänteln, Reisedecken, Plaids, englischen Regen-
mänteln, Kaiser- und Hohenzollern-Mänteln.

Atelier für
Emaille-Schrift-Malerei.
SPECIALITÄT für
Einrichtung chem. Laboratorien, Apotheken und Droguen-Geschäften.

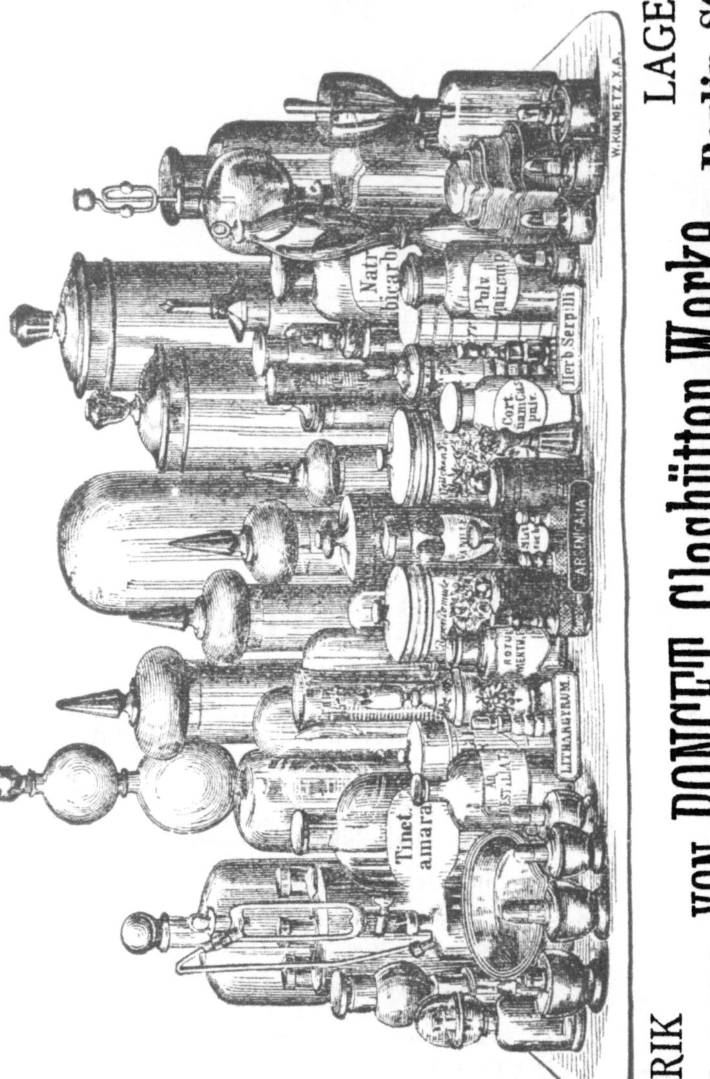

Fabrik und Lager aller
**Glaswaaren und Utensilien für chem., pharmac.,
photograph. und Parfümerie-Zwecke.**

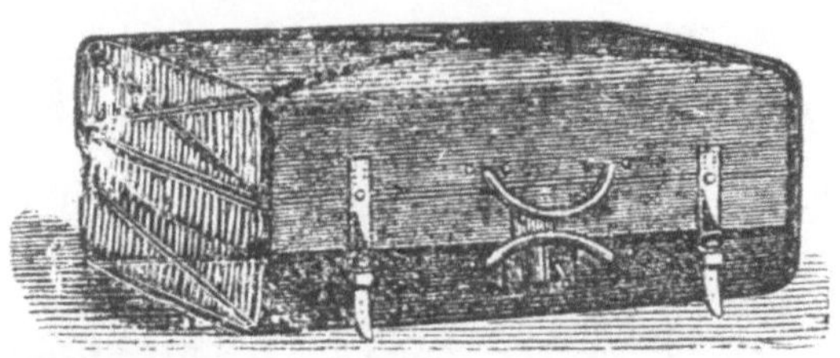

Bazar de voyage

von

L. PRAGER vorm. PRINZLER

gegründet 1821.

BERLIN W.,

27. Unter den Linden 27.

Erster Laden neben Café Bauer.

Grösster Bazar Berlins für Reise-Effecten jeglicher Art und eigener Fabrikation, wie:

Handkoffer, Reisekoffer, Reisekörbe, Damen- und Herren-hutkoffer, Speise-Reisekörbe, Reisetaschen und Necessaires, Touristentaschen, Trinkflaschen, Reise-Apotheken, Plaid-Riemen, Essbestecke, Reisekissen, engl. Reisedecken, Plaids und Regenschirme, Reisemützen, Spazierstöcke etc.
Neu: **Rohrplattenkoffer**, patentirt in allen industriellen Staaten; elegant ausgestattet, Dauerhaftigkeit garantirt und **60 pCt. Gewichtsersparniss** gegen Koffer aus anderem Material.

Ferner grösstes Lager feiner Lederwaaren, wie

Portemonnaies, Cigarrentaschen, Notes, Visites. Photographie-Albums und Rahmen, Schreibmappen, Schmuck-Casetten, Hand-schuhkasten, Schreibblocs, Musik- uud Schulmappen, Näh-Etuis, Pompadourtäschchen, Brief- und Banknotentaschen, Wechsel-, Acten- und Documentenmappen, Damentaschen, Toilettenspiegel u. s. w., sowie alle in dies Fach fallende Artikel vom einfachsten bis zum elegantesten Genre in den neuesten geschmackvollsten Mustern.

A. BENVER

9 u. 96 Wallstrasse. Berlin C. Wallstrasse 9 u. 96.

Magazin
für Haus- u. Küchen-Einrichtungen.

Lager

sämmtlicher roher u. emaillirter Gusswaaren.

en gros & en détail.

Musterküche in der Ausstellung
(Wohnhaus I. Etage).

Vertreter für Berlin
der amerikan. Ofen-Fabrik Nürnberg
siehe Ausstellung Gruppe 24.

Vollständige Stalleinrichtungen

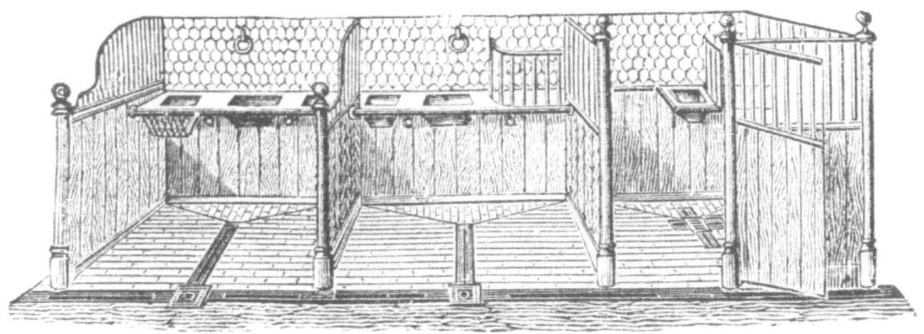

Specialgeschäft: W. Friedrichstrasse 160.

Siehe Ausstellung, Gruppe 19.

Magen-Wein-Liqueure.
Specialität:
Malaga-Bittern
von
JULIUS KADACH, Liqueur-Fabrik,
76 Belle-Alliancestr., BERLIN SW., Belle-Alliancestr. 76.
Prämiirt in: Lissabon 1873, Utrecht 1876, Rotterdam 1877. Anerkannt in: Philadelphia.

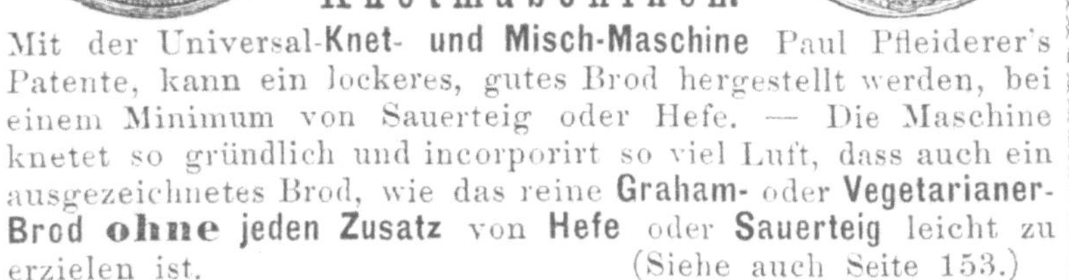

FRANZ JOSEF-BITTERQUELLE.

Professor JOHN ATTFIELD'S Gutachten: Nach dem Ergebniss meiner Analyse constatire ich gerne, dass die „Franz Josef-Bitterquelle" nicht nur eines der vorzüglichsten abführenden Wasser enthält, welches jemals in die Oeffentlichkeit gelangte, sondern auch in Folge seiner kräftigen Bestandtheile zur Hervorbringung der gewünschten Wirkung eine geringere Dosis erforderlich ist, als von irgend einem anderen natürlichen abführenden Wasser.

London, 9. Mai 1882.   **Professor Attfield,**
Ph. D. F. R. S. F. L. C. F. C. S. Professor of
Practical Chemistry to the Pharmaceutical Society
of Great Britain.

Vorräthig in den Mineralwasser-Dépôts.

Brochur d. d. Versendungs-Direction in Budapest.

Oscar Schimmel & Co.

Maschinenfabrik in Chemnitz.

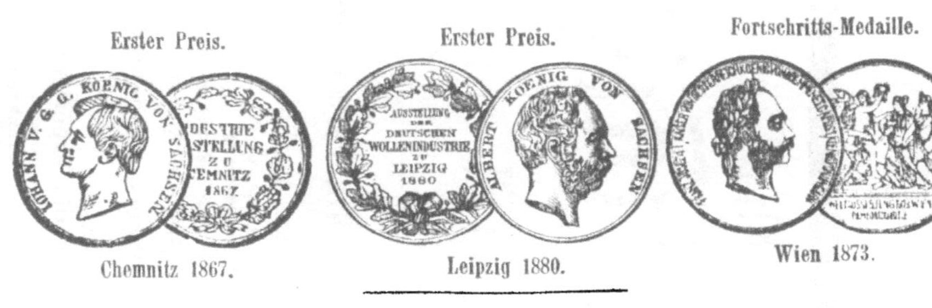

Erster Preis.
Chemnitz 1867.

Erster Preis.
Leipzig 1880.

Fortschritts-Medaille.
Wien 1873.

Einrichtungen completer Dampf-Wasch- und Trocken-Anstalten

für Leib-, Tisch- u. Bettwäsche, wollene Decken etc.

Schimmel's System,

mit leistungsfähigstem Maschinen-Sortiment: Wasch- und Spül-Maschinen, Centrifugen, Trocken- und Mangel-Maschinen, Desinfections-Apparate etc.

Bewährt seit 15 Jahren durch grössere Anlagen in Berlin, Chemnitz, Rastatt, Wesel, Dresden, Wien, Prag, Potsdam, Spandau, Hannover, Leipzig, Hamburg, Lichterfelde, Frankfurt a. O., Flensburg, Königsborn b. Unna, Oporto, Wehlheiden b. Cassel etc. etc.

Ganz metallene doppeltwirkende 6 hämmrige Wäche-Waschmaschine.

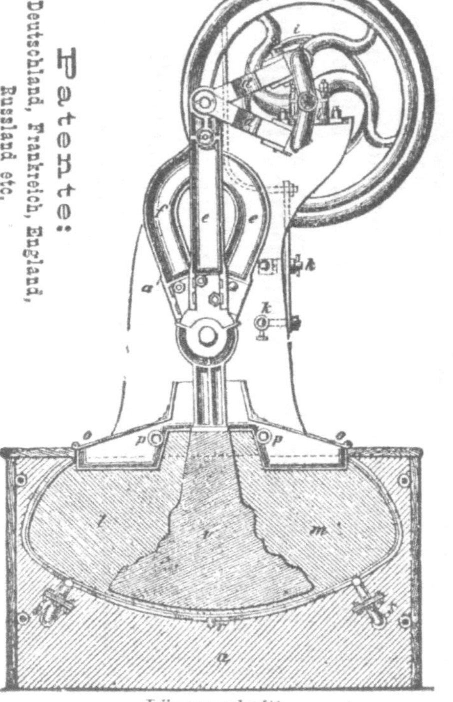

Längenschnitt.

Patente:
In Deutschland, Frankreich, England, Russland etc.

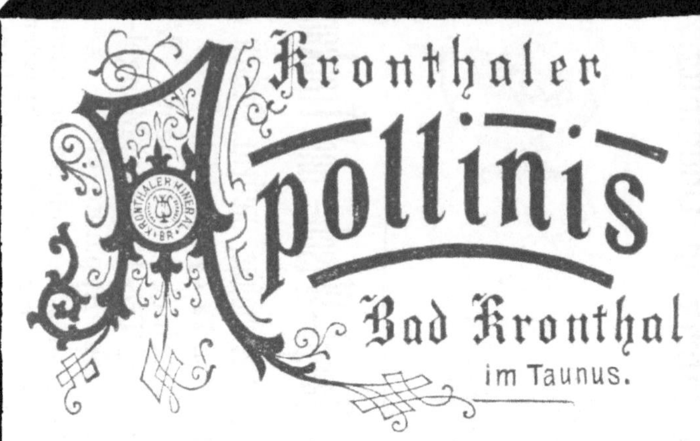
Kronthaler
Apollinis
Bad Kronthal
im Taunus.

Anstrichmasse
„PLATINA"
von
Rometsch & Co., Kitzingen a. M.

Wetterfester und eisenharter Anstrich für Häuserfaçaden, Badestuben, zur Trockenlegung feuchter Wände, Schutz gegen Rost bei allen Eisenconstructionen, Brücken, Bedachungen etc.

Werner & Pfleiderer.

Maschinen-Fabrik,
Cannstatt
(Württemberg)

Specialität:
Brodteig-Knetmaschinen.
Die Universal Knet- u. Mischmaschine
(Paul Pfleiderer's Patente in allen Ländern)

übertrifft für **Brodteige jeder Art** alle andern Systeme: sie ist die einzige Maschine, die zum Mischen u. Einwirken des Zuckers in die **Rohmarzipanmasse** mit Erfolg ausgeführt wurde u. für **Pastillen-**, **Tragant-**, **Biscuit-**, **Lebkuchen-**, **Maccaroni-**, **Nudeln-**, **Pasteten-**, **Conserven-**, **Wurst- u. Fleischwaaren-** etc. **Fabriken** ein unentbehrl. Werkzeug bildet. (Siehe auch Seite 157.)

Die **Musterbäckerei** des Herrn **August Schindler (Ad. Jung Nachfolger)** Hofbäckermeister Sr. Majestät des Kaisers — errichtet auf dem Damm der Ulanenstrasse, dicht neben dem Pavillon „Café Bauer" — ist mit zwei unserer **Universal Knet- und Mischmaschinen** für Riemen- u. Hand-Betrieb ausgerüstet.

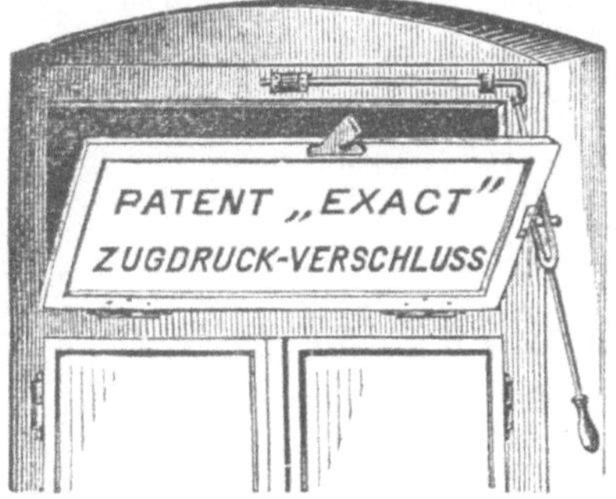

„Exact" Schlosserei
Franz Spengler
BERLIN, Wilhelmstr. 22a.

Versandt fertiger Beschläge.

Geräuschlos laufende Bänder, sanftgeh. Schlösser mit kleinem Schlüssel, Windfang- (Pendelthür-) Beschläge, vorzügliche Fenster - Verschlüsse, Sicherheits-Thür-, Möbel- und Vorhäng-Schlösser.

Illustrirte Liste gratis.

10

Die Klavier-Lampen-Fabrik

von

Robert Rühe

in LANDSBERG a. W.

empfiehlt ihre **patentirten Lampen** mit verstellbarem Reflector

für

Pianino, Flügel und Noten-Pulte,

sowie ihre praktischen

Lampen zum Mikroskopiren

in Messing und vernickelt.

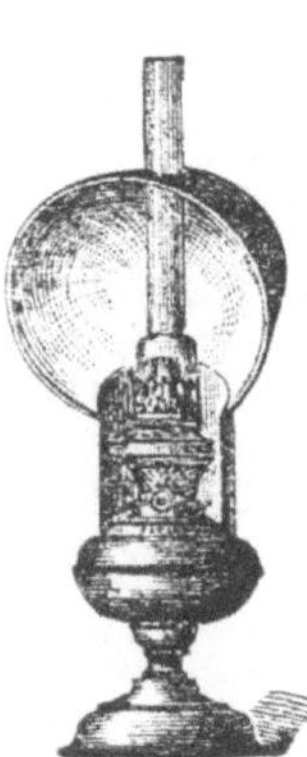

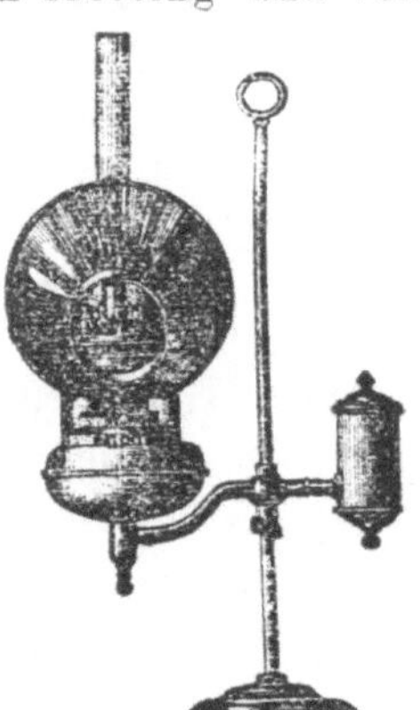

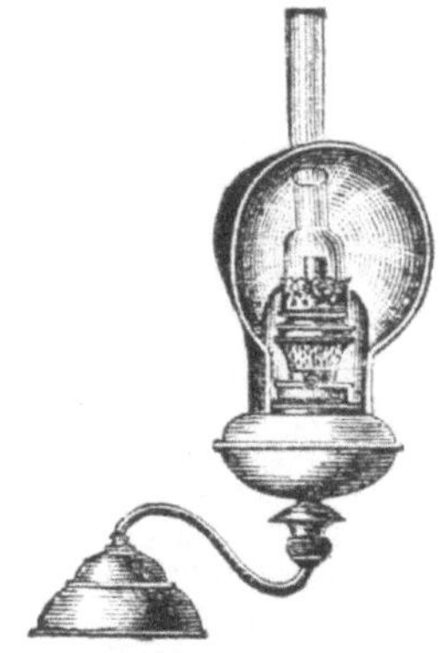

Flügellampe.　　Microscopirlampe.　　Flügellampe.

Vorzüge derselben:

Vollständiger Schutz der Augen des Spielers gegens directe Licht bei scharfer Beleuchtung der Noten; klirren nicht beim Spiel, trotz der Erschütterung des Instruments: leichte Befestigung auf den Armleuchtern; einfach und gefällig in Form und leicht sauber zu erhalten.

Geprüft u. empfohlen von den grössten Autoritäten des Musikfaches u. des Sanitätswesens.

Illustrirte Preisverzeichnisse stehen frei zu Diensten.

Haupt-Depôt

bei

ROBERT STÖRMER

BERLIN NO., Landsberger Platz 3.

G. L. BRÜCKMANN

Sidney 1879
Second Award.

London 1882
Silver Medal.

Dortmund.

Eisen u. Metalle, Bergwerksproducte, Kohlen u. Coke.

Handels- u. Qualitäts-Eisen jeder Art. Bleche in Eisen u. Stahl.

Träger, Façoneisen.

Holzkohlen- u. geschmiedetes Eisen, Roststabeisen.

Façon-Guss in **Schmiedestücke** Achsen u. Bandagen,
Stahl. roh u. fertig bearbeitet. Radsterne.

Specialitäten für Bergwerke etc.

* **Bohrthürme** für Freifall u. Tiefbohrungen, D. R.-P. 18537.
*** **Grubenlampen** mit magnetischem Sicherheitsverschluss u. feuerfestem Docht für Petroleum-Brand. D. R.-P. 21988.
*** **Ventilatoren.** Patent C. W. Moritz 18523.
*** **Grubenschienen, transportabele Geleise, Waggon**-schieber, **Waggon-Transporthaspel.**

Specialitäten für Eisenbahnen.

* **Rauchverbrenner** für Locomotiven, Reimherr's Patente.
* **Achslagerkasten** für Erdöl-Schmierung mittelst Stift, Reimherr's Patente.
Draisinen für Normalspur etc., von Maschinenfabrik Esslingen.

✝✝✝ Eisenbahn-Radsätze

für Locomotiven u. Waggons mit excentrisch eingelegtem „Sprengring", Patente Schüphaus.
* **Controlle-Schlösser**, Patente Thomer und Köhazy, für bedeckte Güterwagen.
*** **Waggon-Schieber**, System Borgsmüller-Brückmann.
* **Waggon-Transport-Haspel**, System Börgsmüller.
* **Wärterbuden**, doppelwandige, eiserne, System E. Willmann.
* **Pferdebahn-Schienen** eignen Systems.

Mit *** versehene Gegenstände befinden sich auf der Ausstellung originaliter, mit * versehene in Zeichnung und Beschreibung. (Gruppe 26.)

Prospecte und Brochüren werden auf Verlangen zugesandt.

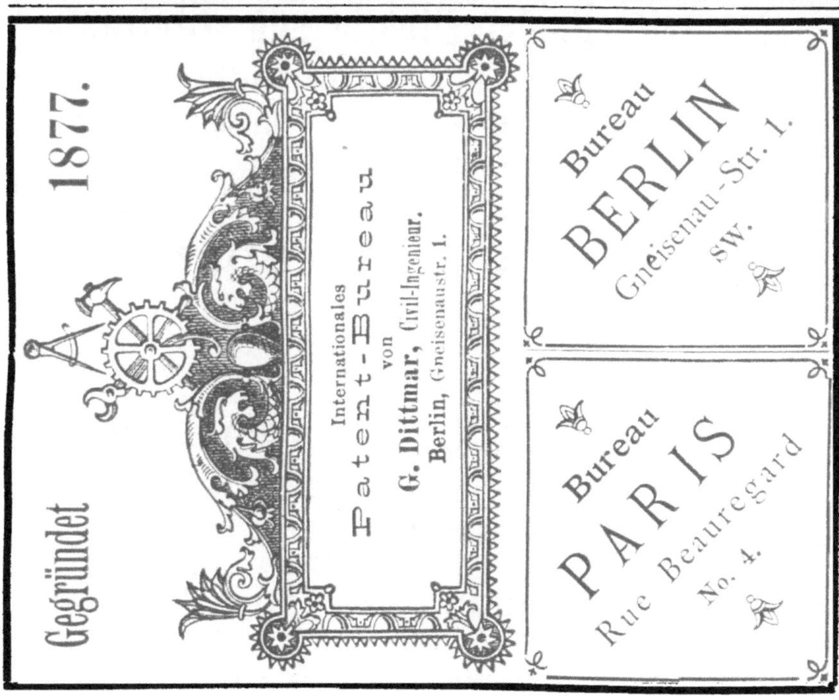

1877.
Gegründet
Internationales
Patent-Bureau
von
G. Dittmar, Civil-Ingenieur.
Berlin, Gneisenaustr. 1.
Bureau
BERLIN
Gneisenau-Str. 1.
SW.
Bureau
PARIS
Rue Beauregard
No. 4.

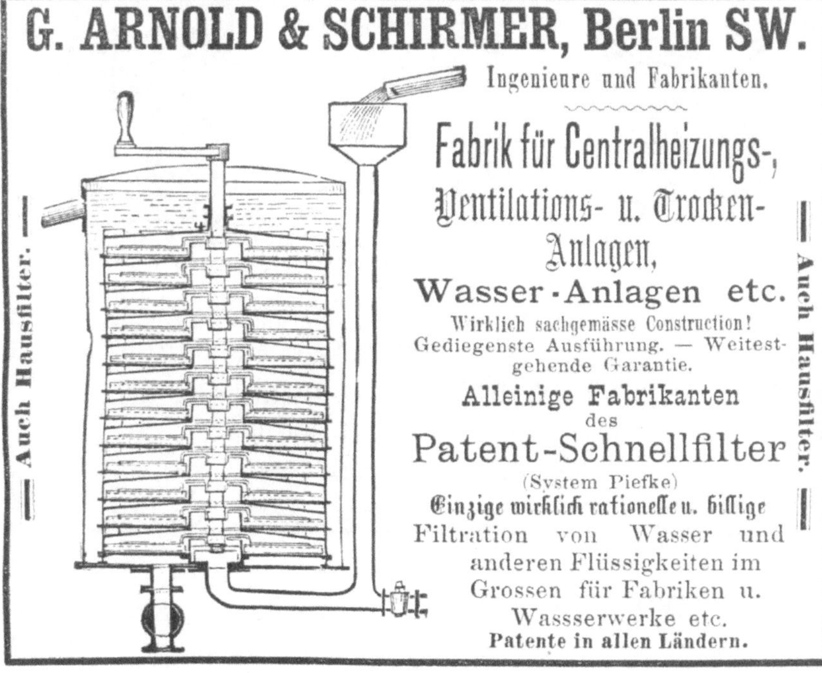
G. ARNOLD & SCHIRMER, Berlin SW.
Ingenieure und Fabrikanten.
Auch Hausfilter.
Auch Hausfilter.
Fabrik für Centralheizungs-,
Ventilations- u. Trocken-
Anlagen,
Wasser-Anlagen etc.
Wirklich sachgemässe Construction!
Gediegenste Ausführung. — Weitest-
gehende Garantie.
Alleinige Fabrikanten
des
Patent-Schnellfilter
(System Piefke)
Einzige wirklich rationelle u. billige
Filtration von Wasser und
anderen Flüssigkeiten im
Grossen für Fabriken u.
Wassserwerke etc.
Patente in allen Ländern.

Salicylsäure-Fabrik
DR. F. VON HEYDEN
(Kolbe's Patente)
DRESDEN N.

Medaillen.

Dresden 1875, Brüssel (Internat. Hygien. Congress) 1876, Philadelphia 1876,
Paris Académie Nationale, Sydney 1879/80, Melbourne 1880/81, Halle a/S. 1881,
Hannover (land- und forstwirthschaftliche Ausstellung) 1881.
Frankfurt a. M. Allgem. D. Patent- und Musterschutz-Ausst. 1881 gold. Med.
Porto Alegre (Deutsch-Brasil. Ausst.) 1881 82 1. Pr. — Diplome landwirthsch.
Ausstellungen.

Die **Salicylsäure** (Acidum salicylicum), deren fabrikmässige Darstellung erst
durch die patentirte Methode des Geh. Hofr. Prof. Dr. Kolbe seit dem Jahre 1874
ermöglicht wurde, hat durch ihre hervorragenden Eigenschaften als Antisepticum
(fäulniss- und zersetzungshinderndes Mittel) seit ihrem Erscheinen in genanntem
Jahre auf fast allen Gebieten des practischen Lebens, wo man mit Fäulniss und
Gährung zu kämpfen hat, so durchschlagende Erfolge errungen, dass dieselbe längst
als eine willkommene und zuverlässige Waffe sich unentbehrlich gemacht hat.

Der dem heutigen Standpunkt der Naturwissenschaften ferner Stehende kann
hier entgegnen, dass man scheinbar ja früher ohne ein wirksames Antisepticum
ausgekommen sei. Hierauf ist zu erwidern:

1. dass man **stets** darauf bedacht gewesen ist, fäulniss- und gährungshemmende
   Mittel, wo es anging, anzuwenden, dass man aber in der Wahl derselben
   bis in die neueste Zeit sehr beschränkt war, da alle bekannten Mittel dieses
   Gebietes, wie Chlor, schwefelige Säure, die Salze der letzteren, Carbolsäure,
   Creosot etc., durch ihre sonstigen Eigenschaften — durchdringender Geruch,
   physikalisches Verhalten, Einfluss auf den menschlichen Organismus etc. —
   ausgeschlossen bleiben **mussten**, wenn es sich um Erhaltung von Nahrungs-
   oder Genussmitteln handelte.
2. dass mit der erst in neuester Zeit gewordenen **Erkenntniss der Ursachen**
   von Fäulniss und Gährung auch die Bekämpfung derselben in deren Er-
   regern, den sogenannten Bacterien, kleinen, nur unter stärksten Mikroskopen
   sichtbaren Organismen, **wirksam** unternommen werden konnte.

Wenn man **früher** im Laufe der Jahre Unsummen an verdorbenen Getränken
und Genussmitteln verloren geben musste, kann man dieselben **jetzt** ökonomisch
erhalten! Darin liegt der Kernpunkt dieser ganzen hochwichtigen Conservirungs-
frage, die **alle Kreise berührt**.

Die Bedeutung, welche die **Salicylsäure** selbst in der **Chirurgie** und, sowie
auch deren **Natronsalz** (Natr. salicylic.), in der **inneren Medicin** gewonnen hat,
darf jetzt als allgemein bekannt vorausgesetzt werden und kein Arzt wird in ge-
eigneten Fällen (bei der Wundpflege, bei rheumatischen und Fieberleiden, Neu-
ralgien etc.) diese Präparate missen wollen *). Ebenso rühmen die Landwirthe
die vortrefflichen Erfolge bei einer Reihe von Thierkrankheiten, über welche besondere eingehende **Berichte** der Fachmänner von der Fabrik gesammelt sind und
den Interessenten gern zur Verfügung gestellt werden.

---

*) Der Gebrauch des in der Deutschen Armee obligatorisch eingeführten
Salicylpuders (Fussstreupulver) und der bekannten Salicylsalben bei Wunden,
Haut-Ausschlägen, übelriechenden Schweissen und leicht empfindlichen, von
Schweiss leidenden Füssen (Touristen!) ist sehr zu empfehlen.

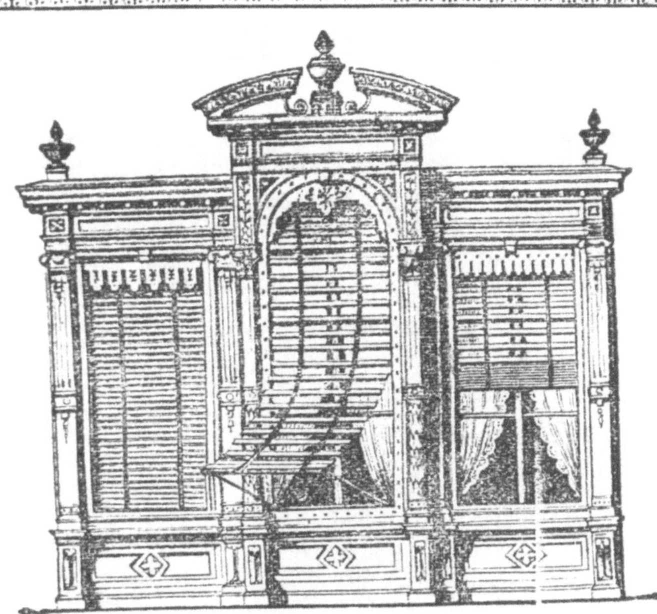

Blitzableiter

neuester, solidester Construction empfehle in garantiefähiger Ausführung. Es wurden von mir unter anderen geliefert die Anlagen

des Hauptgebäudes dieser Ausstellung, des Criminal-Gerichts in Moabit, des Strafgefängnisses in Plötzensee, der Königl. Porzellan-Manufactur in Charlottenburg, der techn. Hochschule in Charlottenburg, der Königl. Seehandlung in Berlin.

HERM. ULFERT,

BERLIN N., Schönhäuser Allee 133/122.

Allen Fremden besonders empfohlen:

RESTAURANT HERM. PRINTZ

Behren-Strasse Nr. 26, vis-à-vis Passage.

Münchener Pschorr-Bräu-Ausschank.

Mittagstisch von 12—5 Uhr, à Couvert 1 Mark.

Reichhaltige Abendkarte.   Solide Preise.

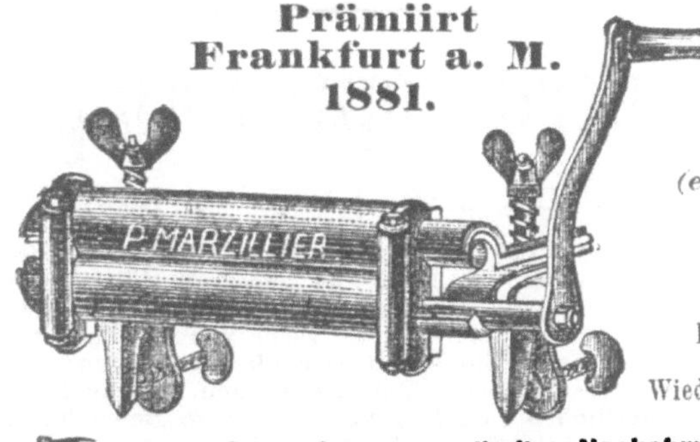

Prämiirt
Frankfurt a. M.
1881.

Gruppe X No. 549.
Wäsche-
Wringmaschine
„Original-Germania"
(eigenes bewährtes System)
fabricirt in 5 Grössen:
Walzenlängen:
26 28 30 33 36 Ctm.
20 21 22½ 25 27 Mark.
P. Marzillier, Berlin N.,
116a. Brunnenstrasse 116a.
Wiederverkäufern bei Angabe der Branche
Rabatt.

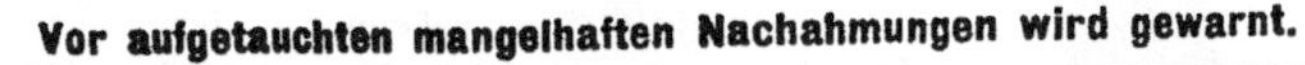
Vor aufgetauchten mangelhaften Nachahmungen wird gewarnt.

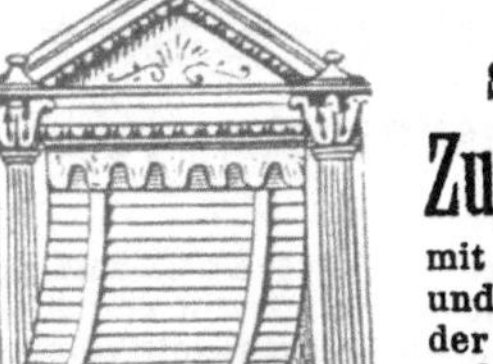

Hermann Müller,

Schützenstrasse 9. **Düsseldorf**, Schützenstrasse 9.

Zug-Jalousien (Selbststeller)

mit entschieden der besten Construction
und mit der Vorrichtung zum Festlegen
der Brettchen gegen Geklapper, welche
auf der Ausstellung in Düsseldorf allgemeine Anerkennung gefunden haben und
in Frankfurt a. M. prämiirt sind, sowie

Glas-Ventilatoren.

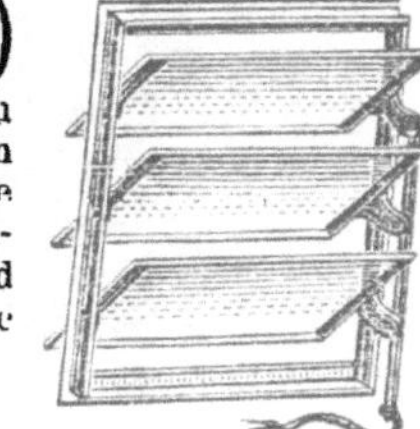

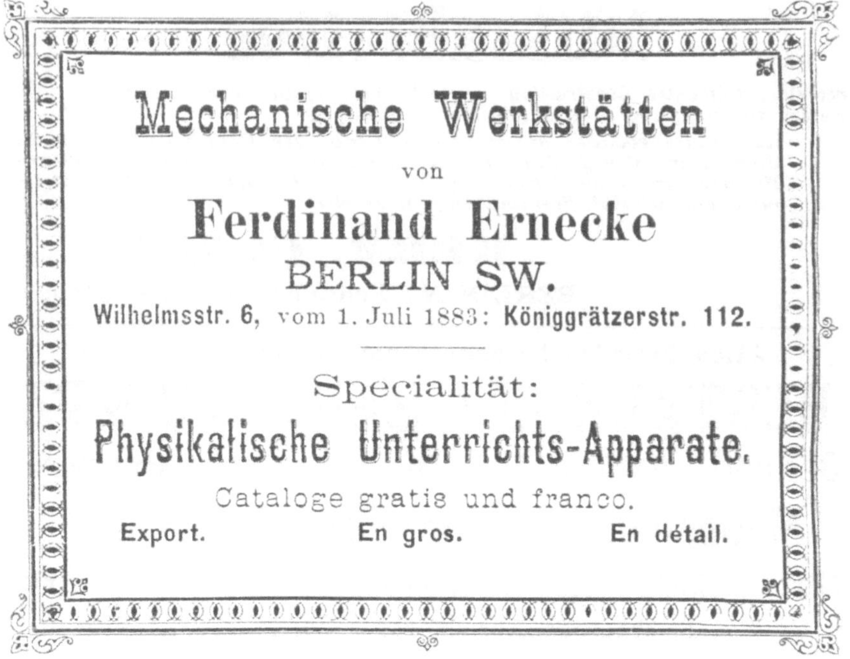

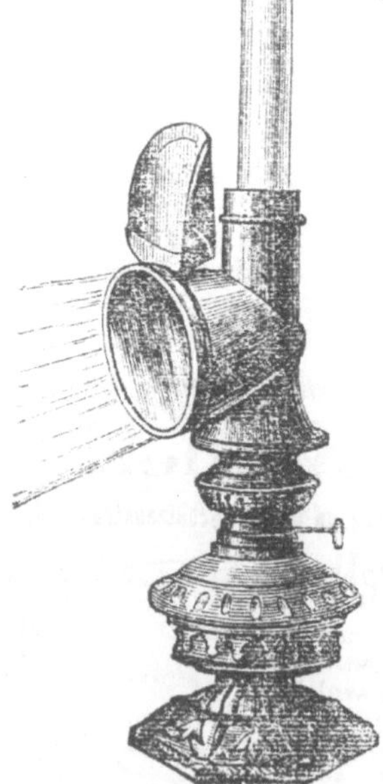

Mikroscopir-Lampe

nach Dr. O. Lassar.

Diese Lampe entspricht dem Bedürfniss, des Abends zu mikroscopiren und giebt mit Hülfe eines Neusilberreflectors und einer kobaltblauen Glasplatte ein intensives, aber mildes Licht von annähernder Tagesfärbung. Sie eignet sich für Institute zur Abhaltung histologischer Demonstrationen, wie auch für alle ärztlichen Zwecke, welche scharfe Beleuchtung einer umschriebenen Fläche erfordern.

Preis pro St. 12 M., mit Statif 20 M.

F. W. Dannhäuser

BERLIN S., Dresdnerstr. 40.

Auf Wunsch des Herrn F. W. Dannhäuser in Berlin bezeuge ich hiermit, dass ich die von ihm nach Dr. Lassar angefertigten Mikroscopirlampen sowohl persönlich, als in meinen Cursen benutzt habe und mit der Leistung derselben durchaus zufrieden war.

Göttingen, den 10. Mai 1880.

Prof. Orth.

<u>Zweckmässige Beleuchtung.</u>

R. DRESCHER in Chemnitz.

Oelgas-Anlagen.

D. R.-P. 20124.

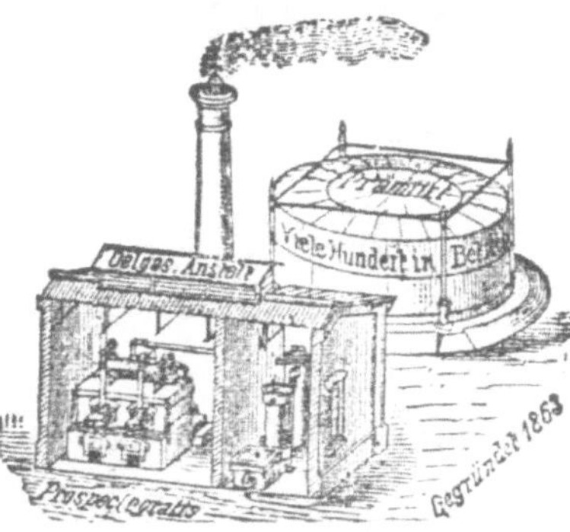

Kosten pro Flamme und Stunde ca. 1 Pf. Umbau bestehender Gasanstalten ohne hohe Kosten. Herstellung aller Theile in eigener Fabrik.

Specialität.

Prämiirt: Chemnitz 1867, Stuttgart 1870, Dresden 1875, Halle a. S. 1881. Gas-Anlagen jed. Grösse auf Lager, daher sofort lieferbar.

Specialität.

Eignen sich besonders zur Beleuchtung von Bädern, Hôtels, Villen, Fabriken, kleinen Städten etc. Grösste Einfachheit in Betrieb und Anlage. — Kostenanschläge und Prospecte gratis.

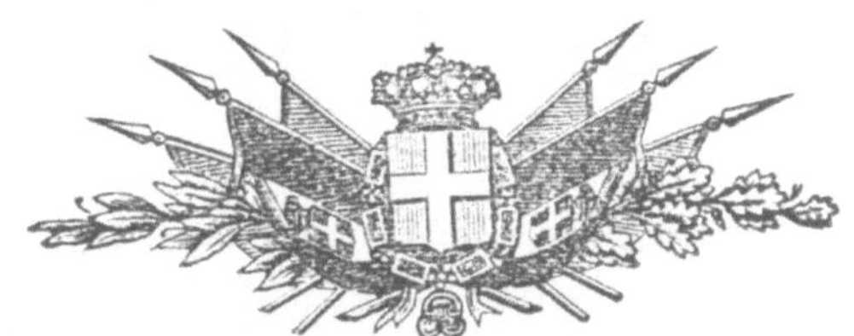

SOCIETA ENOLOGICA ITALIANA RAFFO & CO.

Kl. Mauer-Str. 6/7, Unt. d. Linden 10

Weinstube mit deutscher und italienischer Küche

empfiehlt als Specialität.

	Fl.	M.	
Amarena di Siracusa, süss, pr. 3/4 Liter	Fl.	M.	4.—
Moscato di Lipari, süss, pr. 3/4 Liter	″	″	4.—
Asti spumante	″	″	2.75
Chianti, in original Fiaschi, à 1 Liter	″	″	2.—
Chianti, Castel Broglio (Baron Ricasoli) in original Fiaschi 1 Liter	″	″	2.50
Aleatico di Montefiascone, original Fiaschi, à 1 Liter	″	″	3.50
Lacrimae Christi, süss, pr. 3/4 Liter	″	″	5 —
Marsala Superiore vom Hause Florio, Palermo, pr. 3/4 Liter	″	″	2.25
Marsala Ingham und Vergine, pr. 3/4 Liter	″	″	1.75
Vermouth di Torino, Liter-Fl.	″	″	2.—
Vermouth di Torino mit China-Liter-Fl.	″	″	2.25
Castel Beseno, leichter Tisch-Wein, à Liter	″	″	1.20

Ausschank in unserer Wein-Stube von **Castel Beseno**, à Liter M. 1.40, **Chianti**, à Liter M. 2.50, **Marsala**, à Liter M. 3.

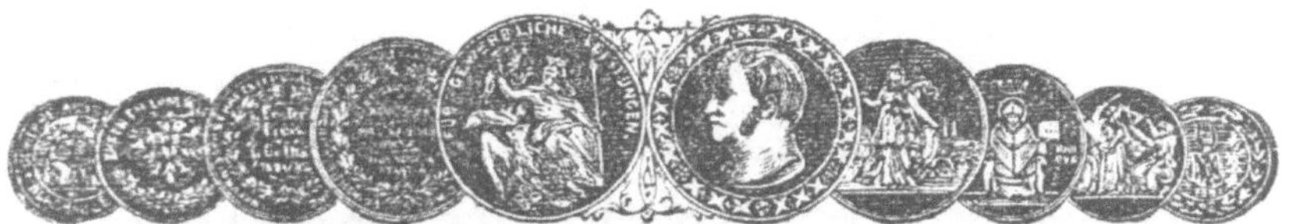

Glas-Photogramme
zur Projection mittelst Skioptikon

in reichster Auswahl und vorzüglichster Ausführung empfiehlt das
Atelier für wissenschaftliche Photographie von
OTTO WIGAND in **Zeitz** bei Leipzig.

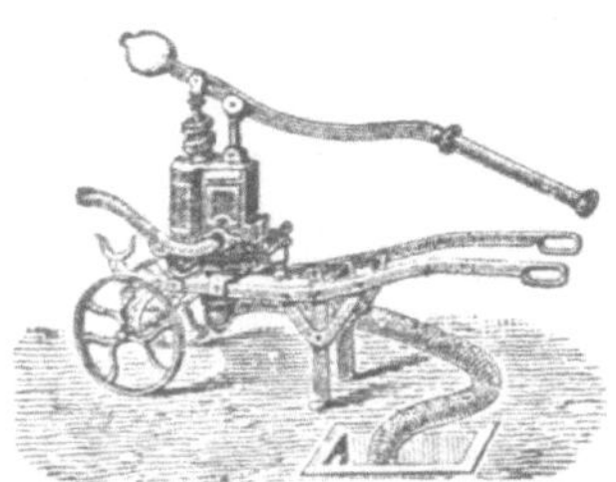

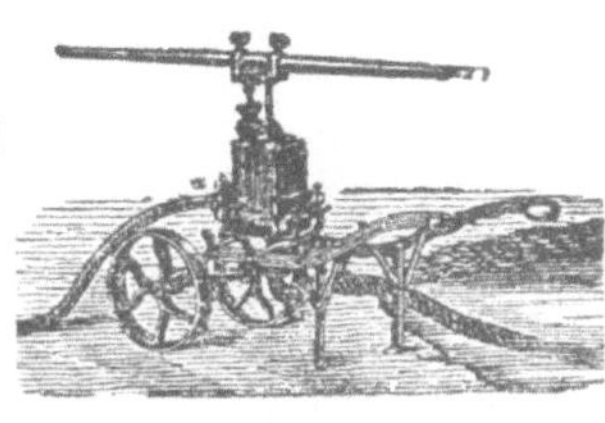

Pieper's fahrbare

Universal-Pumpen

zum geruchlosen Entleeren von

Latrinen, Cloaken und Schlammgruben,

in 5 handlichen, bequemen Grössen.

Dieselben konnten leider wegen Platzmangel nicht auf der Hygiene-Ausstellung gezeigt werden, man findet sie aber ausgestellt im **Königl. landw. Museum, Invalidenstrasse 42.**

Mündliche Auskunft ertheilt mein Vertreter Herr **A. Haarmann, Friedrichstrasse 48, Berlin.**

Adolph Pieper, Maschinenfabrik, Moers a. Rhein.

An 10000 beste Referenzen und an 100 goldene, silberne und broncene Medaillen.

Wilh. König
Hof-Wagen-Fabrikant

Sr. Kgl. Hoheit des Prinzen Friedrich Carl von Preußen.

Georgen-Str. 29. **Berlin.** Georgen-Str. 29.

Prämürt 1860. Goldene Medaille 1869. Prämiirt 1879.

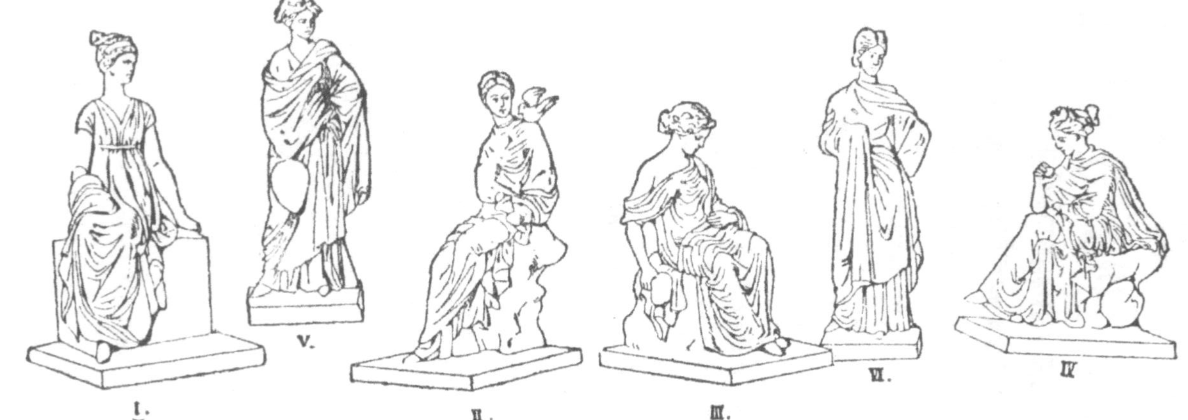

FRITZ GURLITT.

Kunst- und Kunstgewerbe-Salon, Terracotten, Fabrik ital. geschnitzter Bilderrahmen

29. Behren-Strasse BERLIN W. Behren-Strasse 29.

Permanente Ausstellung von Oelgemälden berühmter Meister.

Reichhaltiges Lager von Majoliken und Broncen. — Abruzzendecken.

Tanagrafiguren.

Von diesen anmuthigen bemalten Thonfigürchen aus dem 3. Jahrhundert v. Chr., die im Jahre 1872 bei Tanagra in Böotien aufgefunden wurden, sind 18 **nach Originalen des Museums zu Berlin und Louvre in Paris** von mir auf das getreueste nachgebildet worden und erfreuten sich bald allgemeinster Anerkennung. Sie zählen, nach Ant. Springer, „**zu den köstlichsten und zierlichsten Publicationen des Kunsthandels**"

Erschienen sind:

11 sitzende Figuren à M. 25 mit Sockel   1 Doppelfigur à M. 30 mit Sockel

4 stehende   „   à „ 20 „   „   2 Amoretten à „ 6 „   „

Ausführliche illustrirte Cataloge gratis und franco.

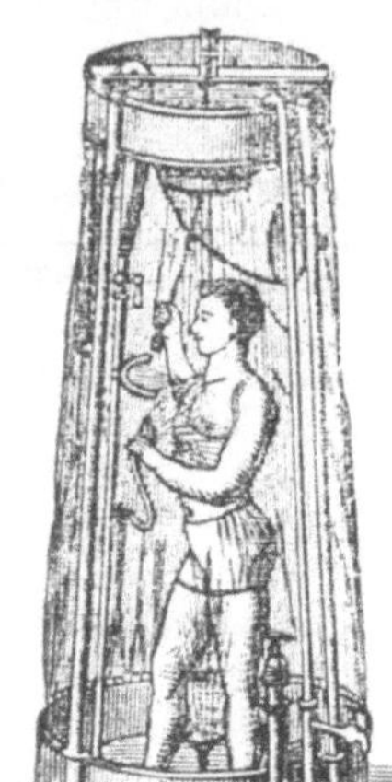
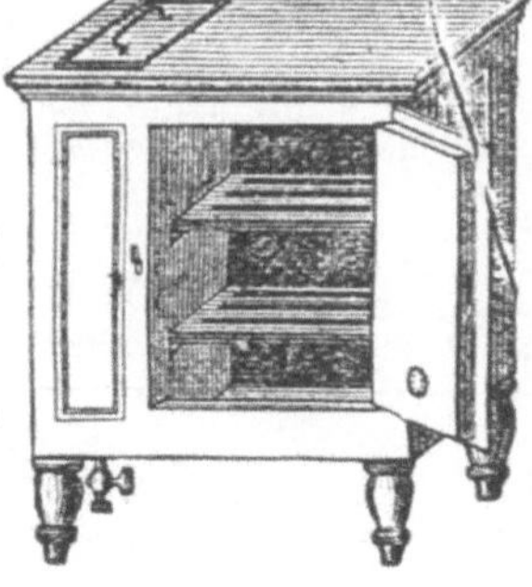
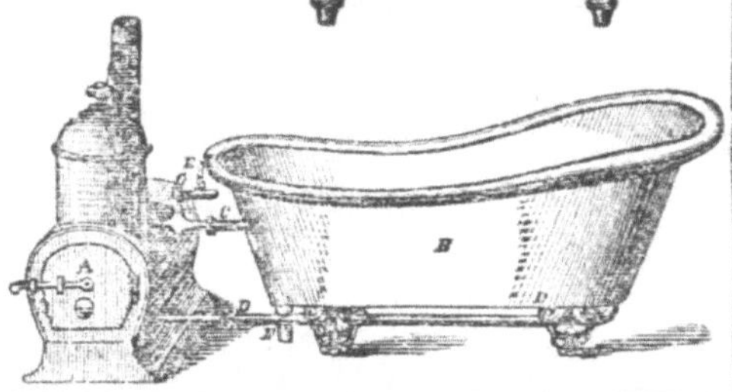

ESCHEBAGH & HAUSSNER, Dresden

empfehlen ihre **Specialitäten** in:
Badewannen, Badeöfen, Douchebäder, Eisschränke, Wasch- und Aufwaschtische, Blumentische mit und ohne Fontaine, Petroleum-Koch- und Messapparate, Closets, Bidets, Inhal.-Apparate, Kutsch- und Strassenlaternen, sowie sämmtliche Blechwaaren, blank und lackirt

Harzer
Sauerbrunnen
natürliches kohlensaures
Mineralwasser
Gesundheits- und Tafelgetränk
Quellenhaus: in Grauhof b. Goslar a. H.
General-Dépôt in Berlin
36 Zimmer-Str. SW.
Pavillon auf der Ausstellung.

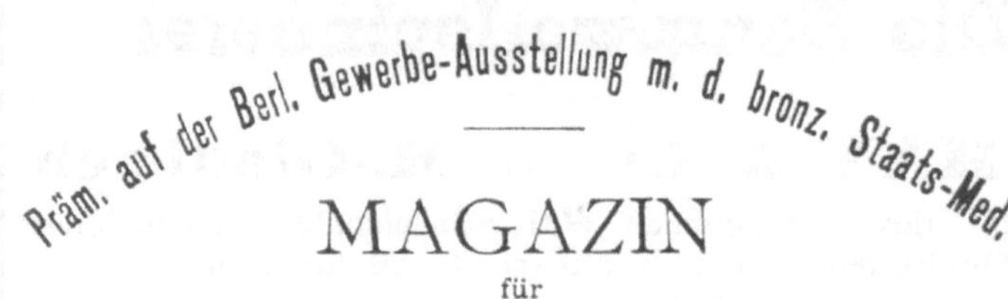

MAGAZIN

für

Ausstattung in Wäsche

von

Goschenhofer & Rösicke

Königl. Hoflieferanten

58 Leipzigerstr. **BERLIN SW.** Leipzigerstr. 58

empfehlen ihr grosses Lager

fertiger **Wäsche** und **Negligées**, aller Sorten **Leinwand** eigener Fabrik, **Tischzeuge** und **Handtücher**, leinener und **baumwollener Waaren, Bettstoffe, Tricotagen u. Strumpf-waaren.**

Oberhemden nach neuestem Schnitt.

Ferner für

Einrichtungen und Ausstattungen

fertige Betten, von den ordinärsten Domestiken-Betten à 10 Thlr. bis zu den feinsten Eiderdaunen-Betten, **Matratzen** in Rosshaar, Wolle, Sprungfedern, Indiafaser und Seegras, **Steppdecken** in baumwollenen, wollenen und seidenen Stoffen, wollene Schlaf- und Piqué-Bettdecken, **fertige Bettbezüge** für Herrschafts- und Domestiken-Betten, **Bettfedern, Halbdaunen, Daunen** und **Eiderdaunen.**

Im Magazin, **dem bedeutendsten dieser Art am Platze,** sind **30 complette Betten** zur Ansicht aufgestellt und werden die grössten Bestellungen in kürzester Zeit mit bekannter Reellität ausgeführt.

Preiscourant franco.

Marienbad in Böhmen

Station der Kaiser Franz-Josefs-Bahn, in einem von bewaldeten Bergen umschlossenen, nur gegen Süden offenen Thale, völlig geschützte Lage, prachtvolle, meilenlange Promenadewege durch Gebirgshochwald, mit 3 geräumigen Badehäusern zu Mineralwasser-, Moor-, Douche- und Gasbädern und 7 Heilquellen; ist der Hauptrepräsentant der kalten, alkalisch-salinischen Heilwässer.

Der **Kreuzbrunnen** und **Ferdinandsbrunnen**, die kräftigsten aller bekannten Glaubersalzwässer, erweisen sich als vorzüglich heilkräftig bei den verschiedensten Erkrankungen der Verdauungsorgane, der Harnorgane, der weiblichen Geschlechtsorgane, für Leiden in den kritischen Jahren, gegen Ernährungsstörungen, als: Gicht, Fettsucht, Zuckerharnruhr etc.

Der **Ambrosiusbrunnen (das an Eisen reichste Mineralwasser Deutschlands)** u. der **Carolinenbrunnen** sind heilkräftige reine Eisenwasser.

Die **Waldquelle** bewährt sich bei chronischen Krankheiten der Athmungsorgane. Die **Rudolfsquelle** wirkt besonders heilkräftig bei chronischen Katarrhen der Harnwege etc. Die **Moorbäder Marienbads** sind die kräftigsten aller bekannten Eisenmoorbäder.

Die Stadt hat elegant eingerichtete Hôtels und Logirhäuser, ein Post-, Telegraphen- und Zollamt, ein reichhaltiges Lesekabinet. Täglich dreimal Concerte der Curcapelle, häufig andere Concerte, Bälle und Tanzreunionen, täglich Theatervorstellungen.

Katholische, evangelische und englische Kirche (auch russ. und schwedischer Gottesdienst) und eine Synagoge.

Saisondauer 1. Mai bis letzten September. Jährliche Frequenz 14,000 Personen (die Touristen und Passanten nicht mitgerechnet). Alle fremden Mineralwässer in den Trinkhallen.

Die **Versendung** der Mineralwässer, welche nur in Glasflaschen zu $^3/_4$ Liter stattfindet, des Quellensalzes, der daraus bereiteten Pastillen und des Moores besorgt die **Brunnen-Inspection**, bei welcher, wie auch in den Niederlagen, Gebrauchsanweisungen gratis zu haben sind.

Bürgermeisteramt — Brunnen-Inspection

Marienbad.

Gustav Steidel

Leipziger Strasse 67. **Berlin, S.-W.,** dicht a. d. Colonnade.
Concessionirtes Detail-Verkaufs-Geschäft aller
Normal-Bekleidungs-Gegenstände
System **Prof. Dr. Gustav Jäger, Stuttgart,**
zu Stuttgarter Originalpreisen.
Preis-Courante gratis und franco.

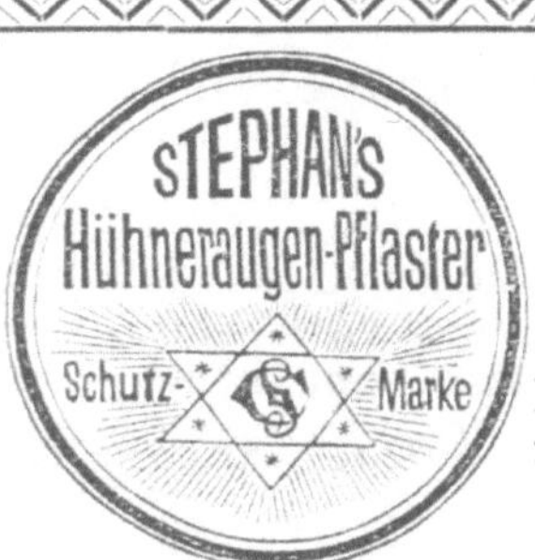

Zum schnellen und schmerzlosen Vertreiben von Hühneraugen empfehle
Stephan's
Hühneraugen-Pflaster.
Dasselbe ist zum sofortigen Gebrauch fertig gestrichen und in Streifen geschnitten. Es enthält keine scharfen Substanzen, erweicht aber jedes **Hühnerauge** oder schmerzhaft **verdickte Hornhaut** in kurzer Zeit. **Der Schmerz lässt nach dem Auflegen des Pflasters sofort nach.**

Dosen à 50 Pf. zu haben in Berlin:
Einhorn-Apotheke, Kurstr. 34, **Fortuna-Apotheke,** Dragonerstr. 6a, **Rothe Adler-Apotheke,** Alte Rossstr. 26, **Victoria-Apotheke,** Friedrichstrasse 19, **Strauss-Apotheke,** Stralauerstr. 47, **Wrangel-Apotheke,** Wrangelstr. 113. **Elisabeth-Apotheke,** Reichenbergerstrasse 170, **Friedrich-Apotheke,** Frankfurter Allee 190.
Nach anderen Städten versendet dasselbe direct gegen Einsendung von 50 Pf. in Briefmarken **C. STEPHAN,** Apotheker, Treuen i. V.

F. W. Borchert

Alexanderstr. 34, **Berlin C.,** Alexanderstr. 34,
Messing- u. Metallwaaren-Fabrik, Giesserei
für
Armaturen zu **Dampfanlagen,** sowie **Brau-, Brenn-, Färberei** und **Heizanlagen, Hähne, Ventile** in Eisen und **Rothguss, Fass-** und **Bierhähne, Ersatzstücke** für **Reparaturen** und **Rohguss,** geschmiedete **Kupfernieten.**

Da die von uns eingeführten kleinen Brode vielfach nachgeahmt werden, bitten wir auf unsern Stempel zu achten.

Pumpernickel & Roggenschrootbrod

von

E. Sökeland & Söhne

Moabit, Stromstrasse 56. **BERLIN NW.** Moabit, Stromstrasse 56.

Empfohlen durch Professor **Just. v. Liebig, Dr. Paul Niemeyer, Dr. Bischoff, Dr. Pircher etc. etc.***)

Prämiirt: Berlin 1861, 1879. Hamburg 1880. Neustrelitz 1881. Colberg 1881. Leipzig 1883.

*) Die Original-Zeugnisse liegen in unserem Geschäfts-Local zur Einsicht aus.

SÖKE LAND
SÖKE LAND
Da die von uns eingeführten kleinen Brode vielfach nachgeahmt werden, bitten wir auf unsern Stempel zu achten.

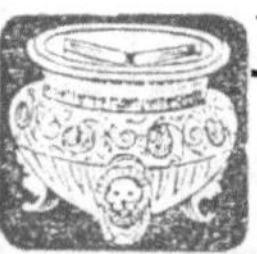
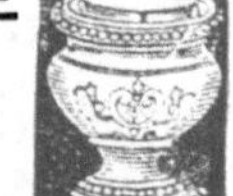

Neuestes u. praktisches Geschenk!
Aesthetische Aschbecher

patentirt, mit sich selbst schliessenden Klappen-Deckeln,

welche das widerl. Ansehen u. Riechen der Cigarrenstummel u. Abfälle beseitigen.

Pro Stück 3—15 Mk., farbiges und fein decorirtes Porzellan mit — Bronze-Garnitur. —

Wiederverkäufern entsprechender Rabatt.

Hygiene-Ausstellungs-Platz. Porzellan-Manufactur
Gruppe 16, No. 759. **H. Schomburg & Söhne,**
Alt-Moabit 97.
Detail-Verkauf. Exporteure besondere Vortheile.

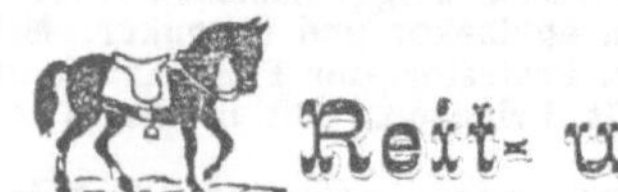

Eine grosse Auswahl

Reit- und Wagen-Pferde

stehen stets zu soliden Preisen unter Garantie zum Verkauf.

S. Keller,
Dorotheenstrasse 44.

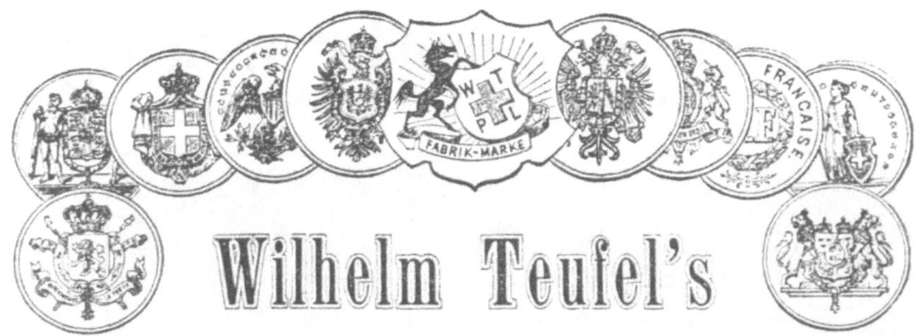

Wilhelm Teufel's
Patent. Universal-Leibbinde.

Patentirt
in
Amerika,
Frankreich,
Italien,
Schweden
etc. etc.

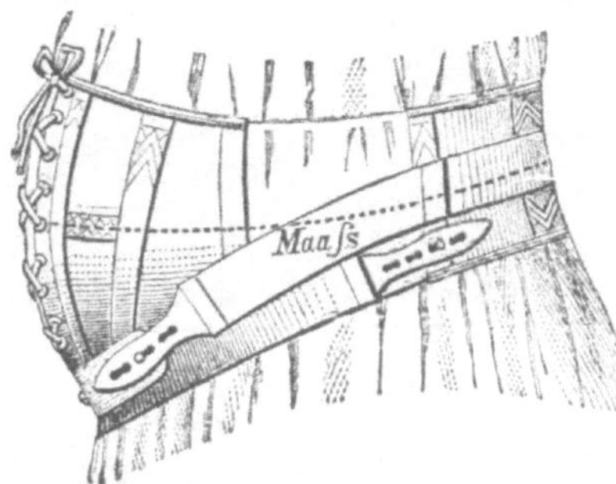

Patentirt
in
England,
Belgien,
Oesterreich-
Ungarn
etc. etc.

Diese neue Leibbinde, welche in verschiedenen Systemen verfertigt wird, gewährt vermöge ihrer zweckentsprechenden und praktischen Construction dem Unterleib und dessen geschwächten Organe die wohlthuendste Unterstützung und Erleichterung und leistet bei allen Unterleibsleiden des weiblichen Organismus, wie: Mutterknickungen (Anteflexionen), Muttersenkungen, schwache Tragbänder, Hängeleib, Nabelbrüche, Wandernieren etc. etc., die sicherste und wohlthuendste Linderung, resp. befördert die Beseitigung des Leidens, mildert die Beschwerden der Schwangerschaft und wirkt der Gefährlichkeit der Entbindung auf das Kräftigste entgegen.

Vertretung für Norddeutschland: Julius Marx, Heine & Co.
in **Leipzig** und **Berlin.**
Permanente Niederlage: **BERLIN, Seydelstr. Nr. 9.**
Vertretung für Süddeutschland: Wilh. Spring, Stuttgart.
WILHELM TEUFEL
Fabrikant, Stuttgart.

Carl Lerm & Gebrüder Ludewig
BERLIN NO., Elisabethstr. 61.

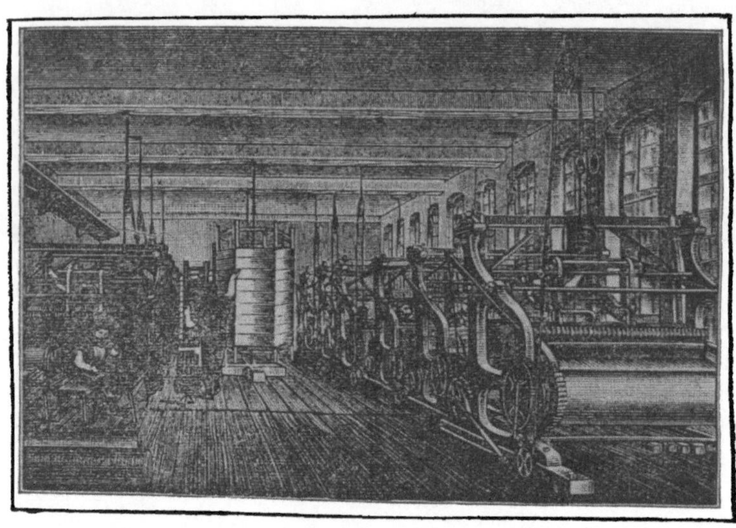

FABRIK für
Draht Gewebe und Geflechte, Malzdarren, Drahtzäune,
schmiedeeiserne Gitter u. Thorwege, Pavillons, Volièren,
Hühnerhäuser, Lauben, Balcons etc.

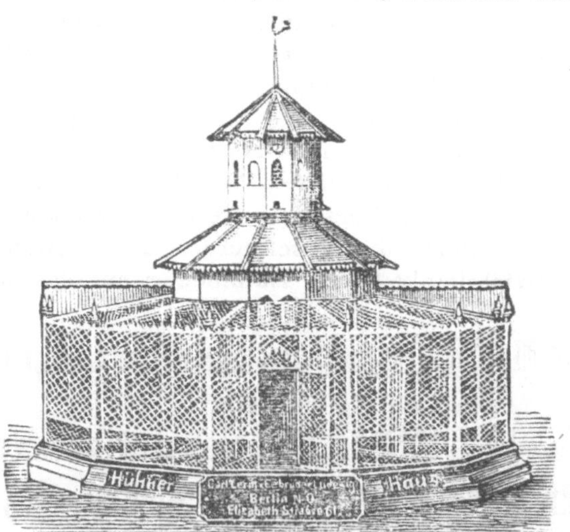

Carl Lerm & Gebrüder Ludewig
BERLIN NO., Elisabethstrasse 61.

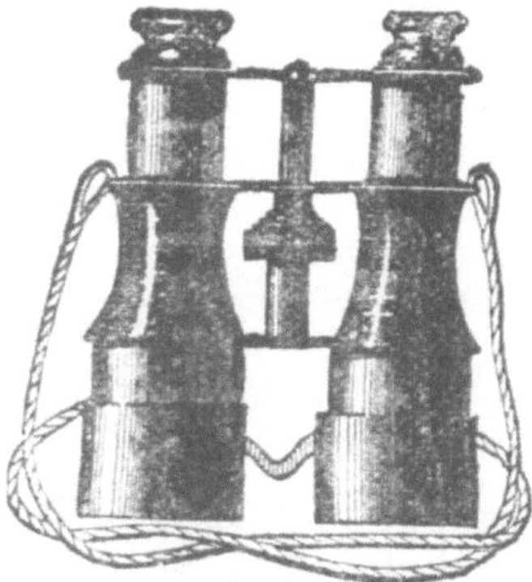

Emil Goette, Optiker,
Berlin W.,
34 Markgrafenstraße, Ecke d. Leipzigerstraße.
Lager sämmtlicher optischer Artikel,

als Brillen, Pincenez, Lorgnetten, Monocles, Operngläser, Feldstecher, Jagdperspective, Barometer, Barometerfüße, Thermometer, Areometer, Lupen, Compasse, Reißzeuge, Maaße, Nivellen, Sanduhren, Metronome, Stereoskope, Mikrosk., Induct.-Apparate, Ophtalmosk., künstl. Augen.

— **Reparaturen werden bestens ausgeführt.** —

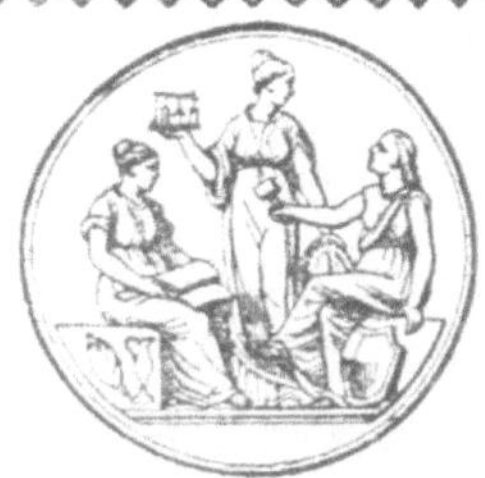  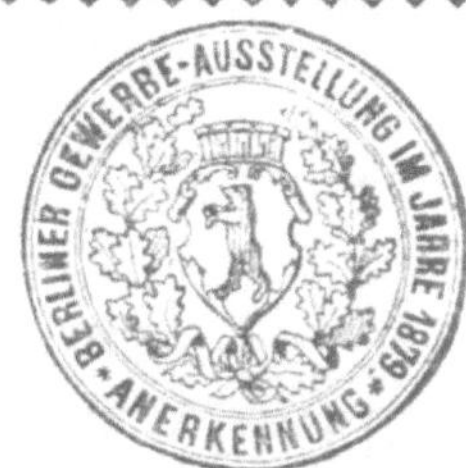

Ph. Vender in Berlin SO.
HOF-LIEFERANT
36 Reichenberger Strasse 36.

Asphalt-, Dachpappen-, Holzcement- u. Asphalt-Isolirplatten-Fabrik

prämiirt auf der Berliner Gewerbe-Ausstellung von 1879
empfiehlt sich zur Ausführung von dauerhaften

Asphalt-, Pappdach- sowie Holzcement-Arbeiten

jeder Art unter Garantie der Haltbarkeit, unter Zusicherung bester wie billigster Bedienung.

Wilhelm Lönholdt, Architect.

124 Königgrätzerstr. SW. Berlin, Königgrätzerstr. 124.

Baupläne und Bauausführungen jeder Art.
Specialität in **Schulbauten eignen Systems.** Pracht-Nutzbauten,
Fabriks- und Landwirthschafts-Bauten. Schloss-, Villen- und
Garten-Architectur.
Innerer Ausbau mit besonderer Berücksichtigung
sanitärer Einrichtungen.
Entwürfe für **kunstgewerbliche Gegenstände.**

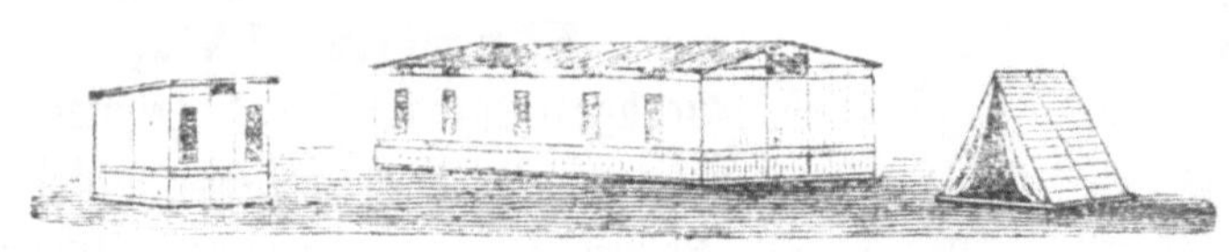

Die

Dócker'sche Zeltbauerei

Christoph & Unmack

= COPENHAGEN. =

Fabrik

transportabler Zelte und Baracken,

Eründung des Rittmeisters von Dócker
D. Reichs-Pat. No. 13972

liefert:

**Hospitals- u. Militairbaracken, Lagerzelte,
Gartenhäuser, Malerateliers, Contorgebäude,
Verkaufbuden, Badehäuser, kleine Sommer-
wohnungen etc.**

Unsere Zelte und Gebäude sind leicht transportabel und werden in Kisten verpackt versandt, sind luft- uud wasserdicht, bei warmen Wetter kühl, lassen sich bei niedriger Temperatur durch kleine eiserne Oeten leicht erwärmen. Aufstellung und Abbrechung sammt Verpackung der Gebäude nimmt, je nach Grösse derselben, nur $^1/_2$ bis 3 Stunden Zeit.

Bei Hospitalsbaracken ist der grosse Vortheil, dass ein solches Gebäude an einem Tage abgebrochen, gereinigt, desinficirt und wieder aufgestellt werden kann.

Die Dauer unserer Zelte und Baracken übertrifft bei weitem die der Holzbaracken und wenigstens 6 bis 8 Mal die Dauer der Leinenzelte, d. h. wenn diese nicht nur in Magazinen gut verwahrt, sondern jährlich benutzt werden.

13*

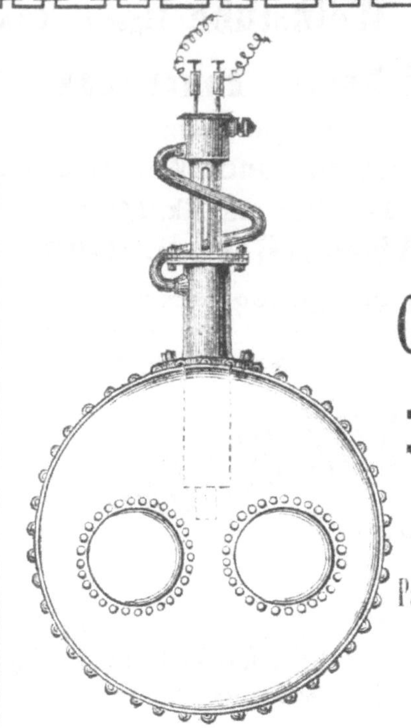

ischsolution.

Zusatz von heissem Wasser und der genügenden Menge Koch-
um eine schmackhafte, nahrhafte und leicht verdauliche Nahrung
ustellen.
Eine Büchse entspricht ¹/₂ Pfund reinem Fleisch.
Besonders bei allen Erkrankungen des Magens und zur Er-
ung atrophischer Kinder zu empfehlen.

brikant:

rlin W., Behren-Strasse No. 28.

Atteste:

Sie wünschen noch eine besondere Bestätigung meiner Zufriedenheit mit
on Ihnen fabricirten verbesserten Fleischsolution. — Ich kann dies mit Ver-
en thun, da nach den in meiner Klinik gewonnenen Resultaten Ihr Präparat
durch Wohlgeschmack auszeichnet und sich bei einer grossen Zahl von
nkranken als leicht verdauliche, reizlose Nahrung bestens bewährt hat.
Erlangen, 17. Januar 1881. **Prof. Dr. W. Leube.**

Charrier, Berlin, Behrenstrasse 28,

ischsolution.

	Organische Substanz überhaupt	23,97⁰/o	
Kochsalz		1,86⁰/o	
Sonstige Aschenbestandtheile . . .		1,36⁰/o	
	Aschenbestandtheile überhaupt	3,22⁰/o	
Wasser		72,81⁰/o	72,81⁰/o
		100⁰/o	100⁰/o

Die Zusammensetzung des Präparates stimmt mit der von magerem Fleisch
hinsichtlich des Eiweissgehaltes und Wassergehaltes fast überein. Der
engehalt ist abzüglich des Kochsalzes an Menge gleichfalls mit dem des
ches übereinstimmend. Der Phosphorsäuregehalt des frischen Präparates
le zu 0,44⁰/o gefunden, in Uebereinstimmung mit dem des Fleisches. Das Prä-
t stellt somit ein erweichtes und für die Verdauung besonders vorbereitetes
ch dar. Weder die mikroskopische noch die chemische Untersuchung hat
n Anhalt für die Annahme von Beimischungen zum Fleisch bei der Darstellung
ser Chlornatrium) ergeben; speciell ist noch die Abwesenheit von Salicylsäure
Borsäure constatirt.

Das Präparat dürfte, was leichte Verdaulichkeit bei hohem Gehalt an
eis und Annehmlichkeit der Form anlangt, von keinem anderen Präparat über-
en werden; die Darstellungsweise desselben bietet gleichzeitig Garantieen für
Abwesenheit von Organismen.
Berlin, 20. Februar 1883. **Prof. Dr. E. Salkowski.**

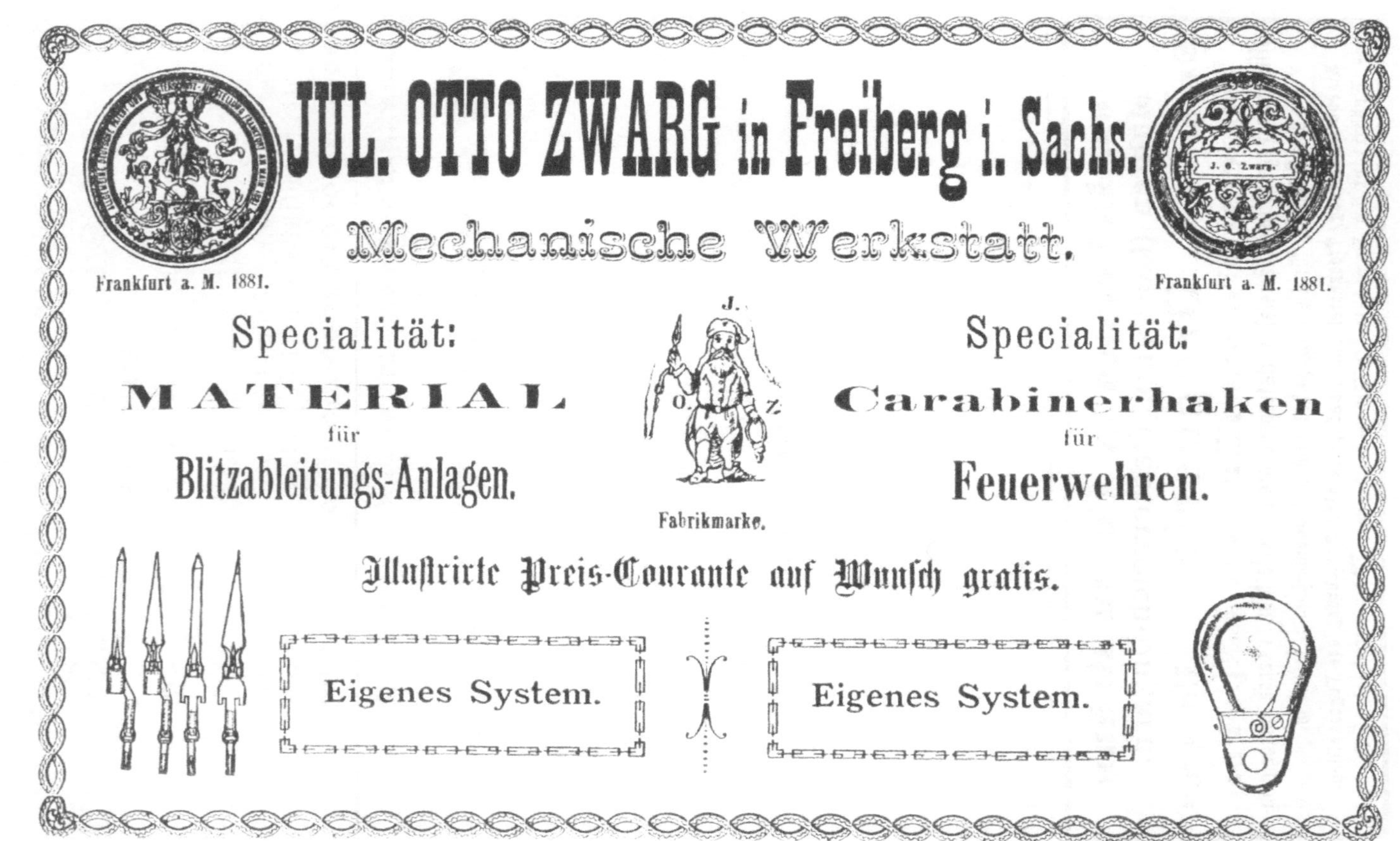
JUL. OTTO ZWARG in Freiberg i. Sachs.
Mechanische Werkstatt.
Frankfurt a. M. 1881.
Frankfurt a. M. 1881.
Specialität:
MATERIAL
für
Blitzableitungs-Anlagen.
Specialität:
Carabinerhaken
für
Feuerwehren.
J.
O.
Z.
Fabrikmarke.
Illustrirte Preis-Courante auf Wunsch gratis.
Eigenes System.
Eigenes System.
J. O. Zwarg.

Fabrik für
Meidinger Oefen und Hausgeräthe
H. HEIM
Ob. Döbling bei Wien

**Niederlage Wien, I Kärntner-Strasse 40/42,
Niederlage Budapest, Thonethof.**

Fortschritts-Medaille Wien 1873, Ehrendiplom der Special-Ausstellung Cassel 1877,
Goldene Medaillen: Sechshaus bei Wien 1877, Wien 1880, Triest 1882.

Specialitäten:

Salon-Oefen in eleganter Form, in verschiedenen Façons mit Gold und Silber reich decorirt. Farben und Decor sind bei Glühhitze eingebrannt und durch die Heizung nicht veränderlich.

Büreau- und Zimmeroefen, einfach oder verziert, werden, abgesehen von den zahlreichen Privatwohnungen, verwendet u. A. für Bureaux- u. Beamten-Wohnungen von der k. k. priv. Südbahn-Gesellschaft, der priv. oesterr. ung. Staatseisenbahn-Gesellschaft, der k. k. priv. galiz. Carl-Ludwigsbahn, auf vielen von der k. k. General-Inspection für oesterr. Eisenbahnen erbauten Strecken, wie von vielen Bank-Instituten und Actiengesellschaften.

Zimmeroefen zur unabhängigen Beheizung von 2 bis 4 Wohnräumen durch nur 1 Ofen wurden in grosser Anzahl für Privat-Wohnungen geliefert.

Schuloefen mit Ventilation, zeichnen sich aus durch rasche Aufheizung und ausgezeichnete Ventilation. Derlei Oefen werden verwendet: von der Comune Wien über 400 Stück, von der Comune Budapest über 250 Stück, von sonstigen 80 Unterrichts-Anstalten in Oesterreich-Ungarn 572 Stück.

Oefen für Versorgungshäuser, Krankensäle, Kasernen und Kirchen, verwendet: in den Versorgungshäusern der Comune Wien in Wien und Liesing, im allg. Krankenhause in Raab, im fürstl. Lichtenstein'schen Krankenhaus in Feldsberg, im Hause der Barmherzigkeit für unheilbare Kranke in Währing bei Wien, in der Valero-Kaserne in Budapest, in den königl. rumänischen Kasernen in Jassy und Crajowa etc.

Waggonoefen, verwendet in den Sanitätszügen des souveränen Maltheser-Ordens und des k. k. oesterr. Militär-Aerars, bei der ungarischen Nordostbahn etc.

Anlagen von Trockenräumen, für jede Art gewerblicher Zwecke, verwendet in vielen Fabriken der oesterr. ung. Monarchie

Central-Luftheizungen, für grössere Gebäude, verwendet u. A. in der k. k. Hofburg am Hradschin bei Prag, in der Reitschule der k. Burg zu Budapest, im k. k. Lustschloss Schönbrunn, im Palais des Herrn Grafen Aurel Dezsemffy in Budapest etc.

Prospecte, Preislisten u. Kosten-Voranschläge gratis u. franco.

Fabrik für
Meidinger Oefen und Hausgeräthe
H. Heim, Ob. Döbling b. Wien.
Niederlage Wien, I Kärntner-Strasse 40/42,
Niederlage Budapest, Thonethof.

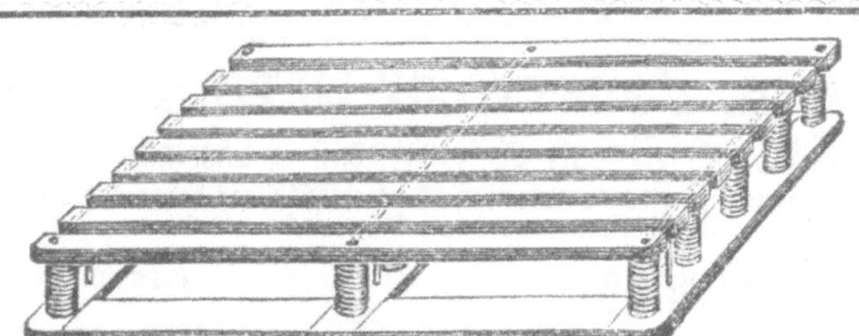

Holzleisten-Sprungfeder-Matratzen.
System Haselau.

Diese Matratzen eignen sich vorzüglich zur Einrichtung von Krankenhäusern, Irren-Anstalten etc., Hotels und Pensionaten. Sie sind in Krankenhäusern ein zweckmässiger Ersatz für den unsaubern Strohsack, erhalten in den Räumen eine reine Luft und gewähren dem Patienten eine angenehme Lagerstätte; auch stellen sich dieselben in kurzer Zeit billiger wie der Strohsack. Instituten wird eine Probe-Matratze auf gewisse Zeit unentgeltlich gewährt. Bei Bestellungen bitte ich um das innere Maass der Bettstelle. — Gleichzeitig empfehle ich mich zur Anfertigung aller Arten **Möbel, eis. Bettstellen** und **Polster-Matratzen** für Krankenhäuser zu festen aber billigen Preisen.

Otto Haselau, Berlin N., Chausseestrasse 5,
Möbel-Fabrik, Spec.: Lazareth-Einrichtungen.
Referenzen: Königl. Charité. — Universitäts-Frauen-Klinik. Berlin. Königl. Universitäts-Kliniken Halle u. Göttingen.

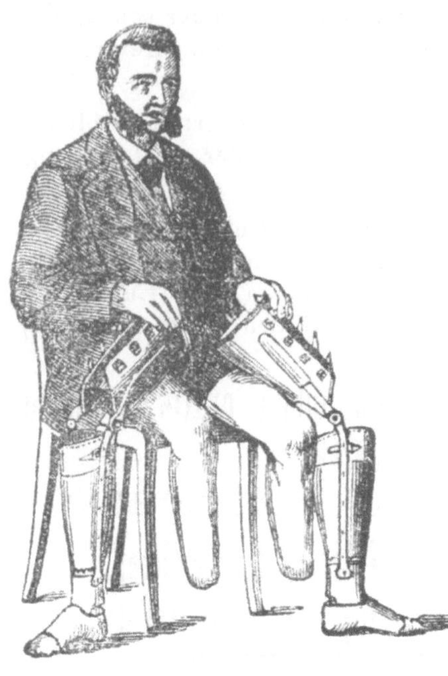

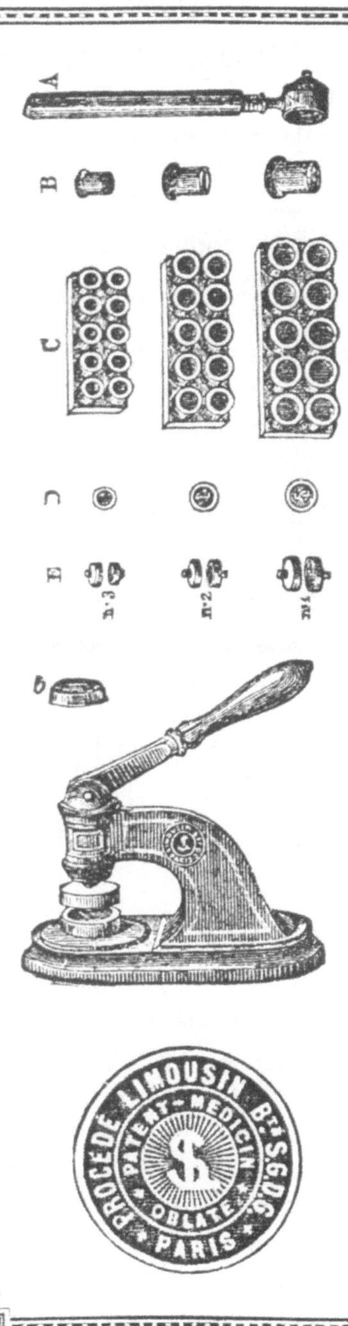

A
B
C
D
E
n·3   n·2   n·4
b
PROCÉDÉ LIMOUSIN B⁺⁵&C⁺⁶
PATENT-MEDICIN
OBLATE
PARIS

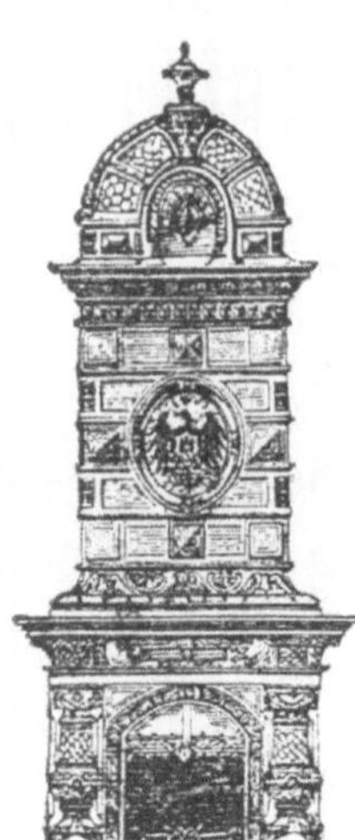

C. A. Schuppmann

Ofen- und Thonwaaren-Fabrik, Kunsttöpferei.

Kaiserstr. 31. Berlin NO., Kaiserstr. 31.

Fabrik & Lager

von **Kaminöfen, Einfassungsöfen, Oefen, Koch-maschinen, Badewannen, Wandbekleidungen für Küchen, Pferdeställe etc.**

Füll- und Regulir-Kachelöfen,

Kachelöfen mit grossem, eisernen Heizkasten eigener Construction, zur besseren und schnelleren Erwärmung besonders kalter Räume.

Specialität in

Altdeutschen & Majolica-Oefen & Kaminen

aus Chamottethon. — Zeichnungen und Preis-Courante auf Verlangen.

Permanente Ausstellung in der Fabrik.

R. NOSKE, Ingenieur.

Metallgiesserei, Maschinen- u. Röhrenkessel-Fabrik.

Specialität:

Dampf-, Wasser- und **Luft-Heizungen, Ventilations-anlagen, Dampfkoch-Anstalten, Maschinen-Wäschereien** und **Bade-Anstalten.**

Hamburg: Graskeller 6. **Ottensen:** Arnoldstrasse 26/29.

Deutsche Reichs-Patente:

Badeventil mit Vorrichtung zum langsamen Uebergang von warmer zu kalter, resp. beliebiger Temperirung der Brause. — Dampf-Wasserheizung. — Dampf-Warm-Wasserheizung. — Dampf-Waschmaschine.

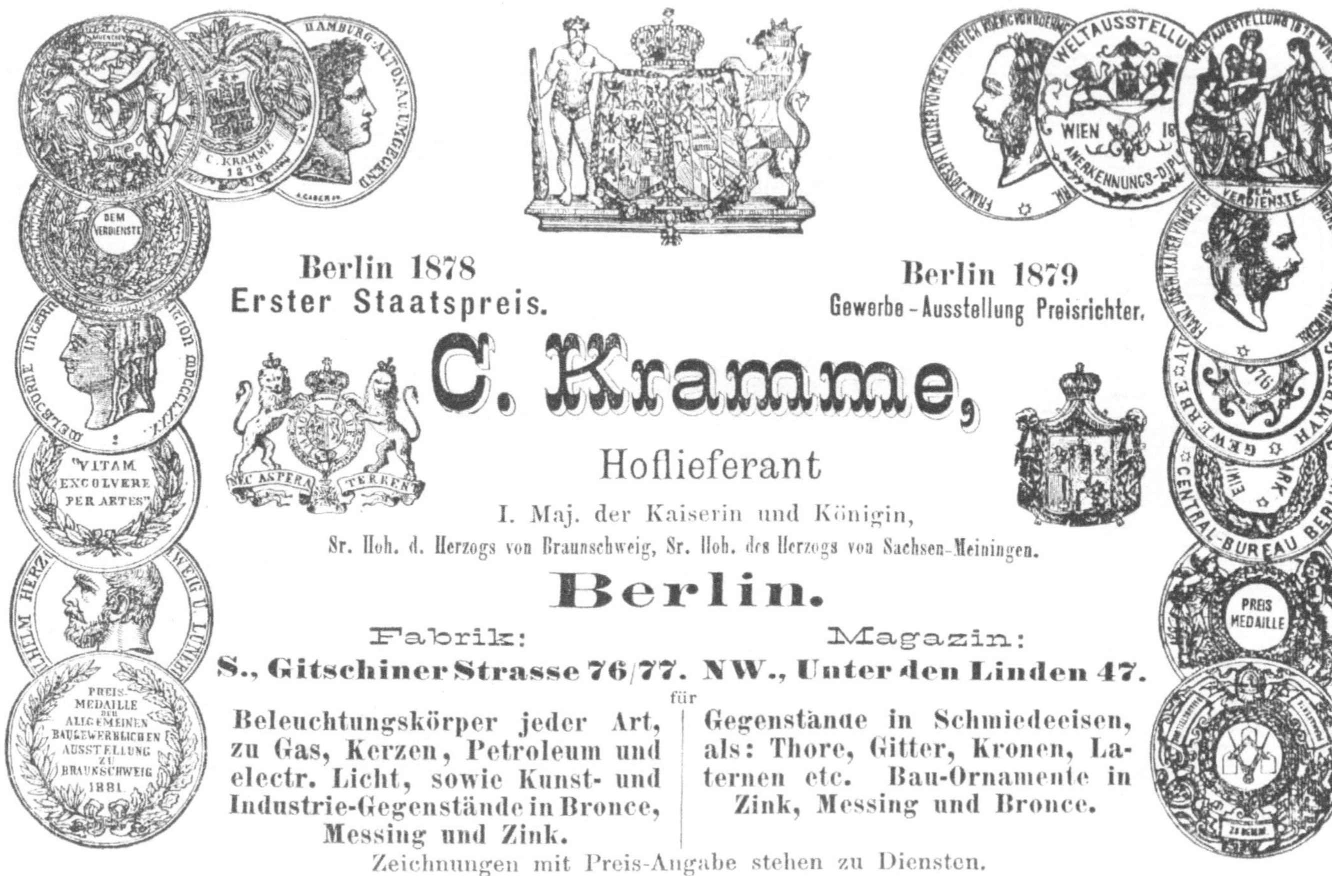

Gröbe-Lürmann-Generator

mit Entgasung des Brennmaterials durch Abhitze.

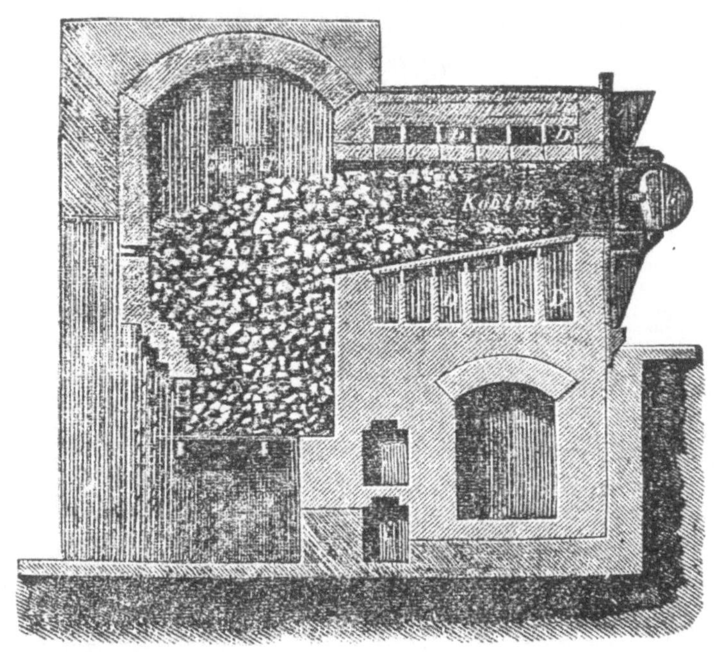

In obiger Zeichnung stellt A den Entgasungsraum, B den Vergasungsraum, D die Cirkulationskanäle für die Abhitze dar, durch welche die Entgasung veranlasst wird; e zeigt einen Reservekanal für diese Abhitze, i Luftzüge, b den Beschickapparat.

Durch letzteren werden Steinkohlen oder andere Brennstoffe in den durch die Züge D von aussen beheizten Entgasungsraum A gepresst.

Hierin werden Wasser, Gase und Theer ausgetrieben und der zurückbleibende Kohlenstoff in Koks verwandelt. Durch den bedeutenden Druck, welchem die Kohle im Moment der Entgasung ausgesetzt wird, gelingt es, selbst magere Sorten, eventuell auch Braunkohlen und Torfklein, Sägespähne u. dergl. mit passender Fettkohle, Theer oder einer andern bindenden Substanz gemengt, in compacte Stücke zu verwandeln, welche für den Vergasungsprocess hinreichende Festigkeit besitzen.

Die fertigen Koksstücke rücken aus A unmittelbar in den Vergasungsraum B. A und B bilden also einen zusammenhängenden Raum, und wenn die Beschickung im richtigen Verhältniss zur Vergasung steht, wird der Koks, einen Strang bildend, bis an die Beobachtungsöffnung k geschoben, wie obenstehende Figur zeigt.

In den Vergasungsraum A tritt durch Rost, Schlitz oder Gebläse die Luft ein, welche den Koks zu Kohlenoxyd verbrennen soll. Die so in B gebildeten und aus A entweichenden Gase vereinigen sich in dem Raum oberhalb der Kokslage und gelangen im glühenden Zustande direct in den Ofen, in welchem dieselben hohe Temperaturen erzeugen sollen. Diese Generatoren, welche die Anwendung sehr billiger Kohlenmischungen gestatten, sind seit December 1879 auf dem Eisen- und Stahlwerk Osnabrück und verschiedenen Glashütten im Betriebe.

Betriebsresultate und Zeugnisse stehen zur Verfügung.

Wie oben beschrieben, werden die Kohlen durch den mechanischen Beschickapparat b in den Entgasungsraum A gedrückt. Der dabei ausgeübte Druck ist ein so bedeutender, dass das Brennmaterial den Generator absolut dicht abschliesst und so den Austritt der giftigen Kohlengase verhindert.

Ueber diese Vortheile der Gröbe-Lürmann-Generatoren in hygienischer Beziehung giebt folgender Brief Aufschluss:

Osnabrück, den 15. März 1883.

In Betreff der Gröbe-Lürmann-Generatoren, welche ich seit dem Jahre 1879 auf dem Eisen- und Stahlwerke zu Osnabrück neben den von Anfang an gebräuchlichen Siemens'schen als Hüttenarzt zu beobachten und zu vergleichen Gelegenheit hatte, bin ich in der Lage, mein Urtheil dahin abzugeben, dass die Gröbe-Lürmann-Generatoren vor den Siemens'schen in hygienischer Beziehung ausserordentlich grosse Vorzüge besitzen, und dass dieselben vom sanitären Standpunkte aus als mustergültig zu bezeichnen sind.

Die starke Verunreinigung der Atmosphäre in der Umgebung der Siemens'schen Generatoren, hervorgerufen durch das Entstehen eines dichten, sehr russigen Qualms, sowie durch Entweichen irrespirabler Gase, als da sind Kohlenoxyd, Kohlenwasserstoff, Schwefelwasserstoff und schwefelige Säure, ist bei den Gröbe-Lürmann-Generatoren gänzlich vermieden. Die Arbeiter an den Siemens-Generatoren leiden durch die üble Einwirkung der verunreinigten Atmosphäre viel an Krankheiten der Athmungsorgane, bestehend in acuten und chronischen Bronchial-Catarrhen, Lungen-Emphysem, Lungenschwindsucht und Lungen-Entzündung, während derartige Erscheinungen bei den Arbeitern an den Gröbe-Lürmann-Generatoren nicht hervortreten.

Die reinere und bessere Luft in der Umgebung der letzteren erzeugt daher bei den Arbeitern ein weit besseres, allgemeines körperliches Wohlbefinden, wodurch dieselben frischer und leistungsfähiger erhalten und ihre Lebensdauer entschieden verlängert wird.

Dr. med. A. Böger.

Zeichnungen und Kosten-Anschläge von

Gröbe-Lürmann-Generatoren,

sowie Combinationen derselben mit Oefen liefert

Fritz W. Lürmann,
früher Hütten-Director.
OSNABRÜCK, Natruperstrasse 8.

Schleiff'sche
Cassetten und geheime Wandschränke.

Gegründet 1865.

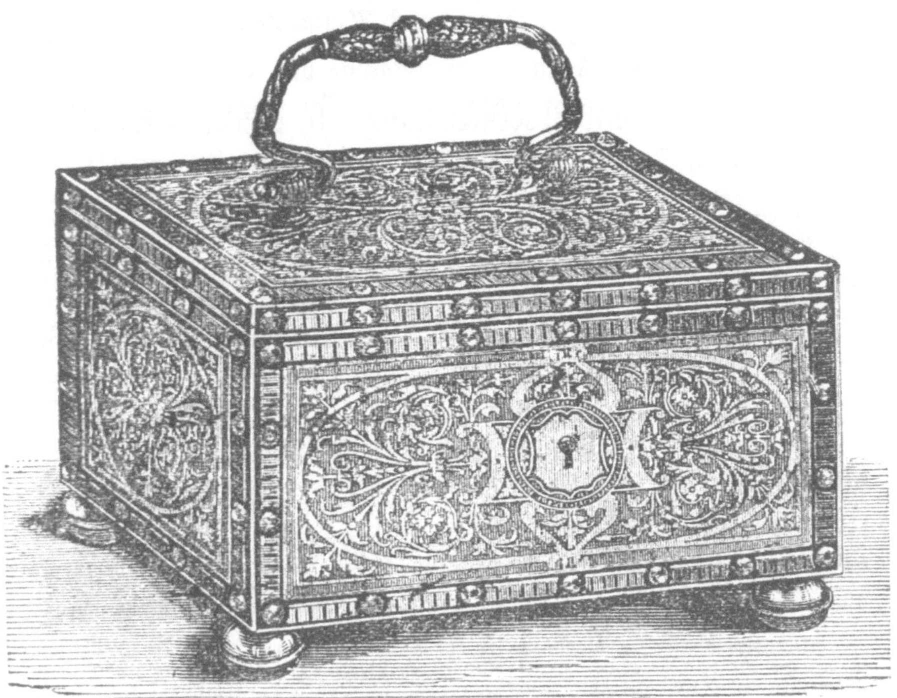

Einzige und älteste Werkstatt in Deutschland, welche die Anfertigung nur **kleiner** diebessicherer **Werthgelasse** bei steten Verbesserungen als **Specialität** betreibt. Das Problem „Cassetten an feste Gegenstände **an** und **los** schliessen zu können" ist seit **1868** vom Unterzeichneten „allein gelöst". Die im Handel vorkommenden oberflächlichen Nachahmungen dieser Vertrauensartikel sind nicht aus meiner Werkstatt. — Der Verkauf findet entweder direct aus der seit 1872 nach **Nowawes** verlegten Werkstatt oder von dem Lager in **BERLIN W.,** Leipziger Strasse 131, vis-à-vis dem Reichstagsgebäude, aus statt.

R. Schleiff, Schlossermeister.

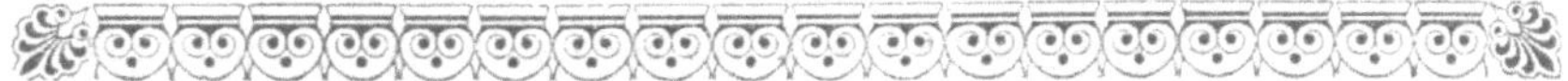

Carl Stangen's
Reise-Bureau und Reise-Magazin.

Erfte deutfche Unternehmung für Reifen nach allen Ländern der Erde,
BERLIN W., Leipziger Strasse 24, I.,
empfiehlt dem geehrten Reise-Publikum seine **Gesellschaftsreisen,**
wofür **Prospecte** jederzeit gratis ausgegeben werden und ebenso
sein **reichhaltiges Lager** von **Reise-Handbüchern, Karten, practischen Koffern, Taschen, Decken** u. s. w.

Julius Müller
DÖBELN in Sachsen,

Feuerspritzen- u. Metallwaaren-Fabrik

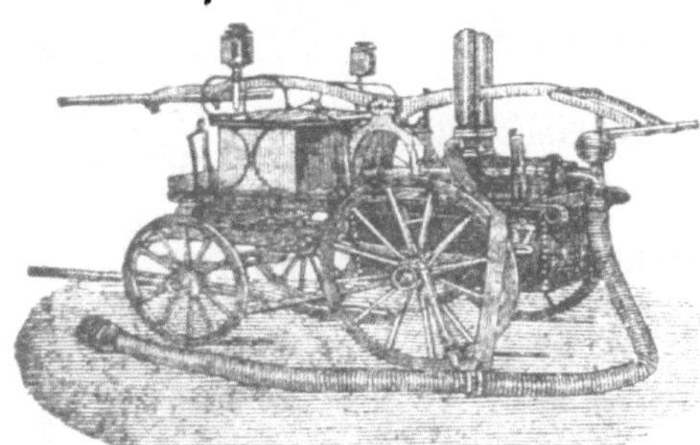

empfiehlt seine als vorzüglich
bekannten und bewährten

Feuerlöschmaschinen
jeder Art und Größe

mit bisher **unübertroffener
Saugfähigkeit** und unbeein-
flusstem Betrieb beim Eintritt
von fremden Körpern.

Prämiirt auf allen grossen Ausstellungen, u. a.
**Dresden 1880, Staatspreis; Eger 1881, Goldene
Medaille; Halle 1881, Silberne Medaille u. 150 Mark.**

Deutsches Reichs-Patent. K. K. öst.-ung. Privilegium.

Reiner
Gesundheits-Apfelwein
ohne Sprit (Cyder naturel)

von **C. S. HAEUSLER,** Hirschberg in Schlesien,
Inhaber der Firma: **B. Seydel.**
Haupt-Niederlage bei: **E. MIERSCH,** BERLIN SW., Wilhelmstrasse 122 A.
Preis pro Flasche 50 Pf. 7 Flaschen 3 Mk. ab Haus excl. Glas.
25 Flaschen frei ins Haus 11 Mk. excl. Glas.

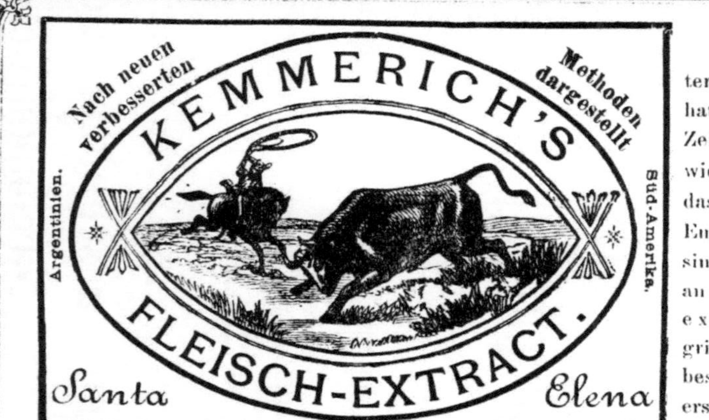

Diese Marke, obgleich erst in letzterer Zeit in den Handel gebracht, hat sich doch in überraschend kurzer Zeit Bahn gebrochen. Hierbei ist wieder einmal der Beweis geliefert, dass eine tadellose Qualität die beste Empfehlung für eine Waare ist, und sind denn auch die Anforderungen an das Kemmerich'sche Fleischextract in stetem Wachsen begriffen. Für die vorzügliche Qualität bestehen Gutachten nebst Analysen erster Autoritäten Deutschlands und des Auslandes; u. A. fand

Geheimer Hofrath Professor **Dr. R. Fresenius** in Wiesbaden das Kemmerich'sche Extract von vorzüglichem Geschmack und Geruch und **allen Anforderungen der „Pharmacopoea Germanica" entsprechend.**

Dr. C. Bischoff, vereidigter Chemiker der Königl. Gerichte und des Königl. Polizeipräsidiums in Berlin, hebt in seinem Gutachten hervor, dass das Kemmerich'sche Extract bei einem sehr hohen Gehalt an Extractivstoffen weniger Wasser enthält als sonstige Fleischextracte aufzuweisen pflegen.

Professor **Dr. Schwarzenbach,** Director des Chem. Laboratoriums der Universität in Bern, kann nach sorgfältiger, durch drei verschiedene Chemiker angefertigter Analyse das Extract als **musterhaft** empfehlen.

Dr. Skalweit, Chemiker des Lebensmittel-Untersuchungs-Amts in Hannover fand, dass dieses Extract

ähnlich, demselben aber in mancher Beziehung **vorzuziehen** sei.

Arthur Hill Hassall, M. D., London, sagt, dass das Kemmerich'sche Extract mit Sorgfalt bereitet sei und alle Eigenschaften eines vorzüglichen Fleischextractes besitze.

G. E. Lichtenberger, Chemiker der Kgl. Zoll- u. Steuer-Direction in Dresden, fand durch einen Vergleich mit dem bekannten Liebig'schen Präparat, dass das Kemmerich'sche weniger Wasser, dagegen mehr organische Substanz und Stickstoff als das erstere enthielt. Derselbe sagt in seinem Gutachten: Darnach bestätigt sich also, dass das Extract Kemmerich nicht allein an fester, organischer Substanz, sondern auch an dem darin enthaltenen Stickstoff und den werthvollen unorganischen Aschenbestandtheilen wesentlich **reicher** ist, als das mir zugleich übergebene der Liebig's Companie.

Diese Mittheilungen dürften wohl genügen, um jedem Consumenten von vornherein den Beweis zu liefern, dass das Kemmerich'sche Fleischextract das beste im Handel befindliche ist. Es sei auch noch auf den vorzüglichen Geschmack des Extracts aufmerksam gemacht (siehe Gutachten von Prof. Dr. Fresenius). Eine Suppe aus Kemmerich's Fleischextract bereitet ist von einer Fleischbrühe aus frischem Fleisch gekocht nicht zu unterscheiden. — Prospect und Gebrauchsanweisung ist jedem Topf beigegeben und empfiehlt es sich, einen Versuch zu machen, wonach jeder Consument die Erfahrung machen wird, dass das Kemmerich'sche Fleischextract **besonders ausgiebig** und zugleich **sehr wohlschmeckend** ist.

Das Kemmerich'sche Fleischextract ist in den meisten Geschäften, die Fleischextract führen, käuflich und ist das einzige, welches in der $^1/_2$ und $^1/_1$ Pfunds-Packung in Töpfen mit practischem Schraubenverschluss zu haben ist.

Haupt-Depôts in Berlin haben folgende Firmen:

E. Blankenstein (Hoflieferant), Potsdamerstr. 141.
A. W. F. Dannenberg, Neustädt. Kirchstr. 18,
Ferd. Deicke (Hoflieferant), Königstr. 11.

Leonhard Heumann (Hoflieferant), Jägerstr. 56.
Hugo Klose (Hoflieferant), Leipzigerstr. 18.
Aug. Martiny (Hoflieferant), Jerusalemerstr. 28.

Correspondenten der Gesellschaft William Pearson & Co. in Hamburg.

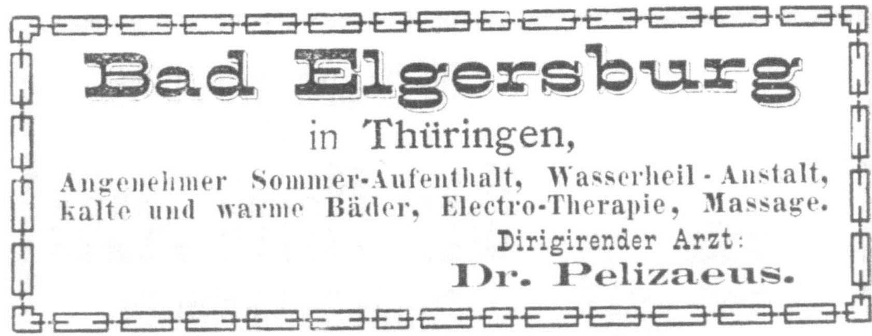
Bad Elgersburg
in Thüringen,
Angenehmer Sommer-Aufenthalt, Wasserheil-Anstalt,
kalte und warme Bäder, Electro-Therapie, Massage.
Dirigirender Arzt:
Dr. Pelizaeus.

Silberne Medaille Frankfurt a. O. 1878.

Ehrenanerkennung Molkerei-Ausstellung **Bayreuth 1878.**

Ehrendiplom Deutsche Molkerei-Ausstellung **Berlin 1879.**

Erster Preis Hannover 1881.

Urtheil der Preisrichter:

Grosse Kühlfläche, bequeme Reinigung, vorzügliche Arbeit.

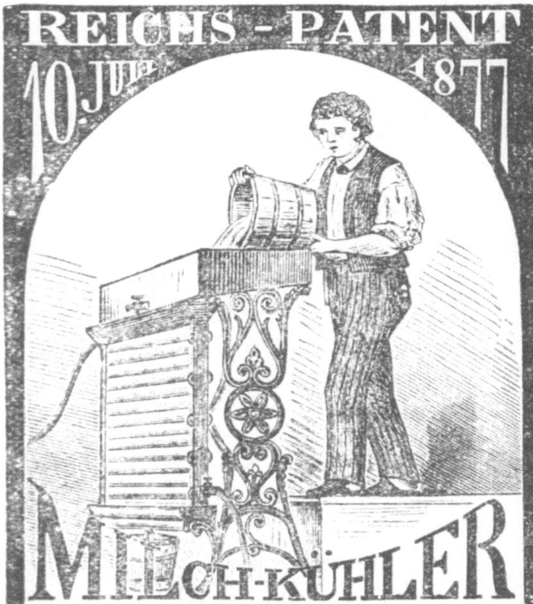

Rössler's Milchkühler

ist zweckmässig eingerichtet und gestattet gründliches Reinigen aller von der Milch berührten Flächen, nöthigenfalls auch das Ausbürsten der Kühlröhren im Innern.

Der Verbrauch an Kühlwasser ist geringer als beim Lawrence'schen und nicht höher als beim Neubecker'schen Kühler.

Der Rössler'sche Milchkühler vereinigt also ziemlich vollständig die Vorzüge des Lawrence'schen und des Neubecker'schen Kühlers, und dürfte sowohl bei geringer verfügbarer Wassermenge, als auch bei schlechtem Wasser seinem Zwecke gut entsprechen.

Die Kommission der Halle'schen Prüfungsstation für landwirthschaftliche Maschinen.

Jul. Kühn.
Dr. C. Freytag.
A. Gneist.
Nagel.
L. Herrmann.
Wüst.

Nach demselben System werden

Bierkühl-Apparate

mit und ohne Kippvorrichtung für ober- und untergährige Biere mit und ohne Eiswasserkühlung von 5—100 Hectoliter Kühlung pro Stunde angefertigt. Auch sind die Kühler zu jeder anderen Flüssigkeit anwendbar.

Ein grosser Bierkühler für obergähriges Bier von 15 ☐m Kühlfläche ist von mir der Berliner Weissbier-Brauerei-Actien-Gesellschaft, Rheinsbergerstr. 44—47, geliefert und aufgestellt und kann derselbe in meiner Gegenwart, auch in Thätigkeit, besichtigt werden.

16

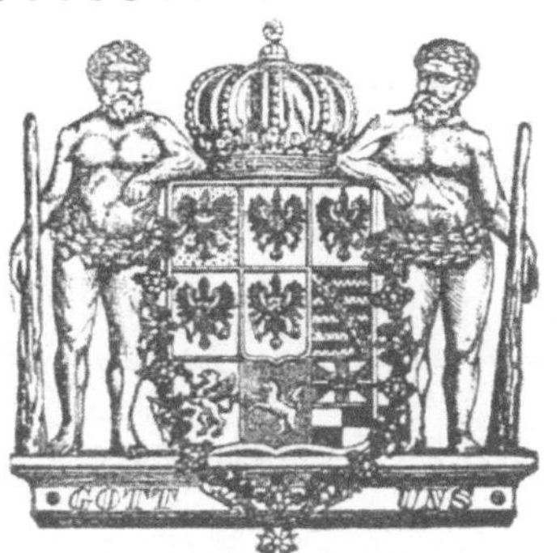

Gericke'scher Potsdamer Zwieback

feinstes Theegebäck, nahrhaftestes Krankengebäck

von

Rudolf Gericke, Potsdam

(Gegründet 1729).

Kaiserlich Königliche Hofbäckerei
(Seit 1781).

Die vorzüglichen Eigenschaften des **Gericke'schen Potsdamer Zwiebacks**, die diesem seit nun über **150** Jahren seine Berühmtheit verschafft haben, beruhen auf der besonderen Zubereitung und der peinlichen Sorgfalt, mit der die Auswahl der nur besten Zuthaten getroffen wird.

Durch seinen **angenehm feinen Geschmack** hat der Zwieback als tägliches Genussmittel in den Haushalt der höchsten Kreise Eingang gefunden.

Die ausserordentlich **leichte Verdaulichkeit** des Gericke'schen Potsdamer Zwiebacks bei **höchstem Nährwerth** macht ihn für **Magenleidende, Wöchnerinnen, Reconvalescenten**, überhaupt für den **Krankentisch** vorzüglich geeignet, wie die vielen Empfehlungen ärztlicherseits genugsam bestätigen.

Der Gericke'sche Potsdamer Zwieback nimmt ferner als **Kindernahrung** anerkannt mit die erste Stelle ein. Nach wissenschaftlichem Gutachten ersetzt der Gericke'sche Potsdamer Zwieback mit etwas Zuckerzusatz die **beste Milch vollständig** und wird von vielen ärztlichen Autoritäten den sogenannten Kindermehlen **entschieden vorgezogen**. Viele Kinder, die wegen **schwachen** Magens die vorzüglichste Milch nicht verdauen konnten, wurden allein mit dem Gericke'schen Potsdamer Zwieback erhalten und erlangten eine kräftige Gesundheit.

Analyse des **Gericke'schen Potsdamer Zwiebacks**:

Plastische Nährstoffe . . 12,57 Proc.	Zellenstoff . . . . 0 Proc.
Respiratorische Nährstoffe 84,93 „	Wasser, chemisch gebund. 0,64 „
Nährstoffe zusammen 97,50 Proc.	Wasser, hygroscopisch . 0,25 „
Organische lösliche Salze 0,26 „	Unlöslich . . . . . . 0 „
Anorganische „ „ 1,35 „	100 Proc.

Weitere Vorzüge sind lange Haltbarkeit, Billigkeit.

Zu beziehen in den Niederlagen in Blechbüchsen à 4 und 2 Mark, per Post in 5-Kilosendungen à 5 Mark. Grössere Lieferungen nach Uebereinkommen.

Irren-Anstalten.

Städtische Irren-Anstalt in Dalldorf-Berlin. — Maison de santé in Schöneberg-Berlin. — Provinzial-Irrenanstalt in Nietleben bei Halle a. S. — Landes-Irrenanstalt in Bernburg. — Provinzial-Irrenanstalt in Bunzlau. — Heil- und Pflegeanstalt in Pfullingen. — Irrenanstalt in Zwiefalten. — Bezirks-Irrenanstalt in Saargemünd. — Irren-Pflegeanstalt in Hoerdt. — Kreis-Irrenanstalt in Erlangen.

Straf-Anstalten.

Criminalgericht in Berlin. — Strafanstalt in Plötzensee-Berlin. — Städtisches Arbeitshaus in Rummelsburg-Berlin. — Strafanstalt Wehlheiden bei Cassel. — Strafanstalt in Herford.

Sonstige Institute.

Nicolai-Waisen-Institut in St. Petersburg. — Kaiserliches Catharinenstift in St. Petersburg. — Smolne-Institut in St. Petersburg. — Militär-Gymnasium in Simbirsk.

Bäder.

Soolbad Königsborn. — Mineralbad Schwäbisch-Hall. — C. Steinhagen, Bad Pyrmont.

Hôtels.

Hôtel Kaiserhof in Berlin. — Central-Hôtel in Berlin. — Hôtel Schweizerhof in Luzern. — Hôtel 4 Jahreszeiten in München. — Hamburger Hof in Hamburg.

Privat-Dampfwaschanstalten.

Hedwigbad in Chemnitz. — Ernst Beyer in Chemnitz. — C. G. Morgenstern in Chemnitz. — Kempfe in Alt-Chemnitz. — Kuntz & Steckner in Leipig. — Bielefelder Dampfwaschanstalt in Bielefeld. — Wasch- und Badeanstalt in Weissenfels. — Rostocker Dampfwaschanstalt in Rostock. — Elbinger Dampfwaschanstalt in Elbing. — Dr. von Heinrich Margarethen-Insel in Budapest. — Römisches Bad in Wien. — Städtisches Communalbad in Wien. — W. C. Frohne in Flensburg. — Arnold Dreyer & Co. in Hannover. — Gebrüder Martens in Schwerin. — Michael Adler in München. — Heinrich Köchert in Nürnberg. — F. Benj. H. Mempel in Arnstadt. — J. B. Feldern in Luzern. — J. Heronemus in Emdrop. — Alexander Jörgens in St. Petersburg. — Stavenhagen & Co. in Dorpat. — L. Kleimann & Julius in Odessa. — C. Brandberg in Malmoe. — Wasch- und Badeanstalt in Neustadt a./O. — Waschanstalt von Moebis in Iquique (Chile) (im Bau). — Meyer & Bickel in Bamberg. — Adolph Thierfelder in Reudnitz u. a. m.

Garnison-Dampfwaschanstalten für Handbetrieb.

1. Bataillon des 3. Pommerschen Infanterie-Regiments Nr. 14 in Swinemünde. — Garnison Neu-Ruppin. — Garnison Cüstrin (Hand-Waschmaschine). — Garnison Oels. — Garnison Prenzlau. — Garnison Frankfurt a./O. — Garnison Magdeburg (im Bau) u. a. m.

Diverse Waschanstalten für Handbetrieb.

Städtische Männer-Siechen-Anstalt in Berlin. — Städtische Frauen-Siechen-Anstalt in Berlin. — Joachimsthal'sches Gymnasium Wilmersdorf-Berlin. — Loge Royal York in Berlin.

Desinfections-Apparate sind aufgestellt:

In der Königlichen Universitäts-Frauen-Klinik in Berlin. — Im Städtischen Krankenhause in Stettin. — In der Königl. Garnison-Waschanstalt in Magdeburg (im Bau).

S. Speier, Fabrikant, Berlin, Beuthstr. 14.

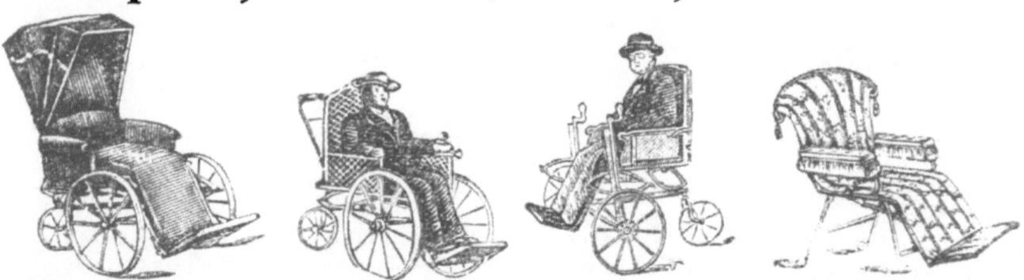

Krankenwagen u. **Stühle** (Rückwand u. Fusstheil verstellbar), **Universalwagen** mit Springfederpolster und Verdeck. **Wagen** mit getheiltem Fusstheil, zugleich Trage. **Rohrsitzwagen**, Sitz zum Abheben, zugleich Trage. **Wagen** zum Selbstfahren mit Rohrgeflecht oder Polster. **Zimmerfahrstühle** mit und ohne Closeteinrichtung. **Krankenbetten** mit verstellb. Kopfkissen u. Closeteinrichtungen. **Zusammenlegbare** Krankentragen u. Betten. Krankentische zum Hochkurbeln. **Scheerenbetten** und Stühle aus Hikoryholz. **Operationsstühle zum Hochkurbeln, in einen Operationstisch zu verwandeln.**

A. DEMUTH
Königl. Hof-Buchbinderei mit Dampfbetrieb
Mohrenstrasse 58, BERLIN W. Mohrenstrasse 58.

die im Jahre 1873 auf der **Welt-Ausstellung in Wien** für ihre vorzüglichen Leistungen durch die **Verdienst-Medaille** ausgezeichnet und auf der Berliner Gewerbe-Ausstellung 1879 mit der **Staats-Medaille** für gewerbliche Leistungen und dem **Anerkennungs-Diplom** prämiirt worden ist, empfiehlt

alle Arten Einbände und Mappen
in einfacher wie eleganter Ausstattung im neuesten Geschmack.

Die Buchbinderei besteht seit 1852 und erfreut sich schon seit dieser Zeit eines besonders guten **Renommés**, da dieselbe es sich stets angelegen sein lässt, nur gute und dauerhafte Einbände zu fertigen, und ist im Jahre 1869 auf der allgemeinen Deutschen Gewerbe- und Industrie-Ausstellung zu **Wittenberg** mit der **Goldenen Medaille**, sowie auf der Internationalen Industrie-Ausstellung zu **Altona** für vorzügliche Leistungen durch die **grosse silberne Medaille**, die einzige, die in **Preussen auf Buchbinder-Arbeit** verliehen ist, ausgezeichnet worden, und ist dies wohl die beste Empfehlung.

—— Aufträge werden auf's Prompteste und Schnellste ausgeführt. ——

Gruppe 10.		Gruppe 21.

J. Valentin
FRANKFURT a. M.

Fabrik von Gas-Kronen, Patent-Wassermessern,
Gas- & Wasserleitungs-Artikeln.

Gruppe 10.	Grosses reichaltiges Lager sämmtl. Fabrikate.	Gruppe 21.

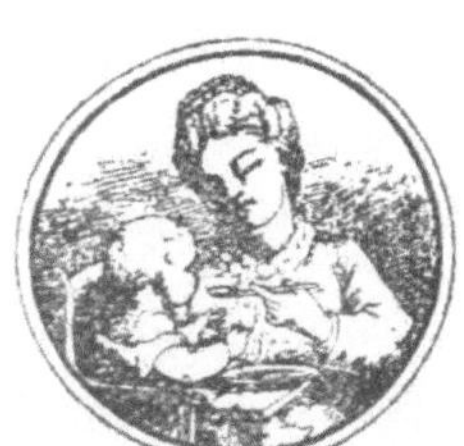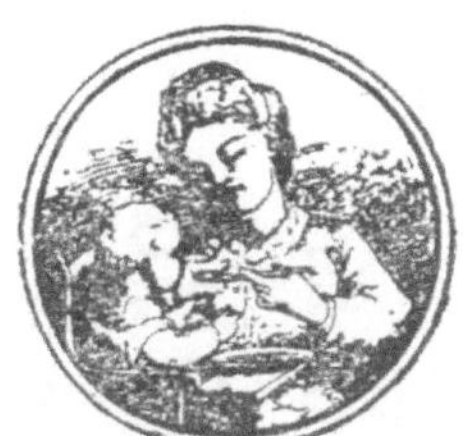

Carlsmühle
Weimar
offene Handelsgesellschaft

Waſſer- und Dampf-Betrieb.

Fabrikation von Weizendauermehlen,
nach bekannten Methoden, sowie von

aufgeschlossenen Mehlen
und
Milarch's Kindernahrung
nach eigenem zur Patentirung angemeldeten Verfahren.

Aufgeschlossen werden Weizenmehl und Hafermehl von durchaus tadelloser Beschaffenheit. Die Aufschliessung erfolgt vermittelst Hochdruck und Diastase. Zusätze irgend welcher Art finden nicht statt. Es wird namentlich kein Zucker zugesetzt. Milarch's Kindermehl besteht lediglich aus Hafermehl, Weizenmehl und Kuhmilch, und werden sämmtliche 3 Bestandtheile bei ihrer Verarbeitung zu Kindermehl gleichfalls dem Hochdruck- und Diastase-Verfahren unterworfen.

Von den Kolenhydraten sind ca. 83 Procent in kaltem Wasser löslich.

Nach Dr. v. Wilm's Analysen enthalten:

I.	II.
Aufgeschlossenes Weizenmehl.	**Milarch's Kindernahrung.**
Wasser: . . . . 8,04 Procent	Wasser: . . . . 5,88 Procent
Asche: . . . . 0,64 „	Asche: . . . . 1,52 „
Fett: . . . . 12,19 „	Fett: . . . . 5,87 „
Eiweiss: . . . . 0,48 „	Eiweiss: . . . . 10,07 „
Rohfaser: ⎰ . . 78,65 „	Kohlenhydrat: ⎰ . . 76,66 „
Kohlenhydrat: ⎱	Rohfaser: ⎱
100,00 Procent	100,00 Procent
In kaltem Wasser sind 70 Procent des Mehles leicht löslich.	Im kalten Wasser sind 67 Procent des Mehles leicht löslich.

Aufgeschlossenes Hafermehl.

Wasser:	6,52 Procent.
Asche:	1,80 „
Fett:	4,63 „
Eiweiss in kaltem Wasser löslich:	9,13 „
Kohlenhydrate:	63,20 „
do. unlösliche:	14,72 „
	100,00 Procent.

Berliner Actien-Gesellschaft für Eisengiesserei und Maschinen-Fabrikation

vormals **J. C. Freund & Co.**, **Charlottenburg** bei Berlin, Salzufer 10.

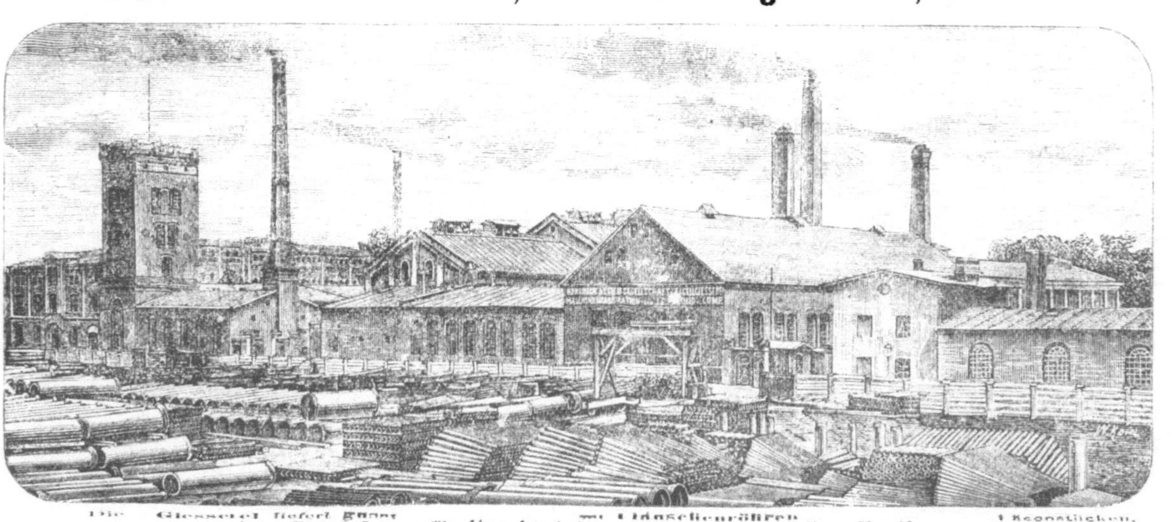

Die Giesserei liefert ganz ... Muffenröhren ... Fassonstücken, sowie den **gesammten Specialguss** für **Gas-Anstalten**, **Wasserwerke**, **Canalisationen**, **Heizungs-** und **Feuerungs-Anlagen**, alle Arten **Säulen** und sonstigen **Banguss**, **Grabgitter**, **Geländer-Candelaber** und **Laternenarme**, jede Art von **Sand-**, **Masse** und **Lehmguss**, **Messing-** und **Bronceguss** bis zu den grössten Dimensionen und Gewichten.

Die **Maschinenfabrik** liefert Dampfmaschinen jeder Art und Grösse, Dampfpumpen, Maschinen und **Apparate für Gas-Anstalten** und **Wasserwerke**, Exhaustoren, Morton'sche Retortenverschlüsse, Absperrschieber und Hydranten, Maschinen und Apparate für Zuckerfabriken, Oel-, Schneide- und Mahlmühlen, Brennereien etc. Einrichtungen für chemische Fabriken, Dampfkessel, Reservoirs,

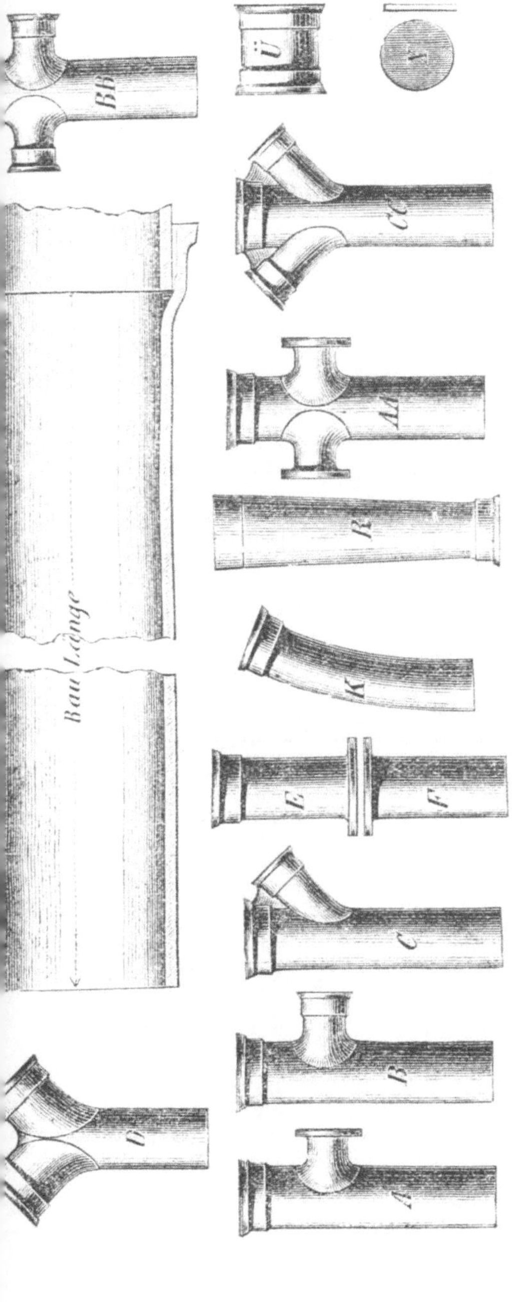
BB
Ü
CC
AA
R
Bau Länge
K
E
F
C
B
D
A

F. Doehl & Comp.

Spediteure

Berlin S.

Wasserthorstr. 22. Wasserthorstr. 22.

Fernsprechanschluß unter Nr. 866.

Uebernahme nach allen Plätzen des In- und Auslandes zu festen Sätzen, bei billiger und prompter Bedienung. Ganz besonders empfehlen Ihnen die Benutzung unseres Wagenladungsverkehrs. Nach circa 30 Stationen findet eine regelmässige directe Expedition pr. Waggon statt und erwächst Ihnen bei dessen Benutzung, wie nachstehende Tabelle zeigt, ein ganz erheblicher Nutzen. Auch übernehmen wir das Ansammeln und Vertheilen von kleinen Packeten und expediren sie in Sammelladung zu den ermässigten Sätzen.

Es gehen directe Waggons nach:

ab Berlin-Fracht pr. 100 Kg.   ab Berlin-Fracht pr. 100 Kg.

bis Station:	direct pr.Bahn Mark	durch uns Mark	bis Station:	direct pr.Bahn Mark	durch uns Mark
Aachen	7,14	5,00	Insterburg	7,68	5,30
Amsterdam	6,26	5,00	Königsberg i. Pr.	6,69	4,40
Arnheim	6,26	5,00	Leipzig	1,83	1,60
Barmen	5,74	4,00	Liegnitz	3,09	2,30
Basel	9,70	6,70	Magdeburg	1,85	1,60
Breslau	3,76	2,40	München	7,62	5,40
Bromberg	3,86	2,60	Neurode i. Schl.	4,18	3,00
Cöln a. Rh.	6,26	4,20	Posen	3,02	2,10
Danzig	5,25	3,50	Rotterdam	6,46	5,00
Dortmund	5,30	3,60	Stettin	1,70	1,45
Dresden	2,13	1,70	Strassburg i. Els.	8,56	6,50
Elberfeld	5,80	4,20	Thorn	4,44	3,10
Frankfurt a. M.	6,07	4,00	Paris	11,10	8,75
Görlitz	2,49	1,90	Moskau	19,00	13,50
Hamburg	2,49	2,20	St. Petersburg	16,40	12,50
Hannover	3,02	2,30	Warschau	7,12	5,00

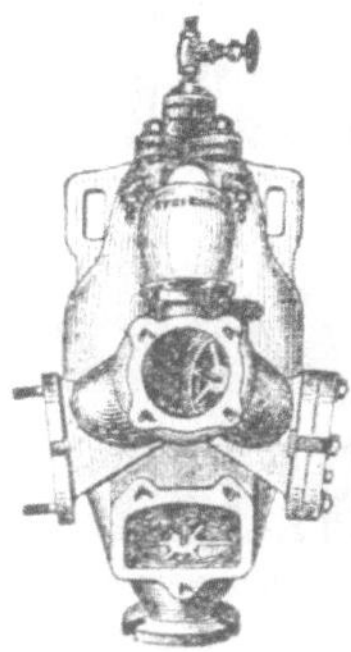

Pulsometer „Neuhaus"

mit langjährig bewährter **Kugel-**(nicht Zungen-)**Umsteuerung, dauerhafte Zuverlässigkeit** bei **geringstem,** von keinem andern Pulsometer gleicher Grösse bisher erreichtem **Dampfconsum. Fortfall** jeglicher **Wartung.** Kann auf grosser Entfernung **vom Kessel aus** in Betrieb gesetzt werden. **Garantirte Leistungen** auf praktischen Proben (nicht auf Schätzungen) beruhend. 17 Grössen stets vorräthig. Prospecte auf Verlangen.

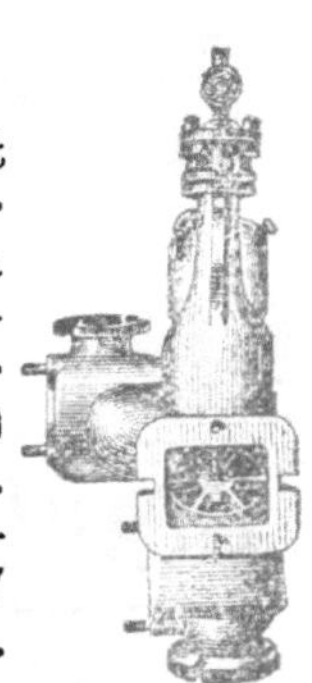

STAND:

1) Am Haupteingange, dessen grosse Cascade vom 70 Meter entfernten eisernen Zelte aus vermittelst eines Nr. **11** Pulsometers mit **6000 Liter** Wasser per Minute gespeist wird.
2) Auf dem Teiche: ein in Folge eines Lecks sinkendes, von einem **1a** Pulsometer über Wasser gehaltenes Schiff.

Das eiserne Zelt ist aus der Bau-Anstalt für Eisen-Constructionen von H. GOSSEN, Berlin.)

Deutsch-engl. Pulsometer-Fabrik
M. Neuhaus,

Telegramm-Adresse:
„Hydro", Berlin.

BERLIN SW., Enke-Platz 3.

Bad Flinsberg in Schlesien.

Gasreiche Stahlquellen, Mineralmoor-, Fichtennadel- und Lohe-Bäder, kalte und warme Douchen, Fichtennadel-Dampf-Inhalationen, Hydrotherapie, Molken, Milch, Kräutersäfte. **Eröffnung am 1. Mai. Bis 5. Juni und vom 16. August ab herabgesetzte Preise. Das Mineralwasser wird in bester Füllung versendet.** Klimatischer Sommer-Curort in herrlicher Gebirgsgegend mit folgenden Saisonmedien: 12,64 ⁰ R. Temperatur, 72,6 ⁰/o Feuchtigkeit der Luft, 9 Ozongehalt, 44,5 ⁰.o ganz heitere Tage, gutes Cur-Orchester. Post- und Telegraph am Orte. Eisenbahnstation Greiffenberg in Schlesien. Prospecte gratis durch Badearzt Dr. **Adam** und **Klapper,** Bade-Inspector.

J. C. W. Petsch sen.

Ergründer der Apfelwein-Molkenkur u. Apfelwein-Producent.

BERLIN.

Besteht seit 1850. — Jetzt Puttkamerstr. 10.
Comptoir und Verkaufs-Local, Apfelwein-Kelterei,
Apfelwein-Trinklocal, Apfelwein-Champagner und
Apfelwein-Essig-Fabrik.
—— Pavillon auf der Ausstellung. ——

Broschüre.   Broschüre.

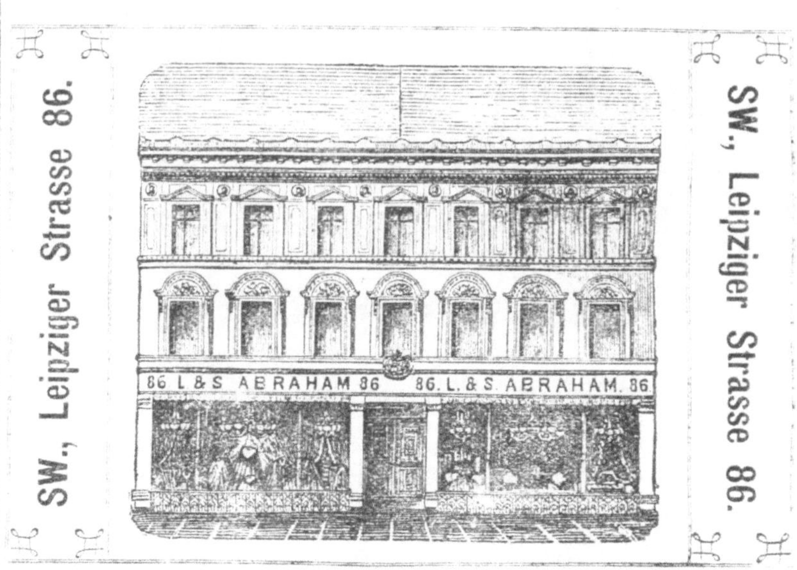

L. & S. Abraham

86 Leipziger Strasse **BERLIN SW.,** Leipziger Strasse 86.

Fantasie-Stoffe für Möbel und Portièren

Seiden- und Mohair-Plüsch.

Weisse und écru-Gardinen.

TEPICHE.

Tischdecken, Reisedecken.

Linoleum. Läuferzeuge jeden Genres.

Specialität:

Fabrik von Fantasie-Tischdecken.

VERLAG

von

Theodor Fischer's medicinischer Buchhandlung,

BERLIN NW.,

Dorotheen-Strasse No. 8.

Specialsortiment

für

Medicin und Naturwissenschaft.

Fehleisen, Dr., Die Aetiologie des Erysipels. gr. 8⁰. 1883. M. 1.20.

Fortschritte der Medicin, Herausgegeben von Dr. Carl Friedländer, Privatdocent der pathol. Anatomie in Berlin, unter Mitwirkung von HH. Professoren DDr. Eberty, Zuntz, Luchsinger, Lichtheim, Wernicke, Maas, Schultze, Koch, Wolffhügel. Erscheint am 1. u. 15. jedes Monats. Pro Jahrgang M. 20.—.

Friedlaender, Dr. Carl, Mikroskopische Technik zum Gebrauch bei medic. u. patholog.-anatom. Untersuchungen. 12⁰. 1883. cart. M. 4.—.

Hartmann, Dr. Arthur, Die Krankheiten des Ohres und deren Behandlung. Mit 34 Holzschnitten. gr. 8⁰. 1881. geh. M. 5.—.

Koch, Dr. R., Ueber die Milzbrandimpfung. Eine Entgegnung auf den von Pasteur in Genf gehaltenen Vortrag. gr. 8⁰. 1883. geh. M. 2.—.

—„— L'inoculation préventive du Charbon. Réplique au discours prononcé à Genève par M. Pasteur. M. 2.—.

Lebensbuch, Notizbuch über die fortschreitende Entwickelung und Lebensgeschichte des Menschen. geh. 8⁰. 1881. M. 2.—.

Linzbauer, Prof. Dr. F. X., Codex sanit.-medicin. Hungariae. Budae 1858—1861. M. 50.—.

—„— Cretinismus u. Idiotie Oesterreich-Ungarns. M. 4.—.

Marcus, Dr., Der Kurort Pyrmont. 8⁰. geh. M. 1.—. cart. M. 1.20.

Wernicke, Dr. C., Lehrbuch der Gehirnkrankheiten für Aerzte und Studirende.
Band I. Mit 96 Abbild. gr. 8⁰. geh. M. 12.—. Eleg. in Leinen geb. M. 14.—.
Band II. gr. 8⁰. geh. M. 9.—. gebunden M. 11.
Band III. erscheint Mitte Juni.

Die Dampf-Caffée-Brennerei

von

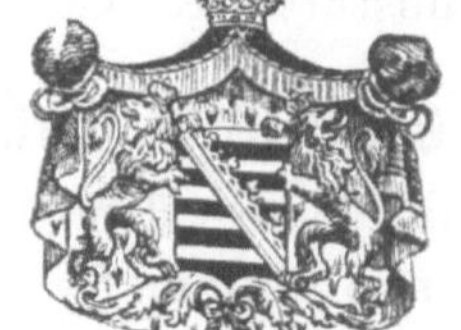

A. Zuntz sel. Wwe. Bonn & Berlin C

Gegründet **1837**

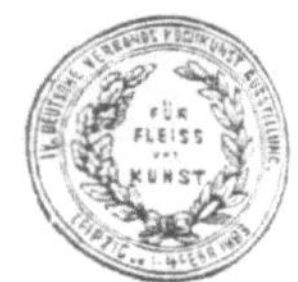

Hoflieferant,

bringt ihre Specialitäten:

Gebrannte Java-Caffée's

in empfehlende Erinnerung.

Durch Anwendung einer besonderen, schon von J. von Liebig empfohlenen Brennmethode sowie durch sorgfältigste Auswahl und Mischung nur feinster Rohsorten haben sich die vorstehend empfohlenen Caffée's einen Weltruf erworben.

Man achte beim Einkauf genau auf Firma und Schutzmarke, da vielfach geringwerthige Nachahmungen in täuschend ähnlicher Verpackung im Handel sind.

In den Räumen der Berliner Hygiene-Ausstellung wird ausschliesslich I^a gebr. Java-Caffée von A. Zuntz sel. Wwe. verabreicht.

50 Niederlagen in Berlin, welche an den Firmenschildern kenntlich sind.

Geschäftslokal

in Berlin

C. Rosenthalerstr. 40,

Hof rechts.

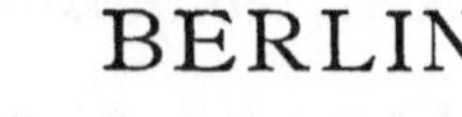

BERLIN W.,

Leipzigerstr. 104, 1. Etage

nahe der Friedrichstrasse

empfiehlt ihre

MODES DE PARIS.

eleganten Damenhüte

zu bekannten soliden Preisen.

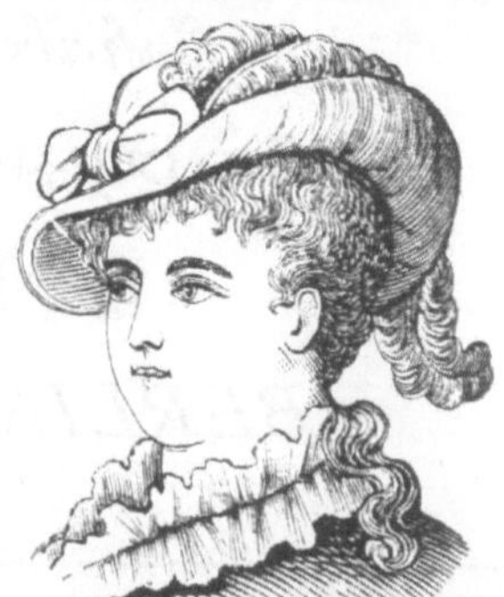

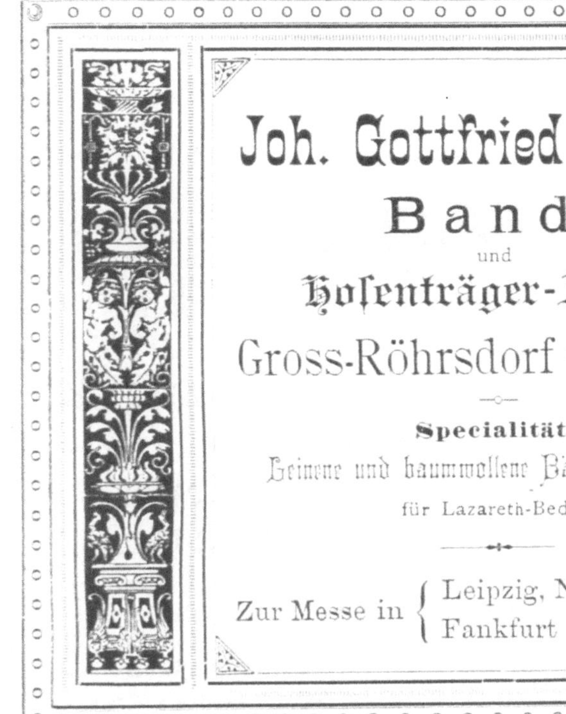

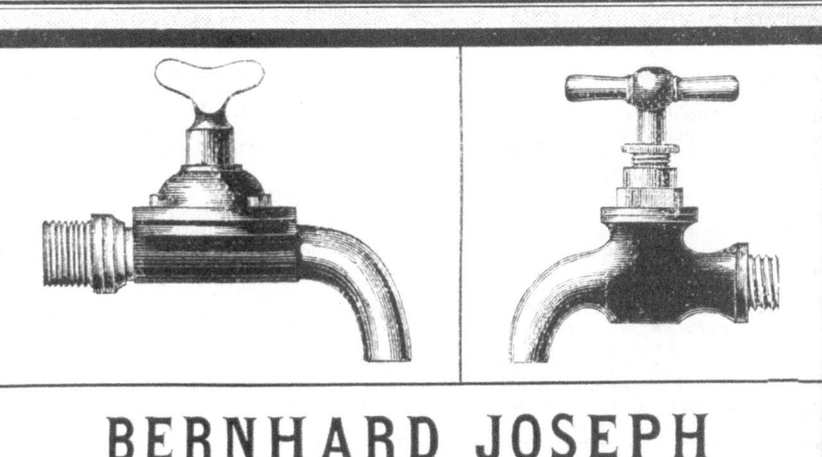

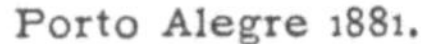

Porto Alegre 1881. Moskau 1882.

Berlin 1879.

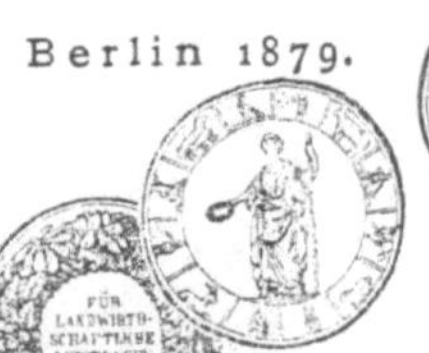

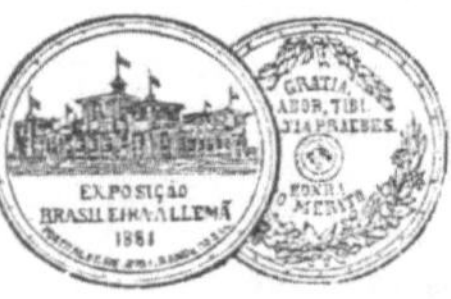

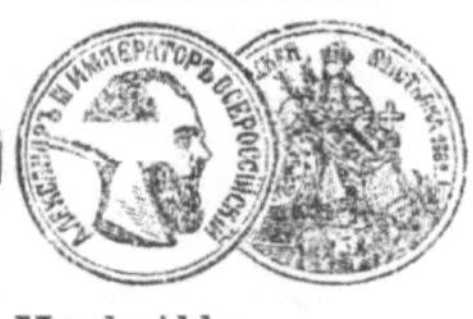

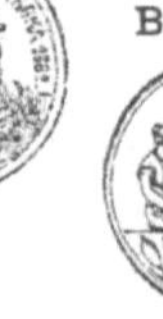

Berlin 1879.

Goldene Medaille.

HEIN, LEHMANN & Co.

VORMALS:
C. L. WESENFELD jr.

BERLIN N.
Chausseestr. 113.

SOSNOWICE
(Rußland).

Trägerwellblech-Walzwerk
Verzinkerei
und Bauanstalt für Eisenconstructionen.
TRÄGER-LAGER & SÄULEN.

SPECIALITÄTEN:

*Seit Erfindung 1875
bis 1883 2000 Bau-
ausführungen in*
Trägerwellblech.

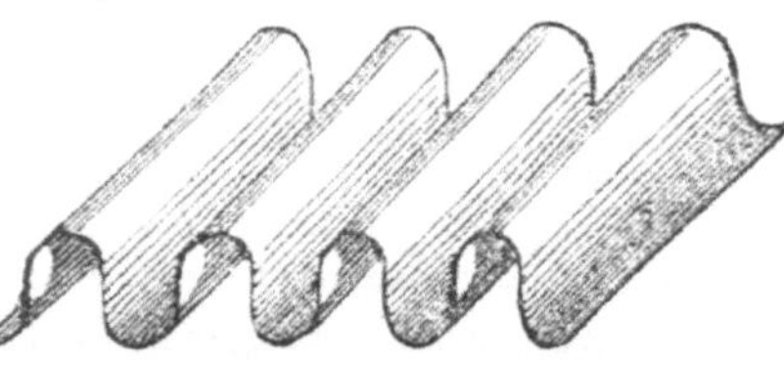

Trägerwellblech
verzinkt,
gestrichen
und
schwarz.

1. **Walzwerk für Trägerwellblech** (D. R. P. No. 2469, 2490 und 4279) bewährtes *feuerfestes Eisen-Baumaterial* zu Wohnhäusern, industriellen und landwirthschaftlichen Bauten, für **Fussböden**, Decken, **freitragenden Dächern**, Wänden, Treppen, Balcons, Brückendeckplatten, Theaterfeuerschutzvorhängen, Schiebethoren und Thüren etc. etc.
   Trägerwellblech zu **Kuppeldächern** (D. R. P. No. 21510) für Gasometer, Locomotivschuppen, Circus etc.
   do.   zu verzinkten und tropfsicheren **Färbereidächern.**
   do.   zu isolirten feuerfesten **Sheddächern** für Webereien, Spinnereien etc.
   do.   zu vollständig **eisernen Häusern** mit Trägerwellblechwänden und Dächern, wie Quaischuppen, Magazine, Wärterhäuser, Trinkhallen, Pavillons etc.
2. **Fabrikation flacher Wellbleche,** verzinkt, gestrichen schwarz, zu Abdeckungen für Fabriken, Perronhallen etc.
   do.   **verzinkter Eisenbleche** in allen Stärken.
   do.   **verzinkter Dacheisenbleche** in Falzmanier, zur feuerfesten Eindeckung von Holzdächern, rostsicher, widerstandsfähig gegen Hitze nnd Kälte, als bester Ersatz für die rissig und ballig werdenden Zinkblechdächer.
   do.   von **Eisen- und Stahlwellblechen** zu **Rolljalousieen.**
3. **Bauanstalt für Eisenconstructionen.** Uebernahme von Eisenconstructionen jeder Art, insbesondere Lieferung und Montage aller Constructionen in Wellblech.
4. **Lager schmiedeeiserner I-Träger** und **U-Eisen** in Normalprofilen, verzinkt, gestrichen und schwarz.
   Gusseiserne Säulen und Unterlagsplatten zu allen Bauzwecken.
   Vollständige Montage-Uebernahme von **Säulen** und **Trägern.**
5. **Verzinkungs-Anstalt.** Uebernahme auch in Lohnverzinkung für alle Schmiede- und Gusseisengegenstände: wie glatte u. gewellte Bleche aller Art, Träger u. Gusswaaren etc.

Prospecte, Profilhefte, Detailzeichnungen, Ausführungsverzeichnisse, ebenso statische Berechnungen und Kostenanschläge gratis.

Unsere Ausstellungsgegenstände befinden sich auf der Hygienischen Ausstellung in **Gruppe X.** Ferner: feuerfestes **Trägerwellblech-Theater** für die unverbrennlichen Garderoben- und Theaterrequisiten-Ausstellung der Judlin'schen chemischen Fabrik, sowie *feuersicheres eisernes Haus* aus **verzinktem Trägerwellblech** für die Waggonbeleuchtungs-Anstalt des Herrn Julius Pintsch.

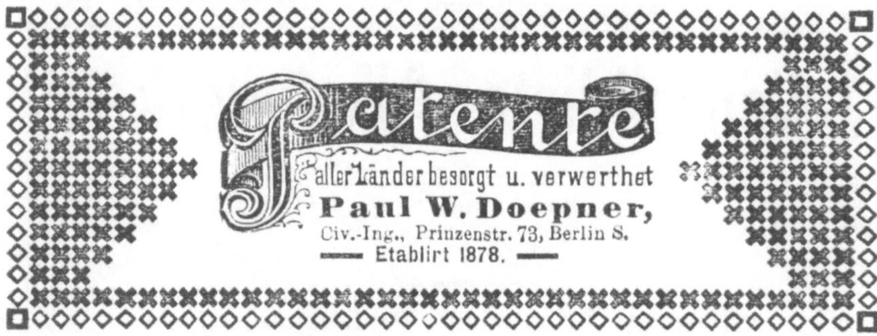

Königl. Sächs. Hof-Pianoforte-Fabrik

von

Julius Blüthner in Leipzig.

Niederlage in Berlin:

Leipzigerstrasse 22.

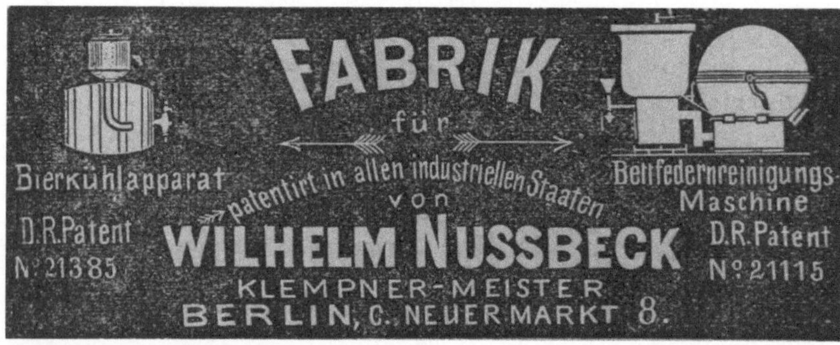

Bergmann & Franz

Köpnickerstr. 50 **BERLIN SO.** Köpnickerstr. 50

Fabrik

von **Zinnröhren, Bleiröhren** (von $^1/_2$ bis 100 mm Lichtweite), **Bleidrath, Bleiröhren** mit Zinneinlage, **verzinnten und geschwefelten Bleiröhren.**

—— Preiscourant kostenfrei. ——

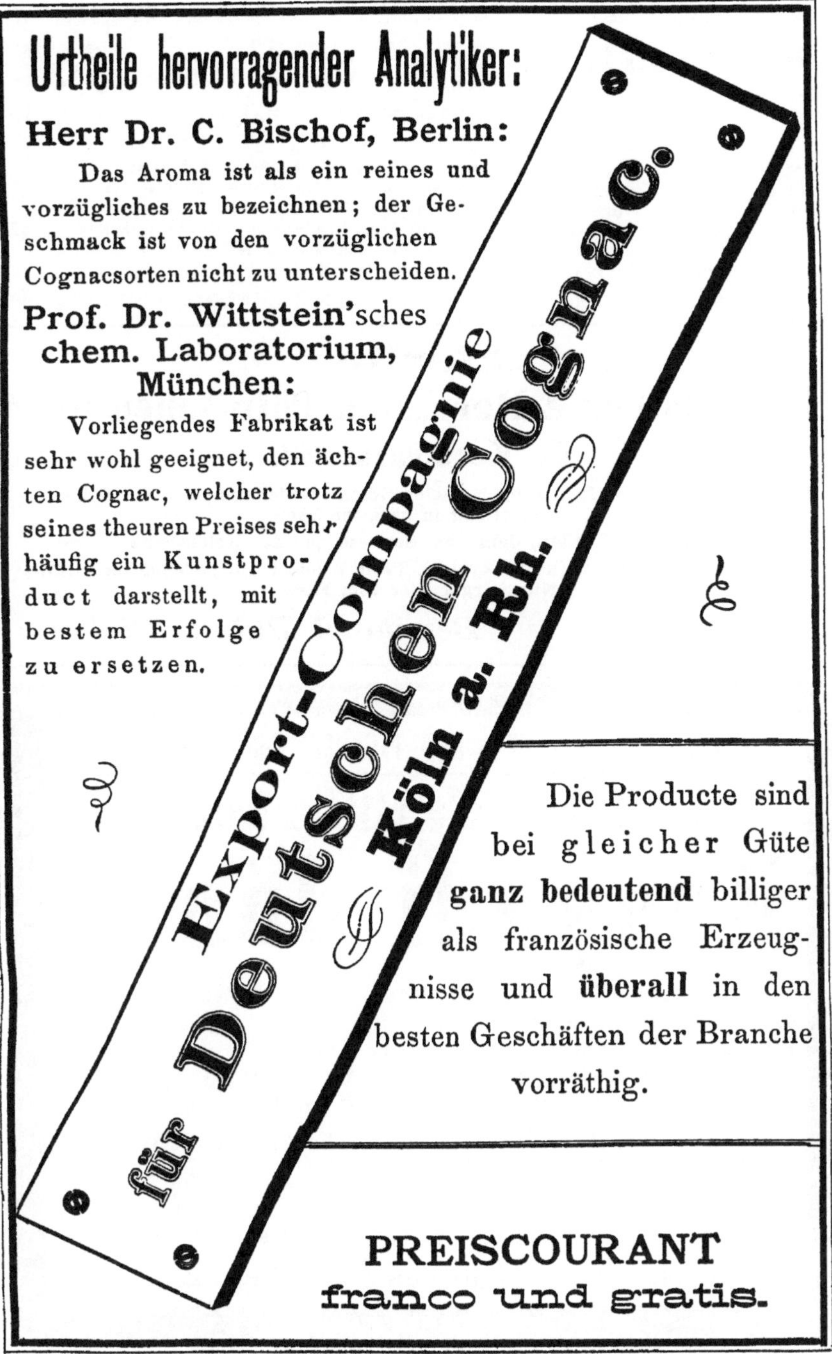
Urtheile hervorragender Analytiker:

Herr Dr. C. Bischof, Berlin:
Das Aroma ist als ein reines und vorzügliches zu bezeichnen; der Geschmack ist von den vorzüglichen Cognacsorten nicht zu unterscheiden.

Prof. Dr. Wittstein'sches chem. Laboratorium, München:
Vorliegendes Fabrikat ist sehr wohl geeignet, den ächten Cognac, welcher trotz seines theuren Preises sehr häufig ein Kunstproduct darstellt, mit bestem Erfolge zu ersetzen.

Export-Compagnie für Deutschen Cognac Köln a. Rh.

Die Producte sind bei gleicher Güte ganz bedeutend billiger als französische Erzeugnisse und überall in den besten Geschäften der Branche vorräthig.

PREISCOURANT franco und gratis.

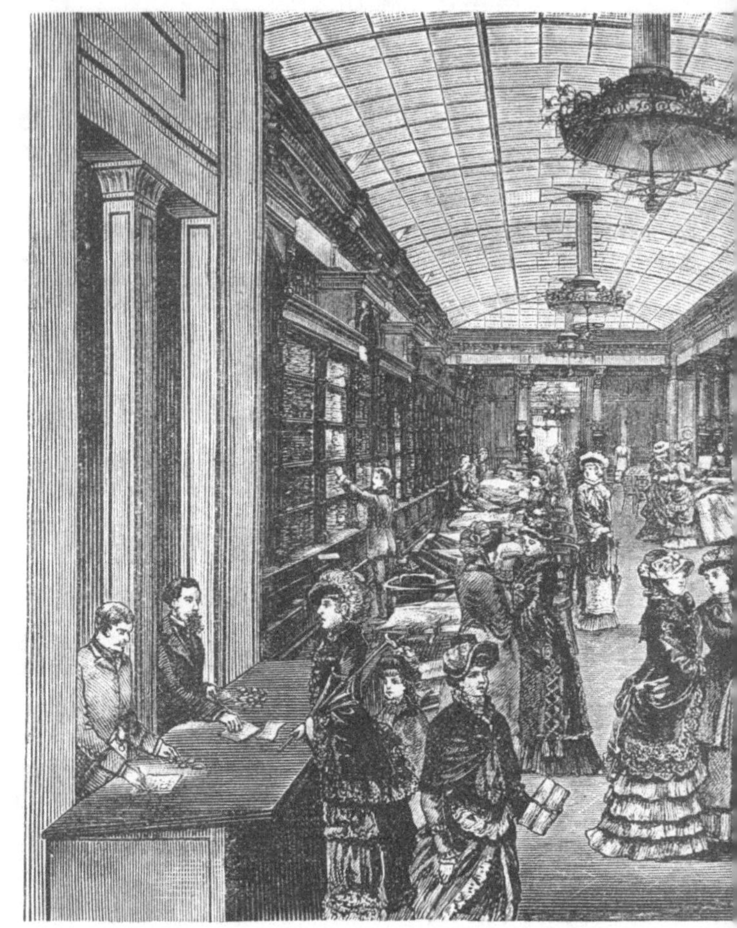

Ansicht der Verkaufsräume im

J. A. HEESE, K
BERLIN SW. Leipziger-
Seiden-Waaren-Fabrik, Mode-, Manufactu
Schirm- und Crav
Proben, Modebilder und feste

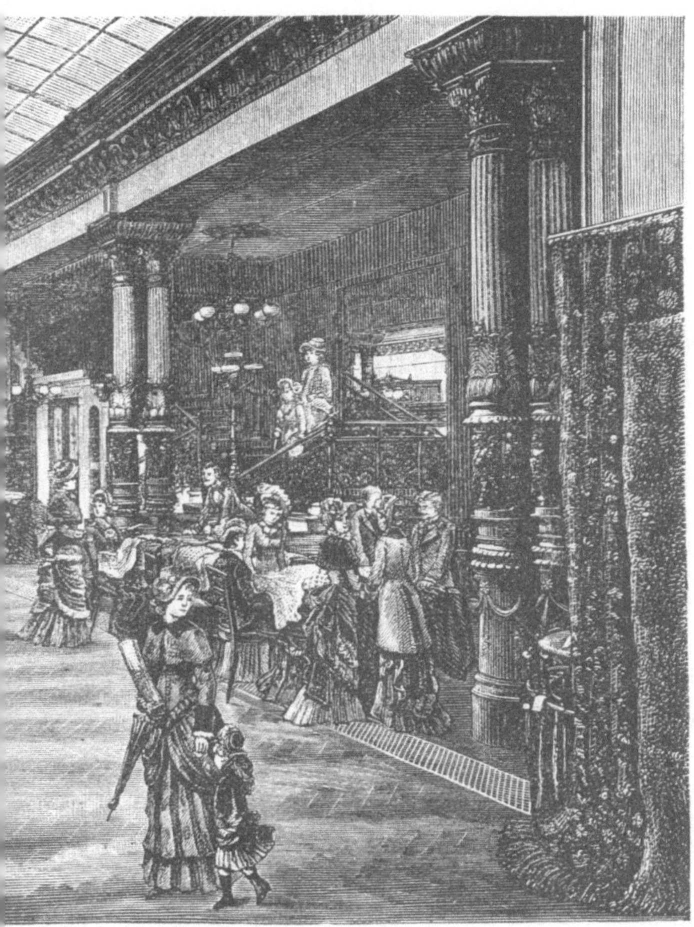

Heese'schen Geschäftshauses.

cher Hof-Lieferant
se No. 87 **BERLIN SW.**
Waaren-, Teppich-, Gardinen-, Tücher-,
Confection etc.
e von 20 Mark an postfrei.

Herkulesbad

bei Mehadia,

Eigenthum d. kön. ung. Aerars.

534′ über der Adria im südöstl. Ungarn (Com. Szörény) im wild-romantischen Cserna-Thale, auf Granit-, Lias- und Triaskalk gelegen. M. J. T. 14⁰ C. 17 Thermen, 28—56⁰ C., sp. G. 1.0007—1.0059. Davon verwendet: Kochsalzth. (Herkulesquelle), stündlich 5045 C. F.; **Schwefelthermen.** Elegante Spiegel- und Wannenbäder in 6 Häusern. 500 eleg. eingericht. Wohnzimmer. 5 Hôtels, 5 Speise-säle, 2 Kaffeehäuser. Mit orientalischer Pracht ausgestatteter Cur-salon. Bazars, Colonaden. Weit und breit gepflegte Gebirgswege. — Bei Unterleibsstockung, chron., rheum. und gicht. Affect. und deren Folgen, Scrophulose, Exsudate, Anchylosen, Contracturen d. Gelenke, Periostitis, Nekrose, Metallvergiftungen. — Apotheke, Post, Tele-graphenamt, Station d. oest.-ung. Staatsbahn. Jährliche Frequenz 6000 Personen.

20 Hausstellen zu 94²/₃ bis 308 ☐ Kl. um 112 bis 4160 Gld. ö. **W.** zu verkaufen.

Ausgestellt: Pläne, photogr. Ansichten, Broschüren.

Verkauf aerarischer Bäder in Ungarn.

(Näheres beim ungar. Ausstellungs-Commissar).

Lukasbad in Budapest. Hart am rechten Donau-Ufer, terassenförmig gelegen. Im oberen Theil 75 × 95 m. Fischteich (mit Nymphea thermalis), täglich hindurchfliessende Menge 26⁰ C. Thermalwassers über 32,000,000 l. Untere Terasse mit zahl-reichen Thermen von 26.5—56⁰ C. Heisser Schlammteich. Schwimmbassins (26⁰), Türkenbäder (26.5⁰), Stein-, Porzellan-, Marmorbäder, Douchebäder. Volksbad (40⁰). Trinkquelle (56⁰). Parkanlagen. Jährl. verabr. Bäder 290,000. Pachtschilling 14.000 Gld. ö. W. Schätzungswerth 300,000 Gld. ö. W.

Suliguli. Im gleichnamigen Thale der nordöstlichen Karpathen, Gemeinde Vissó, Com. Máramaros. Ungemein kräftiger **alkal. mur. Säuerling** mit wenig kohlens. Eisenoxydul. 12⁰ C. 5600 l täglich. Gegen: Anaemie, Chlorose, Verdauungsstörungen, Catarrhe d. Luftwege. Jährl. Versandt 60,000 Flaschen. Sehr beliebtes Luxusgetränk (ausgestellt).

Verkauf aerarischer Bäder in Ungarn.

Rank-Herlein. 392 m. üb. M., an dicht bewaldeter West-
lehne der Trachytberge, 3 Stunden von Kaschau. **Grösste
periodisch-artesische Springquelle Mitteleuropas.** In Inter-
vallen von mehreren Stunden, unter grossem Getösse aus 404 m.
Tiefe, während 30 Min. ca. 1600 Hl. Wasser 18 m. hoch ge-
schleudert. **Alkalisch-muriatischer Säuerling,** 15—17° C.,
beim Springen 20—24°. Grosser Cursaal, 2 Badehäuser, Gasthöfe; Bazar. Schätzungswerth sammt 59.5 Joch Liegenschaften
139,967 Gulden (ausgestellt).

Visk-Várhegy. Im Com. Máramaros, 1¹/₂ Stunden von Técsö
(ung. Nordostbahn) auf dem Berg Várhegy. Malerische Aussicht auf das Theissthal Talabor. **Alkalisch-muriat. Eisen-
Säuerling,** 11° C. Schweizer Wohnhäuser, 64 Zimmer; 11 Ka-
binen, 22 Wannenbäder, Heizhaus. Gepflegte Parkanlagen in
ausgedehnten Waldungen. Bei Anaemie, Chlorose, schwerer
Reconvalescenz, chronischem Magencatarrh. Frequenz 600
Schätzungspreis sammt Gasthof 55,395 Fl. ö. W. (ausgestellt).

Kabola-Pojana. 1355′ üb. M., gegen Winde geschützt, in-
mitten ausgedehnter Waldungen 2¹/₂ Stunden von Mármaros-
Sziget (ungar. Nordostbahn). **Eisensäuerling,** 4 Quellen
10.8—12.5° C. Gegen: Chlorose, Anaemie, Wechselfiebercachexie.
Curhaus. Speisesaal. Parkanlagen. Schätzungspreis: 9602 Gld.
ö. W. **Erhält demnächst ein Jagdschloss für den Kronprinzen Rudolf** (ausgestellt).

Borkút. 1572′ üb. d. M., 8 Stunden von Mármaros-Sziget (ung.
Nordostbahn). **4 Alkal. mur. Säuerling,** 10—11° C. Bade-
haus. Gegen: Anaemie, Chlorose. Beliebtes Luxusgetränk.
Schätzungspreis 36,882 Gld. ö. W. (ausgestellt).

Vizakna (Salzburg). Bahnstation 1¹/₂ St. von Hermanstadt
(Siebenb.), 1274 üb. d. M., S. T. 22—30° C. Gegend reich an
Salzlagern, die schon bis 600 Fuss Tiefe aufgedeckt. 3 grosse
Salzteiche (Soolen); 0.2502 pro M. Jodnatrium. Parkanlagen.
Badehaus. Gegen: Scrofulose, Fluor albus, Blenorrhoe. Pacht
701 Gld. ö. W. Schätzungspreis 21,000 Gld. ö. W. (ausgestellt).

Uzsok. Com. Ung. Schätzungswerth für Bad und Schankregale
15000 Gld. ö. W.

Lippaer Sauerbrunn. Com. Temes. Sammt 6 Joch 237
☐Kl. Liegenschaft auf 3000 Gld. ö. W. geschätzt.

Diósgyör. Com. Borsod. Schätzungswerth für Bad und Schankregale sammt 10 Joch, 873 ☐Kl. Grund 25,600 Gld. ö. W.

Lucski. Com. Liptó. Neben dem Bade Acker von 389 ☐Kl.
um 80 Gld. ö. W. verkäuflich.

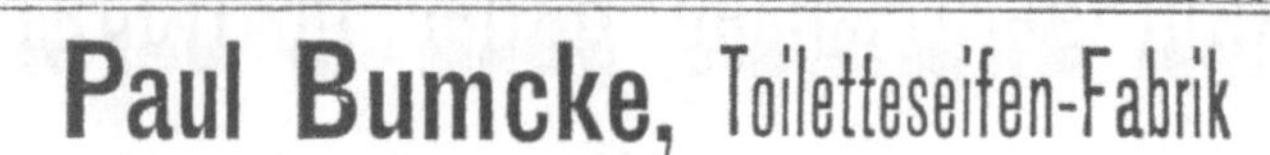

Paul Bumcke, Toiletteseifen-Fabrik

Dresdenerstrasse 42   BERLIN S.   Dresdenerstrasse 42

empfiehlt

Reine neutrale Fettseife

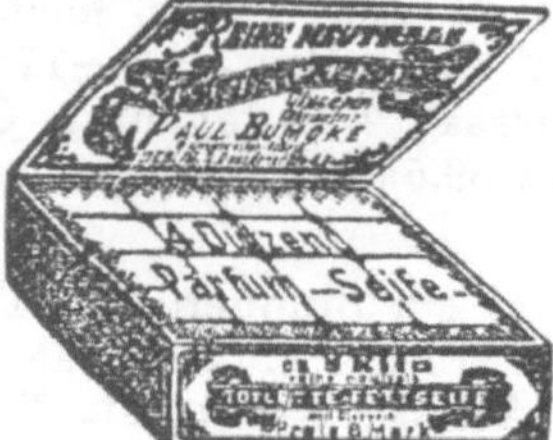

vorzüglich geeignet zum Familienge-
brauch, mild und wohlthätig für die Haut,
verbindet die Vorzüge eines angenehmen
Parfüms mit sparsamstem Verbrauch, in
Kisten à 4 Dtzd. Stück, 8 Mark.

Rosen-Glycerinseife

transparente Toiletteseife mit Rosen-
parfüm, ebenfalls in Kisten
a 4 Dutzend Stück, 8 Mark.

Alle medicinischen Seifen

wie Theer-, Schwefel-, Carbol-, Tannin etc.
Odontine (Zahnseife) in vorzüglicher Zusammensetzung.
Rasirseife, schaumkräftig, angenehm, sparsam,
sowie alle **Toilette-Artikel, Pomaden, Haaröle, Extraits.**
VII. Gruppe Nr. 64.

SCHMIEDEEISERNE FAHNENSTANGEN

BERLIN, N. CHAUSSEESTR. 77.

und empfiehlt sich zur Ausführung von

Blitzableitern

unter Garantie der Sicherheit durch Stellung von Caution. Ausgeführt sind seit Begründung meiner Fabrik (1861) mehr als 1200
Blitzableiter, die sich auf das Vollkommenste bewährt haben; hierfür sprechen die bekannt gewordenen **Blitzschläge** auf die Blitzableiter an der Sonnenwarte bei Potsdam (2mal getroffen), Anhalter
Bahnhof Berlin, Joachimsthal'sche Gymnasium bei Berlin, Kunst-
Academie in Düsseldorf, Kirche in Charlottenburg, Feierabendhaus
in Steglitz, wobei die Gebäude ganz unversehrt blieben.

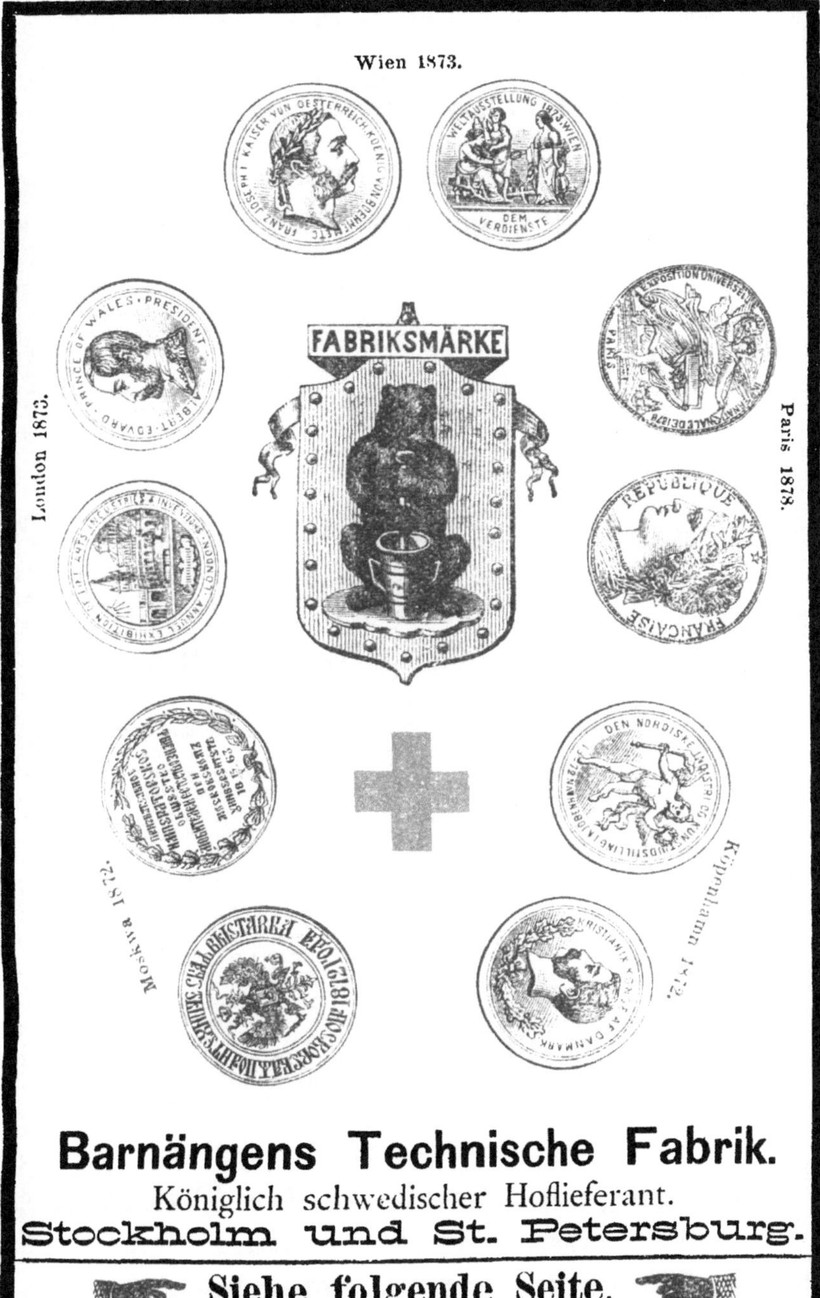

Barnängens Technische Fabrik.
Königlich schwedischer Hoflieferant.
Stockholm und St. Petersburg.

Siehe folgende Seite.

Die

„Schweizer Apotheke"

empfiehlt:

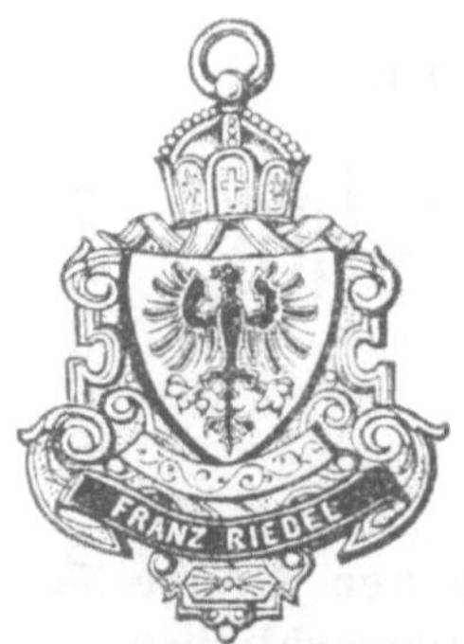
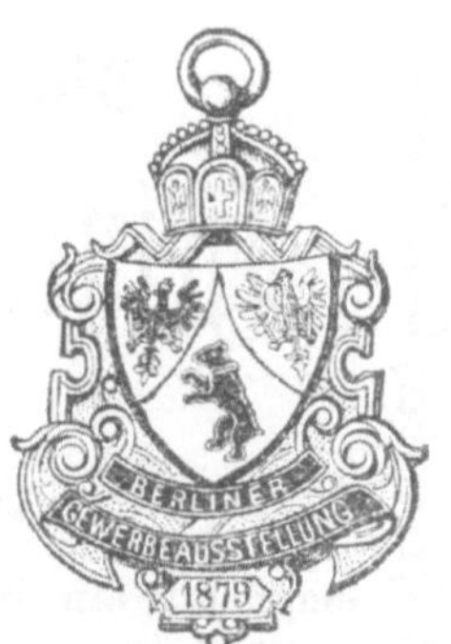

— Riedel'schen —

Chinawein und Chinawein mit Eisen

Derselbe besteht im Wesentlichen aus einem Auszug der Königs-China-Rinde mit bestem Malagawein und eignet sich Ersterer besonders als **nervenstärkendes** und **appetitanregendes** Mittel, sowie auch zur allgemeinen **Körperstärkung** für schwächliche Personen und **Reconvalescenten.**

Chinawein mit Eisen

ist bei mangelhafter Blutbildung, allgemeinen Schwächezuständen und bei Bleichsucht bestens empfohlen. Beide Weine werden liqueurglasweise zu den Mahlzeiten genossen, wenn der Arzt nicht eine andere Verordnung giebt. Preis pro $^1/_1$ Flasche $= \mathcal{M}$ 3,50, $^7/_1 = \mathcal{M}$ 21, pro $^1/_2$ Flasche $= \mathcal{M}$ 2,50, $^7/_2 = \mathcal{M}$ 15.

Haupt-Niederlage

von

Dr. Brunnengräber's

MALZ-EXTRACTEN

und künstl. Carlsbader Salz.

C. F. Asche's

Bronchialpastillen

gegen Husten und Heiserkeit.

Engelhard's Isländ. Moos-Pasta.
In den Apotheken. Schachtel 75. Pfg.

Per Post eingehende Bestellungen werden prompt ausgeführt.
Hier frco. Haus. Auswärts Emb. billigst.

Telegramm-Adresse · Schweizer Apotheke. Berlin W., Friedrichstrasse 173.

＊

— III —

Seite.

**

Additional material from *Offizieller Katalog für die Allgemeine Deutsche Ausstellung auf dem Gebiete der Hygiene und des Rettungswesens* ISBN 978-3-662-23226-2, is available at http://extras.springer.com

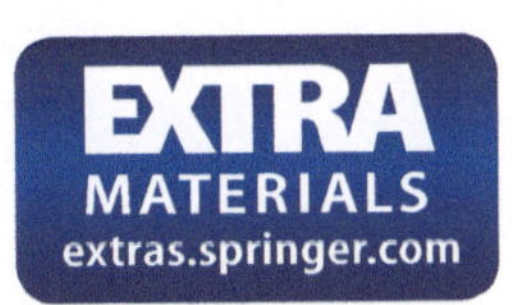